第一辑

国家古籍整理出版专项经费资助项目

中医脉学
经典医籍集成

张磊 题

主审　张　磊
主编　孙玉信　高　翔　胡　斌　王晓田

山东科学技术出版社

图书在版编目（CIP）数据

中医脉学经典医籍集成/孙玉信等主编．–济南：山东科学技术出版社，2020.4（2024.3重印）

ISBN978-7-5723-0143-8

Ⅰ.①中…　Ⅱ.①孙…　Ⅲ.①脉学–中医典籍–汇编–中国　Ⅳ.①R241.1

中国版本图书馆CIP数据核字（2020）第065805号

中医脉学经典医籍集成
ZHONGYI MAI XUE JING DIAN YI JI JI CHENG

责任编辑：徐日强

装帧设计：魏　然　王　涛

主管单位：山东出版传媒股份有限公司

出　版　者：山东科学技术出版社

地址：济南市市中区英雄山路189号

邮编：250002　电话：（0531）82098071

网址：www. lkj. com. cn

电子邮件：sdkj@ sdpress. com. cn

发　行　者：山东科学技术出版社

地址：济南市市中区英雄山路189号

邮编：250002　电话：（0531）82098071

印　刷　者：山东联志智能印刷有限公司

地址：山东省济南市历城区郭店街道相公庄村文化产业园2号厂房

邮编：250100　电话：（0531）88812798

规格：大32开（143mm×210mm）

印张：141.75　字数：3260千

版次：2020年4月第1版　2024年3月第2次印刷

定价：698.00元（全七辑）

《中医脉学经典医籍集成》
编 委 名 单

序

脉诊属于中医四诊之一，是古代医家在中医理论指导下，结合大量临床实践，对诊脉部位、诊脉方法、病脉的脉形及主病等，进行分析归纳而形成的认识与规范，是最具中医特色的诊断方法。其涉及面之广，论脉专著之多，是其他诊法无法比拟的。脉学理论源于《黄帝内经》，发展于《难经》，成熟于叔和《脉经》，历代医家均有所发展，虽历经两千多年的传承，至今仍有很高的临床实用价值，在中医理论体系及诊疗实践中占有非常重要的地位。

然脉理精微，诊脉候病本就是一个"以表度里"的认识过程，根本不可能用直观可见的方法来展示供后来人学习，故习医者常把脉诊作为难以攻克的大山，时常发出"脉理精微，其体难辨，在心易了，指下难明"的感叹。但要真正学好脉学，首先必须认真阅读相关脉学著作，熟记脉学理论，掌握切脉方法，懂得病脉主病，了解脉证对应，达到心中了了，再经反复实践，最终做到指下可明。

《中医脉学经典医籍集成》是"国家古籍整理出版专项经费资助项目"，由孙玉信教授及其团队经过长期努力，多方参考，认真校对，反复修正，最终编撰而成，是对古代脉学经典著作的一次综合整理校注，内容广泛而全面，点校精当而合理，具有一定的学术价值和文化传承价值，认真研习，对于脉学水平的提高必将大有裨益。

最后奉诗一首再次表示祝贺：

中医脉诊并非玄，知要方能得万全。

历代名家明此巧，如同大渴饮甘泉。

二〇一四年夏 张磊 时年九十一周岁

前　言

　　中医学源远流长，其学术传千载而不衰，其统绪历百世而未坠。在中医学术的传承中，医学古籍的传授发挥了不可替代的重要作用。因此，对中医古籍的整理研究，是传承中医学术的重要方式与手段，也是国家古籍整理工作的重要方面。

　　脉诊在我国有悠久的历史，它是我国古代医学家长期医疗实践的经验总结，虽居四诊之末，但它最具中医特色，是四诊中唯一直接触及患者人体的重要诊法。其历史之悠久，内容之丰富，文献之众多，涉及医学范围之广泛，都是望、闻、问三诊所不能比拟的。古代关于脉学的著作有很多，对于我们学习诊脉方法、脉学理论及诊断病证提供了很好的借鉴，但是由于古籍年代久远，古书的文字比较艰深难读，且存在着错简、脱漏、文字差异等问题，给我们现代人阅读学习带来了很大的不便。为了便于现代人以及后代的阅读、研究，对脉学古籍进行统一的整理校注，便成了一项十分重要的工作。

　　《中医脉学经典医籍集成》是由山东科学技术出版社精心策划的促进中医文化传承的又一经典之作，是2018年度"国家古籍整理出版专项经费资助项目"。本书从临床角度出发，共遴选了历代脉学专著48本，采用规范统一的校注标准进行整理校注，如对原书中的繁体字、异体字、俗写字等统一改为规范简体字，对难读、异读字予以注音，对难懂的医学名词和术语进行注解等，是对历代脉学著作一次很好的总结，是我们研习脉学不可缺少的参考用书，具有较高的学术价值、史料价值和文化传承价值。

《中医脉学经典医籍集成》出版之际，我们由衷地感谢国医大师张磊，他不顾年迈，热情指点，提出了很多宝贵意见；感谢参与编写和点校整理的各位老师，他们不辞辛苦、兢兢业业，一丝不苟，为本书的出版做出了重要贡献。由于本书内容广博，编写者水平有限，如果从中发现问题和不足，请及时提出，以便我们进一步修改完善。

编 者

2020 年 2 月

整理说明

中医学是中国优秀文化的重要组成部分，传承发展中医药事业是适应时代发展要求的历史使命。脉学是中医诊断学的重要内容，源远流长，特色鲜明，是中医学之瑰宝，也是世界医学领域中特有的诊断方法，具有极高的应用价值。脉诊是四诊中唯一直接触及患者人体的重要诊法，古人认为诊脉可以测知病源、断死生，备受历代医家重视。历来医家对脉学多有著述，为中医学的传承做出了不可磨灭的贡献。

中医古籍是中医学发展的根基，中医临床则是其长久发展的核心力量。传承中医，要从读医籍入手，文以载道，中医传统思维尽在于医籍，因此医籍要常读、熟读。临床医学关键在"用"，吸纳先贤行医经验，切于临床，方可学以致用。因此，"书"与"用"，二者并重。

山东科学技术出版社从贴近临床应用的角度出发，以"书""用"并重为原则，策划出版了《中医脉学经典医籍集成》。其中共收录了48种脉学医籍，所选书目均系历代医家推崇并尊为必读的经典著作。

具体书目如下。

第一辑

《脉说》《脉语》《脉经》《脉经直指》《脉经考证》《脉诀考证》《脉象统类》《诸脉主病诗》《图注脉诀辨真》《丹溪脉诀指掌》

第二辑

《三指禅》《濒湖脉学》《崔氏脉诀》《平脉考》《删注脉诀规正》《订证太素脉秘诀》《人元脉影归指图说》

第三辑

《脉诀阐微》《脉诀乳海》《脉诀汇辨》《脉诀刊误》《脉诀指掌病式图说》

第四辑

《脉义简摩》《诊家枢要》《诊家正眼》《诊宗三昧》《四诊心法要诀》《四诊脉鉴大全》

第五辑

《脉确》《脉理求真》《医脉摘要》《素仙简要》《四诊抉微》《玉函经》《重订诊家直诀》《新刊诊脉三十二辨》

第六辑

《脉微》《脉理存真》《脉理正义》《脉理宗经》《脉理会参》《脉镜须知》

第七辑

《赖氏脉案》《医学脉灯》《脉学辑要》《脉学辑要评》《脉因证治》《脉症治方》

本次整理，力求原文准确，每种医籍均遴选精善底本，若底本与校本有文字存疑之处，择善而从，整理原则如下。

1. 原书为竖排刻本的整理后改为横排。

2. 本书一律采用现代标点方法，对原书进行标点。

3. 原书中繁体字、通假字、俗写字统一改为通行的简体字，如"藏府"改作"脏腑"，"脉沈"改为"脉沉"，"觕"改为"粗"，"耎"改为"软"，"鞕"与"硬"等，不出校注。"胎、苔""盲、肓""已、以""巳、己、已"等据文意及现代行文习惯做相应改动，不出校注。

4. 原书中音近形似（如"日""曰"不分）及偏旁误用文字（如"浓"与"脓"），或明显的笔画差错残缺等处，径改。

5. 原书中倒错，有本校或他校资料可据者，据本校或他校资料改正，无本校或他校资料可据者，据文义改正。

凡底本文字引用他书，而与原书有文字差异及增减，则视情形分别处理。若虽有异文，而含义无变化，且底本文句完整，则不作校记；若含义虽有差异而底本无错误，则保留底本原字，出校记；若引文错误影响语义者，则对底本加以改正，并出校记。

6. 底本中的"经曰""经言"多为泛指，故均不加书名号。

7. 为了保持古籍原貌，原本中"元、圆、丸""证、症"未作改动。

8. 涉及医药名词术语者，保留原貌，在首见处出注。药名与现通行写法不一者，在首见处出注。其中常用中药名称径直改作通行规范药名。如"王不流行"改作"王不留行"，"黄耆"改作"黄芪"，"白微"改作"白薇"，"栝楼"改作"瓜蒌"等。

9. 原书引文较多，且大多不是原文，故凡文理通顺，意义无实质性改变者，不改不注以省繁文。唯引文及出处明显有误者，或据情酌改，或仍存其旧，均加校记。

10. 按惯例，凡原书表示文图位置的"右""左"，一律改为"上""下"；部分不规范词语按简体版习惯予以律齐，如"已上"改为"以上"等，均不出注。

11. 部分书中"凡例"正文段落前原有提示符"一"，今一并删去。

12. 原目录前无"目录"二字的，今据体例加。原目录较烦琐，今据正文重新整理。原书目录与正文存在文字差异的，今一律以正文为准，修正目录，不另出注。

13. 附图中原有文字，一律以简体字重新标注，原图字序横排者一律按从左向右排列，上下纵排及旋转排列者保持原序不变。

14. 原书中明引前代文献，简注说明。其中引用与原文无差者，用"语出"；引用与原文有出入者，用"语本"；称引自某书而某书不见反见于他书者，用"语见"。

15. 原文小字，根据内容应为大字的调整为大字。

16. 部分疑难字酌加注释和注音。注释以疏通文意为主旨，一般不引书证。有些词语颇为费解，未能尽释，已解者也或有不当，有待达者教正。文字注音采用汉语拼音。

17. 对原书稿中漫漶不清、脱漏之文字，用虚阙号"□"表示，按所脱字数据不同版本或文义补入。

18. 原书每卷卷首著作者及校刊者信息，如"京江刘吉人校正选录""绍兴裘吉生校刊"等字样，今一律删除。

总 目 录

（第一辑）

脉说 ……………………………………………… （1）

脉语 ……………………………………………… （89）

脉经 ……………………………………………… （125）

脉经直指 ………………………………………… （311）

脉经考证 ………………………………………… （379）

脉诀考证 ………………………………………… （399）

脉象统类 ………………………………………… （409）

诸脉主病诗 ……………………………………… （429）

图注脉诀辨真 …………………………………… （449）

丹溪脉诀指掌 …………………………………… （573）

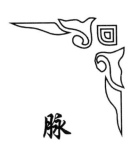

脉

说

清·叶霖 撰

孙玉信
郑首慧 校注
王晓田

内容提要

清·叶霖撰。二卷。叶霖，字子雨，号石林旧隐，江苏扬州人，清同治、光绪间名医。叶氏认为历代脉学著述虽多，而瑕瑜互见，未能尽如人意。乃"撰集诸家，采其精要"，其义有未尽之处，则参以己见，务求"条分缕析，纲举目张"。上卷二十四篇，分述脉原、寸口、三部九候、脉之左右阴阳上下内外前后、诊法、妇人小儿脉法诸项，属于脉诊的"基础理论"，在脉学著作中是论述最为详尽者。下卷则属"各论"性质，首篇"纲目"，引明末清初时医家卢之颐（字子繇、子由）之说，述脉象分类纲领。以下列述三十种脉之脉象、主病，每脉均加按语，反复申说，务求透彻，可谓不厌其详，亦为诸书中之最为详密者。此三十脉，较张璐《诊宗三昧》仅少清浊二脉，但又于卷末附论之。《中国医学大成提要》谓本书"依据诸家之精要部分、阐发新义""条分缕析，纲举目张，苟能细心研究，虽深奥之脉理，俱能明析无遗"，称得上公允之论。

本次整理，以《中国医学大成》本为底本。

目 录

自序 ·· （6）

卷上 ······································· （7）

脉原 ··· （7）

寸口 ··· （8）

寸关尺之义_{附人迎气口} ······················ （9）

脏腑部位 ····································· （10）

三部九候 ····································· （11）

脉分左右 ····································· （12）

脉有阴阳 ····································· （12）

脉有上下内外前后 ····························· （13）

诊法 ··· （14）

六部脉象 ····································· （16）

脉贵神气_{附时脉} ·························· （16）

脉贵有根 ····································· （18）

脉有真假 ····································· （18）

脉有禀赋不同 ································· （19）

内因外因不内外因脉 ··························· （21）

新病久病脉 ··································· （22）

脉机 ··· （23）

妇人脉法 ····································· （24）

幼儿诊法 ····································· （29）

死脉 ··· （32）

神门脉 ······································· （33）

奇经八脉 …………………………………………… (34)

脉色兼察 …………………………………………… (35)

附：察色节要 ……………………………………… (37)

卷下 ……………………………………………………… (46)

纲目 ………………………………………………… (46)

浮 …………………………………………………… (47)

芤 …………………………………………………… (49)

沉 …………………………………………………… (50)

伏 …………………………………………………… (52)

牢 …………………………………………………… (53)

迟 …………………………………………………… (54)

缓 …………………………………………………… (56)

虚 …………………………………………………… (57)

代 …………………………………………………… (58)

结 …………………………………………………… (59)

数 …………………………………………………… (60)

疾 …………………………………………………… (62)

紧 …………………………………………………… (63)

促 …………………………………………………… (65)

动 …………………………………………………… (66)

大 …………………………………………………… (68)

洪 …………………………………………………… (68)

散 …………………………………………………… (70)

弦 …………………………………………………… (71)

革 …………………………………………………… (73)

实 …………………………………………………… (74)

小 ……………………………………………（75）

弱 ……………………………………………（76）

细 ……………………………………………（76）

微 ……………………………………………（78）

濡 ……………………………………………（79）

滑 ……………………………………………（80）

涩 ……………………………………………（81）

长 ……………………………………………（84）

短 ……………………………………………（85）

附：清脉浊脉 …………………………………（86）

自　序

　　人秉天地之精气生，顺四时之化理成。五脏六腑以定位乎内，十二经络以环周一身。脏腑运行血气于经络之中，使往来无不流通，斯即谓之脉焉。脉，幕也。幕络全体者也。地有脉，水泉有脉，草木有脉，人之脉亦犹此也。是故掘土则地脉不荣，闭流则水泉脉壅，折枝则草木脉绝。邪在于身，则脉非常矣。所以欲知病之所由生者，莫不于脉征之。然脉理奥深，视之无形，尝之无味，体状难分，展转相类，微细紧弦，似同而异，况有虚虚实实之易淆乎！且医者生之具也，医之的夫惟脉焉。故雷公、钜子，亦诵旧文；扁鹊至精，尚参三部。毫芒之疑必晰，四诊之候务明。而前言往说，或寡其传；《金匮》《灵兰①》，鲜探其颐。晋唐以降，逮于我朝。著述虽多，瑕瑜互见，莫衷一是，各逞己才，遂使末学徒欢夫亡羊，庸工每艰于脱鸱，良可哀也。今撰集诸家，采其精要，义有未尽，则以鄙见参焉。凡三阅月始成，都为二卷，条分缕晰，纲举目张。诚能研究，庶不致贻人夭札矣。然此特其大略耳，若夫变化之用，则未可胶柱也。

時屠維赤奮若暢月既望子雨霖書于石林書屋

---

　　① 灵兰：明代名医王肯堂著《灵兰要览》二卷。

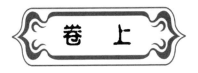

脉原

脉者血气也，乃后天谷气所生。西医言凡食入于胃，其精汁吸至颈会管，奉心化赤为血。由心之上下左右四旁舒缩而入总脉管，以循行十二经脉，即《灵枢》所云一日一夜五十周之营气者是也。夫心之舒缩与肺之呼吸相应，一呼一吸为一息。大概平人一息血从心落脉管四五次，每一分时，约十三四息，心跳七十次，即脉动七十次，率为常度，太过不及皆为病矣。《素问·平人气象论》云：人一呼脉再动，一吸脉亦再动，呼吸定息脉五动，闰以太息，命曰平人。越人谓人一呼脉行三寸，一吸脉行三寸，呼吸定息脉行六寸。一日一夜凡一万三千五百息，脉行五十度周于身，均此义也。然此皆概言之。壮实者则息缓，孱弱者则息促，气血衰者亦迟慢。故西医又言心之跳动，婴儿一分时有跳至一百二三十次者，老人一分时只跳五六十次，且行走坐卧，速慢不同。一昼夜一万三千五百息之数，又未可拘执不化也。《小学绀珠》引胡氏《易说》云：一昼夜一万三千六百余息。吕蓝衍《言鲭》云：一气运行出入于身中，一时凡一千一百四十五息。一昼夜计一万三千七百四十息。《天经或问》则云二万五千二百息。其差谬有如此之多者，不知人长则脉道长，人短则脉道短，而况加以动静之有异乎。轩、岐、越人所云者，指真人、至人而言，平心静气故息缓。学者当识其常而通其变，固不得出于规矩之外，亦不可囿于方圆之中也。

按：西士言二万五千二百息者，是以呼吸计。一呼脉二动，一吸脉亦二动，知一息四动而不明闰以太息之旨也。若仅以呼吸计，一分时得十七息有奇，一昼夜计合二万五千余息。此今世之平人，坐而诊者。凡人卧则脉缓，坐则脉速，行走则更速矣。轩岐所云之一万三千五百息者，是指上古之真人而言，身才较今人长大，脉道则迂远。平居恬澹虚无，真气内守，过心落脉管之血亦舒徐不迫，况闰以太息。每息五至，故合一万三千五百息之数也。苟谓不然，则婴儿一分时而脉来一百二三十至之多者何也？盖缘气弱息促，人小脉道短故也。是中西之言虽异，其道则同，惟在圆机之士，有以融会贯通耳。

或问：孱弱者脉促，气血衰者脉迟慢，是说也，不相刺谬乎。曰：此即越人损至之谓也。至脉者由肾阴亏而及于肺气尽，虚中挟热，故呈数象。损脉者由肺气亏而及于肾阳竭，虚中挟寒，故呈迟象。是同一虚弱，而有阴阳之别，所谓太过不及，皆为病脉也。病虽未见，有此脉象，即宜抑其有余，扶其不足。此上工治未病也。然脉理渊微，病机幽邃，非一损至可以尽之，学者鉴诸。

寸口

《素问》言脉，遍诊十二经，详于"三部九候论"。诊寸口以决死生，详于"经脉别论"。独取寸口三部，以候五脏六腑吉凶生死者，则越人之《难经》也。夫太渊、经渠是手太阴肺经之动脉。肺主气，十二经之脉动，皆肺气主之。故脏腑之气，变见于寸口。诊寸口左右三部，即可候脏腑之气也，故越人独取之。

按：经云寸口，一曰气口，一曰脉口，皆统寸、关、尺三部言之，非谓关前之寸口。经云气口，何以独为五脏主者，亦指寸口言也。自越人独取寸口以候脏腑气，为医家捷法。人情畏难趋易，不复诊十二经动脉。故仲景《伤寒论·序》有握手不及尺之诮。在季汉已然，无怪近世医者，竟不知十二经脉动于何处，殊可鄙也。然虽不遍诊，要亦不可不知。附列于下。

手阳明大肠脉动合谷，在手大指次指歧骨间。手少阴心脉动极泉，在臂内腋下筋间。手太阳小肠脉动天窗，在颈侧大筋间曲颊下。手少阳三焦脉动和髎，在耳前兑发陷中。手厥阴心包络脉动劳宫，在掌中屈中指无名指尽处是。足太阳膀胱脉动委中，在膝腘约纹里。足少阴肾脉动太溪，在足踝后跟骨上。足太阴脾脉动冲门，在期门下同身寸之一尺五分。足阳明胃脉动冲阳，足大指①、次指陷中为内庭，上内庭同身寸之五寸是。足厥阴肝脉动太冲，足大指本节后同身寸二寸是。足少阳胆脉动听会，在耳前陷中。考《明堂针灸图》《甲乙经》诸书，指称动脉者二十余穴，除太渊手太阴动脉外，惟此十一穴，用以诊候。而此十一穴中，又以太溪、冲阳、太冲三足脉为扼要也。

寸关尺之义 <small>附人迎气口</small>

鱼际下至高骨为一寸，内取九分，高骨下至尺泽为一尺，内取一寸，凡一寸九分，寸、关、尺三部各得六分。其一分则关前阴阳之界，以候人迎胃府之气，余则候气口肺藏之气。叔和《脉经》所云，关前一分，人命之主者是也。

按：《内经》本以人迎诊六腑之阳，气口诊五脏之阴。人迎乃足阳明胃脉，在结喉两旁。气口即寸口，乃手太阴肺脉，在两手太渊、经渠穴处。自越人独取寸口，不诊十二经动脉，则以寸口之上察人迎。盖奉心化赤之血，及肺藏呼吸之气，皆胃府谷精气化，是人迎为寸口肺脉之根，寸口为人迎胃脉之干。根干气通，根若有变，其机兆未有不见于干者，故可以寸口之上察人迎之气也。寸口之上既可候人迎之气，则结喉两旁之人迎，亦不必诊矣。以左为人迎，右为气口者，叔和《脉经》引《脉法赞》

---

① 指：古时手指、足趾皆可称"指"。

之说，而唐、宋、金、元莫不宗之。不知《脉赞》① 所云，是言脏腑气血阴阳错综之义，非必以左候人迎之腑阳，右候气口之脏阴也。故《脉赞》又有左主司官，右主司府，左大顺男，右大顺女，阴病治官，阳病治府云云。观此则示人以参伍活法，左候人迎、右候气口，亦不可泥执明矣。然后世必以人迎候之结喉两旁，气口候之两手，殊失越人独取寸口之义，尤属胶柱。

脏腑部位

　　手少阴心经在左手寸部，与手太阳小肠同诊。足厥阴肝经在左手关部，与足少阳胆同诊。足少阴肾经在左手尺部，与足太阳膀胱同诊。手太阴肺经在右手寸部，与手阳明大肠同诊。足太阴脾经在右手关部，与足阳明胃同诊。手少阳三焦经在右手尺部，与手厥阴心包络同诊。此叔和《脉经》分配之例也。盖以太渊、经渠为肺经之穴。肺主气，故脏腑之气皆变见于肺，并非六脏六腑之部位，皆以寸关尺可定其上下也。脏腑之部位固不可不知，而又不可拘执也。

　　按陈修园曰：大小二肠，经无明训。《素问》以左右尺候腹中者，大小肠膀胱俱在其中矣。前贤或有配于两寸，取心肺与二肠相表里之义也。或有以小肠配于左尺，大肠配于右尺，上下分属之义也。或有以大肠配于左尺，取金水相从之义。小肠配于右尺，取火归火位之义也。均有至理，当以病证相参。如大便秘结，右尺宜实。今右尺反虚，左尺反实，便知金水同病也。如小便热淋，左尺宜数。今左尺如常，而右尺反数者，便知相火炽盛也。或两尺如常，而脉应两寸者，便知心移热于小肠，肺移热于大肠也。一家之说，俱不可泥如此。况右肾属火，即云命门，亦何不可。三焦鼎峙两肾之间，以应地运之右转，即借诊于右尺，亦何不可乎？斯说也，虽未尽善，要亦诊脉活法，是可索玩者也。

---

　　① 《脉赞》：即《脉法赞》。

三部九候

三部者，两手腕之寸、关、尺也。九候者，每部之浮、中、沉也。越人云：初持脉如三菽①之重，与皮毛相得者，肺部也；如六菽之重，与血脉相得者，心部也；如九菽之重，与肌肉相得者，脾部也；如十二菽之重，与筋平者，肝部也；按之至骨，举之来疾者，肾部也。

按：《素问·三部九候论》所谓天、地、人三部者，是遍诊十二经动脉之法也。以寸、关、尺三部，每部有浮、中、沉，三而三之，故曰九候者，此越人推阐"脉要精微论"之义，以候经络脏腑表里之气也。菽，豆之总名。诊脉之轻重，何以独取乎豆，且不言三菽、四菽、五菽，而必以三累加之？盖豆在荚，累累相连，与脉动指下者相类。以此意推之，言三菽之重者，非三菽加于一部之上，乃一指下如有一菽之重也，通称三部则三菽也。肺位最高而主皮毛，故轻六菽之重者，三部各有二菽之重也。心在肺下主血脉，故稍重。九菽之重者，三部各有三菽之重也。脾在心下主肌肉，故又稍重。十二菽之重者，三部各有四菽之重也。肝在脾下主筋，故较脾又加一菽之重也。肾又在肝下而主骨，故其脉按之至骨，沉之至也。而举之来疾者，何也？夫脉之体血也，其动者气也。肾统水火。火入水中而化气，按之至骨，则脉气不能过于指下。微举其指，其来顿疾于前。此见肾气蒸动，勃不可遏，故曰肾部也。举之两字，最宜索玩，不可忽也。若去此两字，是按之至骨而来转疾，乃牢伏类矣。

卢子繇曰：此轻重五诊之法，为五脉应有之常，咸以按为则。惟肾则按中有举，举中有按。按之至骨者，骨为肾之合，此即肾部，便可诊得肾藏之气。第脉行肉中，骨上无脉，此欲得肾藏之真，故必按指至骨，而后肾真乃发。肾为水，物入则没，故按则濡。水性至刚，物起则涌，故举指

---

① 菽：《春秋·考异邮》谓"大豆曰菽"。文中三菽、六菽、九菽、十二菽，以其重量比喻按脉力度的比例。

来疾者即是。故欲得其详，还须随举随按，随按随举，有非一举指之劳，所能尽其性者也。此说颇发越人奥旨，迥出诸家。惟专指水言，是不知火入水中化气之理，论阴阳互根之义，尚隔一间。

脉分左右

《素问·阴阳应象论》曰：左右者，阴阳之道路也。水火者，阴阳之征兆也。此论气血阴阳之升降。以藏气言，肝木左升，肺金右降。以脉体言，左属血，右属气。凡诊感证之脉，伤寒多盛于左部，寒伤形，伤其有形之血也。温暑多盛于右部，热伤气，伤其无形之气也，此水火之征兆，血气之左右，不可不察也。

按：血气阴阳，错综互用，其理渊微，言之不尽。自东垣《辨惑论》，强分左为人迎，右为气口，以人迎脉大于气口属外感，气口脉大于人迎属内伤。然此所云外感者，指外感风寒而言；云内伤者，指内伤饮食而言。盖寒伤形血，故脉盛左部；食伤胃腑，故脉盛右关。后世医家误会其意，竟谓凡病外感，皆当左盛；凡病内伤，皆当右盛。血气不分，阴阳莫辨。虽有王安道论之于前，吴又可论之于后，奈积习难反，寒热倒施，能不遗人夭扎鲜矣！若夫伤寒传入阳明，右关脉实大者，燥矢填于胃，腑宜议下；温暑陷入阴经，左关尺数大者，肝肾之伏热与外热相搏，多不治。活法在人，不可拘执左大风寒，右大温暑也。然而初病风寒，浮紧必盛于左部；初病温暑，洪数必盛于右部。此又不能移易者也。

脉有阴阳

"四难"曰：脉有阴阳之法，何谓也？然呼出心与肺，吸入肾与肝，呼吸之间，脾受谷味也，其脉在中。

按：脉之阴阳，虽在尺寸，其阴阳之气，又在浮沉。如心肺居膈上，阳也，呼出必由之；肾肝居膈下，阴也，吸入必归之。脾受谷味，为生脉之原而在中，则呼出吸入无不因之。故诊脉之法，浮取乎心肺，沉取乎肾肝，而中应乎脾胃也。夫呼出者，非气自心肺而出也，为肾肝在膈下，其气因呼而上，至心至肺，故呼出心与肺也；心肺在膈上，其气随吸而入，至肾至肝，故吸入肾与肝也。呼者因呼出，吸者随吸入，其呼吸阴阳相随上下，经历五脏之间，皆脾胃受谷气以涵养之也，故言其脉在中。读此节不得刻舟求剑，谓呼出之气为阳，吸入之气为阴也。

或问：注《难经》者，多以呼出为阳，吸入为阴，而子独非之，何也？曰：督脉统一身之阳，任脉统一身之阴。吸入天之阳气，由鼻入肺过心，引心火从肾系直达三焦，蒸膀胱之水气，上腾化津化液化汗，历任脉贯膈至肺，从口呼出。盖吸入天之阳，督脉主之；呼出地之阴，任脉主之。壮年气化多，故溲溺少；老人气化少，故溲溺多。不得因呼出心肺吸入肾肝，便阴阳倒置也。

又曰：浮者，阳也；沉者，阴也。故曰阴阳也。心肺俱浮，何以别之？然浮而大散者心也，浮而短涩者肺也。肾肝俱沉，何以别之？然牢而长者肝也，按之濡举指来实者肾也。脾者中州，故其脉在中。是阴阳之法也。

按：呼吸与浮沉不同。呼吸以至数言，浮沉以部分言。理虽不殊，言各有指。浮为阳者，象火而炎上也；沉为阴者，象水而润下也。心肺俱浮，何以别之？盖心属火，故其象浮而大散；肺属金，故其象浮而短涩。肝肾俱沉，何以别之？盖肝属木，故其象牢而长；肾属水，故其象濡，稍举之则来实，水体外柔而内刚也。脾属土在中，旺于四季，主养四藏，其脉来从容和缓，不沉不浮，故曰其脉在中也。

脉有上下内外前后

《素问·脉要精微论》曰：尺内两旁则季胁也。尺外以候肾，尺里以候腹中。附上左外以候肝，内以候膈；右外以候胃，内以候脾。上附上右外以候肺，内以候胸中；左外以候心，内以候膻中；前以候前，后以候后。上竟上者，胸喉中事也。下竟下者，少腹腰股膝胫足中事也。

按：寸、关、尺之名，始于秦越人之《难经》。以高骨取关，则始于叔和之《脉诀》。周秦以前未有斯说也。气由下升上，故卦爻从下始。古人诊脉，下指先定尺部，再取关、寸也。尺内两旁季胁者。谓两尺下之两旁，以候胁下两旁之气也。尺外以候肾者，候肾之经气外行于身者也。尺里以候腹者，候其气化内行于腹中也。中附上者，谓尺之上关部也。左外以候肝者，谓候肝之经气外行于身者也。内以候膈者，候其气化内行于膈膜之间也。右外以候胃者，谓右关外候其经气之行于身者也。内候脾者，候其气化功用之行于里者也。上附上谓关上之寸部也，右外以候肺者，是候肺之经气外行于身者也。内以候胸中者，候其气化内行于胸中也。左外以候心者，是候心之经气外行于身者也。内以候膻中者，候其气化内行于包络也。前以候前，谓关前以候身前胸腹也。后以候后，谓关后以候身后项背也。上竟上者，谓候胸喉以上。下竟下者，谓候腹腰以下。此又推广极上极下事也。韩飞霞《医通》云：左寸下指法如菽之重，在指顶为阴为心，在指节为阳为小肠，此言侧指内外之诊也。叔和《脉经》脉来细而附骨者积也，寸口积在胸中，微出寸口积在喉中。

按：言喉则喉以上可知矣。又曰：尺脉牢而长，少腹引腰痛。

按：长则必出于尺下可知矣。此言上下之诊也。斯《内经》诊法之大义，不可深泥。总须合参六部，察色聆音，并问其兼证，庶不致误。

诊法

诊法常以平旦阴气未动，阳气未散，饮食未进，经脉未盛，络脉调匀，气血未乱，故乃可诊有过之脉。此"脉要精微论"诊法也。若诊猝病，未能拘执平旦，惟当平心静气，男左女右，先以中指取定高骨关部，却下前后二指，初轻次中次重，逐部单指寻究，然后三指总按，消息其太过不及，各以其部断之。然须候满五十至，以察五脏之气。

按：诊法常以平旦者，盖平旦寅时也。人身脉中之营气，一日一夜五十度周于身。而脉外之卫气，每一日一夜一周于身。平旦寅时，大会于寸口，脏腑之盛衰，可易察也。若有所动作，则阴气动，阳气散，脉失其常度。饮食既入，则脏腑经脉有偏盛，故必以平旦诊有过之脉也，有过者即异于常候之病脉也。若遇猝病，又不能待至平旦，须平心静气，以医者右手诊病者之左腕，候毕再以医者之左手，候病者之右腕。医者之食指、中指、无名指爪甲不可留，必用指端棱起如线者，名曰指目，以按脉之脊，不啻睛之视物，妍媸毕判，故古法称诊脉为看脉也。但食指肉薄而灵，中指稍厚，无名指既厚且木。先以一指单按，须用食指寻究，后以三指总按。设单按与总按不同，必得细心研求所以不同之理。脉不单生，当以总按为准。但一部独异，必有一脏或一腑之故，最不可忽。再人之指顶亦有动脉，设与病之脉相击，必疑病人之脉大而有力，须心有分别。此亦不可忽也。

凡人长臂长则脉亦长，布指宜疏；人矮臂短则脉亦短，布指宜密。取脉之要有三，曰举曰按曰寻。更察上下来去至止六字，以别阴阳虚实。

按：轻下手于皮肤之上曰举，以诊心肺之气也；略重按于肌肉之间曰按，以诊脾胃之气也；重手推于筋骨之下曰寻，以诊肝肾之气也。滑氏曰：上者为阳，下者为阴；来者为阳，去者为阴；至者为阳，止者为阴。夫上者自尺部上于寸口，阳生于阴，即左尺水生左关木，左关木生左寸火；右尺火生右关土，右关土生右寸金是者。下者自寸口下于尺部，阴生于阳，即右寸肺金生左尺肾水，左寸君火分权于右尺相火是也。来者自骨肉之分而出于皮肤之际，气之升主乎阳也；去者自皮肤之际而还于骨肉之分，气之降主乎阴也。至者脉来应手，故曰至阳也；止者歇至不前，故曰止阴也。至若关前为阳，关后为阴，此以尺寸言也。浮滑长为阳，沉涩短为阴，此以形体言也。寸脉浮大而疾为阳中之阳，沉细为阳中之阴；尺脉沉细为阴中之阴，滑而浮大为阴中之阳。尺脉牢长，关上无有，此为阴干阳；寸脉壮大，尺中无有，此为阳干阴。无有者无有此牢长壮大之脉象也，此合尺寸形体以辨阴阳也。越人云脉居阴部而反阳脉见者，为阳乘阴也。脉虽时沉涩而短，此为阳中伏阴也。脉居阳部而反阴脉见者，为阴乘

中医脉学经典医籍集成

阳也。脉虽时浮滑而长，此为阴中伏阳也。凡阴病见阳脉者生，阳病见阴脉者死。然阴阳之义，言无尽藏，要在学者潜心默会，以意消息耳。

六部脉象

左寸心应乎夏，夏脉当洪。左关肝应乎春，春脉当弦。右寸肺应乎秋，秋脉当浮。右关脾应乎四季土，土脉当缓。两尺肾应乎冬，冬脉当沉。

按汪氏曰：不问何部，凡弦皆肝，凡洪皆心，凡缓皆脾，凡浮皆肺，凡沉皆肾也。若见于一二部，或见于一手，当随其部位之生克以断顺逆。若六脉皆同，是纯脏之气，邪气混一不分也。至于本位本证而无本脉，又不合时，是谓脉不应病，俱为凶兆。若易他脏之脉，是本脏气衰，而他脏之气乘之也。

又如火克金，必肺脉与心脉桴鼓相应，两相互勘，自有影响可凭。且参以证，凡先见心火之证，而后有肺火之证，即为相克。若无心火之脉与心火之证，或由脾胃积热，或由肝肾相火，或是本经郁热，即与心无涉。但凡此脏传来，必有此脏之脉与此脏之证可考，细察之自了然矣。

脉贵神气附时脉

脉及谷液所化，为血气之先声。气血平和，自有舒徐不迫从容和缓之态。叔和《脉诀》所谓阿阿软似春杨柳，此是脾家脉四季者，正形容舒徐和缓中，有一种醡恬饱满之意溢于指下，故名之曰脉神也可，名之曰胃气也可。夫四时六气诸脉中，皆要有此神气，神气充足，则为无病平人；神气不足，则为病脉。若无此神气，则为真脏死脉矣。神气二字，可不慎诸！

按：四时之脉，春三月六部中俱带微弦。经云濡弱招招，如揭长竿末梢者，言其微弦中含柔和神气，故曰平脉。若如循长竿，则弦多而神气少，故曰肝病。劲急如新张弓弦，是但弦无神气，乃真脏死脉矣。夏三月六部俱带微洪。经云累累如连珠，如循琅玕者，言其微洪中含柔和神气，故曰平脉。若喘喘连属，其中微曲，则洪多而神气少，故曰心病。前曲后居，如操带钩，是但洪无神气，乃真脏死脉矣。秋三月六部中俱带微浮，经云厌厌聂聂，如落榆荚者，言其微浮中含柔和神气，故曰平脉。若上下如循鸡羽，则浮多而神气少，故曰肺病。如物之浮，如风吹毛，是但浮无神气，乃真脏之死脉矣。冬三月六部中俱带微沉。经云喘喘累累如钩，按之而坚者，言其微沉中含柔和神气，故曰平脉。若如引葛，按之益坚，则沉多而神气少，故曰肾病。发如夺索，辟辟如弹石，是但沉无神气，乃真脏之死脉矣。脾主四季，其脉和柔而缓。经云如鸡足践地者，言其缓中有柔和之神气也。若盈实如数，如鸡举足，则神气少，故曰脾病。坚锐如鸟之喙，如鸟之距，如屋之漏，如水之溜，是全无神气矣，乃真脏之死脉也。凡人脏腑胃脉既平，而又应时脉，乃无病者也。反此则为病脉为真脏脉也。

人身五脏之气，四时周流和同者也。如冬来木气已动，脉当见微弦。春初水气犹在，脉仍兼微沉，余仿此。若入春即弦而不沉，入夏即洪而不弦，是前脏气弱，后脏气强，母为子夺矣。故经云：春不沉，夏不弦，秋不数，冬不涩，是为四塞。沉甚弦甚数甚涩甚曰病。参见曰病，复见曰病，未去而去曰病，去而不去曰病，反此者死。又曰气之不袭是谓非常，非常则变矣，皆此义也，亦不可不知。

经云：厥阴之至其脉弦，少阴之至其脉钩，太阴之至其脉沉，少阳之至大而浮，阳明之至短而涩，太阳之至大而长。至而和则平，至而甚则病，至而不至者病，未至而至者病。其法大寒至春分，厥阴风木主之；春分至小满，少阴君火主之；小满至大暑，少阳相火主之；大暑至秋分，太阴湿土主之；秋分至小雪，阳明燥金主之；小雪至大寒，太阳寒水主之。夫至而不至，来气不及也；未至而至，来气有余也。人在气交之中，而脉象为之转移，实与四时五行之序相合。言六气者必本此。然脉以神气为主，故曰：得神者昌，失神者亡。

昔人以有力为脉神，柔和为胃气。不知神也，气也，皆水谷之精汁所化。若搏坚之极，便是真藏邪气盛也，岂可谓之脉神乎。微渺之极，亦是

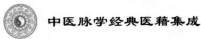

真藏正气脱也，岂可谓之胃气乎？凡诊脉须辨清邪正，不得妄分神气也。

脉贵有根

脉无根有两说，以浮沉言沉为根，以三部言尺为根。脉至无根，必死之候也。

按张石顽①曰：于沉脉之中辨别阴阳，为第一关捩。此沉为根之义也。《难经》曰：上部有脉，下部无脉，其人当吐不吐者死。上部无脉，下部有脉，虽困无能为害。所以然者，譬如人之有尺，树之有根，枝叶虽枯槁，根本将自生。人有原气，故知不死。此尺为根之义也。《脉经》曰：诸浮脉无根者皆死。又曰：寸口脉潎潎如羹上肥，阳气微；萦萦如蜘蛛丝，阴气衰。又曰：肺死状浮之虚，按之弱如葱叶，下无根者死。此浮无根之说也。又曰：神门决断，两在关后。人无二脉，病死不愈。又曰：寸脉下不至关为阳绝，尺脉上不至关为阴绝，死不治。《灵枢·小针解》曰：所谓五脏之气已绝于内者，脉口气内绝不至。五脏之气已绝于外者，脉口气外绝不至。内绝不至与下不至关，皆尺无根之说也。

凡劳病吐血，脉浮重诊无脉者，乃无根将脱。若浮诊牢强，沉诊无脉，亦欲脱之候也。惟浮沉皆得，脉力平缓，乃病愈之象。

脉有真假

大实有羸状，至虚有盛候。热极者未必数，寒极者未必迟。察脉之真假，必以沉候为准，假于外不能假于内也。

按张景岳②曰：经云：脉从而病反。其诊何如？曰：脉至而从。按之不鼓，诸阳皆然。脉至而从者，阳证见阳脉也。然使按之无力，不能鼓指，则脉虽浮大，便非阳证，不可作热治。凡诸脉之似阳非阳者，皆然

---

① 张石顽：张璐，字路玉，晚号石顽老人，清初医家。著有《张氏医通》等。
② 张景岳：张介宾，号景岳，明代医家。撰有《景岳全书》六十四卷等。

也。曰：诸阴之反，其脉何如？曰：脉至而从。按之鼓甚而盛也，阴证阴脉从矣。然鼓指有力，亦非阴证。凡脉从阴阳病易已，谓阳证得阳脉，阴证得阴脉也。若逆阴阳，病难已。

又曰：浮为在表，沉为在里，数为多热，迟为多寒，弦强为实，细微为虚，是固然矣。然疑似之中，尤当真辨。此其关系非轻，不可不察。如浮虽属表，而凡阴虚血少，中气亏损者，必浮而无力，是浮不可以概言表也。沉虽属里，而凡外邪初感之深者，寒束经络，脉不能达，必见沉紧，是沉不可以概言里也。数为热，而真热者未必数。凡虚损之证，阴阳俱困，气血张皇，虚甚者数愈甚，是数不可以概言热也。迟为寒，而凡伤寒初退，余热未清，脉多迟滑，是迟不可以概言寒也。弦强类实，而真阴胃气大亏，及阴阳关格①等证，脉必豁大而弦健，是强不皆实也。微细类虚，而凡痛极气闭，荣卫壅滞不通者，脉必伏匿，是伏未必虚也。由此推之，凡诸脉中皆有疑似，皆须真辨。诊能及此，其庶几乎。

治法有舍证从脉者，有舍脉从证者，何也？盖有阴证阳脉，阳证阴脉；有证虚脉实，证实脉虚。彼此差互，最宜详辨。大都证实脉虚，必假实证也；脉实证虚，必假实脉也。外虽烦热而脉微弱，必火虚也；腹虽胀满而脉芤涩，必胃虚也。此宜从脉者也。无烦热而脉洪数，非火邪也；无胀满而脉弦强，非内实也。此宜从证者也。然无烦热脉洪数，无胀满脉弦强，亦有邪郁于内而未发者。大抵急证如霍乱、癫厥等，有宜从证者，久病多宜从脉。不可不察。

脉有禀赋不同

人之禀质，各有不同，而脉应之。如血气盛则脉盛，血气衰则脉衰；血气热则脉数，血气寒则脉迟；血气微则脉弱，血气平则脉和，性急人脉急，性缓人脉缓；肥人脉沉，瘦人脉浮；

---

① 关格：最早见于《内经》。《素问·六节脏象论》："人迎与寸口俱盛四倍以上为关格"。《灵枢·脉度》："阴气太盛阳气不能荣也，故曰关；阳气太盛阴气不能荣也，故曰格，阴阳俱盛，不得相荣，故曰关格"。

寡妇室女脉濡弱，婴儿稚子脉滑数，老人脉弱，壮人脉强；男子寸强尺弱，女子尺强寸弱。又有六脉细小同等，谓之六阴；洪大同等，谓之六阳。至于酒后脉数大，饭后脉洪缓，久饥脉空，远行脉疾，临诊者皆须详察。

按：浮沉有得之禀赋者，趾高气扬脉多浮，镇静沉潜脉多沉，又肥人脉沉，瘦人脉浮也。有变于时令者，春夏气升则脉浮，秋冬气降则脉沉也。有因病而致者，病在上在表在腑则脉浮，在下在里在脏则脉沉也。推之迟、数、滑、涩、大、小、长、短、虚、实、紧、缓，莫不皆然。性急躁者脉多数，性宽缓者脉多迟，此得之禀赋也。晴燠则脉躁，阴寒则脉静，此变于时令也。至于应病亦如是矣。富贵则脉流畅，贫贱则脉涩滞，此禀赋也。肝脉属春则微弦，肺脉属秋则微涩，此时令也。至于应病，则主乎血气之通塞也。筋现者脉长，筋隐者脉短，此禀赋也。春长秋短，此时令也。长则气治，短则气病，此病变也。六阴六阳大小，得之禀赋也。时当生长则脉大，时当收敛则脉小，此时令也。邪有余则脉大，正不足脉必小，此应病也。肉坚实者脉多实，虚浮者脉多虚，此禀赋也。春夏发泄虽大而有虚象，秋冬收敛虽小而有实形，此时令也。若因病而异，则大而实小而虚者，可验正邪之主病；大而虚小而实者，可验阴阳之偏枯。至于紧缓得于禀赋者，皮肤绷急者脉多紧，宽松者脉多缓也。变于时令者，天气寒凝则筋脉收引，天气暄热则筋脉纵弛也。因病而见者，或外感风寒，或内伤生冷，寒胜，故收引而紧急有力。若热或温，筋脉纵弛，故软弱无力也。

此何西池①说，多有可采，然不可执泥。又有反关脉者，有一手反者，有两手反者。寸口正取无脉，必令病人覆手，医者以左手诊病人左脉，右手诊病人右脉，始能食指候寸，中指候关，无名指候尺。更有斜飞脉，有内斜有外斜之别，是皆禀赋若此，不足异者。若并未诊其平日之脉，而病人又不自知其本脉，须问其平日体气之寒热强弱如何。但禀赋各有不同，

---

① 何西池：何梦瑶，字报之，号西池，清代医家。撰有《医碥》《四诊韵语》《诊脉谱》等。

至有病时则异于常人者，亦不过浮沉大小之间耳。至于迟数虚实，不能有异。何则？盖所感之邪气同也。

内因外因不内外因脉

脉来虚散，喜伤心也；结滞，思伤脾也；沉涩，忧伤气也；紧促，悲伤肺也；弦急，怒伤肝也；沉弱，恐伤肾也；摇动，惊伤胆也。此内淫所夺，脉见其情，但当平补者也。

按：此内因之脉。《素问·举痛论》曰：怒则气上，喜则脉缓，悲则气消，恐则气下，寒则气收，炅则气泄，惊则气乱，劳则气耗，思则气结。"至真要论"曰：暴怒伤阴，暴喜伤阳。皆其义也。

脉来浮缓则伤风，浮紧则伤寒，虚弱则伤暑，沉濡则伤湿，涩则伤燥，数则伤热。病在皮毛，此外邪所干，脉见其情，但当解散者也。

按：此外因之脉。又寒则紧应肾，暑则虚应心，燥则涩应肺，湿则细缓应脾，风则浮应肝，热则弱应心包络。亦此义也。

其伤热言数，何以又言热则弱；暑亦热也，何以又言虚。盖热伤血则脉数，热伤气则脉虚弱，然气分中热盛，亦脉来纵缓者。《灵枢》所谓诸脉缓大，皆属于热是也，不可不知。

脉来细数弦滑则伤食，短涩实疾亦伤食，沉数顶指则冷积，弦数弱大则劳倦极也，微弱伏数则色欲过也，沉伏滞涩则抑郁甚也。此正气所夺，脉见其情。但当调治者也。

按：此不内外因之脉。凡金疮、跌仆、痈疽、祟注、尸厥、蚘动皆其例也。又思虑劳神，过度伤心，脉虚涩。举重行远，用力过度伤肾肝，房室亦同，脉紧。房室过度，伤心包络，亦伤肾肝，脉微涩。疲剧筋痛伤肝，脉弦弱。饮食饥饱伤脾，饥者弦缓，饱者滑实。叫呼动气伤肺，脉躁弱。大抵虚则脉虚小，脓血伤耗者宜之；实则脉实大，瘀结积痛者宜之。热则脉数滑；寒则脉紧涩；虫动紧滑；尸厥弦大；痛则代；注则沉紧而长过寸口；祟则乍大乍小，乍长乍短，两手脉如出两人也；痰脉亦如祟脉；

第
一
辑

有所堕坠，恶血留内，与大怒气逆上而不下，俱胁痛而脉弦紧，则与内因同脉也。详具《内经》《脉经》，此其大概而已。

新病久病脉

《素问·平人气象论》曰：脉小弱以涩，谓之久病。滑浮而疾，谓之新病。凡暴病脉浮洪数实者顺，久病脉微缓软弱者顺，反此者逆。久病忌数脉。暴病忽见形脱脉脱者死。外感之脉多有余，忌见阴脉；内伤之脉多不足，忌见阳脉。若久病脉忽见有神，法在不治，如残灯之焰，乍明即灭矣；久病脉滑疾如电掣不直手，略按即空而无根者，此元气将脱之兆也。新病见此，亦不宜表散。《中藏经》以滑为虚，即此意也。斯皆新病久病脉法之大略也。

按张石顽曰：盛启东①以新病之死生系乎右手之关脉，宿病之死生主乎左手之关尺。盖新病谷气犹存，胃脉自应和缓。即或因邪鼓大，因虚减小，必须至数分明，按之有力，不至浊乱。再参以语言清爽，饮食知味，胃气无伤，虽剧可治。如脉势浊乱，至数不明，神昏语错，病气不安，此为神识无主，苟非大邪瞑眩，岂宜见此。经谓浮而滑为新病，小以涩为久病。故新病而一时形脱者死，不语者亦死。口开、眼合、手撒、喘汗、遗尿者俱不可治。新病虽各部脉脱，中部独存者，是为胃气，治之可愈。久病而左手关尺软弱，按之有神，可卜精血之未艾，他部虽危，治之可生。若尺中弦紧急数，按之搏指，或细小空绝者，法在不治。盖缘病久，胃气向衰，又当求其尺脉为先天之根本也。启东又云：诊得浮脉，要尺内有力，为先天肾水可恃，发表无虞。诊得沉脉，要右关有力，为后天脾胃可凭，攻下无虞。此与前说相互者也。

---

① 盛启东：盛寅，字启东，明代医家。撰有《医经秘旨》两卷。

脉机

寸、关、尺候身之上中下者也，浮、中、沉候经络脏腑表里者也，此诊候纵横之部位。然不可过泥，而又不可不知。如诊脉自尺上涌于寸者，多主头目晕眩，胸膈痞满，咳嗽呕逆之证。如诊脉自沉鼓盛于浮者，多主温病内热汗出，内实便秘，沙疹外达之类。若寸弱尺强，下实上虚，沉强浮弱，表虚里实，此上下表里之机也。

如诊脉沉而来势盛去势衰，可知其明日恐变浮也，浮者病机外出也；诊脉浮而来势衰去势盛，可知其明日恐变沉也，沉者病机内向也。迟而有力知欲变数，数而少力知欲变迟。服泻药而脉势不减，知来日之必进；服补药而脉力不增，知来日之必减。如昨见火脉，今见土脉，来日必是生脉；昨见木脉，今见金脉，来日必是克脉。此来去生克之机也。

按：审脉之机，亦不外阴阳升降五行生克之理。明乎此，诊今日之脉，可知明日之变证，而可预施防维，预知趋避矣。

又有初诊久按不同之机，不可不察。客邪暴病，应指浮象可证；虚羸久病，当以根气为本。如下指浮大，按久索然者，正气大虚之象，无问暴病久病，虽证显灼热烦扰，皆正衰不能自主，随虚阳发露于外也。下指濡软，按久搏指者，非里病россия和之象，即藏气受伤，或坚积内伏，不可以脉沉误认虚寒也。下指微弦，按久和缓者，固是久病向安之象，气血虽殆，而藏气未败也。然多有变证多端，而脉渐小弱，指下微和，似有可愈之机者，此元气与病气俱脱，反无病象发见，乃脉不应病之候，非小则病退之比。大抵病人之脉，初下指虽乏力或弦细不和，按至十余至渐和者，必能收功。若下指似和，按久微涩不能应指，或渐弦硬者，必难取效。设病虽牵缠而饮食渐进，便溺自调，又为胃气渐复之兆。经云浆粥入胃，则虚者活，此其候也。若久病忽然进食甚多，又属除中之证，胃气将绝，死候也。更有久按而医者指力倦，指渐浮起，或渐压下，便觉其脉应指无力者。凡遇此象，即须振作精神，操纵其指以审度之。如真不若初诊之有神，即为阳衰气竭之候，尤须久候以参考之，恐是《伤寒论》所谓渐渐小更来渐渐大之厥脉也。

此乃误下而阳邪将欲内陷，内不受邪而交争也。

重大之病，其脉一日诊数次而数次不同。盖脾主信，脾败故脉来多变也。韩飞霞①曰：重大之病，一日三脉，多变难治者是也。虽然久病服药已效，而脉则不移，亦难治，缘证与脉不相应也。

按：脾主信，重病脉来多变，固为脾败不治之征，然未可泥也。董西园②曰：脉因动静而变，故安卧远行，脉形有别，无足怪也。若顷刻之动静，不必远行，即转身起坐，五七步间，其脉即见数疾。坐诊之顷，随即平静。即换诊举手，平疾必形。一动一静，无不变更。此种脉候，非五尸祟气之相干，多真元内虚之明验。惟其内气无主，藏气不治，而后经脉之气，瞬息变更，将见厥晕僵仆之候。故此种脉情，恒有伏风内舍，经络痹留，或火动于中，或饮发于内者，动则气役于邪，而脉随气变也。此皆因邪之善行数变，以致鼓水扬燃，又为虚中挟实之候。当求其因而调之，庶可转危为安，又不可拘执其脾败必死也。

妇人脉法

越人云：男子尺脉恒弱，女子尺脉恒盛，是其常也。孙思邈云：凡妇人脉常欲濡弱于丈夫也。

按：先哲以男子右脉常盛，女子左脉常盛。盖言左主血，右主气，女子血盛故左大，男子气盛故右大。此说要非定论，左右大小，各有禀赋不同，不可执此以分男女也。即女子尺脉恒盛，亦不过尺寸平等，不似男子

---

① 韩飞霞：韩懋，字天爵，号飞霞子，明代医家。著《医通》。
② 董西园：字魏如，清代医家。撰有《医级》十二卷。

尺脉多弱耳。但女子体静气阴，脉宜略沉而静，其形脉软为佳。凡女子平日脉弦长多悍，洪滑多淫。右尺洪数与左寸相应。或左关长出寸口，气来上击者，恒主多欲未遂。若有一部独乖，本于禀赋者，即非美质矣。

女子肾脉微涩为不月，此虚闭也；尺脉滑血气实，经脉不利，此实闭也。左手关后尺中阳绝者，无膀胱脉也，苦逆冷，妇人月事不调，旺月则闭。右手关后中阳绝者，无子户脉也，苦足逆寒，绝产，带下无子。左手关上脉阴虚者，妇人月经不利。从寸口斜入上者，名曰解脉，来至状如琴弦，苦少腹痛，女子月经不利，孔窍生疮。妇人脉寸关调如故，而尺脉绝不至者，月经不利，当患少腹引腰绞痛，气积聚上叉胸胁也。妇人左关尺忽洪大于右手者，口不苦，身不热，腹不胀，此经将至之时也。妇人经一月再来者，经来其脉欲自如常，而反微不利不汗出者，其经二月必来。

按：女子月事不来，有虚实之不同，固宜详审。然形证未有不胸胁支满，腰腹胀疼，目眩头痛者，大概虚者多胀，实者多痛，此其扼要也。肾脉微涩，血虚少也。尺脉滑者，土厚而水壅也。此或由脾湿热盛所致。旺月则闭者，仲冬月也，因膀胱寒水之脉不至，故知之也，若左关尺忽然洪大，别无所苦，此血盛欲下之候也。月事如常，而脉微不利不汗，此并月也。故云二月必来。夫妇人月事不调，病在肝肾，其根源在于心脾。而旋转之枢纽，则全在乎肺。缪希雍[1]谓白薇为调经圣药，盖白薇清降肺气者也。气逆降而降之，气陷宣而降之，血实决而降之，血虚补而降之，血寒温而降之，血热清而降之。未有肺气调而月事不调者也，未有肺气不调而月事调者也。昔人或注意于肾，或注意于脾，虽属吃紧，而不理肺气，仍多不效。但肺气不调之因，半由肝热，半由脾湿也。

《内经》曰：何以知怀子之且生也？身有病而无邪脉也。又曰：阴搏阳别，谓之有子。又曰：诊其手少阴脉动甚者，妊子

---

① 缪希雍：字仲醇（或作仲淳），明代医家。撰有《先醒斋医学广笔记》《神农本草经疏》。

也。《脉经》云：左大顺男，右大顺女。凡诊孕脉，必以平旦，再察脉来滑数冲和，食异平昔而多嗜好酸咸，方是怀妊真候。

按：经停患病疑孕，诊其脉三部浮沉大小正等，无浮弦芤涩之形，亦无搏击流利之象。三指齐按，指下俱似有形，即所谓按之不绝。此身有病而无邪脉者是也。手少阴脉动甚者，乃经事初停，约在三四十日之间，诊之左寸脉滑动，乃血欲聚以养胎，心主血而通百脉也。阴搏阳别者，言两尺脉滑数搏指，与寸部之阳脉有异也。而尤重于左尺数而左关微，乃有孕之征。此脉当见于八九十日间。盖人身之血聚于下焦以养胎，故尺盛也。此后必候左关尺滑数流利者男孕，右关尺滑数流利者女孕，反此不寿。然《金匮》云：阴脉小弱，其人渴不能食，无寒热者为妊娠。似与《内经》相反，其理则不悖。缘下焦之气血骤为胎蚀，暂似有亏，故脉小弱。此当在五六十日间验之，过此则不然矣，是以下文有于法六十日当有此证句。由是观之，二书似反而实同也。更以《千金》所云初时尺脉微小，呼吸五至，三月数之语合而参之，斯得圆通之妙矣。然经曰子旦者，阴气未动，阳气未散，饮食未进，经脉未盛，络脉调匀，血气未乱，孕脉当于此时诊之，始得真象。若午睡初起，脉必滑疾有力，不可据为胎孕也。

凡诊孕脉，宜凝神静虑候过五十至，必选用举按以审其势。先以指重按至骨，令脉气断绝，不能过指，旋忽微举其指。若是有孕，尺部之下必有气如线，瀺瀺争趋过于指下，如矢之上射也。大举其指，反有不见此滑疾之象者。故孕者无论其脉如何软弱，如何迟缓，而按断微举之时，必有气随指上浮，争趋如线。既举复按，既按复举，屡审不爽，孕无疑矣。若非孕也，无论其脉如何洪滑，如何数疾，而当按断微举之时，必无气线过指，即或有之，亦必不能滑疾有神，且不能随指。即上指既举而气乃至，不似孕脉之气随指直上，有不待指举之意也。盖胎孕者肾之事也，诊者自当以审察肾气为主。肾脉指法之秘，载诸《难经》，学者当细心玩之。但孕脉惟少见弦芤牢革，若迟涩细弱微散，亦属有之。独至按断微举之时，气线过指之际，必见滑疾之真象。然此象在初孕二十日即见，一两月时最显。三四月时间，有转软散者，此象亦或不见，其两尺部中总有一部微见也。有因患病误治，致伤气血而不见者，但服调养气血药一两剂必见矣。更有临诊时，孕者手入冷水中，脉气为冷气逼退而不见者，待少顷温即见矣。故临诊必问项间有无劳怒、饮食、卧起、冷水等事，最为要紧。

妇人经停似孕，诊其脉两尺乍大乍小，乍有乍无，或浮或沉，早暮不同者，鬼胎也，须连视二三日乃可见。宜补气活血，温养脾胃，则经可通。若脉来疾如风雨乱点，忽然而去，久之复来如初者，是夜叉胎也。亦有左关之脉两歧而产怪物者。总之，与平常之脉不同。

按：妇人病似伤寒，恶寒发热，初得病便谵语，六部无脉，大指之下寸口之上有脉动者，鬼胎也。妇人如孕，尺脉亦绝，与孕无殊。但六脉动而不匀，胃脉轻带伏，此因经候行次，或产后起早，并吃生冷，伤损气血俱病，因生积聚，久而失治，变成恶物。其状腹中成块，如蛇如鼠如鹿如鳖之类，以手按之，冲手跳起。但此病到年深，其恶物带命吃人血尽，或绝无经候通行，或经候行时只如淡水，如此即倾危人命。虽然，亦鬼祟凭附之流亚也。

《月令》曰：仲春之月，雷乃发声，起居不慎，生子不备，必有凶灾。此非其时也。星露之下，庙宇山林溪涧之间，必招疠气，此非其地也。经事未尽，产后脉虚，交接不依常理，不独受孕形体不备，横生逆产，而劳瘵亦由此生。此等祸患，皆由自取，可不慎诸。

妇人经停似孕，其脉反弦，恐其后大下血，不成孕也。经停七月，时时衄血而转筋者，此妊也。衄时嚏而动者，非妊也。经停肝脉涩，心脉滑，肺脉衰，一如孕脉然。尺泽急而长，为败血，为积血，非孕也。肺脉急而弦长，尺脉浮而短小，腹坚硬；肺脉急而沉，肾脉濡沉，少腹有形，皆属积聚，非孕也。

按：史载之[1]曰：六脉大而沉，重手取之，隐隐乃得，轻手如无，重取却有，骨力非如寻常沉伏之脉。此因胎藏本热，或因产后未经百日，恣吃冷物，寒热相伏，经二三年，月候不通，全如怀孕，恶血所聚，如有身露下有块，但坚硬不动，往往胸胁气痛。只以辛温药散之，自然行下，不必疏通。

---

① 史载之：史堪，字载之，宋代医家。撰有《史载之方》两卷。

张景岳曰：胎孕之脉数，劳损之脉亦数，大有相似。然损脉之数多兼弦涩，胎孕之数必兼和滑。此当于几微中辨其邪气胃气之异，而再审以证，自有显然可见者。

大抵积聚之脉，多弦紧沉结，或沉伏。而孕脉必滑。《内经》曰：阴阳相过曰溜。溜即滑也。相过者，浮而能沉，沉而能浮，阴阳两气相入，来去高下停匀者是也。然湿热渍于血分，郁为痰涎，与夫血燥气沸，脉象俱能累累指下鼓搏有力，与替替流利之滑相似，殊难分辨。室女孀尼多见此脉，不可误为有娠，乃血燥气郁所致。但清燥宣郁，即渐缓弱矣。值此尤当细心审察也。

《脉经》曰：寸口脉洪而涩，洪则为气，涩则为血。气动丹田，其形即温。涩在于下，胎冷若冰。阳气胎活，阴气必终。欲别阴阳，其下必强。假令阳终，畜然若杯。

按：寸口脉浮洪而沉涩，洪者气有余，涩者血不足。凡妊娠必阳气动于丹田，脉见沉洪，始能温养胎形。今涩在沉候，是阳气上越，胎冷若冰矣。盖胎得阳气则活，得阴气则绝。欲别阴阳，必其脉之沉候洪强，始为阳气而胎活也。假令沉候阳气衰绝，则畜然若杯，顽块而已，谓胎必死也。或本非胎，是痞块耳。

史载之云：胎死腹中，其脉洪大而沉。尺泽当溢透下部，不涩不绝，即无畏也，谓胎未下。当气满实，所以洪大而沉。又溢寸过，若涩而短，即死。

《脉经》又以若胎病不长，欲知生死，令人摸之，如覆杯者男，如肘头参差起者女也。盖男面向里，故如覆杯。女面向外，故头肘膝参差起而不平也。冷在何面，冷者为死，温者为生。孕妇少腹不动而冷；则死必矣。候孕妇之面，面赤舌青者，儿死母活；面青舌赤口中沫出者，母死子活；唇舌青，口青黑，两边沫出者，母子俱死。斯说亦多有验。

《脉经》曰：妇人欲生，其脉离经，半夜觉，则日中生也。《千金》云：尺中细而滑，妇人欲产也。诊其尺脉，转急如切绳转珠者，即产也。

按《脉经》又曰：妊娠七月，脉实大牢强者生，沉细者死。妊娠八月，脉实太强弦紧者生，沉细者死。将产，脉洪长滑数者易产，虚细迟涩者逆。丹溪云：凡妊妇脉细匀易产，大浮、缓散、气散难产。大抵总以匀滑有根有力为吉也。

史载之云：妇人欲产，浆破血下，浑身疼。诊其脉，当洪大而有骨力，尺泽透而长，方是正产。谓孕则尺脉不来，欲产而浆下，则尺泽透。若浑身疼甚，而浆未破，血不肯下，即难产。凡浑身痛甚，须是腰痛连谷道胀痛，方是正候，以少阴挟胞之络脉连腰过脊及肛门。若只是腹痛，不可便作正产候。

《脉经》云：妇人无病时，诊其脉，右手关后尺中阳绝者，无子脉也。苦足逆寒，带下阴中寒，绝产无子。脉微弱而涩，年少得此为无子，中年得此为绝产。

按：史载之云：妇人之脉，阴阳与男子相反。当要尺泽隐隐来去如一，和缓不涩不弦，寸口平，方能孕育。若尺泽弦急，肝脉动，心脉疾，或六脉涩而不匀，无子。关尺微细而沉，肾气亏乏，不能生肝，经候多少迟速不定，亦不能生子。又妇人肺脉盛，肝脉软而虚，或微而动，心脉芤，肺气有余相刑克，肝木受伤，不能生血，月候多少迟速不定，多下不节，以致无子。偶然怀之，又无故坠下。当减其肺，益其肝。

幼儿诊法

《全幼心鉴》[①] 云：小儿半岁以下者，于额前以名、中、食三指轻手满按之；儿额在左，举右手候之；儿额在右，举左手候之。食指近发为上，名指近眉为下，中指为中。三指俱热，外感于风，鼻塞咳嗽。三指俱冷，外感于寒，内伤饮食，发热吐泻。食中二指热，主上热下冷。名中二指热，主夹惊。食指独热，主胸膈气满。名指独热，主乳食不消。小儿三岁以下，

---

① 《全幼心鉴》：明·寇平撰，四卷。

若有疾病，须诊视虎口脉纹，男左女右。食指第一节寅位，曰风关，脉见，其病浅，易治。第二节卯位，曰气关，脉见，其病重，治稍难。第三节辰位，曰命关，脉见，其病危，为难治。

按：凡看指纹，以我之大拇指侧面，推儿食指三关，切不可覆指而推。盖螺纹有火，克制肺金，纹必变色。又只可从命关推上风关，切不可从风关推出命关。此纹愈推愈出，其在先原未透关，今误推而出之，大损肺气，慎之戒之。

诊指纹之要，辨表里寒热虚实以察病机。然小儿禀赋各有不同，皮厚则纹隐，皮薄则纹显，血盛则色浓，血寒则色滞，此因于强弱者也。至于病变，其纹忽然浮现指上者，表证也，宜疏解。忽尔指纹渐渐沉没，此病邪入里，不可以风药轻试，当从阳明里证推寻。

按：此纹与太渊脉相通。凡有井邪，太渊脉浮，此纹亦浮。盖邪在皮毛腠理之间，故指纹亦显露于外，故谓之表证。辨其寒温，分其轻重，速宜疏散，启其皮毛，开其腠理，使邪随微汗而解。若指纹见沉，知邪入里，但有浅深之别。若往来寒热，指纹半沉，尚在阳明胃腑，宜分别虚实寒热以解之。若外证壮热不已，指纹极沉，已入于阳明胃腑，速宜审证虚实以下之。若以风药治之，不特病邪不退，适足以燥其阴血，愈增其困尔。

指纹以紫红辨寒热。黄润微红，乃属无病之色。若淡红隐隐，是属虚寒。红绝属寒，深红化热矣。色紫热盛。青色为风，又属伤食痰气上逆之候。青而兼黑，则痰食与热固结。若其纹透关射甲，便属难治。

按：神气泰然，营卫静谧，定见太平景象。盖黄为中和之气，红乃文明之色，红黄隐隐，景物熙熙，岂有不安之理？寒邪初入皮毛，经络乍滞，所以纹见红鲜，由血滞也。无论外寒内寒，初病久病，一见此纹，总皆寒证。凡人中气怯，则纹必淡莹，淡而兼红，虚寒之应。至谓深红化热，其理安在？红本寒因，岂能化热？由其寒闭皮毛，腠理不通。盖人身内脏之气，时与皮毛之气相通，无一息之暂停。夫皮毛之气，乃阳明悍热之气，今因寒闭汗孔，使内出之气不得外泄，郁于内，渐积渐厚，而化为热矣。此内出阳明之悍气为热，非外受之寒能变热也。营行脉中，卫行脉外，热壅经络，阻其阴营之道，所以纹紫。紫为热炽，千古定评也。少阳甲木，其色本青。肝胆受邪，纹见青色，此伤风候也。且青者木之色，《内经》有在天为风，在地为木之言，所以风木同气。肝受风邪，纹必现紫色而兼青也，何以又云食伤之候？盖食饮有形之物，阻抑中焦，壅遏脾气，不能宣布，故风木乘其困而侮之，所以痰气上逆也。疏通壅滞，令其流利可也。倘抑郁既久，脾气愈不运，营卫愈见涩，则风痰食热，固结中焦，便见青而兼黑之纹。此抑郁之至也，急宜攻下，庶有生机。误认惊风，恐难救矣。

　　色淡白者，血少而气寒也。此禀赋脾胃不足，中虚气弱。其为病，盗汗、泄利、水肿诸证。指纹涩滞，乃邪遏营卫，或见腹痛、不食等证，为食郁中焦，风热不行之征，治宜推荡。若久病见黄色中滞而兼青黑，乃脾肺两败之象。

　　按：小儿禀受阳虚，肌肤晃白，唇舌淡莹者，指纹四时皆淡，虽有病亦只淡红淡青淡紫而已。盖淡红虚寒，淡青虚风，淡紫虚热。此等之儿，根本不坚，中气怯弱，无论新病久病，总归于一毫攻伐不可轻投。倘误用克削，覆水难收，悔之晚矣。病邪阻郁，营卫运行迟滞，升降羁留，所以指纹推之转涩，全无活泼流利之象。由饮食风热相搏，是为实证，急宜推荡，其愈亦易。若三关纯黑，推之不动，死证也，不治。设见黄滞而隐青黑，脾肺两败之候，补尚难救，岂可攻乎？

　　纹入掌中为腹痛，纹向内弯为风寒，向外弯为痰食或积热。若成水字形者，脾肺不足，因食伤脾，中气弱而失运化之机也。若上大下小者，乃上实下虚也；上小下大者，上虚下实也。

　　按：掌心包络所主。纹入掌中，邪侵内脏，由中气寒也，故为腹痛。纹若弯弓向外有别，其纹之两头弯向中指为内，为顺证，为外感风寒，治之犹易；其纹弯向大指为外，为逆证，为内伤饮食，治之稍难。形如水字，脾肺不足，食塞太阴，中气怯弱，脾不运化故也。或问：指纹惟止一线，安能有水字之形？曰：不观太渊之脉，亦止一线，何以阳维阴维，阳蹻阴蹻，皆左右弹石？岂非水字形乎？脉有左右，安知纹无左右？但能触类旁通，无往非理，岂特指纹哉？

小儿三岁以下，察虎口三关纹色，以定病之轻重。三岁以上，用大指按高骨，乃分三部定数。一息七八至为平脉，九至为发热，五至为内寒，十至则危困矣。四岁以上，用一指滚转寻三部，以关为准。七八岁移指少许。九岁至十二三岁，次第依三关部位寻取。至十四五岁，则依大方脉部位诊视。

按：小儿之脉，其部甚狭，难于分辨，惟定其浮沉迟数，强弱缓急，以别阴阳寒热虚实可矣。但六七岁以下，肾气未至，脉气止在中候，无论脉体素浮素沉，重按总不能见也。若重按见，即与大人牢实动结同论，亦不可太浮无根耳。且小儿肝气有余，肾气不足，脉体似宜见长，止因稚阳气弱，经络柔脆，不能如大人之充畅，首尾齐动也。夫浮数为阳，沉滞为阴，强弱可以见虚实，缓急可以见邪正。阴阳虚实，四者既明，而参以《脉经》所谓紧为风痫，沉者乳不消，弦急者客忤气，沉而数者，骨间有热。若应变蒸之期，身热脉乱，汗不出，不欲食，食辄吐观者，脉乱无苦也。钱仲阳①则云：小儿②之脉，气不和则弦急，伤食则沉缓，虚惊则促急，风则浮，冷则沉，脉乱者不治。此脉乱言不当变蒸之期，病深见脉乱，故云不治也。再小儿之病，不可恃脉，其重在察色。先当分其部位，后辨其色。青主惊风，白主虚泻，赤主痰热，黑色病甚，黄主水肿及脾疳。又山根上现青筋者肝热也，红筋者热也，黄筋露者脾胃病也，黑暗有痰饮，脾阳将败也。此言其大略耳，必参阅小儿诸书，其部位应病，方可了然。然亦不外乎五行之生克而已。

死脉

虾游　脉如虾游者，如虾之在水，冉冉而起，寻复退没，

---

① 钱仲阳：钱乙，字仲阳。宋代著名儿科医家。撰有《小儿药证直诀》三卷。
② 儿：今据钱乙《小儿药证直诀》补。

沉时忽一浮，再寻又不知所在是也。

鱼翔　脉如鱼翔者，如鱼在水中，不行而但掉尾，动头身摇而久住，似有似无者是也。

偃刀　脉如偃刀者，如抚刀刃，浮之小急，按之坚大急者是也。五脏菀热，并于肺肾，肺气将绝也。

雀啄　脉如雀啄者，脉来甚数而急，连连三五至而歇，歇而再至，如雀之啄食。此脾绝也。

屋漏　脉如屋漏者，脉良久一至，时时复起而不相连属，如屋漏滴水之状。此胃绝也。

弹石　脉如弹石者，脉来劈劈急，如弹丸击石之状，息数无复次第，来盛去衰。肾绝也。

解索　脉如解索者，脉来动数而散乱，无复次绪，如索股之解。此精血竭绝也。

釜沸　脉如釜沸者，三部脉来如釜中水，火燃而汤沸，有出无入，阴阳气绝也。旦得夕死，日中得，夜半死。

转豆　脉如转豆者，脉来累累如循薏苡子之状，是心之死脉也。

散叶　脉如散叶者，脉来如散叶，浮漂无根也。乃肝气大虚，远其沉弦之常度也。

　按：诸死脉，《内经》所载数十条，更有见于他书者，其实亦真脏脉而无冲和胃气，无根无神之类也。

神门脉

《脉经》云：神门决断，两在关后，人无二脉，病死不救。此言尺中为神门也。盖水为天一之元，万物赖以资生，故神门

第一辑

脉绝，即先天之根本绝也。《脉微》① 则云在掌后兑骨之端，乃心经之神门穴。若是处无脉，则心气绝，为死不治，水胜火绝之义也。然当参之以证，未可执也。

按张石顽曰：神门为心经之动脉。而王氏又云神门决断，两在关后者，是指尺中肾脉而言。其故何也？盖神门之脉有二，如此所言神门即是命门，命门即是三焦，属于七节之间，故于尺中求之，以尺为六脉之根也。越人云：人之有尺，譬如树之有根。水为天一之元，先天之命根也。若肾脉独败，是无根矣。此与诸脉之重按有力为有根，脉象迥异，而为肾气之所司则一也。如虚浮无根，是有表无里，孤阳岂能独存乎？若尺内重按无根，不独先天肾水之竭，亦为后天不足之征。仲景所谓营气不足，血少故也。《脉微》所云，是指心经动脉而言。按"气交变论"中，岁水太过一节内，有神门绝者死不治，言水胜则火绝也。其穴在掌后兑骨之端，即如人迎与气口并称，皆主关前一分而言。其穴在喉之两旁，乃足阳明之动脉，能于是处求诸经之盛衰乎？可知神门二说，各有主见，各有至理，不可附会牵合，而致疑殆也。

奇经八脉

冲脉尺寸中央俱牢，而直上直下，病苦逆气里急。督脉尺寸中央俱浮，而直上直下，病苦脊强不得俯仰。任脉横寸口边，丸丸紧细而长，病苦少腹切痛，男子内结七疝，女子带下瘕聚。阳维尺外斜上，至寸而浮，病苦寒热，溶溶不能自收持。阴维尺内斜上，至寸而沉，病苦心痛，怅然失志。阳跷寸口左右弹，浮而细绵绵，病苦阴缓而阳急。阴跷尺内左右弹，沉而细绵绵，病苦阳缓而阴急。带脉关部左右弹而横滑，病苦腹痛，腰溶溶若坐水中。

---

① 《脉微》：又名《脉要精微》，明代医家施沛撰。

按：阳维起于诸阳之会，由外踝而上行于卫分，阴维起于诸阴之交，由内踝而上行于营分，所以为一身之纲维也。阳跷起于跟中，循外踝上行于身之左右，阴跷起于跟中，循内踝上行于身之左右，所以使机关之跷捷也。脉督起于会阴，循背而行于身之后，为阳脉之总督，故曰阳脉之海。任脉起于会阴，循腹而行于身之前，为阴脉之承任，故曰阴脉之海。冲脉起于会阴，夹脐而行，直冲于上，为诸脉之冲要，故曰十二经脉之海。带脉则横围于腰，状如束带，所以总约诸脉者也。是故阳维主一身之表，阴维主一身之里，以内外言也。阳跷主一身左右之阳，阴跷主一身左右之阴，以东西言也。督脉主身后之阳，任冲主身前之阴，以南北言也。带脉横束诸脉，以六合言也。夫十二经犹沟渠，奇经犹河泽。正经之脉隆盛，则溢于奇经。故越人比之天雨沟渠满，滂沛河泽者是也。凡遇发歇不时，外内无定之证，刚劲不伦，殊异寻常之脉，便当从奇经中求之。

脉色兼察

经言：见其色而不得其脉，反得相胜之脉者死，得相生之脉者病即自已。色之与脉，当参相应者。然五脏有五色，皆见于面，亦当于寸口尺内相应。如色青，其脉当弦而急。色赤，其脉当浮大而散。色黄，其脉当中缓而大。色白，其脉当浮涩而短。色黑，其脉当沉濡而滑。此色之与脉当参相应也。

按：色青，其脉浮涩而短，为肺金克肝木，脉胜色也。大而缓，为肝木克脾土，色胜脉也。浮而大散，为肝木生心火，色生脉也。濡而滑，为肾水生肝木，脉生色也。

色赤，其脉沉小而滑，为肾水克心火，脉胜色也。浮涩而短，为心火克肺金，色胜脉也。中缓而大，为心火生脾土，色生脉也。弦而急，为肝木生心火，脉生色也。

色黄，其脉弦而急，为肝木克脾土，脉胜色也。沉濡而滑，为脾土克肾水，色胜脉也。浮涩而短，为脾土生肺金，色生脉也。浮大而散，为心火生脾土，脉生色也。

色白，其脉浮大而散，为心火克肺金，脉胜色也。弦而急，为肺金克肝木，色胜脉也。沉小而滑，为肺金生肾水，色生脉也。中缓而大，为脾土生肺金，脉生色也。

色黑，其脉中而大，为脾土克肾水，脉胜色也。浮大而散，为肾水克心火，色胜脉也。弦而急，为肾水生肝木，色生脉也。浮涩而短，为肺金生肾水，脉生色也。

此色脉之相生相胜，可以验生死者也。然犹有要焉。色克脉者其死速，脉克色者其死迟，色生脉者其愈速，脉生色者其愈迟。故曰能合色脉，可以万全。此色脉生克之大义也。

其所谓色与寸口尺内当相应，假令色青其脉当弦云云者，色指五色之见于面者而言，脉指诊言，谓荣血之所循行也，尺指皮肤言，谓脉外之气血。从手阳明之络而变见于尺肤，脉内之血气，从手太阴经而变见于尺寸，此皆胃腑五脏所生之气血本末根叶之出候也。故《下经》曰：脉数，尺之皮肤亦数。脉急，尺之皮肤亦急。脉缓，尺之皮肤亦缓。脉涩，尺之皮肤亦涩。脉滑，尺之皮肤亦滑。观此亦见寸口言脉，尺内言脉之色明矣。

假令得肝脉，其外证善洁，面青善怒，其内证脐左有动气，按之牢若痛，其病四肢满闭，淋溲便难转筋。有是者肝也，无是者非也。

假令得心脉，其外证面赤口干喜笑，其内证脐上有动气，按之牢若痛，其病烦心心痛，掌中热而哕。有是者心也，无是者非也。

假令得脾脉，其外证面黄善噫，善思善味，其内证当脐有动气，按之牢苦痛，其病腹胀满，食不消，体重节痛，急惰嗜卧，四肢不收。有是者脾也，无是者非也。

假令得肺脉，其外证面白善嚏，悲愁不乐欲哭，其内证脐右有动气，按之牢若痛，其病喘咳，洒渐寒热。有是者肺也，无是者非也。

假令得肾脉，其外证面黑善恐欠，其内证脐下有动气，按之牢若痛，其病逆气，少腹急痛，泄而下重，足胫寒而逆。有是者肾也，无是者非也。

假令心病，何以知中风得之？然其色当赤，何以言之？肝主色，自入为青，入心为赤，入脾为黄，入肺为白，入肾为黑。肝为心邪，故知当赤色也。其病身热，胁下满痛，其脉浮而弦。

何以知伤暑得之？然当恶臭，何以言之？心主臭，自入为焦臭，入脾为香臭，入肝为臊臭，入肾为腐臭，入肺为腥臭。故知心病伤暑，得之当恶臭。其病身热而烦，心痛，其脉浮大而散。

何以知饮食劳倦得之？然当喜味苦也，虚为不欲食，实为欲食。何以言之？脾主味，入肝为酸，入心为苦，入肺为辛，入肾为咸，自入为甘。故知脾邪入心，为喜味苦也。其病身热而体重，嗜卧，四肢不收，其脉浮大而缓。

何以知伤寒得之，然当谵言妄语，何以言之？肺主声，入肝为呼，入心为言，入脾为歌，入肾为呻，自入为哭。故知肺邪入心，为谵言妄语也。其病身热，洒洒恶寒，甚则喘咳，其脉浮大而涩。

何以知中湿得之？然当喜，出汗不可止，何以言之？肾主湿，入肝为泣，入脾为涎，入肺为涕，入心为汗，自入为唾。故知肾邪入心，为汗出不可止也。其病身热，小腹痛，足胫寒而逆，其脉沉濡而大。

此亦越人《难经》察色之秘也。前据证而察其何脏，后据脏而察其何邪。举心为例，余可类推。回环指示，以明察脉审证之法，详密无遗，学者当细心索玩者也。

附：察色节要

《内经》以五色命诸五脏，青为肝，赤为心，白为肺，黄为脾，黑为肾，肝合筋，心合脉，肺合皮，脾合肉，肾合骨也。青如草滋者死，青如翠羽者生。黄如枳实者死，黄如蟹腹者生。黑如炱者死，黑如乌羽者生。白如枯骨者死，白如豕膏者生。赤如衃血者死，赤如鸡冠者生。凡色多青则痛，多黑则痹，黄赤则热，多白则寒。五色皆见，则寒热也。明堂者鼻也，阙者眉间也，蕃者颊侧也，蔽者耳门也。明堂骨高以起，平以直。首面上于阙庭，王宫在于下极，五脏次于中央，六腑挟其两侧。阙上咽喉也，阙中者肺也，下极者心也，直下者肝也，肝左者胆也，下者脾也，方上者胃也，中央者大肠也，挟大肠者肾也，当肾者脐也，面王以上，小肠也，面王以下，膀胱子处也。

　　按：人面之眉间为阙。阙之上天庭也，其位至高，以应咽喉之部。阙中印堂也，应乎肺，以肺位高而居膈上也。下极山根也，以应心。直下即鼻梁也，应肝，以肝之位在心肺之下也，肝左右者应乎胆。盖以五脏配于中央，六腑配乎两侧也。鼻架以下则为准头，应乎脾。鼻孔两旁则应胃。大肠之位，应于鼻之两颊侧。两颊侧以下应乎肾，肾之下脐也。鼻两旁稍上，小肠部位也。鼻两旁以下，膀胱子处也。古人不薙须，口下须掩气色，故《内经》不以此察色也。然而肝木左升，应乎左颊；肺金右降，应乎右颊。鼻准属中央土，以应脾。心为南方火，应乎天庭。而肾为北方之水，应乎下颔之左右，又何不可乎？若夫散见于经文者，发上指、汗出如油、大肉脱、大骨陷、唇反、舌卷、囊缩、鼻张等，皆不治之证，亦不可不知。后世望色之法甚繁，节取其要，以申《内经》之义。

　　望而知之，全在察资禀色泽间之神气。《灵枢》所谓粗守形，上守神者是也。既称之曰神，必以我之神，会彼之神。夫人之神气，栖于二目，而历百体，尤必统体察之。察其清浊，以辨燥湿。察其动静，以辨阴阳。察其有无，以决死生。如是而望始备。然人之神气，在有意无意之间，流露最真。医者清心凝神，一会即觉，不宜过泥。泥则私意一起，医者与病者神气相混，反觉疑似，难于捉摸。此又以神会神之妙理也。《内经》言五色内应五脏，此道其常也。而病则有变，甚有五色不应五脏者，此又变中之变。总之不论何色，均要有神气。神气云何？有光有体是也。光者外面明朗，体者里面润泽。光无形，主阳主气；体有象，主阴主血。气血无乖，阴阳不争，自然光体俱备。经言生于心，如以绵裹朱。生于肺，如以绵裹红。生于肝，如以绵裹绀。生于脾，如以绵裹瓜蒌实。生于肾，如以绵裹紫。此乃察色之要，岂可不知？盖以平人五脏既和，其色禀胃气而出于皮毛之间。胃气色黄，皮毛色白，精气内含，实光外发，既不浮露，又不混蒙，故曰如绵裹也。其青如草兹者死云云者，以气血俱亡，无光无体，神气已去者也。其青如翠羽者生云云者，以气血虽病，神气未伤，有光有体，不能内含，而亦不外露者也。观《内经》论色，分平、病、死三等。虽未明言神气，而神气已寓其中矣。或曰病有万变，色于何别？曰天地不外燥湿，病亦不外燥湿，色亦不外燥湿。燥属天气，色多有光而浮。湿属地气，色多有体而晦。风燥寒燥，由外搏束，主收敛。收敛则急，面色多绷急而光洁。燥搏津液，痰饮外溢于面，色多红润而浮，夹湿多红润而晦。燥邪化热，色多干红，苗窍干涩，多烦渴，甚则变枯而青黑。枯而青黑，则真阴亏极，而色无光体矣。寒湿内生，色必滞暗，变黄变黑，皆沉晦不明。湿兼风，色润而浮，多自汗。湿与暑合与热合，或湿土郁蒸之温邪，三者多由口鼻吸入。三焦主蒸散，蒸散则缓，面色多松缓而垢晦，甚者浊邪由内蒸而外溢，如油腻烟薰者然。若由湿化燥，则又晦而且干。晦而干则邪阴未去，真阴又亏，色又无光而无体矣。

论部位，经谓心热病，额先赤，若青黑色，主有暴疾。肺热病，鼻先赤，凡鼻色青者主腹痛，微黑者有水气，鼻准黄者小便难，白者为气虚，鲜红者有留饮。又曰肺热病，右颊先赤。肝热病，左颊先赤。肾热病，颏先赤。又主膀胱热结，小便不通。肝病目眦青赤主热，睛黄主黄疸，目眦黄为病欲愈。又曰心病者颧赤，肾病者颧与颜黑黄，赤色出两颧，大如拇指，主卒死。是经言部位之应脏腑，以及五色辨病之说，不可枚举，学者不可不知。然表里阴阳，传变甚速，故又不可尽拘。当权其大，以湿燥二字为提纲，以兼风兼寒兼暑化火未化火为权变，以色中之光体为神气，大道原不外乎一阴一阳也。

望色之后，即须审形窍。头为诸阳之会，因子湿首如裹，目如蒙。痰饮上干于头，则眩晕呕吐痰水。血燥风动，亦眩晕头痹头偏疼。又有肾水虚燥，阴不潜阳，气逆上行，经所谓头痛颠疾，下虚上实是也。又有肝胆燥热，木旺生风，耳目无血以养，经所谓徇蒙招尤①，目眩耳聋，下实上虚是也。又有头重视深，名天柱骨倒，元气已败，此头无神气者也。

肝开窍于目，燥病则目光炯炯，湿病则目多昏蒙。燥甚，则目无泪而干涩。湿甚，则目珠黄而眦烂，或眼胞肿如卧蚕。阳明腑实，则语谵妄有所见。热入血室，血耗阴伤，昼日明了，夜则低声自语，如见鬼状。开目见人，病属阳。闭目见鬼，不欲见人，病属阴。脱阳者见鬼，脱阴者目

---

① 徇蒙招尤：徇蒙，指目眩、视物昏花不清；招尤，头部振摇不定。二者常同时并见，故统称为"眩晕"。

盲，脱阴脱阳者病危。目有眵有泪，精采内含者为有神气。无眵无泪，白珠蓝色，乌珠色滞，精采内夺，及浮光外露者，皆为无神气。凡病目能识人者轻，睛昏不识人，及目直视斜视，目小目瞪，目睛正圆，戴眼反折①，眼胞陷下，为神气已去，多不治。其直视斜视上视，目睛微定，移时稍动者，有因痰闭使然，又不可尽作不治论也。

肺开窍于鼻，燥病鼻多干涩，湿病鼻多润泽，鼻流清涕多风寒，鼻流浊涕多热。鼻孔燥如烟煤，为阳毒热极。鼻孔冷滑而黑，为阴毒寒极。痰饮壅遏肺气，则呼吸有声。肺肾虚脱，则出入气微，或喘急抬肩，鼻孔掀张。气微与掀张，则神气由此散矣。

肾开窍于耳，心寄窍于耳，胆上络于耳。暴病耳聋、耳肿、耳痛、耳旁红，属少阳气热，燥邪，或肝胆热挟湿上壅。久病耳聋，属气虚，属精脱。若耳焦枯受尘垢，属肾水亏极。此亦内无精液，而外无神气者也。

脾开窍于口，口苦属燥热，口甜名脾瘅②，属湿重。唇口赤肿而干者热极，青黑而润者寒极。焦而红者可治，焦而黑者则难治。淡白为气虚，淡白不泽为液少。唇青而反，环口黧黑，唇舌颤振不止，口如鱼口，气出不返者死，为其神气已去故也。

心开窍于舌，脾之大络系于舌本，肝肾脉亦通舌本。凡木舌、重舌、舌衄属心经燥热，舌菌、舌垫、舌肿大塞口，属脾经湿热，挟心火上壅，舌本强轶，兼热为痰。若舌卷短，痿软枯小，则肝肾阴涸，而舌因无神气矣。

舌之有苔，犹地之有苔。地之苔，湿气上泛而生；舌之苔，脾胃津液上潮而生。故平人舌中常有浮白苔一层，或浮黄苔一层。夏月湿土司令，苔每较厚而微黄，但不满不板滞。其脾胃湿热素重者，往往终年有白厚苔，或舌中灰黄。至有病时，脾胃津液为邪所郁，或因泻利，脾胃陷，舌反无苔，或比平昔较薄。其胃肾津液不足者，舌多赤而无苔，或舌中有红路一条，或舌尖舌边多红点。此平人舌苔之大较也。若夫外感之邪，则舌

---

① 戴眼反折：是太阳病终了的症状。戴眼指病人眼睛上视，不能转动。反折指角弓反张，脊椎强直。

② 脾瘅：病名。是过食肥甘，以口中发甜为主症的疾病，往往发展成消渴病。

必见苔，病藏于中，苔显于外，专心体认，确凿可凭，医家把握，首赖乎此，是不可以不辨也。风寒为寒燥之邪，风温为温燥之邪。风寒初起，邪在肤表，舌多无苔，而多白沫，次则白涎白滑，再次则白屑白块。有舌中、舌尖、舌根之不同，是寒邪入经之微甚也。夫肺主气，候卫分。气分之表邪，风寒先入皮毛，内应乎肺。太阳主一身之表，故肺家之邪，即可以候太阳之表。仲景麻黄汤，亦泻肺分之邪也。温邪初感，发热而微恶寒，舌苔白润而薄者，邪在卫分；不恶寒而发热，舌苔白而厚或兼干，则邪已到气分；若寒邪遏热过卫入营。或温邪吸受，竟入营分，必有脉数舌绛而燥之形证。其寒温之邪，渐次传入胃腑，与糟粕搏结，则舌苔由薄而厚，由白而黄而黑而燥，其象皆板滞不宣。迨下后苔始化腐，腐者宣松而不板实之象也。由腐而退，渐生浮薄新苔一层，乃为病邪解尽。其有初起白苔，即燥如白沙者，名白沙苔。此温燥之邪过重，宜急下存阴，佐甘凉救液。舌苔白而欠津者，燥热伤肺经也；舌苔白而绛底者，湿遏热伏也；舌苔白燥而薄者，乃胃肾阴亏也。舌苔白厚而燥，亦宜酌下，佐以清滑养阴之品。至若火盛伤金，舌苔亦白，如暑瘵咯血沙疹伏气是也。舌白而黏腻者，湿邪在气分也。然湿为浊邪，兼证最多。伤表者苔多滑白不厚，伤里者苔多腻白而厚，皆黏腻不渴。或口淡若甜。脉濡为湿家之验。白腻不燥，自觉闷极者，属脾湿重也；舌胀大不能出口，属脾湿胃热郁极，毒延于口也；白厚黏腻，口甜吐浊涎沫者为脾瘅，乃脾胃湿热气聚与谷气相搏，满则上溢也；舌苔如黄色，或白苔夹一二条黄色者，乃湿浊之夹宿滞也；白苔厚如积粉，四边尖肉紫绛者，乃湿土郁蒸之温邪，发为温疫也。但舌苔白而不燥，或黄白相兼，或灰白不渴，皆湿郁不达，或素多痰饮。若中脘痞闷或微痛，宜仿小陷胸半夏泻心之类，急急开泄，不可攻下也。

伤寒由表入里，故舌苔先白后黄。若纯黄无白，邪已离表入里，即仲景所云胃家实也。然舌苔虽黄，而未至老，焦裂纹起刺，大便虽秘，而未至痞满硬痛，尚属胃家热而未实，宜清不宜攻。必实证全具者，方可以气承下之。温热伏气，自内达外，每初起即在阳明，故见纯黄少白，或黄而燥刺，是热病发于阳明，由里达表，蒸然内盛也。然黄要有地质之黄，方可用苦辛重剂。若浮黄光滑，乃无形湿热，已见虚象，宜轻轻开化，大忌重剂。若舌苔老黄刺裂，已传腑，与宿滞相结，脘腹满痛，亦当下之。如未见此样舌苔，恐湿聚太阴为满，寒热湿错杂为痛，或湿阻气机为胀，不可攻下也。苔若黄薄而干，仍宜轻清泄热可矣。

热邪传营，舌色必绛而无苔。其舌绛中兼黄白苔，及似苔非苔者，乃气分郁遏之热烁津，非血分也。舌绛鲜泽神昏者，邪传包络也。舌绛望之若干，扪之有津者，此平昔阴亏，湿热熏蒸，浊痰蒙闭心包也。舌色紫暗，扪之湿，乃其人胸膈中素有宿瘀，与热邪相搏也。舌紫而肿，大乃酒毒冲心也。舌欲伸而抵齿龈伸者，此痰阻舌窍，肝风内动也。舌绛而燥，邪火伤营也。舌绛有黄白碎点者，欲生疳也。舌如满口生白衣，如腐苔或生糜点者，因其人胃肾阴虚，中无砥柱，湿热用事，混合蒸腾故也，证属难治。舌绛中生大红点者，热毒乘心也；舌心降干者，乃胃热上烁心营也；舌尖绛干，乃心火上炎也；绛而光亮，绛而不鲜，甚至干晦枯痿者，或淡而无色，如猪腰子样者，此胃肝肾阴涸极，而舌无神气者也。

舌苔青滑属肝经，辨厥阴阴毒之危候也。外证若见面青、唇紫、囊缩、厥逆、筋急、直视等，为厥阴败证也。若焦紫如杨梅状者，阳邪热毒已干肝脏，险证也。凡舌苔肝胆部位有紫红点者，阳毒伏于肝脏，大凶之证也。此阴毒阳毒，乃寒极热极之毒，非《金匮》所谓之阴阳毒也。若杂证中见舌之两边现青黑路两条者，此郁怒伤肝，不易治也。

黑为肾色，苔黑燥而厚者，乃肠胃邪结伤及肾阴，急宜大承气下之。若黑燥而不甚厚，调胃承气微和之。若舌黑如淡墨色，而津不满者，此肾虚，无根之火上炎也。然黑虽肾水之色，亦候太阴湿土之寒热，不可不知。盖水就湿，故脾家见证，每每舌现黑苔也。舌苔灰黑而滑者，此寒水侮土，太阴中寒证也。如杂证而现黑滑苔者，必是湿饮伤脾之候也。苔白而带灰黑色，更兼黏腻滑浮者，此太阴在经之湿邪，是从雨雾得之也。如白苔带黑点，或苔黑裂纹而黏腻者，亦属太阴气分之湿也。如舌黄中带黑，而浮滑黏腻者，是太阴湿气内结也。若苔黑而坚敛焦刺，如荔枝形者，乃阳亢阴竭，胃汁肾液俱涸，多不治。若舌娇嫩而苔薄或微红，或微白，皆正气虚也。

看舌之后，又须验齿。齿为骨之余，龈为胃之络。燥热最烁胃津，并烁胃液。齿光如石者，胃热盛而烁肾阴也。若无汗恶寒，乃寒燥之气搏束阴分也。齿垢如灰色样者，胃气无权，湿浊用事，多难治。齿流清血而痛者，胃火冲上也。不痛者为龙火内炎，血结瓣于齿上。色紫如干漆者，阳血也，宜滋胃为主。色黄如酱豆瓣者，阴血也，宜救肾为要。盖二经之血，皆走其地，病深动血故也。齿焦而垢者，胃热甚也，无垢者死。齿燥有光者，胃津虽干，肾气未竭也。如枯骨而无光者不治。斯皆肾液润而色不荣，齿无神气矣。

肾开窍于二阴，前阴利水，后阴利谷。燥病溺多清黄，湿病溺多浑浊。湿热温邪，溺多浑黄浑赤。其有病湿而溺不浑浊者，在外感为邪郁气分，气不行水，以致湿热留而不行；在内伤为气虚不能传化。若论大便，燥邪多驮，湿邪多溏。燥搏气机不能化水，又多窘迫下利。伤寒化燥伤阴，下之宜猛。湿邪胶黏重浊，粪如败酱，下之宜轻。若春温温疫温热，内有燥粪者，又当急下阳明以存津液。伤寒大便溏，为邪已尽。若协热下利，及下利稀水，色纯青者，又当速下，不可误为邪已尽也。湿邪大便溏为邪未尽，必粪燥乃为无湿。若大便尘腐败薄，完谷不化，而无气味，或如屋漏水者，此属败象，不可误认为邪未尽。总之经权常变，不可执一，互证旁参，乃有心得。

望形窍后，当察胸腹。其有胸痞者，湿阻气机也。胸痛者，水结气分，或肺气壅遏也。心下及胁肋驮痛者，乃湿热痰饮蓄水，与气搏结使然，不可认为渣滓也。肚大而现青筋者，非筋血络也，青者血燥而结也。此由肝郁则热，热则燥，燥则血不流通而结，血结则不独血滞于中，即水饮亦无由吸摄，不能循其道，下输膀胱，故蛊胀多水者，乃肝血燥结所致也。《易》曰：山风蛊，艮为山，巽为风，艮上巽下则为蛊，古人取名为蛊，其为燥木克土明矣。若水肿一证，又多湿聚于脾，而气结水蓄所成也。

察胸腹后，当明五脏之外应。经曰：五脏者，身之强也；头者，精明之府。头倾视深，精神将夺矣。背者，胸中之府。背曲肩随，府将坏矣。腰者肾之府，转摇不能，肾将惫矣。膝者筋之府，屈伸不能，行则偻俯，筋将惫矣。骨者髓之府，不能久立，行则振掉，骨将惫矣。得强者生，失强者死。又云：手太阴气绝则皮毛焦，丙笃丁死，火胜金也。手少阴气绝则脉不通，面黑如漆柴者，壬笃癸死，水胜火也。足太阴气绝则脉不荣肌肉，舌痿唇反，人中满者，甲笃乙死，木胜土也。足少阴气绝，则骨枯齿

第一辑

长而垢，发无泽者，戊笃己死，土胜水也。足厥阴气绝，则筋绝唇青，舌卷卵缩者，庚笃辛死，金胜木也。五阴气俱绝，则目系转，转则目运，一日半死，六阳气绝。则腠理发泄，绝汗乃出，故旦占夕死，夕占旦死。又太阳之脉，其终也戴眼反折瘈疭，其色白，绝汗乃出，出则死矣。少阳终者，耳聋，百节皆纵缓，目环转绝系，绝系一日半死，色先青白乃死矣。阳明终者，口目动作，善惊妄言，色黄，其上下经盛不仁，肉绝则终矣。少阴终者，面黑齿长而垢，腹胀闭，上下不通而终矣。太阴终者腹胀闭，不得息，善呕，呕则逆，逆则面赤，不逆则上下不通，不通则面黑皮毛焦而终矣。厥阴终者，中热嗌干，善溺心烦，甚则舌卷卵缩而终矣。又曰：大骨枯槁，大肉陷下，胸中气满，喘息不便，其气动形，期六月死。真藏脉见，乃与之期日。凡若此者，皆阴液绝于内，而神气夺于外者也。其论少阴太阴上下不通两条，乃邪实正虚，正不胜邪，阴液涸绝之故。故经又有五实死、五虚死之说。曰脉盛、皮热、腹胀、前后不通、闷瞀，此谓五实；脉细、皮寒、气少、泄利前后、饮食不入，此谓五虚。浆粥入胃，泄注止，则虚者活；身汗得后利，则实者活。是虚者以脾肾为主，实者以表里得解，邪有出路为主，此诊外感内伤之大法也。别有急虚身中，卒至五脏绝闭，脉道不通，气不往来，譬于坠溺，不可为期，此不得责之于望，外此皆可望而知之者也。石芾南①望病须察神气论，选用甚博，此篇多采其说，芜杂者删之，挂漏者补之，抉其精华，去其糟粕，备录之为望色之一助。虽然，学者苟不，心专神会，安得病无遁情？卢不远②曰：尝读《吕氏春秋》，至桓公合诸侯，卫人后至，公朝而与管仲谋伐卫。退朝而入，卫姬望见公，下堂再拜，请卫君之罪。公曰：吾于卫无故，子曷为请？曰：妾望君之入也，足高气强，有伐国之志也。见妾而有动色，伐卫也。明日君朝，揖管仲而进之。管仲曰：君舍卫乎？公曰：仲父安识之？仲曰：君之揖朝也恭，而言也徐，见臣有惭色，臣是以知之。又公与管仲谋伐莒，谋未发而闻于国。桓公怪之。仲曰：国必有圣人。公曰：嘻。日之役者，有执柘杵而上视者，意者其是耶，乃令复役。少顷东郭牙至。管

---

① 石芾南：即石寿棠，字芾南，清代名医。撰有《医源》《温病全编》。
② 卢不远：卢复，字不远，明代医家。著有《藏园臆草》《医种子》。

子曰：子邪言伐莒者。对曰：然。仲曰：我不言伐莒，子何故言伐莒？对曰：臣闻君子善谋，小人善意，臣其意之也。仲曰：子何以意之？对曰：臣闻君子有三色，显然善乐者，钟鼓之色也；愀然清静者，衰经之色也；艴然充盈，手足矜者，兵革之色也。日者臣望君之在台上也，艴然充盈，手足矜者，此兵革之色也。君呿而不吟，所言者莒也；君举臂而指所当者，莒也。臣窃以虑诸侯之不服者，其惟莒乎？此例于医，为望法之第一义也，何必五色精明象见哉？此三人者，专心事桓公，故见其动静容貌，而知其用舍。若医者能专心事病人，则一望所楚，深达其自己欲言而未能者矣。死生吉凶，其末事乎？

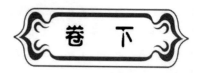

纲目

《内经》设脉，止浮、沉、缓、急、大、小、滑、涩八脉。特于对待微甚悬绝，著其相去三等，而脉之情变已精；及仲景又兼以阴阳著脉为十，以浮、大、滑、动、数为阳，沉、弱、涩、弦、微为阴，而察阴阳之法更备。叔和《脉经》，增至二十四脉。近则繁为三十余脉，论者非之，谓其愈求精而脉愈晦，要不出表里虚实寒热顺逆而已，《内经》已尽其义，何必纷纷妄立名象哉？斯言也，可与上智道，不可与中人以下者言。呜呼，今世上智者几人？而况视医为小道，多有不屑言者矣。故叔和以降，而不惮费词者，亦出诸不得已也。卢子由先生分纲领条目，既不病其繁眩，又可免夫挂漏，一举而两善备焉。其法以举按言，则浮沉为纲，曰芤，曰盛，曰毛，曰泛，曰如落榆荚，曰肉上行，曰时一浮，曰如水中漂木，曰瞥瞥如羹上肥，皆浮目矣；曰伏，曰牢，曰潜，曰坚，曰过，曰减，曰陷，曰独沉，曰时一沉，曰如绵裹砂，曰如石投水，皆沉目矣。以至数言，则迟数为纲，曰缓，曰虚，曰代，曰结，曰脱，曰少气，曰不前，曰止，曰歇，曰停，曰如泻漆之绝者，皆迟目矣；曰疾，曰紧，曰促，曰动，曰急，曰搏[1]，曰躁，曰喘，曰奔越无伦，皆数目矣。以形体言，则大小为纲，曰洪，曰散，曰弦，曰革，曰实，曰肥，曰横，皆大目矣；曰弱，曰细，曰微，曰濡，曰瘦，曰萦萦如蛛丝，皆小目矣。以往来言，则滑涩为纲，曰利，曰营，曰啄，曰翕，曰章，曰连珠，曰替替然，皆滑目矣；曰滞，曰行迟，曰为不应指，曰参伍不齐，曰往来难且散，曰如雨沾沙，曰轻刀刮竹，皆涩目矣。以部位言，则长短为纲，曰慄，曰高，曰涌，曰端直，曰条达，曰上鱼为溢，皆长目矣；曰抑，曰卑，曰不及指，曰入尺为覆，皆短目矣。兹则删其繁复，节其精义，得三十脉列于下。

浮

浮为阳，在时为秋，在人为肺。浮脉浮于指下，按之不足，举之有余，轻按乃见于皮肤之间者是也。瘦人得浮脉，三部相得曰肌薄；肥人得之，未有不病者。浮为表邪，有力表实，无力表虚。浮而缓曰风，浮而紧曰寒，浮而虚曰暑，浮而涩曰雾露，浮而滑曰风痰，浮数曰表热。有疮疡，浮迟曰表寒，喜近衣；浮促曰表有痈疽。然以有力为实，无力为虚。亦必察有力为风，必兼洪数；无力为虚，则带濡滞。再参外候，庶无遁情。至若内虚之证，无不兼浮。如浮芤失血，浮革亡血。浮大兼疾，劳瘵阴虚，浮缓不鼓；火衰阳虚，浮大无力；按之微细欲绝者，真阴竭于下，孤阳浮于上也；浑浑革至，浮大有力者，久病将倾也。浮而散乱者死，浮而无根者死，是浮脉不专主乎表邪也。

按：浮脉主表，而又主里。《伤寒》以尺寸俱浮为太阳经病，但须指

---

[1] 搏：原作"博"。《脉诀刊误集解》卷二："《内经》曰鼓，曰搏，曰喘，曰横⋯⋯"据改。

下有力，方属表邪。然此云有力，亦如木浮水中，来盛去衰者是也。若浮而急缓无力，乃血气两虚之候，或气虚人患风湿，亦多见之。若来盛去盛，则为洪脉；若浮而柔细，乃为濡脉也。其风寒温热，亦可于此辨之。伤寒之脉必浮紧，风寒之脉必浮缓而兼紧，皆当盛于左部。风温之脉，多浮缓而兼数。风热之脉多浮数，皆盛于右部。盖风寒伤血，风热伤气；左主血，右主气也。

尝验表证之浮脉，浮在两寸；里证之浮脉，浮在关尺。此即《金匮》所云病人脉浮者在前，其病在表；浮者在后，其病在里者是也。然而亦有风眩头痛，痰聚胸膈而欲呕吐者，其寸脉亦浮而兼弦滑；土衰木旺，而关浮亦多兼弦；溲便不通，而尺亦浮。皆当参之以证。不仅此也，伤寒有六脉浮迟而表热里寒，下利清谷，虽始病有热，可验太阳，其治与少阴之虚阳发露不异。又有下后仍浮，或兼促兼弦兼紧兼数之类，总由表邪未尽，乃有结胸、咽痛、胁急、头疼之变端，详结胸、脏结及痞证，皆因下早，表邪内陷所致。究其脉变异，必有一部见浮。生死虚实之机，在关上沉细紧小之甚与不甚耳。其有寸关浮而尺迟弱者，谓之阳浮阴弱，营气不足，血少之故也。总之脉既曰浮，气多上升而不下降，形体亦多近薄，按之不似芤脉之全空。而其主病，莫非上实下虚，阳强阴弱也。《金匮》曰：腰痛背强不能行，必短气而极也。夫短气而极者，气逼于上而不纳也。阳嘘而阴不能吸，非陷下也。《难经》曰：前大后小，即头痛目眩；前小后大，即胸满短气。此前后指脉来之首尾言，乃气郁于中而不畅也。虽同一浮脉，其义有别，足征诊法不得拘泥指下，要当活泼胸中也。

脉之由沉而浮也，阴气上升，从阴交阳也。阴之所以能上升，有阳气以鼓动之也。脉之由浮而沉也，阳气下降，从阳和阴也。阳之所以能下降，有阴气以吸引之也。浮为阳脉，有阴实而拒阳于外者，有阴虚而阳越于上者。阴实者寒盛于内，治宜重用温散，或导其水，或攻其食，或行其瘀血凝痰，力开结塞，略加清肃，以助浮阳之内合者是也。阴虚者阴力薄不能吸阳，宜温润，填补精血，略佐辛热，从阴中透出和光，接纳阳气归根者是也。夫浮为在表者，谓于浮分察其脉之变象，即可决其病之属于何邪。非浮脉即为表病，仅见浮脉也。又昔人有谓浮候经，沉候脏，斯说亦不可泥。盖脉浮而按之无根者，是脏阴尽竭，元根脱离，浮越于外，不能内济，但游溢于经络之中而未散也。此非脉力之能浮，而脉气之仅在于浮也。诊得此脉，即大剂温元固下镇逆，犹虞其不返，而敢用表散乎？故外感虑其脉沉，沉者邪气去经，而内攻于脏也。内伤恶其脉浮，浮者真气去脏而外越于经也。

芤

芤脉为阳之阴。芤是草名，状类葱叶，故似洪，浮大无力而中空，以指重按之如无，而但动于每指之两边，所谓两头有而中央空者，此芤脉之象也。芤为阴去阳存之脉，故主脱血。凡诸失血过多，及产后，每见此脉。《脉法微旨》曰：男子见芤，寿必不永；女子见芤，胎必坠落。足征芤为血不统气，有外坚内虚之义也。

按：芤脉浮大而软，举指三部俱有，按之则指下无，但动于每指之两边；若重按之，则三指指下全无，但动于食指无名指之两头矣。叔和《脉诀》所谓两头有，中间无者是也。凡禀赋薄弱者，多有此脉，即重按让指之脉也。大病新瘥，亦尝见之，不足怪也。设稍按之不及中候而断者，为芤之甚也，为阴虚失精，亡血盗汗，孤阳脱阴之候。新病得之，尚可扶持；久病得之，实难为治。左寸呈芤，心血妄行；右寸是芤，肺家失血。芤在左关，肝血不藏；芤现右关，脾血不摄。左尺芤，便血溺血；右尺芤，火炎精漏。若一部脉芤而弦，或带结促涩滞者，又为阳气不到，中挟阴邪，是即瘀血所结处也。然蓄血脉必见结涩，若单芤血脱阴伤，虚象也。

凡芤脉上下匀净如一，往来不大者，可峻补精血。若虽芤中有一部有一细线，或寸关尺有一部独大而鼓指，或来去大小不匀者，此即虚中挟实，宜察其在气在血，为热为寒，量邪正虚实之浅深，设法攻补兼施以治之。再芤而见弦急，则为虚寒之革脉。若芤而兼迟，又属虚脉矣。

丹波元简①曰：按芤脉考古今诸说，大抵有三义。有谓浮大而软，按之成两条，中间空者，王叔和、崔嘉彦所说是也；有谓浮沉有力，中取无力者，李士材、张路玉所说是也；有谓浮而按之无力者，王士亨②、张三锡③所说是也。《内经》无芤脉，考诸仲景书曰：脉弦而大，弦则为减，大则为芤，减则为寒，芤则为虚；又曰脉浮而紧，按之反芤，此为本虚；又曰脉浮而芤，浮为阳，芤为阴；又曰趺阳脉浮而芤，浮者卫气衰，芤者营气伤。此皆浮而无根之谓，而非谓他之体状也。浮沉有而中取无者，董西园、黄韫分尝辨无其脉，极是矣。其按之中央空为两条者，即是双弦之脉，于常患痕癖人间见之耳。《巢源④·积聚候》，诊得心脉沉而芤，时上下无常处，此盖以中央空而两边有为义者。周礼⑤《医圣阶梯》云：先君菊潭翁尝曰，吾老医也，从来不见芤脉。此盖眩于诸家谬说，而不求诸古经故也。

沉

沉为阴，在时为冬，在人为肾。沉脉举之不足，按之有余，重按得于肌肉之下，不是实脉之举指愊愊⑥，伏脉之沉于筋下者也。肥人脉多沉为常脉，以其肉丰故也。沉为里病，为疝，为恐惧，为腰痛。沉而实曰积，沉而虚曰少气，沉而濡缓曰水湿，沉而弦内痛，沉而牢冷痛，沉而数曰里热，伤寒即传入三阴，口干舌燥是也。若兼身肿曰阴水。沉而迟曰里寒。平人两寸沉

---

① 丹波元简：日本汉方医家，撰有《素问识》《灵枢识》等。

② 王士亨：明代陕西渭南名医，然未见有著作。此处疑为王士亨，为宋代王贶，字子亨，撰有《全生指迷方》三卷，内论脉、辨脉法，为后世诊家推重。

③ 张三锡：明代医家，撰有《医学六要》十九卷。包括《四诊法》《经络考》《病机部》《治法汇》《本草选》《运气略》六部分。

④ 源：原作"元"，径改。指隋·巢元方《诸病源候论》，后世简称《巢源》。

⑤ 周礼：明代医家，字半山。撰有《医圣阶梯》十卷。

⑥ 愊愊：胀满的样子。此指实脉指下盈实感。

曰无阳，必艰于寿，或为气郁。脉沉伏，或结或弦，亦多气滞。故曰下手脉沉，便知是气。其或沉滑，气兼痰饮也。右关独沉滑，宿食不消也。然沉虽阴脉主寒，不呈数象，然亦有主热者。辨之之法，若按久愈微者，此阳气微弱，不能统运营气于表，脉显阴象而沉也；若按久不衰，乃阳郁不能浮应卫气于外，脉反沉也。阴阳寒热之机，尤当细审也。沉虽里脉，而亦主表。表盖寒重者，阳气不能外达，脉必先见沉紧。是沉脉不可概言里证也。

按：沉脉重按乃见，如石沉水，必极其底。有外柔内刚之象，不是伏脉须推寻着骨，固非弱脉之沉细无力，又非牢脉之沉而弦长实大也。沉脉主里亦主表，寸脉沉，痰郁水停；关沉，中寒，心下有水气；尺沉下焦寒，肾冷腰痛，遗浊泄痢。然亦须察有力为热为实，无力为寒为虚，最为扼要。《伤寒》以尺寸俱沉为少阴病，故于沉脉辨别阴阳为第一要义。如始病不发热，不头痛，而手足厥冷脉沉者，此直中阴经之寒证也；若发热头痛，烦扰不宁，至五六日，渐变手足厥冷，躁不得寐而脉沉者，此传经之热证也；亦有始虽阳邪，因汗下凉药太过，而脉见沉迟，此热去寒起之虚证也；有寸关俱浮，而尺中沉迟者，此阳证夹阴之脉也。至于沉而散，沉而绝，沉而代，沉而短，沉不鼓，久病与阳证得此，垂亡之候也。若沉而芤，沉而弱，沉而涩，沉而结，主亡血伤精，乃六极之脉。不得概以沉属寒属痛，而混投温散也。更有表邪初感之际，风寒外束，经络壅盛，脉必先见沉紧，或伏或止，当亟投以疏表之剂，则应手汗泄而解，又不得以阳证阴脉为惑也。此沉脉不独主里，而又主表之一证也。

但沉因寒束于外，热郁于内者，沉紧而数盛有力也，治宜凉散外寒；而内热不盛者，沉紧而不数，是寒欲内陷也，治宜温散。无寒但气虚下陷而沉有三：中气衰而不能鼓动，则多见沉弱；下焦气衰而不能熏蒸，则多见沉紧；营气耗竭，脉道滞而气不利。辨脉所谓其脉沉者，营气微也，则必兼见迟涩，甚或细数矣。

脉沉者，论脉位之沉也。更有来往之沉，则昔人多未有言及者。王太仆"脉要精微论"注曰：推筋按之，寻之而下，脉沉下掣，是阴气有余，故头项痛也。下掣二字，微妙可思，即经所谓来不盛，去反盛者也，亦谓之来徐去疾，来近去还。阳主嘘阴主吸，吸力大而阳不能嘘之，则脉沉，此可到指而知也。若夫今日脉浮，而可测其明日之脉必变为沉。此何以知之？则于今日之脉，其势下掣知之，此病机内向之兆也。

伏

　　伏为阴脉，更深于沉。轻候中候寻之，绝然不见；极重按之，以指推筋着骨乃得。其脉形潜隐于骨间者是也，属无阳有阴。阳气潜伏，不得升降，闭塞三关，四肢沉重，手足时冷，为积聚癥瘕忧思痛甚者也。伏而数曰热厥，亢极而兼水化也；伏而迟曰寒厥，阴极而气将绝也。凡气郁血结，暴痛久痛，留饮宿食，霍乱大吐大利，脉见沉伏，皆经脉阻滞，营卫不通之故也。妇人恶阻，常有伏匿之脉。温热病有一二部无脉者，有三四部无脉者，乃火邪内郁，不得发越故也。是伏脉之虚实寒热，不可不察也。

　　按：伏脉有两义，推筋著骨，细寻方见其脉者，《难经》《脉经》诸书所谓之伏脉，乃沉之甚者，故主积聚、老痰、宿食，此故病也；若尸厥霍乱，气逆痛剧，而两手六部脉乍不见者，真脉伏也。然而当有尺中一两部未伏，或两手虽伏，而三足脉不可伏也。十二经动脉之中，头面之脉虽伏，心腹之脉不可伏也。果否全身之脉皆伏，则亦气闷而绝矣，此论新病也。然而伏脉与脱脉相类，又不可不察。但六部之脉脱伏，十二经动脉中，必有二三部不伏者。诊其不伏之处，涌盛上争，有踊跃之势者，伏脉也；旋引旋收，辙乱旗靡，有反掣之意者，脱脉也。夫暴病之脉伏，治宜宣散；久病之脉脱，治宜峻补。势同冰炭，岂可误认哉。

　　夫脉已伏，诊其身有脉之处，涌盛上争者，伏也；旋引旋收者，脱也。此系指病气已定，寸口脉气已伏之后言之。若当病之乍起，寸口脉气未伏将伏之际，诊之指下总是旋引旋收，渐渐退缩之象，此时膻中大气方乱，脱闭机括，本尚未定。其后有因闭而竟脱者，有本脱而生气一线未尽，犹可挽回者。若必欲于万难分辨之中，而曲为之辨，则惟以形细而弦如丝发，梗梗有起伏者，闭之象也。形散而断如麻子，萦萦无起伏者，脱之象也。

伏脉有阴阳之辨，李濒湖云：伤寒一手伏曰单伏，两手伏曰双伏，不可谓为阳证见阴脉也，乃火邪内郁，不得发越，阳极似阴，故脉伏，必有大汗而解。正如久旱将雨，六合阴晦，雨后庶物皆苏之义。又夹阴伤寒，先有伏阴在内，外复感寒，阴盛阳衰，四肢厥逆，六脉沉伏，须服姜附，及灸关元，脉乃复出也。至若暴惊暴怒，脉亦忽然沉伏，少待经尽气复，不治当自愈。吴又可①《温疫论》云：温疫得里证，神色不败，言动自如，别无怪证，忽然六脉如丝，微细而软，甚至于无，或两手俱无，或一手先伏，察其人不应有此脉，今有此脉者，缘应下失下，内结壅闭，营气逆于内，不能达此四末，此脉厥也。亦多有过用黄连、石膏诸寒之剂，强遏其热，致邪愈结，脉愈不行。医见脉微欲绝，以为阳证得阴脉，为不治，委而弃之，以此误人甚众。若更用人参、生脉辈，祸不旋踵。宜承气缓缓下之，六脉自复。

牢

牢为阴中之阳，其象沉而有力，劲而不移，牢守其位，不上不下。似沉似伏，牢之位也。实大弦长，牢之体也。为癥瘕疝癖，为气结，为痈疽，为痰实气促。牢而数为积热，牢而迟为痼冷。大抵牢脉近乎无胃气，乃精血遗亡，而气独守之象，故皆指为危脉。虽似沉似伏，似实似革，然沉脉不必兼大弦，伏脉非推筋至骨不见其形。又非实脉之滑实，革脉之按之中空也。至于牢脉，既实大而弦，才重按之，便满指有力，以此为别耳。

按：牢主寒实之病，为湿痉、拘急、寒疝、暴逆、坚积内伏，乃有是

---

① 吴又可：字有性，明代医家。撰有《温疫论》。

脉。左寸牢为伏梁，右寸牢为息奔；左尺牢为奔豚①，右尺牢为瘕疝；左关牢肝家血积，右关牢阴寒痞积。若夫失血亡精之人，则内虚而当得革脉，乃为正象；若反得牢脉，是虚病见实脉，与证相反，可卜短期矣。

牢为阴冷固结之象，多属肝肾二经，然有气分血分之辨。在血分者，为癥瘕积聚有形之痞块，饮食寒冷之停滞，与夫久受寒湿，侵入筋骨者也；在气分者，即肝肾冷气，为疝痛，少腹引腰控睾也。其轻者为胸腹气结，呼吸不畅，即叔和《脉诀》所谓脉入皮肤辨息难是也。后世斥其误牢作死亡之脉为谬者，不知《素问·示从容论》曰浮而弦者，肾不足也，即革脉亡血失精之义也。又曰沉而石者，肾气内著也。仲景肾著汤，治腰重冷病，如带五千钱者，即尺脉牢而长，少腹引腰痛之义也。寒湿内结，不得阳气以升发之耳，谓其谬者，亦不思甚矣。

迟

尺脉为阴，医者一呼一吸，病者脉来三至，去来极慢者是也。迟脉为病，皆因内伤生冷寒凉之物，外涉水冰阴寒之气，或中于脏，或入于腠理，以致气血稽迟不行，故主阳气虚，气血凝滞，为阴盛阳衰之候。观其迟之微甚，而识寒之浅深。虽然，不可泥也。迟而有力，若兼涩滞，举按皆然者，乃热邪壅结，隧道不利，失其常度，故脉反呈迟象。必验之于证，如胸中饱闷，便闭溺赤，方是主热之尺脉也。若景岳所云伤寒初解，遗热未清，经脉未充，胃气未复，脉必迟滑，或见迟缓。河间云：热盛自汗，吐利过极，则气液虚损，脉亦迟而不能数。此

---

① 奔豚：见《灵枢》《难经》《金匮要略》等，为五积之一，属肾之积。《金匮要略》称之为"奔豚气"。豚，即小猪。奔豚一由于肾脏寒气上冲，一由于肝脏气火上逆，临床特点为发作性下腹气上冲胸，直达咽喉，腹部绞痛，胸闷气急，头昏目眩，心悸易凉，烦躁不安，发作过后如常，有的夹杂寒热往来或吐脓症状。因其发作时胸腹如有小豚奔闯，故名。

又营气不足，复为热伤，不能运动，热邪反为所阻，输转之机，故缓慢而行迟也。然亦须参之形证为是，迟而不流利为涩，迟而歇止为结，迟而浮大且缓为虚。似是而非，尤当辨认也。

按：迟脉主里，属脏病，与沉脉同。但沉脉之病为阴逆阳郁，迟脉之病为阴盛阳亏，其治法之攻补有间。然未可执也，当察其表里虚实寒热兼证，庶不致误。如浮迟表寒，沉迟里寒，迟涩为血病，迟滑为气病。又为寒痰，有力冷痛，无力虚寒，或主不月，或见阴疝，或血脉凝泣，或癥瘕沉痼。气寒则不行，血寒则凝滞。迟兼滑大，风痰顽痹；迟兼细小，真阳亏损也。或阴寒留于中，为泄为痛；元气不营于表，寒栗拘挛，皆主阳虚阴盛之病，是均宜温中者也。若夫热邪壅结隧道而呈迟象，又未可投以温中而助阳邪也。此寒热虚实之不容不辨。

张石顽曰：仲景有阳明病脉迟，微恶寒，而出汗多者，为表未解，脉迟头眩腹满者，不可下。有阳明病脉迟有力，汗出不恶寒，身重喘满，朝热便鞕，手足溅然汗出者，为邪欲解，可攻其里。又太阳病脉浮误下，而变迟者为结胸。若此皆热邪内陷之明验也。须知迟脉虽见表证，亦属脏气不充，所以邪气流连不解。详迟为在脏一语，可不顾虑脏气之困乎？

丹波元简曰：程应旄[1]云，迟脉亦有邪蓄热结，腹满胃实，阻住经隧而成者，又不可不知。今验有癥瘕痃气壅遏隧道而见迟脉者，是杂病亦不可以迟概而为寒也。又按人身盖一脉也，故其见于三部，虽有形之小、大、浮、沉不同，然至数之徐疾，必无有异，验诸病者为然矣。而仲景书或云尺中迟，或云关上数；后世脉书，亦云寸迟为某病，尺迟主何证之类，比比皆然。此予所未尝亲见，窃疑理之所必无也，附记以俟明者。

《脉法微旨》以寸口迟，上焦有寒，咽酸吐酸；关中迟，胃中有寒，不欲饮食，吞酸吐水；尺中迟，下焦有寒，小便多，并白浊。张景岳以伤寒初解，遗热未清，经脉未充，胃气未复，脉必迟滑，或见迟缓。刘守真又以热盛自汗，吐利过极，则气液虚损，脉亦迟而不能数。丹波元简以迟数不并见。皆有至理。然迟中之寒热，何以别乎？当以有力无力辨之，如

---

① 程应旄：字郊倩，清代医家。撰有《伤寒论后条辨》《医径句测》。

六部俱迟，以何部有力，此部即可作热论。仲景书多有寸口趺阳迟数并见者，盖指脉之来势躁疾者为数，急缓者为迟，非至数有多寡不齐也。至于死脉祟脉痰脉，亦有两手迟数，大小如出两人者，又不得以迟数并见，为绝无之事也。

缓

缓脉为阴中之阳，其义有三。若从容和缓，来去舒徐，如《脉诀》所云，阿阿软若春杨柳，此是脾家脉四季见，雍和软顺相续，轻清之象。兼四时之脉，兼五脏之脉，皆胃气和平，为脾家之本脉也。故平人脉缓者寿，以根深蒂固也。若脉形长大而软，宽缓不前，浮、中、沉三按皆然，此为纵缓病脉，主热在气分，即《灵枢·病形》篇所谓缓者多热是也。然纵缓之脉，颇类于虚，盖虚大之脉浮，按之浮大而空，重按之则微细欲绝，非纵缓之脉三候平等也。若至数迟慢不前，是为迟缓，虽亦病脉，则主虚寒矣。

按：缓脉者，昔人谓如丝在经，不卷其轴，如微风轻飐①柳梢，意思忻忻②，难以名状者，胃气脉也。然必于四时脉中五脏脉中见此，方是真胃气。若三候平等，滑而有力者，此纵缓脉，属气分中有畜热也，为烦热，为口臭，为腹满，为痈疡，为二便不利。或伤寒温疟初愈，而邪热未清者，多有此脉。若缓而迟细者多虚寒，为阳虚，为胃寒，为气怯，为疼痛，为晕眩，为脾弱，为痿厥，为饮食不化；为鹜溏飧泄，为精寒肾冷，为小便频数。

《脉法》云：右寸浮缓，风邪所居；左寸涩缓，少阴血虚。左关浮缓，肝风内鼓；右关沉缓，土弱湿侵。左尺缓涩，精宫不及；右尺缓细，真阳衰极。然而缓脉为病，气虚必兼弱，血虚必兼涩；热湿多兼洪，寒湿多兼

① 飐：风吹使物动之意。
② 忻忻：兴盛貌。

细。至若阴虚必浮大无力而缓，阳虚必沉细无力而缓，此言缓之体也。若弦居土位，木克土也；缓临水宫，土克水也。皆非所宜，此论缓之神也。

夫虚寒迟缓，风热纵缓，前已释明。而寒热虚实之剧，近乎缓者，又不可以不辨。虚寒之败脉，即张景岳所谓紧而无力者也，形体弦长，来去怠缓，颇似从容不迫者，但无起伏动荡之致耳。此肝脾并至，色见目青颧黄，去死近矣。风热时病而脉缓者，即经所谓滑而缓曰热中是也。风温湿温愈热愈缓，以风热为阳邪也。愈缓则津液愈耗，若不知清热养液，或误认湿重而燥之利，旋变涩疾虚散，不可为矣。《三指禅》谓噎膈反胃，脉多见缓，可见缓为湿热化燥之象。昔人谓六月见缓脉，为土克水者死。盖其形宽长怠缓，无流畅之象，此津液内虚，浮阳外鼓也，颇有气出不反之意，慎柔①谓脾家湿热下克肾水是也。缓为阳脉，无阴以和之，病在气分，不在血分，故脉中不得遽指血家败象。

虚

虚脉迟大而软，按之无力，隐指豁豁然空，脉来有表无里者也。虚为劳瘵②，为惊悸恍惚，为怔忡、失血、少气，故主气血两虚，真元亏损之候。虚脉多属气分，故伤暑脉虚，以热邪伤气也。若血虚于虚大脉中，必显涩弱或弦细芤迟之象为验。虚脉似芤、涩、散脉，然虚脉指下浮大而软，如循鸡羽之状，中空，重按皆弱而少力，久按仍不乏根；不似芤脉之浮大中空，重按如无，但动于两边；涩脉之软弱无力，涩滞不前；散脉之散漫无根，重按久按绝不可得也。

按：虚脉者正气虚也，无力也，无神也。有阴有阳，数而无力为阴虚，迟而无力为阳虚。虽曰微、濡、迟、涩之属，皆为虚类，然无论二十八脉，但见指下无神，便是虚脉。《内经》曰：按之不鼓，诸阳皆然，即此谓也。

---

① 慎柔：胡慎柔，清代医家，僧医，法名释住想。撰有《慎柔五书》。
② 劳瘵：即痨瘵。

叔和以迟大而软为虚。每见气虚喘乏，有虚大而数者，且血虚脉虚。仲景脉虚身热，得之伤暑。东垣气口虚大，内伤于气；虚大而时显一涩，内伤于血。凡血虚非见涩弱，即弦细芤迟。盖伤暑脉虚为气虚，弦细芤为血虚。故脉芤及尺中微细者，为虚劳亡血失精。平人脉虚微细者，善盗汗出也。慎斋①有云：洪大而虚者，防作泻。此脾家气分之病，大则气虚不敛之故耳。

张石顽曰：经云脉气上虚尺虚，是谓重虚，病在中。脉虚难治，脉阴阳俱虚热不止者死。可见病实脉虚，皆不易治。盖虚即是毛，毛为肺之平脉，若极虚而微如风吹之状，极虚而数流水濑濑如羹上肥者，皆为肺绝之兆也。惟癫疾之脉，虚为可治者。以其神出舍空，可佐峻补。若实大为顽痰固结，搜涤不应，所为难耳。

古无虚实二脉专论，皆贯于诸脉之中，至叔和始有二脉专象。所谓实言脉体之厚也，虚言脉体之薄也。无论何脉，凡轻诊如此，重按而体势不减者，即谓之实；轻诊如此，略按而体势顿减者，虽不全空，亦谓之虚。虽经云邪气盛则实，精气夺则虚，究竟仍视所见何脉。如和缓而实，岂得曰邪？弦紧而实，乃真邪胜矣。大抵实脉多主血实，主病多在血分；虚脉亦主血虚，主病多在气分。其形体坚厚，而势之来去起伏不大者，血实气虚，气为血累者也，痰凝血结是也。形薄而又来去不大者，气血两虚，气不生血者也。夫濡、弱、芤、微、散、涩，皆虚也；洪、促、动、滑、弦、牢、长，皆实也。是诸脉中皆寓有虚实二脉之象也。

代

代为阴脉，脉动而中止，不能自还，因而复动也。但代之止歇有常数，不比促、结止而无定数也。代为气血衰败之候，故死不治。然久病或无病脉代歇止有定数者，方为死脉。若暴病脉代，歇止又无定数，是气血乍损，不能接续之故，非死脉

---

① 慎斋：周之干，号慎斋，明代医家。撰有《周慎斋三书》《脉法解》及门人整理之《慎斋遗书》等。

也。病后见脉代，乃将愈之兆。妊娠三月多有代脉，亦不足怪。又常见禀赋脉有歇止而寿至耄耋者，然皆止无定数可辨。若经言黄脉代者，乃四时更代之代，不在此例。

按：代脉者，禅代之义也。盖人身之气左升而右降，脏腑之气肝肾升而心肺降，是皆脾气居中为之转旋，上下更代之枢纽也。升之气于是终，降之气于是始。运动之机势，至此而有脱卸，即至此而有停顿，故脉迟缓而软弱也。脾气一绝，升降不续，则止歇见。故止代者，脾之真脏也。虽然，脾绝之代，动而中止，不能自还，因而复动，且止有定数。固非促、结之歇止无定数，而复来有力；非忽强忽弱，形体之代；而又非"宣明五气"等篇所论脾主四季，随时气候更易之代也；乃脏气衰微，脾气脱绝之候也。

更有似代非代之脉，散见经文及诸家之说者，不可不知。《内经·脉要精微论》曰：数动一代者，病在阳之脉也，溲及便脓血。《脉经》《扁鹊脉法》曰：细而沉，不瘛疭，即泄，泄即肠澼，澼即脉代，乍至乍不至，是皆出于久病，荣血伤败之象也。"三部九候论"曰：其代而钩者，病在络脉。"禁服篇"曰：代则乍痛乍止，是皆气血凝滞之象也。周慎斋曰：杂病伤寒脉见歇止者，俱将愈之兆也。惟吐而见歇止者多难治，盖原气竭于下，不能上供其泛逆也。但将愈脉见歇止，乃和平脉中见歇止也，是代不专主乎死。但脉见歇止，虽有未定数，又当视其证形败与未败，以定吉凶。故《脉经》曰：热病七八日脉微细，小便不利加暴，口燥舌焦干黑，脉代者死。又病疮寒热瘛疭，其脉代绝者死；又老人脉阴弱阳强，脉至而代，奇月死；又疟疾代散则死。又右手尺中神门以后脉阴虚者肾虚也，脉代绝时不至肾虚者，命门火败也，此皆死脉。而以别见败证败象为论，不必止有定数者也。至若妊娠脉代，从未诊过。惟诊见滑疾流利中偶有一两至，应指少力，此亦似代非代之流也。

结

结脉往来缓，时一止，复来无定数，盖有结滞之义也。此脉皆大怒不出，郁闷日久，气滞不能疏通；或痰结脉络血不流

第一辑

行，气因稽滞，以致歇至不匀也。结为阴极阴盛，而阳不能入，故有此脉。结阳肢肿，结阴便血；三阳结谓之膈，三阴结谓之水；一阳结谓之噤泄，一阴结谓之不月。又为癥结，为外生痈疽，内生疝瘕。浮结为寒邪滞经，沉结为积气在内，盖先以气寒则脉缓。若气、血、食、饮、痰五者，有一留滞于其间，则脉因之而为结，渐加即死，渐退即生。然结而有力者，方为积聚；结而无力者，是真气衰弱，违其运行之常耳。若二三十至内，有一至接续不上，而指下虚微者，此元气骤脱之候也。

按越人曰：结者脉缓，来时一止无常数，名曰结也。又曰：结甚则积甚，结微则气微。以此形容结之虚实极明。大都实者有形之癥癖气块属郁滞，其脉结而有力；虚者无形之气血渐衰，其精力不继，断而复续，属劳损，其脉结而无神。而仲景有伤寒汗下不解，脉结代动悸者，有太阳病身黄脉沉结，少腹鞕满，小便不利为无血者，一属津衰邪结，一属热结膀胱，皆虚中挟邪之候，诊脉当知活法，运乎一心，不独结脉为然也。

数

数脉为阳，医者一呼一吸，病者脉来六七至也。数为病进，为阴不胜阳，故脉来太过。数脉主热，浮数表热，沉数里热；有力实火，无力虚火；数实肺痈，数虚肺痿；细而数为阴虚劳热，数而洪实有力为疮疡，数而滑实为痰火。平人脉沉数，为气郁有火；瘦人见疾数，是阴虚火盛也。然数脉亦有主寒者，若脉来浮数，大而无力，按之豁然而空，微细欲绝，此阴盛于下，逼阳于上，虚阳浮露于外，而作身热面赤戴阳，故脉数软大无神也。丹溪云：脉数盛大，按之涩而外有热证，名中寒，乃寒流血脉，外证热而脉即数，亦此义也。

按：数脉者，呼吸定息，六至以上，而应指急数，不似滑脉之往来流利，动脉之厥厥动摇，疾脉之过于急疾也。数为阳盛阴亏，热邪流薄于经络之象，所以脉道数盛，火性善动而躁急也。以部位测病情，则寸数喘咳口疮肺痛，关数胃热邪火上攻，尺为相火遗浊淋癃，斯皆数之属于热者，按之必数而有力。

夫《脉经》首重数脉，以阴阳疑似，虚实表里之间，最易混淆也。但数则为热，人皆知之，而如数之脉，人多不察，此生死关头，不可不细心体认也。夫数按不鼓，则为寒虚相搏之脉；数而大虚，则为精血销竭之脉。细疾若数，阴燥似阳之候也；沉弦细数，虚劳垂死之期也。又有驶脉，即如数脉，非真数也。若假热之病，误服凉剂，亦见数也。然如数之脉，按之必数而无力，但世医诊得脉息急疾，竟不知新病久病，有力无力，鼓与不鼓之异，一概混投苦寒，遽绝胃气，安得不速人于死乎！考之经义，"玉机真脏论"言冬脉曰：其气来如弹石者，为太过，病在外；其去如数者，为不及，病在中。释云：来如弹石者，其至坚强，营之太过也；去如数者，动止疾促，营之不及也。盖数本属热，而此真阴亏损之脉亦必急数，然愈数则愈虚，愈虚则愈数，而非阳强实热之数，故不曰数而曰如数，则轩岐辨析之意深矣，奈世医不读《内经》何？

何西池曰：虚热者，脉必虚数无力固矣。然有过服凉剂，寒热搏击；或肝邪克土，脉反弦大有力者，投以温补之剂，则数者静，弦者缓，大者敛矣，此最当知。又有虚寒而逼火浮越者，真阳欲脱者，脉皆数甚，亦强大而不虚，皆当以证参之勿误也。张石顽曰：伤寒以烦躁脉数者为传脉，静者为不传，有火无火之分也。经尽欲解而脉浮数，按之芤，其人不虚不战汗出而解，则知数而按之芤者，皆为虚矣。又阳明例云：病人脉数，数则为热，当消谷引食而反吐者，以发汗令阳气微，膈内虚，脉乃数也。数为客热不能消谷，胃中虚冷故吐也；又胃反而寸口脉微数者，为胸中冷；又脉阳紧阴数为欲吐，阳浮阴数亦吐，胃反脉数，中气大虚，而见假数之象也。凡乍病脉数，而按之缓者，为邪退；久病脉数，阴虚之象。瘦人脉数，多火阴虚；形充肥泽之人脉数，为痰湿郁滞，经络不畅而蕴热，未可责之于阴也。至于数则心烦，又曰滑数心下结热，皆包络火旺而乘君主之位耳。若乍疏乍数，不问何病，皆不治也。

林慎庵①曰：数脉属阳，阳宜平而不宜亢，过亢则为害矣。六部之内，有宜见不宜见之别，宜见治之易，不宜见治之难。如始病见数，或浮数有力，是热在表，浮之则已；沉数有力，是热在里，降之则愈。此治之易也。病久脉数，或浮数空软，阳浮于上，治当温补；沉数细涩，阴竭于下，法必滋阴。此治之难也。心病左寸见数，独甚于他部，为心火独亢，泻之易已；肺病右寸见数，而过于别部，为火盛克金，治之难瘳。左关数实，弦急有力，肝火蕴结，泻之为易；左关数虚，弦细而无力，肝阴亏竭，补阴非易。右关数实，脾胃火烈，清降易已；数虚兼涩，脾胃阴竭，养阴费力。细数之脉，忌见两尺。左尺细数，兼之虚涩，真阴已竭，治专壮水，迁延时日，治亦无益；右尺浮数，按之细涩，真阳衰竭，益火之源，薪传已尽，治亦难愈。明其易而知其难，又何难之有哉？

疾

疾脉数之甚者，七至八至故曰疾，为阳极阴竭之候。伤寒热极，方见此脉，非他证恒有也。若劳瘵虚惫之人，亦或见之，则阴气下竭，阳光上亢，有日无月，短期决矣。然躁疾皆为火象，惟疾而不躁，按之稍缓，方为热证之正脉。亦有阴寒之极，六脉沉细而疾，灸之不温者死。亦有热毒入于阴分而为阴毒者，脉必疾盛有力，不似阴寒之毒，虽疾而弦细无力也。

按：疾脉呼吸之间七八至，虽急疾而不实大，不似洪脉之既大且数，而无躁急之形也。疾脉有阴阳寒热真假之异。如疾而按之益坚，乃亢阳无制，真阴垂绝之候；若疾而按之不鼓，又为阴邪暴疟，虚阳发露之征。温病脉初时小，五六日后，脉来躁疾大，颧发赤者难治，谓其阴绝也；阴毒身如被杖，六脉沉细而疾，灸之不温者死，谓其阳绝也。虚劳喘促声嘶，脉来数疾无伦者，名曰行尸，乃真阴竭于下，孤阳亢于上也。夫疾即数之甚者，为热证之正脉。然疾多兼躁，古人以躁疾并言，其阴阳虚实之死

---

① 林慎庵：林之瀚，号慎庵，清代医家。撰有《四诊抉微》八卷。

脉，乃躁疾并呈，而无冲和胃气者也。

紧

　　紧为阴中之阳，紧脉似数非数，似弦非弦，如切绳状。一云：如转索之无常。丹溪谓如纫箅线，譬如以二股三股纠合为绳，必旋绞而转，始得紧而成绳。可见紧之为义，不独纵有挺急，抑且横有转侧也。紧乃热为寒束，致阴阳相搏，主气盛血虚，寒热交作之候。紧而洪曰痛疽，紧而数曰中毒，紧而细曰疝瘕，紧而实曰内胀痛，紧而浮曰伤寒，或为咳嗽，紧而涩曰寒痹，紧而沉曰寒积中恶。紧为痛为寒，故风寒之邪搏激，伏于营卫之间。夫紧为诸寒收引之象，若热因寒束而烦热拘急疼痛者，如大阳伤寒是也。然必左部浮盛，乃为伤寒确候；右部盛坚，为内伤饮食也。紧与迟皆主寒，迟则迟缓而难前，紧则夭矫而搏击。须知数而流利则为滑，数而有力则为实。数而绞转，似弦非弦，则为紧脉也。

　　按：昔人谓紧脉如切绳索之状，似弦而无端直挺长之象。寒主收引，故脉紧束也。暴病见之，为腹痛身疼，寒客太阳，或主风痉痛证。急而紧者是遁尸，数而紧者主鬼击。在尺为阴冷腹疝，浮紧腰脚痛，沉紧脐下疼，小便难，紧涩为耳闭；在关为心腹沉痛，浮紧膨胀或筋疼，沉紧吐逆或胁痛，紧而实为疝癖①。若中恶浮紧，咳嗽沉紧，皆主死者，此证与脉反也。又有死证之紧脉，乃伤寒阴证绝阳，七日九日之间，若得此脉，仲景云：脉见转索无常者，即曰死。盖紧本病脉，而非死脉，但病久强急不和，而无胃气，故曰死。同一紧脉，以新久之异，便有死生之分，不可不察。

---

　　① 疝（xuán）癖：病名。脐腹偏侧或胁肋部时有筋脉攻撑急痛的病证。见《外台秘要》卷十二，因气血不和，经络阻滞，食积寒凝所致。

张石顽曰：紧为诸寒收引之象，亦有热因寒束，而烦热拘急疼痛者，如太阳寒伤营证是也。然必人迎浮紧，乃为表证之确候。若气口盛紧，又为内伤饮食之兆。《金匮》所谓脉紧头痛风寒，腹中有宿食也。而少阴经中，又有病人脉阴阳俱紧，反汗出者，亡阳也。此属少阴法，当咽痛而复吐利，是为紧反入里之征验。又少阴病脉紧，至七八日，下利而脉暴微，手足反温，脉紧又去，为欲解也。虽烦热下利必自愈，此即紧去人安之互辞，不可下。脉证中则有脉来阴阳俱紧，恶寒发热，则脉欲厥。厥者脉初来大，渐渐小，更来渐渐大，是其候也，此亦紧反入里之互辞。因误下而阳邪内陷，欲出不出，有此厥逆进退之象，故言欲厥，脉变而紧状依然，非营卫离散，乍大乍小之比。而脉法中复有寸口脉微尺紧，其人虚损多汗，知阴常在绝不见阳之例。可见紧之所在，皆阳气不到之处，故有是象。夫脉按之紧如弦，直上下行者痉，若伏坚者为阴疝，总皆经脉拘急，故有此象。若脉至如转索而强急不和，是但紧无胃气也，岂堪尚引日乎？

张景岳曰：寒邪未解，脉息紧而无力者，无愈期也。何也？盖紧者邪气也，力者元气也。紧而无力，则邪气有余，而元气不足也。元气不足，何以逐邪？临此证者，必能使元阳渐充，则脉渐有力，自小而大，自虚而实，渐至洪滑，则阳气渐达，表将解矣。若日渐无力而紧数日进，则危亡之兆也。紧脉左右弹者，即《脉经》所谓之左右无常也。盖紧脉左右夭矫如转索之无常，乃脉体骤束，则气来振撼，此寒盛束于外，热盛束于内者有之。若内外俱寒，则坚细而涩，不能左右弹也，是紧脉固多左右弹。而左右弹之脉，非皆紧脉也，不可不知。《脉经》云脉前部左右弹者阳蹻也，后部左右弹者阴蹻也，中部左右弹者带脉也，盖此经病即见此象。《内经》曰：青脉之至也，长而左右弹，有积气在心下支胠，名曰肝痹。《脉经》云：脉直前左右弹者，病在血脉中虾血也；脉后而左右弹者，病在筋骨中也。前后者，脉来之首尾也；左右弹者，应指动摇不定，气结不畅故也。斯皆病脉之左右弹，而非紧脉也。《素问·大奇论》曰：脉至如交漆。交漆者，左右旁至也，微见四十日死。此死脉之左右弹，亦非紧脉也。虽然非紧脉，而其脉体却不必软弱，必有劲直之象，惟神理不同耳。其所以不同之形，不容不辨。寒盛之紧左右弹者，形坚而气来涌跃也。紧脉之左右弹，脉络滞涩不畅，气来曲屈而达，以致左右振撼不定也，其气似滑实非滑也；死脉之左右弹者，形直而气来，有出无入，大小不一也。然而仍当参之形证，以辨何经之为病，庶不致误。

促

促为阳，促脉来去数，时一止复来，止无定数，盖有断促之意，乃阳独盛而阴不能和之也。为气怒上逆，为胸满烦躁，为汗郁作喘，为血瘀发斑，为狂妄，为痈肿诸实热之候。又曰：血、气、痰、饮、食五者之内，或有一留滞于其间，脉因之而促。虽然，促而有力，洪实为热，为邪滞经络；促而无力，损小为虚脱，阴阳不相接续之候。虽非恶脉，然渐退者佳，渐进者死。若缓中歇止，为结脉矣。

按：促脉之说有二。《脉诀》云：促者速也，阳也，指下寻之极数。并居寸口，曰促，曰并居，曰上击，乃气争于上而不下之义。《素问·平人气象论》曰：寸口脉中手促上击者，肩背痛。斯即越人所谓上鱼为溢之甚者，此其一也。后世云数中一止，乃为阳极亡阴，主痰壅阴经，积留胃腑，或主三焦郁火炎盛，最不宜于病后。若势进不已，则为可危。新病得此，元气未败，不必深虑。且夫促脉若渐见于虚劳垂危之顷，死期可卜。若暴作于惊惶造次之候，气复自安。脱阴见促，终非吉兆。肿胀见促，不交之否，促脉则亦有死者矣。《脉法》云：左寸见促，心火炎炎；右寸见促，肺鸣咯咯。左关血滞；右关食滞，左尺遗精，右尺热灼。此其二也。虽然热盛，壅遏则一也。

张石顽曰：促为阳邪内陷之象。经云：寸口脉中手促上击者，肩背痛。观其上击二字，则脉来搏指，热盛于经之义，朗然心目矣。而仲景太阳例有下之后脉促胸满者，有下之利逆不止而脉促者，有下之脉促不结胸者，有脉促手足厥冷者。上四条一为表未尽，一为并入阳明，一为邪去欲解，一为转次厥阴，总以促为阳里不服邪之明验，虽证见厥逆，只宜用灸以通阳，不宜四逆以回阳，明非虚寒之理，具见言外。所以温热发斑，瘀血发狂，及痰食凝滞，暴怒气逆，皆令脉促。设中虚无凝，必无歇止之

第一辑

脉也。

李士材①曰：促脉得之藏气乖违，稽留凝涩，阻其运行之机，因而歇止者，十之六七也。其止为轻，得于真元衰惫，阳弛阴涸，失其揆度之常者，十之二三也，其止为重。燕都王湛六以脾泄求治，神疲色瘁，诊得促脉，或十四五动一止，或十七八动一止，是真元败绝，阴阳交穷，而促脉呈形，与稽留凝泣而见促者，大不侔矣，法在不治，一月果殁。

按：石顽所引《伤寒论》诸促脉，皆主上击之义，非有止也。《素问·平人气象论》曰：寸口脉中手促上击者肩背痛，即《脉诀》并居寸口之谓。促之甚者，上鱼为溢，乃气争于上而不下也。士材所言，是数而中止，乃《脉经》所云促脉来去，数时一止复来者是也，为热壅经隧，致脉道阻滞之义，却又于此中体验出气血交亏，而呈虚数歇止之促脉，必非热壅于经，始呈促象也。要知近世所宗脉经之数而歇止之促，非古医经所谓之促，乃代脉中之一种，即后世之如代脉也。缓而中止之结脉亦然。夫诸脉中皆有寒热虚实，明乎此不以一脉定主一病，一病定主一脉，则于诊脉之道，思过半矣。

动

动脉上下无头尾，如豆大，厥厥动摇，不离其处，无往无来者是也。乃阴阳相搏，不得上下鼓击之势。陇然高起，此动脉之形也，为阴阳乖戾可知。阳虚则阳动见于寸，阳动则发汗；阴虚则阴动见于尺，阴动则发热，又为疮疽痛甚。若妇人少阴脉动甚者，妊子也。梦遗泄精，见关中有动脉如豆大圆者，此痰凝中焦也。久病人见右寸脉动摇摇如豆，是肺气将绝之候也。大惊猝恐，左寸脉多动，非气脱也。然动与短脉相类，但短脉为阴，不数不硬不滑，动为阳，且数且硬且滑也。

按：数而跳突名曰动，动乃跳动之意，大惊多见此脉。盖惊则由心

---

① 李士材：李中梓，字士材，号念莪，明末清初医家。

入，脉管之血乱，故心气不宁，而脉亦应之跳突也。仲景《伤寒论》云：数脉见于关上，上下无头尾，如豆大，厥厥动摇者，名曰动。《脉诀》谓不往不来，不离其处者，即无头尾也。三关指下碍沉沉，即厥厥也。此形容动脉最真。但两上字，其一乃后人误添者，当是数脉见于关上下耳。若专以脉见关上，何以仲景又云阳动则汗出？明指左寸属心，汗为心液；右寸属肺，肺主皮毛，故主汗出也。阴动则发热，明指左尺见动，真水不足；右尺见动，相火虚炎，故发热也。且《素问》曰：妇人手少阴脉动甚者，妊子也。人之初受孕，精血下聚以养胎，心主血，血下聚，则心气乱而不宁，故脉动。而心之手少阴，非隶于左寸者乎。其动脉不仅在关上，则两上字其一乃衍文，明矣。

动脉之为病，多属之大惊猝恐。有不因惊恐而得此脉者，亦曰惊。其为惊也，即如睡梦中忽而惊掣之类也。其主痛，亦必如《灵枢》所谓厥痛痹痛，非寻常金疮跌仆痛肿者也。《素问·生气通天论》曰：厥气化薄，传为善畏，及为惊骇。"阴阳别论"曰：二阳一阴发病主惊骇。"大奇论"曰：脉至如数，使人暴惊。此皆动为惊之义，乃阴阳不和，无所见而身自惊惕者也。又所谓如惊痫状，时瘛疭是矣。"大奇论"又曰：肾肝并小弦为欲惊。此即"手脉篇"所云，乃气怯神虚所致。《灵枢·邪气脏腑病形》篇《素问·脏气法时论》言肝胆病，皆曰虚则善恐，如人将捕之是也。至于肾为恐，肾水凌心，则人善恐，此亦动脉所主也。阴阳无形之气相搏，则脉动；气与痰食诸有形之邪相搏，则脉亦动。故动脉主证，为寒热，为瘕疢，为怔忡，为痹，为胃脘痛也。若"大奇论"所云肝脉惊暴，有所惊骇，此有所见而惊，乃前大惊猝恐之惊是也。

动脉乃滑兼紧之象，多属有余，气郁不伸。有见于一部，有见于三部，指下各有如豆厥厥动摇，而无前后来去起伏之势，然有浅深微甚之殊也。凡阳气为阴寒所伏，阳气尚强，不受其制者；与阴寒之病，久服温补，阳气内复，欲透重阴者；又风寒湿热，杂处膻中，以及气寒血热，阴阳易位，而相激者，脉皆见动。疟寒欲作，沙疹欲出，伤寒温热欲作战汗者，脉于沉伏中亦见动。故主病为湿热成痰，为血盛有热，忧郁膈噎，关格吐逆，大小便不利，及伏交诸证。至若《脉经》所云寸口脉偏动者，从寸口至关，从关至尺，三部之位，处处动摇，各异不同。此病以仲夏得之，桃花落而死，此心火受制于寒水者也，是动脉又不必于惊恐始见也。若夫脉动，指下散断，圆坚有形无力，此真阳已熄，阴气凝结，而大气不能接续，如心脉如循薏苡子，如麻豆击手，按之益躁急者，心阳散歇而不返也。至如丸泥，乃肝挟寒水克制脾阳而不复也，此皆动脉而见真藏者也，是动脉又不得概作有余论也。且非一动脉，凡脉皆有微甚虚实，不可不察。

大

大脉形加于常脉一倍，故曰大，阳也。若得病脉始大，或久病而脉暴大，此为邪盛，经曰：大则病进是也。若平人三部皆大，往来上下自如，为禀质之厚，亦不在病例。若一部独大，一手独大，斯可以占病矣。

按：大脉者，应指满大，倍于寻常也。不似长脉之但长不大，洪脉之既阔大且数也。大脉有虚实阴阳之异。经云大则病进，是指邪实脉大而言。仲景以大则为虚者，乃盛大少力之谓。然又有下痢脉大者为未止，是又以积滞未尽而言，非大则为虚之谓矣。有六脉俱大者，阴不足，阳有余也。有偏大于左者，邪盛于经也；偏大于右者，热盛于内也。若夫虚劳脉大，为血盛气虚。《金匮》云男子平人脉大为劳，气有余，便是火也。所以瘦人胸中多气而脉大，病久气衰而脉大，总为阴阳离绝之候，不可不知。

洪

洪为阳，在时为夏，在人为心。洪脉似浮而大兼有力，故举按之则泛泛然满三部，状如水之洪流，波之涌起，脉来大而鼓也。若不鼓，脉形虽阔，是大脉，非洪脉也。洪脉来盛去衰，其中微曲而起，如环如钩，故夏脉曰钩，即洪也。然洪之与实相似，洪浮取即得，实则沉取始有力也。洪为大热燔灼之候，洪而有力，实火；洪而无力，虚火；洪而急，胀满；洪而滑，热痰；洪而数，其人暴吐，为中毒。凡诸失血、咽痛、久嗽、遗浊、盗汗等证，脉洪曰难已；伤寒汗后，脉洪曰死；形瘦脉洪大，多气者死。若浮按则洪，重按全无，或阔大者，为阴虚，孤阳泛上，气不归原之候，切勿误用凉药，此为有表无里，内阴虚而外假热也。

按：《内经》之钩脉，即《脉经》之洪脉也。丹波元简谓是两脉，云洪以广大言，钩以来去言，虽俱属之夏脉，不能无异。斯说未为无见。但长夏时，天地之气，酣满畅遂，脉者得气之先，故应之。《内经》以木喻也，夏木繁滋，枝叶敷布，重而下垂，故曰如钩，以形容其来盛去衰之义。《脉经》以水喻也，长夏江河水涨，横流如潮之长，溜溜然，故曰洪，以形容其广大涌泛之义，名虽异而实同。夫夏脉属心，为南方之火，万物所以盛长也，其气来盛去亦盛，此谓太过，病在外；其气来不盛，去反盛，此谓不及，病在中。故曰其气来盛去衰，反此者病也。

浮洪为表热，沉洪为里热，皆阳盛阴虚之病。若逢盛夏，诊有胃气，乃应时之脉也。若洪兼弦涩，主痰红火炽之证，治宜清凉。若阴虚假热，阳虚暴证，脉虽洪大，按之应指无力，此又不得投以凉剂，致败胃气。更有浮沉俱见细弱，独中候形体宽大，应指有力，此主脾阳不足，中气不畅，胸满腹胀之证，大抵多由湿郁中焦，阴霾充塞，阳气不得宣行通畅也。然中候洪脉，必隐带一分弦意。若阴虚阳陷，内热蕴蒸，脉中候亦见洪，则不必兼弦矣。凡人临死，从阳散而绝者，脉必先见洪大滑盛，乃真气尽脱于外，不可不察。夫洪大之脉，最不宜空，以其正气当盛也；不宜过实，以其邪气内蓄也。空则根不坚，实则邪内痼也。

张石顽曰：仲景有服桂枝汤大汗出，大渴烦不解，脉洪为温病。温病乃冬时伏气所发，发于春者为温病，发于夏者为热病。其邪伏藏于内，而发出于表，脉多浮洪，而混混不清，每多盛于右手。若温热时行，脉反细小弱者，阳病阴脉也。有阳热亢极而足冷、尺弱者，为下虚之证，皆不可治。又屡下而热势不减，洪脉如初，谓之坏病，多不可救。洪为阳气满溢，阴气垂绝之象。故蔼蔼如车盖者为阳结，动浮而洪，身汗如油为肺绝，即杂病洪脉，皆火气亢甚之兆。若虚劳失血，久病虚羸，泄泻脱元，而见洪盛之脉，尤非所宜。惟昏浊下贱，脉多洪实，又不当以实热论也。

《脉经》云：夏脉洪大而散，名曰子脉；反得沉濡而滑者，是肾之乘心，水之克火，为贼邪，死不治；反得大而缓者，是脾之乘心，子之扶母，为实邪，虽病自愈；反得弦细而长者，是肝之乘心，母之归子，为虚邪，虽病易治；反得浮涩而短者，是肺之乘心，金之凌火，为微邪，虽病即瘥。

散

散脉来去不明，漫无根底，似浮而散，按之散而欲去，举之大而无力，涣散不聚者是也。主阳虚不敛，气血耗散，脏腑衰绝之候，或病甚则亡血而气欲去也。若产妇得之则生子，孕妇得之则堕胎，散而滑者为妊娠。若伤寒独见则危。咳逆上气，见之则死。散为元气离散之象，故多主死也。然心脉浮大而散，肺脉短涩而散，皆平脉也。若肾脉软散，诸病脉代散，皆死脉也。盖肾本沉而见散，是先天肾气将绝也；脾主信而代脉歇止有其定数，是后天脾气将绝也。故二脉独见，均为危殆之候。

按：散脉举之浮散，按之则无，不似虚脉重按虽虚，而不致散漫也。散为将死之候，其脉形不一，或如吹毛，或如散叶，或如悬壅，或如羹上肥，或如火薪，然皆浮薄不聚，模糊之义，是皆真散脉，见之必死。经曰：代散则死。然病后大邪去而热退身安，泄利止而浆粥入胃，虽属大虚，或有可生者，又不可以概论也。丹波元简曰：常见真元不足，肝木有余者，其脉中央一线紧细，而两旁散漫，即何梦瑶所谓之秋脉。其气来毛而中央坚，两旁虚，曰虚脉者是也。夫弦而中有劲线者其病危，散而中有劲线者其死近，盖散脉乃阴虚阳无所恋，与亡阴之微脉一例，见此脉者属不治，又不可不知也。

《脉经》曰：滑而浮散，摊缓风。又曰：脉沉重而中散者，因寒食成瘕；脉直前而中散绝者病消渴，一云浸淫痛。夫摊缓、消渴，为气虚血耗，见散宜也。寒食成瘕，及浸淫痛，为气血凝滞，宜见弦涩，而云中散者何也？又曰：关上脉檐檐大而寸细者，其人必心腹冷积，瘕瘕结聚，欲热饮食。檐檐大，即散之义也。盖瘕痛日久，气行不畅，则旧血日耗，新血不生。血气不相荣故也，此必久病，非初病即有此象也。且既云散矣，又云沉重，云直前者何也？此所谓散者，乃气过指下，有节节断续之形，不能条直圆敛。"脉要精微"以软而散与搏而长对言，正此义也。私尝参考互证，散脉亦分虚实，实者指下虽无定形，应指却还有力，似结涩而形体更见宽衍不聚也，即《脉经》诸条是也；虚者浮薄模糊，软弱无力，即亡阴之征是也。又有一种喘脉，轻按应指虚大，有来无去；重按指下即空，动于两旁，且澹漫不似芤脉之有边际也，此元根不固，气散之象也。

弦

弦脉在时为春，在人为肝，其状如弦在弓，按之不移。一云软弱轻虚以滑，端直以长，如弦引指者是也，为病属肝。轻虚以滑者，寒在少阳。实滑如循长竿者病，劲急如新张弓弦者死。故弦而软，其病轻；弦而硬，其病重。弦而有力，为肝有余；弦而无力，为血不足。弦为血气收敛，或经络间为寒所入，故为痛，为疟，为拘急，为痰饮，为蓄血，为疝，为积，为血虚盗汗，为寒凝气结，为邪在半表半里。寒热往来为劳伤罢极；极虚寒虚热，为冷痹，为风邪。又有偏弦双弦单弦之别，偏弦者，脉欹斜也；双弦也，如引二线也；单弦者，止一线也。夫弦为阴阳不和之象，虚证误用寒凉，两尺脉必变弦；胃虚冷食停滞，气口多见弦脉。凡病邪盛而见弦脉者，十常三四；正虚而见弦脉者，十常六七。是弦不可概作肝风也。

按：弦脉从肝而化，可阴可阳。弦缓，平脉也；弦临土位，克脉也；弦见于秋，反克脉也。春病无弦，失主脉也。右关见弦，胃寒腹痛。若不食者，木来克土也，多难治。弦兼洪，为火识；弦兼滑，为饮痰，为内热；弦兼迟，为痼冷；弦不鼓，为脏寒；弦兼涩，秋逢为老疟；弦兼细数，为阴火煎熬，精髓血液日竭，劳瘵垂亡之候也。若诸失血，见弦大为病进，见弦小为阴消。又有阴阳两亏，寒热似疟，脉亦见弦，宜急扶真元，误作疟治，必死。《脉法》云：弦居左寸，心中必痛；弦居右寸，胸及头痛；左关弦，痰疟癥瘕；右关弦，胃气疼痛；左尺逢弦，饮在下焦；右尺得弦，足挛疝痛。又云：浮弦支饮，沉弦悬饮，弦数多热，弦迟多寒，弦大主虚，弦细拘急，阳弦头痛，阴弦腹痛，单弦饮癖，双弦寒痼。识此，亦初学察病之一端也。

弦脉在风寒外侵诸证。病之浅者，元阳未亏，虽见弦紧之象，不宜过用温药，转动内热也。其久病亡阳，下利而见弦者，为火土两败，非重用桂附，不可拘回。又有弦脉宽大，细按中间更有一条劲线，隐隐挺于指下，此或脾肾二脏有一偏竭，或脏腑中有死血凝痰，阳气不到之处。又有细紧有力，见于左手寸关之分，此为痰藏包络。防作颠厥，见于右手寸关之分，为痰结胃脘。防作噎膈，并且防胸膈急痛如刀切，及洞泄注下。盖热则急痛，寒则注上也。见于两尺者，肝气入肾，为疝痛腰急，不能俯仰也。《脉经》曰：尺脉牢而长，少腹引腰痛是也。然亦有大便久秘，右尺沉实而弦者，又不可不知。

弦脉大要有三。有外感之弦，如风寒邪在少阳，疟证亦由少阳枢转是也；有痰血敛聚之弦，如筋脉拘急，腹痛胁痛，痃癖疝瘕是也；有胃气衰败之弦，如虚损劳瘵，饮食减少，大便秘结，肌肉削瘦是也。然而邪入少阳之外感，痰血拘敛之积聚，或在气，或在血，或在经，或在脏，或寒或热，总是阴阳不和，互相格拒所致，其治尚易。若夫非寒非热，津液耗竭，脾肺不濡，不能淫精于脉，而见浮候弦劲，按之濡弱，精不化气，气不化精之虚劳弦脉，则其治难。

张石顽曰：弦为六贼之首，最为诸经作病。故伤寒坏证，弦脉居多；虚劳内伤，弦常过半。总由中气少权，土败木贼所致。但以弦少弦多，以证胃气之强弱；弦实弦虚，以证邪气之虚实；浮弦沉弦，以证表里之阴阳；寸弦尺弦，以证病气之升沉。无论所患何证，兼见何脉，但和缓有神，不乏胃气，咸为可治。若弦而劲细，如循刀刃；弦而强直，如新张弓；弦如循长竿，如按横格，此皆弦无胃气，不可治也。又伤寒以尺寸俱弦为少阳受病，如弦而兼浮兼细，为少阳之本脉。弦而兼数兼缓，即有入腑传阴之两途。若弦而兼之以沉涩微弱，得不谓之阴乎？又伤寒脉弦细，头痛发热者，属少阳，此阳弦头痛也。阳脉涩，阴脉弦，法当腹中急痛，此阴弦腹痛，皆少阳部位也。凡表邪全盛之时，中有一部见弦，或兼迟兼涩，便是夹阴，急宜温散；汗下猛剂，咸非所宜。即非时感冒，亦须体此。至于素有动气，怔忡寒疝脚气，种种宿病，而夹外感之邪，于浮、紧、数、大中，委曲搜求，弦象必隐于内。多有表邪脉紧，于紧中按之，渐渐减少，纵之不甚鼓指，便当作弦脉例治。于浮中按之敛直，滑中按之搏指，沉中按之引引，涩中按之切切，皆阴邪内伏，阳气消沉，不能调和而显弦直之状，良非客邪盛紧之比也，不可不察。

革

革脉，浮兼实大而长，微弦，按之中空如鼓皮，虚大而坚者是也。革为阳中之阴，气血虚寒，革易常度也。主妇人半产漏下，男子遗精及诸失血之候。若中风得之，阴虚风劲也；感湿得之，土亢而风木柔也。脉书或与牢混，不知革浮牢沉，革虚牢实，形证可辨也。

按：革脉者，弦大而浮虚，如按鼓皮，内虚空而外绷急也。滑伯仁曰：革乃变革之象，虽失常度，而按之中空，未为真藏。故仲景厥阴例中，有下利肠鸣，脉浮革者，主以当归四逆汤。此风行木末，扰动根株之治也。又云：妇人则半产漏下，男子则亡血失精。故《金匮》半产漏下，主以旋覆花汤，血室伤愈，中有瘀结未尽之治也。其男子亡失精血，云岐①补以十全大补汤，此极劳伤精，填补其空之治也。是长沙直以寒虚相搏例之，惟其寒，故柔和之气失恶；惟其虚，故中空之象见焉。岂以革浮属表，不顾肾气之内备乎？

---

① 云岐：张璧，号云岐子，金元时期医家。撰有《云岐子脉法》（全称《云岐子七表八里九道脉论并治法》）等。

坚实者，脉体之实，血分之象，宜在沉分；空虚者，脉体之虚，气分之象，宜在浮分。革脉则实反在上，空反在下，其空固血虚也。其实非血实，亦非气实，乃阴寒凝结，自成形体，阻塞清道，非有形亦非无形，如满天阴霾，雨泽不降。治之仍在气分，设法力透重阴，使阴气下降而内守，旋即益阳以收功。

革浮坚牢，沉实在外，感寒热极盛之时得之。革即格阳，牢即关阴，盖尺寸阴阳也。浮沉亦阴阳也，溢于寸与溢于浮无异也，覆于尺与覆于沉无异也。其来势汹涌，而形体滑大者，或汗或下，犹可施治。若来势急缓无神，徒见形体坚搏劲急，此死阴之气，非寻常虚寒可比，峻用温补，犹恐未能拘回也。大抵脉中革与散之浮，牢与微之沉，皆虚实之极致，阴阳之偏绝，虽有神丹，百难救一。

实

实脉大而长，微强，按之隐指愊愊然，中取沉取皆有力者是也。实土也，为病在里。实而静，三部相得，曰气血有余；实而躁，三部不相得，曰里有邪，当下之。若一部独实，必辨脏腑而责之。实为热邪，为呕为痛，为痰为郁，为气塞，为瘕闭，为闪䏏，为积聚，为吐下，为癥瘕，为淋沥，为结核，为伏阳在内，为邪实，宜急下，故多主有余之候。然脉实为邪气盛，非正气充也。若泄泻脱血，久病虚羸，而得实大之脉者，不易治也。若妇人尺中实，曰有孕。

按：实脉者，浮沉皆得，大而且长，多主火热有余之证。然邪气盛则实，非正气充也。表邪实者，浮大有力，以风寒暑湿外感于经也；里邪实者，沉实有力，因饮食七情内伤于脏也。火邪实者，洪实有力，为诸实热等证；寒邪实者，沉弦实而有力，为诸痛滞等证。若久病脉见弦数滑实，乃孤阳外脱也。故书云：久病脉实者凶。又有阴亏之人，脉见关格洪弦，若实乃真阴大虚，燎原日炽，多属难治。盖脉有真假，真者易知，假者易误，故必问其所因，而兼察形证，庶乎不遗人夭殃，要非一实脉为然也。

实脉言脉，体之厚也。无论何脉，凡轻诊如此，重按而体势不减者，即谓之实。其脉浮沉和缓，不寒不热，此气血盛满之实脉也，不得谓之病。《内经》言邪气盛则实者，此非正气充，乃邪热鼓之也。虽然此实字所赅甚广，必察之。兼见之脉，凡实热者，脉必洪。但洪脉按之或芤，实寒者脉必牢。但牢脉专主于沉，非实脉浮、中、沉三按平等而有力也。若夫虚寒者，细而实，即紧脉也。积聚者，弦而实，或涩而实也。若孤阳外脱而实者，即《脉经》所谓三部脉如汤沸者也。皆兼他脉，此邪盛正虚之实脉也。大抵实脉主有余之病，必须来去有力有神。若但形体坚硬，而来往急缓，则是纯阴之死脉矣。

小

小脉，形减于常脉一倍曰小，小，阴也，病为不足。若无病人两手三部皆小，往来上下皆从，此禀质之清，不在病例。若一部独小，一手独小，曰病，在阳为气不足，在阴为血不足。前大后小，则头痛目眩；前小后大，则胸满短气。乍大乍小，曰邪祟。诸部小而急，瘕疝也。小脉指下显然，不似微脉之微弱依稀，细脉之微细如发，弱脉之软弱不前，短脉之首尾不及也。

按：脉之小弱，虽为元气不足，若小而按之不衰，久按有力，又为实热固结之象，乃正气不充，不能鼓搏热势于外，所以隐隐略见滑热之状于内也。设小而证见热邪亢盛，则为证脉相反之兆。亦有平人六脉皆阴，或一手偏小者。若因病而脉损小，又当随所见部分，察其偏盛而调治之。假令见于寸口，阳不足也；见于尺内，阴不足也。凡病脉见小弱，正气虽虚，邪气亦退，故为向愈。设小而兼之滑实伏匿，又为实热内蕴之征矣。经云：切其脉口，滑小紧以沉者，病益甚，在中。又云：温病大热，而脉反细小，手足逆者死。乳子病热，脉悬小，手足温则生，寒则死。此条与乳子中风热互发，言脉虽实大，不至急强；脉虽悬小，四肢不逆，可卜胃气之未艾。若脉失冲和，阳竭四末，神丹奚济。婴儿病赤白飧泄，脉小手足寒，难已；脉小手足温，易已。腹痛脉细小而迟者，易治；坚大而急者，难治。洞泄食不化，脉微小流连者生，坚急者死。谛观诸义，则病脉之逆从，可默悟矣。而前大后小，则头痛目眩；前小后大，则胸满短气。即仲景来微去大之变辞，虚中挟实之旨也。

弱

弱脉极软而沉细，快快不前，按之欲绝未绝，举之即无，由精气不足，故痿而不振也。为阳虚恐怖，为胃虚食少，为精力短少，气血亏损之候。弱为阴脉，即阳经见之，亦属阳气衰微，必无实热之理。只宜辨析真阳之虚，与胃气之虚，及夏月伤冷水，水行皮中所致耳。若阴经见之，阳气衰极，非峻温峻补不可。然弱之极软而沉细，不似微脉按之欲绝，濡脉按之若无，细脉之浮沉皆细也。

按：弱阴脉，极软而沉细，按之如欲绝指下者是也。大体与濡相类，濡细软而浮，弱脉则细软而沉也。又不似微脉之极细而薄，应指模糊，为气血两败之象。细脉之应指弦劲，为阴寒凝结之象也。弱为阳气衰微之候，夫浮以候阳，今浮取之如无，阳气衰微之明验也。经言寸口脉弱而迟，虚满不能食；寸口脉弱而缓，食卒不下。气填膈上，一属胃寒，一属脾虚，故皆主乎饮食也。《素问》以脉弱以滑，是有胃气；脉弱以涩，是谓久病。此言血痹虚劳，久嗽失血，新产及老人久虚者，见微弱之脉吉，然必弱而和滑，方可卜胃气之未艾。若少壮人暴病见弱脉，咸非所宜。即虚证脉弱，苟兼之以涩，即为气血交败之候矣。

细

细脉如线极细，三候不断不散者是也。非若微脉似有如无，隐隐如欲散也。细脉见于秋冬则可，见于春夏则不可；见于尺则可，见于寸关则不可；见于沉分则可，见于浮分则不可；细缓则可，细数则不可。盖秋令脉毛，若秋毫之末锐，故曰细。冬令脉石，若水凝如石，脉沉细也。其为病，主气血不足，冷涩泛逆，便泄腹痛，湿痹脚软，自汗失精等证。但以浮沉寸尺，分别裁决之可也。

按：细脉细小如线，三部平等，显然易明，非微脉之模糊难见也。若细而冲和，是禀赋六阴常脉，不足怪者。细为血气两衰之象，或伤精泄汗，或湿气下浸，或泄利脱阴，或丹田虚冷，或胃虚腹胀，或目眩筋痿。《脉经》云：细为血气衰，有此证则顺，否则逆。故吐衄脉沉细者生，忧劳过度者脉亦细，治须温补。亦有暴受虚寒，极痛壅塞经络，致脉沉细，不得宣达者。是细不得概言虚，而误施温补，固结邪气也。又有劳怯困殆，脉见弦细而数。盖弦主气衰，细主血少，数主虚火煎熬，奄奄将毙。医于此时，尚欲清之平之，良可慨矣。若沉细而迟主寒湿，治宜温中散寒，又忌补忌汗下矣。《脉法》云：细主诸虚劳损，细居左寸，怔忡不寐；细居右寸，呕吐气怯；细入左关，肝阴枯竭；细入右关，胃虚胀满；左尺见细，溲利遗精；右尺见细，下元冷惫。

细者阳气不充之候也，兼弦紧者，多见于浮，此元阳不足，阴寒盛于内外也。寒湿在内，风冷乘外，一身尽疼，兼以下利，必见此脉。兼滑数者，多见于沉，此热邪内郁，而正气不能升举畅达也。故伤寒时行病后，余热未清，胸膈不畅，即见此脉。若病正炽时，而见此脉，则邪在少阴也。三焦气结，而升降出入之机不利也。沉细而迟，实寒内痼；浮细而数，虚阳上越。因气寒而乍见脉细者，温之而可。复因血痹而渐见脉细者，劳损已成，血液不生，为虚热所耗而脉管缩小也。朱丹溪谓弦涩二脉，最难调治，余于细脉亦然，盖久病脉细，未有不兼弦涩者也。若更加之以数，则气血皆失其常矣。

张石顽曰：细为阳气衰弱之候。伤寒以尺寸俱沉细为太阴，为少阴。《内经》细脉诸条，如细则少气，脉来细而附骨者积也。尺寒脉细，谓之后泄头痛。脉细而缓为中湿。种种皆阴邪之证验。故胃虚少食，冷涩泛逆，便泻腹痛，自汗失精，皆有细脉。但以兼浮兼沉，在尺在寸，分别而为裁决。如平人脉来细弱，皆忧思过度，内戕真元所致。若形盛脉细，少气不足以息及病热脉细，神昏不能自持，皆脉不应病，法在不治。

微

微脉似有似无，浮软如散，重按之欲绝，模糊难见者是也。微主久虚之病，浮微阳不足，阳微则恶寒；沉微阴不足，阴微则发热。为多汗，为少气，为食减，为脱泻，为失精诸候。所以瞥瞥如羹上肥者，仲景谓阴气竭也；萦萦如蜘蛛丝者，仲景谓阳气之衰也。

按：微脉似有若无，欲绝非绝，极细极薄，又无力也。按之稍有模糊之状，不似弱脉之小弱分明，细脉之纤细有力，乃气血两虚之候。《脉法》云：左寸惊怯，右寸气促。左关寒挛，右关胃冷。左尺得微，髓竭精枯；右尺见微，阳衰命绝。此按部位以察病也。夫微脉轻取之而如无，故曰阳气衰；重按之而如无，故曰阴气竭。长病得之多不救，谓其正气将绝也；卒病得之或可生，谓其邪气不至深重也。

考诸经旨，亡阴亡阳，皆有微脉。《灵枢·终始》篇曰：少气者，脉口人迎俱小，而不称尺寸也。阴阳俱不足，补阳则阴竭，泻阴则阳脱。如是者可将以甘药，不可饮以至剂。《脉经》曰：脉小者，血气俱少。又曰：脉来细而微者，血气俱虚。凡浮而极薄，却非极细，应指无力而模糊者，亡阴之微，由肾阴竭，阳浮于上也，推其极则羹上肥也。沉而极薄，且又极细，似见弦劲，应指无力，不甚模糊者，亡阳之微，乃胃肠衰，阴涸于下也，推其极则蜘蛛丝也。极细极薄者，血虚也；应指无力者，气虚也。《脉经》曰：阳微则发汗，阴微则下利。又曰：阳微则不能呼，阴微则不能吸，呼吸不足，胸中短气。《伤寒论》曰：脉微而恶寒者，此阴阳俱虚，不可更发汗更吐更下，此大法也。仲景"辨脉"曰：其脉沉者，荣气微也，加烧针则血流不行，更发热而躁烦也。《伤寒论·太阳》篇曰：微数之脉，慎不可灸，因火为邪，则为烦逆，追虚逐实，血散脉中。《脉经》曰：阴数加微，必恶寒而烦扰不得眠也。此皆久病血虚，以致脉体浮薄，而软弱无力者也。"辨脉"曰：不战不汗出而解者，其脉自微，此以曾经发汗。若吐若下若亡血，以内无津液，此阴阳自和，必自愈。又曰：脉微而解者，必大汗出也。此卒病经汗下，邪去而正亦虚者也。又曰：病人脉微而涩者，此为医所病也。大发其汗，又数大下之，其人亡血。又曰：伤寒吐下后，发汗虚烦，脉甚微，八九日心下痞鞕，胁下痛，气上冲咽喉，眩冒，经脉动惕者，久而成痿。此过用汗吐下，津液大伤，以致化燥化热也，即加烧针与灸之流弊也。故曰：诸脉得数动微弱者，不可发汗，发汗则大便难，腹中干，胃燥而烦。此皆亡阴之微也。

少阴病下利清谷，里寒外热，手足厥逆，脉微欲绝，身反不恶寒，其人面赤色，或腹痛，或干呕，或咽痛，或利止脉不出者，通脉四逆汤主之。即吐且利，小便复利，而大汗出，下利清谷，内寒外热，脉微欲绝者，四逆汤主之。伤寒六七日，脉微，手足厥逆，烦躁，灸厥阴，厥不还者死。霍乱恶寒，脉微而复利，利止亡血也，四逆加人参汤主之。此皆元阳大亏，寒毒太盛而脉微，虽当发汗，下利后津液必伤，而仍以回阳为急者也。故曰：寸口诸微亡阳。此微乃沉细之极，亡阳之微也。

统观诸义，凡脉见此，只宜辅正，断无攻邪。或养阴，或扶阳，总宜兼顾阴分，不可稍伤津液。故四逆本有甘草，而又有加人参之例也。少阴病脉微细，但欲寐，此微字只作沉字解。厥阴病脉微缓为欲愈，此只是微甚之微，非微脉也。既微矣，何所复见其缓耶？虽辨脉亦有寸口脉微而缓，趺阳脉微而紧之语，盖以微指来去不大，应指无力，非形体模糊之微也。仲景书中，此类甚多，后人都牵作微脉，大谬。大抵亡阴之微，病势缓而挽回甚难；亡阳之微，病势急而恢复稍易。若夫下利脉微弱为欲愈，及前所谓汗吐下后，脉微而解者，不过脉体软薄，应指无力，未至模糊欲绝也，仍是濡弱之甚者，见正微脉也。正微脉必如羹上肥，蜘蛛丝者也。

濡

濡脉极软而浮细，如帛衣在水中，软手乃得，不任寻按也。其浮软与虚脉相类，但虚脉形大，而濡脉形小也；细小与弱脉相类，但弱脉在沉分，而濡脉在浮分也；又与散脉相类，但散脉从浮大而渐至于无，濡脉从浮小而渐至于难见。从大而无者凶，从小而难见者，吉凶相半也。濡为湿病之脉，又为胃气不充之象，故内伤虚劳泄泻，食少自汗，喘乏精伤，痿弱之人，多见濡脉。若中气胀闷，腰背酸疼，肢体倦怠，舌腻口黏，皆当作湿治，不可断为无根虚损之脉也。

按：濡脉形体泡松，虚软少力，应指虚细，如絮浮水面，轻手乍来，重手乍去，乃气血不充之象也。为中湿，为自汗，为冷为痹。《脉法》云：寸濡曰阳虚，关濡曰中虚，尺濡曰湿甚。若从容和缓，老人与病后及禀赋素薄者咸宜之；不似微脉之极细而薄，应指模糊，为气血两败之象也；又不似细脉之应指弦劲，为阴寒凝结之象也。但病后经汗吐下，乍见此脉，虽曰邪退，尤属正虚，急宜扶养，若渐见势微形细，便非佳兆矣。

滑

滑为阳中之阴，往来流利，其动替替然，如珠走盘，应指圆滑，息至若数而不促，浮中有力，而非弦紧，此滑脉之形也。为痰壅，为宿食，为血畜，滑而收敛，脉形清者，曰血有余；滑而参伍不调，脉形浊者，曰痰饮停留。浮滑风痰，沉滑食痰，滑数痰火，滑短宿食。妇人尺脉和滑为有孕，滑而断绝为经闭。滑为血实气壅之候，多属有余之证，无虚寒之理。若滑而急强，擘擘如弹石①，谓之肾绝。滑不直，手按之不可得，为大肠气予不足，以其绝无和缓胃气，故经予之短期。

按：滑脉滑而匀平，乃得胃气之脉也。故经云：脉弱以滑，是有胃气。又云：滑者阳气盛，微有热，按之指下鼓击有力有神，如珠圆活，替

---

① 擘擘如弹石：当作"辟辟如弹石"。《素问·平人气象论》："死肾脉来，发如夺索，辟辟如弹石。"后世论肾之绝脉，皆源于此。

替不绝，男得此无病，女得此有胎，乃真滑脉也。若病则多主痰饮畜血。《脉法》云：寸滑膈痰呕吐，关滑畜血宿食，尺滑癫淋遗泄。若骤诊似亦和滑，息数如常，平动不鼓，嘿嘿而去，稍按即无，此为元气将脱之绝脉也，死期不过旬日耳，不得妄事化痰消痞。又有累累如珠，自尺上趋于寸，而无起伏，即此脉也。有中气郁结者，亦见此脉，然按之必实而有力，便不得谓之死脉也。至于虚损多弦滑之脉，阴虚而然也；泻利多弦滑之脉，脾肾津液受伤也。斯皆不可通以火论也。

经以缓而滑曰热中。缓、滑皆胃气脉也，而曰热中，此必动势盛大而不和平也。夫滑者阳气之盛也，其为病本多主热而有余，故《脉经》曰：脉来疾者风也。滑者病食，滑躁者有热，涩者病寒湿。《难经》谓滑者伤热，涩者中雾露，雾露即寒湿也。滑者鬼疰。滑疾者胃热，迟而滑者胀，辟而滑者短气，短疾而滑酒病，浮而细滑伤饮，浮滑而疾，食不消，脾不磨，关上紧而滑者蚘动，尺中沉而滑者，寸白虫。观此诸说，概由湿热。其言寒者，即《内经》阴气有余之义，非真寒也。况病有表寒里热，有里寒表热，有表里俱热，故滑而多有兼脉。滑自主热，其兼脉自主寒，非滑能正主寒也。又谓滑脉始为热，终为虚，所谓滑者血热也，所谓热者血虚也。津液为热所鼓荡，如长江大河，滚滚不尽，此热滑之大义也。虚滑即滑不直手，是津液竭尽，脉络空虚，气无所击也。《素问·大奇论》曰：脉至如丸，滑不直手，按之不可得，是大肠气予不足也，枣叶生而死。《脉经》曰：脉浮而滑，其人外热风走刺有饮难治，此虚滑之大义，正气无所归宿，涩极之幻相也。夫有饮难治者，正气为痰饮格拒，不得归根，邪风游溢经络，一身流走刺痛，正气将散者也。《脉经》又谓尺脉偏滑疾，面赤如醉，外热刺痛，正此义也。"辨脉"曰：浮滑之脉数疾发热，汗出者不治。又温病之坏证，其掣如电，按之即散者也。

涩

涩脉为阴，似短似迟，若止若来，往来不利，塞滞不前，如刀刮竹，如雨沾沙者是也。为雾露，为血枯精涸，为盗汗不仁，为心痛，为血虚腹痛。女人有孕，主胎痛胎漏，无孕主败血为病，或主艰于嗣。又为湿为寒，是涩多精血枯竭虚寒之候。然又为积痰，为痰热结伏，为瘀血，为气结，此或因恚怒，或因忧郁，或因厚味，或因过服补剂，或因表无汗，气腾血沸，清化为浊，致成老痰凝血，胶固杂揉，脉道阻塞，则脉亦呈涩象矣。岂涩脉独主虚寒而不细加详察也哉？

按：涩脉往来蹇滞，不能流利圆滑者也。如刀刮竹者，竹皮涩遇节则倒退，形容涩脉往来难之意也。如雨沾沙者，沙乃不聚之物，雨虽沾之，亦细而散，形容涩脉往来散之意也。涩脉或有一止复来者，是涩不流利之止，与结促代之止不同。叔和《脉经》云：涩脉细而迟，往来难且散，或一止复来者是也。《脉法》云：涩为血少，亦主伤精。寸涩心痛，或为怔忡；关涩阴虚，因而中热，右关土虚，左关胁胀；尺涩遗淋，血利可决，孕为胎病，无孕血竭。《金匮》云：寸口脉浮大，按之反涩，尺中亦微而涩，知有宿食。有发热头痛，而见浮涩数盛者，阳中雾露之气也。雾伤皮腠，湿流关节，总皆脉涩，但兼浮数沉细之不同也。有伤寒阳明腑实，不大便而脉涩，温病大热而脉涩，吐下微喘而脉涩，水肿腹大而脉涩，消瘅大渴而脉涩，痰证喘满而脉涩，病在外而脉涩，皆脉证相反之候。平人无故脉涩，贫窘之兆。尺中蹇涩，则艰于嗣。

涩有血燥，亦有气虚，故有虚涩，有实涩，有尺寸之涩，有浮沉之涩。自尺至寸，前进屡踬，此多由血液耗竭，经隧不利也。自沉至浮，外鼓迟难，此多由元阳衰弱，动力不畅也。又无论尺寸浮沉，来势艰滞，但见应指有力，即由于实；应指无力，即由于虚。且脉之涩也，乃于他脉中杂以数至之来难也，非每至必涩也，须察其不涩之至。滑者痰也，数者热也，迟者寒也，弦者郁也，结者血之凝也，微弱者气之衰也，细小躁疾者火燥而液耗也。再察其正涩之至，应指之有力无力，而虚实无不了然矣。若每至必涩，是脉乱而死矣。大抵涩脉属寒者多，倘兼见数，即防胃痈、肠痈、肺痈及恶疮肿毒也，其元阳衰愈。应指过于无力者，与代相近，但代脉平平而来，忽然一止，无中途来往之艰滞，一专气衰，一兼经阻也。

凡见于汗吐下后及素善盗汗者，血虚之涩也。若《脉经》所谓涩而紧痹痛，迟涩中寒，有息痕与宿食。脉紧而涩者，血壅之涩也。罪而涩者，全似结脉，但结从来去之急缓上见，每至皆急缓也；涩从来去之艰涩上见，不必每至皆艰涩也。结脉病在气分，宜温元开郁；涩脉病在血分，宜养液行瘀。有谓结主实，涩主虚，亦不可过泥也。

滑为气血有余，涩为气血不足，此滑涩正义也。湿热化痰，气郁血壅，此滑而兼于动者也；痰凝气聚，实寒相搏，此滑而兼于结者也。故于滑脉中分邪正，于涩脉中分虚实。《脉经》曰：涩而紧痹痛，迟涩中寒有瘕痕，浮紧且滑直者，外热内冷，不得大小便。沉而为下重，亦为背膂痛，气郁血滞之义显然。故吾常谓前人之言滑脉，多夹杂动脉在中。"平脉"曰：滑者紧之浮名。《脉诀》曰：滑者三开如珠动是也。言涩脉多夹杂结脉在中。杜光庭[①]曰：涩谓秋中多结脉是也。更有动久气衰而近结，涩极气脱而似滑，具慧眼者，自能剖析毫芒，肆应不惑。

《素问·脉要精微论》曰：涩者阳气有余也，滑者阴气有余也。《灵枢·邪气脏腑病形》篇曰：滑者阳气盛，微有热；涩者多血少气，微有寒。《脉经》又以滑为多血少气，涩为少血多气，言若两歧，理实一贯。盖气之力大于血，血为其鼓动而无所留滞，故滑为气盛也；血滞而气不足以行之，则血壅而见多矣。故涩为多血少气。犹曰：形瘦脉大，胸中多气者死。岂真有多气而死？正以气壅而不通耳。此《灵枢》之义也。血主濡之，气主呴之。气为阳热，能耗血者也。滑则津液充溢，热势不能耗之，故阴有余也；涩则阴虚阳旺，卫降荣竭，血液为壮火所灼，而不能充满流动矣，故阳有余也。阴有余，故多血少气；阳有余，故少血多气也。此《素问》与《脉经》之义也。二脉相反，不能并见。"平人气象论"：尺涩脉滑，谓之多汗。此指尺之皮肤，非并见于脉也。然《中藏经·虚实论》曰：诊其左右尺中脉涩而涩者，下虚也。巢氏"肠痈候"曰：脉滑涩者，小肠痈出血者也。至于《难经》所谓热病之脉，阴阳俱浮，浮之而滑，沉之散涩者，其为并见，更属无疑。夫脉固有浮之拍拍击手似洪滑，沉之来难，不调似涩，此主气热血虚也。华氏所论，其殆此耶？亦有浮之来难不

调,沉之漉漉似滑疾,此气郁于血,血分热沸也。巢氏所论,其殆此耶?
凡痈疽既出血,浮、滑、沉、涩者逆,沉、滑、浮、涩者顺,但养液、清
热、和荣卫自复矣。且涩脉乃于他脉中杂以数至之来难也。若每至必涩,
则脉乱死矣。故涩脉必有兼脉,其气弱血燥而虚涩者,兼见之脉,多在软
弱一边;其气郁血滞而实涩者,兼见之脉,多在洪滑一边。方其涩时,脉
气未能畅达,一达则涌沸而上也,此二脉所以多兼见也。又二脉主病略
同,而有寒热虚实之相反。如宿食、凝痰、瘀血等证,寒则涩,热则滑;
久则涩,新则滑;虚则涩,实则滑。故赵晴初曰:滑脉多主痰,以其津液
壅盛也。然有顽痰阻塞气机,脉道不利,反见脉涩者,开通痰气,脉涩转
滑,见之屡矣。即仲景论宿食脉亦然,或言滑数,或言紧涩,寒滞冷积则
涩,蕴热化痰则滑也。故《脉经》曰:脉紧而滑者吐逆,小弱而涩者胃
反,胃反必吐逆也。而滑涩异脉者,实热与虚寒异本也。尺脉滑而疾为血
虚,尺脉涩下血下利多汗,下血必血虚也。而滑涩异脉者,涩为本脉,其
滑而疾者,阴虚阳往,卫降营竭,所谓阴虚生内热者也。《中藏经》以滑
为虚,此其义也。

长

长为阳脉,指下如持竿之状,举之有余,长过本位者也。
长而和缓为寿征。心脉长,神强气壮;肾脉长,蒂固根深。女
人左关独长,多淫欲;男子两尺修长,多春秋。若长而洪数有
力为阳旺,毒气内蕴三焦,拂郁热盛。长而洪为颠狂热深,长
而搏为阳明热伏,沉细而长为积聚。若肿疡脉长宜消溃,或毒
深难治。长脉在时主春,肝木之应也。

按:长脉不大不小,迢迢自若,溢出三指之外者是也。夫寸口之脉,
由胸中行至大指端,非有断截,本无长短可言。然脉体有现有不现,不现
者按之止见动于三指之内,现者见其长出于三指之外,则长短宜分矣。但
有形体之长,有往来之长。形体之长者,有一部之长,有三部之长;往来
之长者,谓来有余韵也。长主于肝,长而和缓,即合春生之气,而为健旺

之征。若长而硬满，便属有余之病，非阳毒癫痫，即阳明热作矣。若夫鳏寡思色不遂，心肝两部洪长而溢鱼际，是乃七情为患，非外邪之脉也。若癫疝而左尺偏长，为宿疾留经。若寒入经腑，六部细长，治宜辛热。若细长而鼓指，又须清解。灵变在人，不可拘执者也。

夫形体之长脉，弦缓相兼之谓也，稍劲即为弦矣，缓者胃阳畅达也。缓而长者，中气充足，水火停匀，升降流通，五脏百脉，一无凝滞亏欠，故形体圆满，上下动静，首尾如一。《内经》长则气治，即此义也。然有肝阳有余，横满胸膈，两胁虚胀，头热目昏，神识不清，其脉弦而体不甚劲者，以其无寒也，是其形体全与长无异。惟来盛去衰，浮多沉少，且轻抚于皮毛之间，必隐然挺指，互不移也，此似长非长者一也。又有形体通长，而其势怠缓，应指无力，全无精神，此为肝脾并至，虚寒之败象也。张景岳所谓紧而无力者，此似长非长者又一也。又脉体素弱者，肝邪发时，如头痛、胸痛、疝痛、宿食停滞等证，往往不甚劲急，如所谓长而缓者，病在下是也。又风湿淫溢，多见洪长，亦不动急，皆病脉也，此又是长非长者，其类可推也，故形体之长，指下易见，而主病甚多，难云全吉。惟来往之长，来高去深，动势从容宽绰者，最为吉象。即有兼脉，病亦轻浅。总之，无病之长，其浮、中、沉一律匀柔。余虽形体通长，而或浮或沉，必有一部按之挺然指下，无甚来去起伏之势也。

短

短为阴脉，按之不及本位，应指而回，不能满部。或前有后无，或前无后有，或两头俱无，故曰短。平人得之，总非寿征。病脉多主不及，盖短则气不足以前导其血也。有邪气拘缩，故血气不利而短者。有过于悲哀之人，其脉多短者；于此可以占气之病矣。为阴中伏阳，为三焦气壅，为痰食积聚，为便难，皆属气道阻碍，阳气不通，故脉短也。无力为虚，有力为实。若寸口脉短为头痛，若乍短乍长为邪祟。短脉在时主秋，肺金之意也。

按：短者气虚不能充满于脉管之中，则气来或前鼓指，而尾衰弱不能应指，故其形似断非断，经曰短则气病是也。不似小脉之三部皆小弱不振，伏脉之一部独伏匿不前，动脉之如豆厥厥动摇也。短脉多由肾气厄塞，不能条畅百脉；或因痰气食积，阻碍气道，所以脉见短涩促结之状。亦有阳气不充而脉短者，经谓寸口脉中手短者曰头痛是也。仲景曰：汗多重发汗，亡阳谵语，脉短者死，脉自和者不死。《千金方·论脚气》曰：心下急，气喘不停，或自汗数出，或乍寒乍热，其脉促短而数，呕吐不止者死。盖促短而数者，验之病者，其脉之来去如催促之短缩而数疾，此毒气冲心，脉道窘迫之所致，乃为死证。斯又短脉之最危险者也。夫长有来往之长，则短亦有来往之短。阳虚阴盛则嘘力微，脉沉而掣掣于肌肉之下；阴虚阳盛则吸力微，脉浮而跃跃于皮肤之上。只分动止而无甚来去之势也。更有萦萦于中候，而上不及浮，下不及沉者，此先天禀赋不足，或气郁而中枢升降不畅，是皆来往之短脉也。

附：清脉浊脉

清脉者，轻清缓滑，流利有神，似小弱而非微细之形；不似虚脉之不胜寻按，微脉之软弱依稀，缓脉之阿阿迟纵，弱脉之沉细软弱也。清为气血平调之候。经云：受气者清。平人脉清虚和缓，生无险阻之虞。如左手清虚和缓，定主清贵仁慈；若清虚流利者，有刚决权变也。清虚中有一种弦小坚实，其人必机械峻刻。右手脉清虚和缓，定然富厚安闲；若清虚流利，则富而好礼。清虚中有一种枯涩少神，其人虽丰，目下必不适意。寸口清虚，洵为名裔，又主聪慧。尺脉清虚，端获良嗣，亦为寿征。若寸关俱清，而尺中蹇涩，或偏小偏大，皆主晚景不丰及艰子嗣。似清虚而按之滑盛者，此清中滞浊，外廉内贪之应也。若有病而脉清楚，虽剧无害。清虚少神，即宜温补，以助真元。若其人脉素清虚，虽有客邪壮热，脉亦不能鼓盛，不可以为证实脉虚，而失于攻发也。浊脉者，重浊洪盛，腾涌满指，浮沉滑实有力；不似洪脉之按之软阔，实脉之举之减小，滑脉之往来流利，紧脉之转索无常也。浊为禀赋昏浊之象。经云：受谷者浊。平人脉重浊洪盛，垂老不得安闲。如左手重浊，定属污下；右手重浊，可卜庸愚。寸口重浊，家世卑微；尺脉重浊，子姪卤莽。若重浊中有种滑利之象，家道富饶；浊而兼得蹇涩之状，或偏盛偏衰，不享安康，又主夭枉。似重浊而按之和缓，此浊中兼清，外圆内方之应也。大约力役劳勤之人，动彻劳其筋骨，短之重浊，势所必然。至于市井之徒，拱手曳裾，脉之重浊者，此非天性使然欤？若平素不甚重浊，因病鼓盛者，急宜攻发以开泄其邪。若平昔重浊，因病而得蹇涩之脉，此气血凝滞，痰涎胶固之兆，不当以平时涩浊论也。

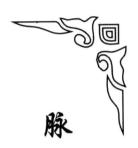

脉

语

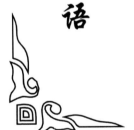

明·吴崑 撰

孙玉信 校注

内容提要

明·吴崑撰。一名《脉学精华》。二卷。刊于明万历十二年（1584 年）。吴崑（1551—1620），字山甫，号鹤皋，又自号参黄子、参黄生。安徽歙县人。卷上为"下学篇"，作者结合个人临证体会，列论 13 篇；卷下为"上达篇"，作者结合《内经》《难经》《脉经》《甲乙经》等有关脉论内容，阐明新义，列为 53 篇，论及 30 种脉象。本书论脉简要，颇有见地。对太素脉中的若干观点，基本持批判态度。末附脉案格式，系对医生于诊病时书写病案提出的具体要求。对研究古代中医脉诊颇有参考价值。

本次整理，以明万历十四年（1586 年）亮明斋刊本为底本。

目　录

序 ……………………………………………………（94）

卷上 …………………………………………………（95）

　下学篇 ……………………………………………（95）

　　取脉入式 ………………………………………（95）

　　寸关尺义 ………………………………………（95）

　　六部所主 ………………………………………（95）

　　五脏浮沉 ………………………………………（96）

　　取脉有权 ………………………………………（96）

　　五脏经脉 ………………………………………（96）

　　五脏病脉 ………………………………………（96）

　　五脏死脉 ………………………………………（96）

　　诸脉状主病 ……………………………………（97）

　　怪脉类 …………………………………………（101）

　　妇人脉法 ………………………………………（102）

　　小儿脉法 ………………………………………（104）

　　诸病宜忌脉 ……………………………………（104）

卷下 …………………………………………………（106）

　上达篇 ……………………………………………（106）

　　脉位法天论 ……………………………………（106）

　　大小肠脉在两寸间 ……………………………（106）

　　三焦脉在右尺辨 ………………………………（107）

　　寸口者脉之大会附：小儿三关 …………………（108）

脉有神机 ……………………………………（108）

三部九候 ……………………………………（108）

七诊 …………………………………………（109）

六残 …………………………………………（109）

反关脉 ………………………………………（110）

上鱼脉 ………………………………………（110）

上下来去至止 ………………………………（110）

阴阳大法 ……………………………………（111）

阴阳相乘相伏 ………………………………（111）

重阴重阳 ……………………………………（111）

脱阴脱阳 ……………………………………（112）

阴阳绝 ………………………………………（112）

分析脏腑阴阳盛衰 …………………………（112）

脉无根 ………………………………………（112）

上部有脉下部无脉、下部有脉上部无脉 …………（113）

经络虚实 ……………………………………（113）

有力无力 ……………………………………（113）

伤寒脉大法 …………………………………（114）

脉不再见 ……………………………………（114）

胃气为本 ……………………………………（114）

丹溪候胃气法 ………………………………（115）

推法 …………………………………………（115）

脉有亢制 ……………………………………（115）

脉有乘侮 ……………………………………（115）

男女脉异 ……………………………………（116）

老少脉异 ……………………………………（116）

脉合形性 ……………………………………（116）

色脉 …………………………………………………（116）

脉知得病之期 ………………………………………（117）

真脏脉见决死期 ……………………………………（117）

人迎寸口 ……………………………………………（117）

《灵枢》脉法 ………………………………………（118）

运气脉 ………………………………………………（118）

方宜脉 ………………………………………………（119）

十二经不复朝于寸口 ………………………………（119）

奇经、督脉、冲脉、任脉见于寸口 ………………（119）

《手检图》脉法 ……………………………………（120）

一脏无气四岁死辨 …………………………………（120）

从证不从脉 …………………………………………（120）

从脉不从证 …………………………………………（121）

形肉已脱九候虽调犹死 ……………………………（121）

七诊虽见九候皆从者不死 …………………………（121）

趺阳、太溪、太冲 …………………………………（122）

《太素脉》论 ………………………………………（122）

《太素脉》可采之句 ………………………………（123）

脉案格式 ……………………………………………（123）

序

　　脉者，指下之经纶也，斯而或昧，轻则系病之安危，重则关人之生死，诚不可不语者。自六朝高阳生伪叔和而著《脉诀》，脉之不明也久矣。余幼慕是术，窃有悯焉。敬业主余，每以《素》《难》《灵枢》《脉经》《甲乙》，及长沙、河间、东垣、丹溪之书间阅之。越十年，以举子业不售，里中长老，谓余曰：古人不得志于时，多为医以济世，子盍事医乎？奚拘一经为也。余于是投举子笔，专岐黄业，乃就邑中午亭余老师而养正焉，居三年，与师论疾，咸当师心，师勉余友天下士。嗣是，由三吴，循江浙，历荆襄，抵燕赵，就有道者师事之焉。或示余以天人贯通之道，或示余以医儒合一之理，或示余以圣贤之奥旨，或秘余以家世之心传，其间讲求脉理，出入岐黄者，未常乏人。然，童而习之，白首不达者，又不可以枚举而数计矣。呜呼，一指之下，千万人命脉所关，医家于此而懵焉，是以人为试耳，世之疲癃残疾，将安赖之。于是，以孤陋之闻，集成语录二篇，以告同志，虽未敢以为可传，然杨园之道，倚于亩丘，是亦行远升高之一助云尔。

参黄子　吴崑撰

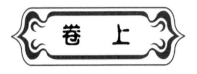

下学篇

取脉入式

医家取脉，常以平旦之际，取手太阴肺经。掌后高骨名曰关，关之前名曰寸，关之后名曰尺。浮以取表，沉以取里，中以取胃气。寸部法天，候胸以上至头之有疾也；关部法人，候膈以下至脐之有疾也；尺部法地，候脐以下至足之有疾也。左脉候左，右脉候右，两手皆然。病者危迫，则勿以平旦为拘，虽一日三诊之。

寸关尺义

从鱼际至高骨，却行一寸，因名曰寸。去尺泽一尺，因名曰尺。界乎尺寸之中，因名曰关。

六部所主

左寸主心与小肠，左关主肝胆，左尺主肾与膀胱；右寸主肺与大肠，右关主脾胃，右尺主肾与命门。诸家脉诀，皆以三焦合于右尺，于理为悖，辩在下集。

第一辑

五脏浮沉

与皮毛相得者，肺脉也；与血脉相得者，心脉也；与肌肉相得者，脾脉也；与筋相得者，肝脉也；与骨相得者，肾脉也。

取脉有权

轻以取腑，重以取脏，诸阳脉为腑，诸阴脉为脏。阴中有阳，阳中有阴，浮亦有脏，沉亦有腑，取脉有权，不可执也。

五脏经脉

经脉者，常脉也，平人无病之脉也。心脉浮大而散，肺脉浮涩而短，肝脉弦长而和，脾脉缓大而敦，肾脉沉软而滑。医者一呼一吸，病者脉来四至五至，是皆平人无病之脉也。

五脏病脉

凡肝弦、心洪、脾缓、肺毛、肾石，俱要中和。太过固病，不足亦病。太过者，脉来强实是也，病在外；不及者，脉来虚微是也，病在中。

五脏死脉

脉来前曲后踞，如操带钩，曰心死；脉来坚劲，如新张弓弦，又如循刃，曰肝死；脉来坚锐，如鸟之喙，如鸟之距，如屋之漏，如水之流，介然不鼓，曰脾死；脉来如物之浮，如风吹毛，曰肺死；脉来发如解索，辟辟如弹石，曰肾死。凡此皆真脏之脉，无胃气以和之，故谓之死。

诸脉状主病

《脉经》论脉，大都二十四种。今不拘其数，凡所常论者，悉备于后。

浮 自皮肤之上得之，曰浮。阳也，金也，为病在表。浮而缓，曰风。浮而紧，曰寒。浮而虚，曰暑。浮而涩，曰雾露。浮而滑，曰风痰。浮而有力，曰表实。浮而无力，曰表虚。浮而数，曰表热，有疮痒。浮而迟，曰表寒，喜近衣。浮而促，曰表有痛疽。瘦人得浮脉，三部相得，曰肌薄。肥人得之，未有不病者也。

沉 自肌肉之下得之，曰沉。阴也，水也，为病在里。为积，为疝，为恐惧，为腰痛，为水滀。沉而实，曰积。沉而虚，曰少气。沉而缓，曰湿。沉而濡，曰水。沉而数，曰里热，身肿，曰阳水。沉而迟，曰里寒，身肿曰阴水。伤寒阳证两寸沉，曰难治。平人两寸沉，曰无阳，必艰于寿。

迟 医者一呼一吸，病者脉来三至，曰迟。二至、一至，则又迟也。若二呼二吸一至，则迟之极矣。阴脉也，为阳虚，为寒。观其迟之微甚，而寒为之浅深，微则可治，甚则难生。乍迟乍数曰虚火。

数 医者一呼一吸，病者脉来六至，曰数。若七至、八至，则又数也。九至、十至、十一至、十二至，则数之极矣，阳脉也，为阴虚，为热。七至曰甚，八至已为难治，九至以上，皆为不治。脉来数而坚，如银钗之股，曰虫毒。若婴童纯阳之气，则七至、八至又其常也，不在大人之例。

滑 脉来如珠之斡旋，曰滑。阳也，土也。为实、为下，为阳气衰。滑而收敛，脉形清者，曰血有余。滑而三五不调，脉形浊者，曰痰也。右关滑，曰有食积。妇人尺内滑，曰有孕。

两寸滑，曰痰火。一手独滑，曰半身不遂。

涩 脉来如刀刮竹皮之状，曰涩。阴也，金也。为雾露，为血枯，为精涸，为盗汗，为心痛，为不仁。浮而涩，曰表恶寒。沉而涩，曰里燥涸。两寸涩甚，曰液不足。两关涩甚，曰血不足。两尺涩甚，曰精不足，必艰于嗣。

紧 状如转索，劲急曰紧，阴阳相搏也。为寒，为痛，为筋挛，为中恶。紧而洪，曰痈疽。紧而数，曰中毒。紧而细，曰疝瘕。紧而实，曰内胀痛。紧而浮，曰伤寒。紧而涩，曰寒痹。紧而沉，曰寒积。

缓 状如琴弦久失更张，纵而不整，曰缓。阴也，土也。为病不足，为风，为表虚。与迟脉不同，迟以数言，缓以形言，其别相远矣。若脉来不浮不沉，中取之，从容和缓者。脾之正脉也。浮而缓，曰卫气伤。沉而缓，曰荣气弱。诸部见缓脉，皆曰不足，谓其不鼓也。

虚 脉来有表无里，曰虚。为暑，为肠澼，为阴虚，精气不足。左寸虚，曰惊悸。右寸虚，曰喘息。左关虚，曰肝衰。右关虚，曰脾弱。两尺虚，曰肾怯，兼涩者必艰于嗣。

实 中取之、沉取之，脉来皆有力，曰实。阴中之阳也，土也，为病在里。实而静，三部相得，曰气血有余。实而躁，三部不相得，曰里有邪也，当下之。若一部独实，必辨脏腑而责之，妇人尺中实，曰有孕。

小 脉形减于常脉一倍，曰小。《脉经》首论脉形二十四种，有细而无小，今之小其即古之细乎。阴也，病为不足，若无病人，两手三部皆小，往来上下皆从，此禀质之清，不在病例。若一部独小、一手独小，曰病。乍大乍小，曰邪祟。诸部小而急，皆曰疝瘕①。

大 脉形加于常脉一倍，曰大。阳也。若得病而脉始大，或久病而脉暴大，此为邪盛，经曰大则病进是也。若平人三部皆大，往来上下自如，曰禀质之厚，亦不在病例。若一部独大、一手独大，斯可以占病矣。

长 过于本位，相引，曰长。阳也，木也。长而软滑，曰气治。长而坚搏，曰气病。上部主吐，中部主饮，下部主疝。长而洪，曰癫狂病。长而搏，曰阳明病。女人左关独长，曰淫欲，男人两尺修长，曰多春秋。

短 不及本位，来去乖张，曰短。阴也，金也。上不至关，曰阳绝。下不至关，曰阴绝。乍短乍长，曰邪祟。寸短曰头痛，关短曰宿食，尺短曰胫冷。过于悲哀之人，其脉多短，可以占气之病矣。

芤 脉来形大，如葱，按之中央空、两边实，曰芤。阴去阳存之脉也，主上下出血，遗精盗汗，各随所在而论之。或云芤草名，似葱而有指按之形。以斯脉似之，因以得名。

伏 脉形潜隐于骨间，曰伏。阴也，水也。为积聚，为疝瘕，为少气，为忧思，为痛甚。伏而数，曰热厥，亢极而兼水化也。伏而迟，曰寒厥，阴极而气将绝也。

洪 犹洪水之洪，脉来大而鼓也。若不鼓，则脉形虽阔大，不足以言洪，如江河之大，若无波涛汹涌，不得谓之洪。阳也，火也，病则为热。洪而有力，曰实火。洪而无力，曰虚火。洪而急，曰胀满。洪而滑，曰热痰。洪而数，其人暴吐，曰中毒。诸失血遗精，白浊盗汗，脉洪曰难已，伤寒汗后脉洪，曰死。

软 亦作濡。脉来按之无力，如水上之浮帛，曰濡。阴阳

---

① 疝瘕：或因风热与湿相结而致小腹热痛，溺窍流白色黏液，或因风寒气结，腹皮隆起，腹痛牵引腰背。

俱损之脉也。为中湿，为自汗，为冷，为痹。两寸濡，曰阳虚，无气以息。两关濡，曰中虚，脾胃有亏。两尺濡，曰湿甚，病为泄泻。

弦 絃同。脉来如按琴瑟弦，曰弦。阴中之阳也，木也，为病在肝，为寒在少阳。有偏弦，有双弦。偏弦者，脉来弦而敧斜也，为流饮作痛；双弦者，脉来如引二线也，为肝实，为痛；若单弦，只一线耳。弦而激，曰怒。弦而浮，曰外感风。弦而数，曰热生风。弦而搏，曰饮。弦而急，曰疝。弦而沉，曰肝气。弦而乍迟乍数，曰疟。

弱 软之甚也。自《脉经》而下，软、弱各言其状，其实几希之异耳。阴也，为阳虚恐怖。此气血不足，久病羸弱之人多有之。

微 脉来极细而软，或欲绝、若有若无也，阴也。诸部见之，皆曰不足，近死之脉也。两尺微，曰下痢逆冷。

动 脉来厥厥动摇，曰动。阳也。其脉多见于关上，阴固于外，阳战于内，故有此脉，阴阳之乖戾可知矣。为痛，为惊，为崩脱，为泻痢。见于寸者为阳，阳动则发汗。见于尺者，为阴，阴动则发热。

革 按之如鼓皮，虚大而坚，曰革。牢之别名也，谓之牢者，牢守其位，不上不下也。阳也。此精血遗亡而气独守，故主半产漏下，男子遗精。若中风而得之者，阴虚而风劲也。感湿而得此者，土亢而风木承之也，此之谓无胃气，经曰：脉不往来者，死。斯脉之谓乎。

促 数，时一止，曰促。有断促之义，阳脉之极也，阳盛而阴不能和之，故有此脉。为气结，为痈疽，为狂，为怒。渐退者生，渐进者死。

结 迟，时一止，曰结。有结滞之义，阴脉之极也，阴盛而阳不能入之，故有此脉。为癥结，为寒气。张长沙谓，结促皆病脉，则近于死可知矣。

代　《脉经》曰：脉五来一止，不复增减，经名曰代。七来一止，不复增减，亦名曰代。然则，代者止而有常，如四时更代而不失其常也。后人以脉来止而难回曰代。本脏气绝，他脏代之曰代，夫止而难回，即是止耳，何以言代？本脏气绝，则他脏必相因而病，代之之说亦难通。学者宜以《脉经》为定论。阴阳骤损之脉也，为气血亏坏，元气不续。孕娠三月者多有之，霍乱之候亦有之，此病脉也。他病得此脉者，正死不疑。

散　脉来涣散不聚，曰散。阳也，火也，夏令之脉也。非其时而得之者，血亡而气欲去也。散而滑者为妊娠，心部散曰心多喜。

毛　脉来浮涩，类羽毛也。金也，为病与涩脉同。

钩　脉来前曲后锯，如带钩也。上古论脉，称钩而不称洪，古之钩，其今之洪乎。

石　阳至而绝，曰石。肾之危脉也，水绝不能济火，故有此脉。

溜　脉来如水之溜，曰溜。阴阳和平，无相胜负之脉也，其即滑而清之谓乎。

疾　即数也。所谓躁者亦疾也，所谓驶者亦疾也。

怪脉类

世论怪脉，大都八种，今稽于经，殆不止此，悉著于后，以广学者之见闻。

涌泉　一名沸釜，脉在筋骨间，涌涌而至，如泉之涌出。

浮合　脉来后至者反凌乎前，如浮波之合也。

弹石　脉在筋骨间，劈劈然而至，如石之弹指也。

雀啄　脉连来三五下，且坚且锐，如鸟之啄也。

屋漏　脉来良久一滴，溅起而无力也。

解索　脉来如乱绳初解之状，散乱之意也。

鱼翔　脉来浮中间一沉，如鱼之出没也。

虾游　脉来沉，中间一浮，如虾之动静也。

偃刀　脉来一丝坚劲，如循锋刃之芒。一名循刃。

转豆　脉来形大，且短、且坚、且涩也。一名泥丸。

火新　脉来如火新燃之状，随起随灭也。

散叶　脉来如散落之叶，不常其状也。

省客　脉来如省问之客，旋复去也。

交漆　脉来左右不至，如绞漆之下，袅袅然而交也。

横格　脉来横阻，如木之横格于指下也。

弦缕　脉来细而直也，此亦偃刀之别名。

委土　脉来如委颓之土，顽而虚也，此亦革之别名。

悬雍　雍，痈同，脉来如悬赘之痈，丸丸左右弹而根不移也。

如丸　脉来滑，不直，手按之不可得也。

如舂　脉来极洪极实，如杵之舂也。

如喘　脉来如喘人之息，有出而无入也。

霹雳　脉来静，时忽鼓数下而去，如霹雳之轰空也。

关格　人迎四盛以上为格阳，寸口四虚以上为关阴。

覆溢　脉来冲逆，溢上于鱼际，曰溢；脉来洪滑，陷入于尺中，曰覆，亦曰关格。

以上诸脉，古称死候，苟至于此，虽上工无所用其技。

妇人脉法

妇人尺脉常盛，而右手脉大，皆其常也，若肾脉微涩与浮，或肝脉沉急，或尺脉滑而断绝不匀，皆经闭不调之候。

妇人尺脉微迟为居经，月事三月一下。

妇人三部浮沉正等，无他病而不月者，孕也，尺大而旺亦然。左尺洪大滑实为男，右尺洪大滑实为女。

体弱之妇，尺内按之不绝，便是有子。月断病多，六脉不病，亦为有子。所以然者，体弱而脉难显也，《脉经》曰：三部浮沉正等，按之无绝者，妊娠也，何尝拘于洪滑耶？"阴搏阳别，谓之有子"，搏，伏而鼓也。阴搏者，尺中之阴搏也，是阴中有别阳，故谓有子。

妊娠初时寸微尺数，按之散者，三月也。按之不散者，五月也。

妇人经断有躯①，其脉弦者，后必大下，不成胎也。

妊娠七八月，脉实牢强大者，吉；沉细者，难产而死。

《脉经》曰：左手沉实为男，右手浮大为女。左右手俱沉实，猥生二男；左右手俱浮大，猥生二女。《脉经》之所论，止于二男二女而已，若三男三女，一男一女，皆未之及也。《脉诀》虽有纵横顺逆之论，于理难通，是固高阳生之私言耳，戴同父非之，是也。然则三男三女，一男一女，圣经未有明言，后学亦不必强为之说，若曰知之，必是遇长桑君②，饮以上池之水，能视垣一方人者，斯可矣。吾则不能为妄语以诳世也。

妇人阴阳俱盛，曰双躯。若小阴微紧者，血即凝浊，经养不周，胎则偏夭，其一独死，其一独生，不去其死，害母失胎。

女人得革脉，曰半产漏下。得离经之脉，曰产期。离经者，

---

① 躯：身孕。《三国志》："其母怀躯，阳气内养。"

② 长桑君：战国时的神医，传说扁鹊与之交往甚密，事之唯谨，乃以禁方传扁鹊，又出药使扁鹊饮服，忽然不见。于是扁鹊视病尽见五脏症结，遂以精通医术闻名当世。

离乎经常之脉也，盖胎动于中，脉乱于外，势之必至也。

新产伤阴，出血不止，尺脉不能上关者，死。

妇人脉平而虚者，乳子也。

妇人带下，脉浮，恶寒，漏下者，不治。

妇人尺脉微弱而涩，少腹冷，恶寒，年少得之为无子，年大得之为绝产。

小儿脉法

小儿三岁以下，看虎口三关，初为风关，次为气关，末为命关，以男左女右为则。纹色紫曰热，红曰伤寒，青曰惊风，白曰疳，淡黄、淡红曰无病，黑色曰危。在风关为轻，气关为重，命关为危。及三岁以上，乃以一指取寸关尺之处，常以七至为率，加则为热，减则为寒，皆如大人诊法。

小儿脉乱，身热汗出，不食，食即吐，多为变蒸。

小儿四末独冷，股栗恶寒，面赤气汹，涕泪交至，必为痘疹。

诸病宜忌脉

中风 宜浮迟，忌急数。

中恶 宜浮缓，忌坚数。

中毒 宜洪大而迟，忌细微。

伤寒 未得汗，宜阳脉，忌阴脉；已得汗，宜阴脉，忌阳脉。温病同。

咳嗽 宜浮濡，忌坚急弦小。

腹胀 宜浮大，忌沉小。

下利 宜沉细，忌浮大。

癫狂 宜实大，忌沉细。

消渴　宜数大，忌虚小。

水病　宜浮大，忌沉细。

上气　宜伏匿，忌坚强。

霍乱　宜浮洪，忌微迟。

脱血　宜阴脉，忌阳脉。

腹痛　宜沉细，忌弦长。

心病　宜浮滑，忌短涩。

头目痛　宜浮滑，忌短涩。

喘急　宜浮滑，忌短涩。

金疮　失血太多，宜细微，忌紧数。阴脉不能至阳者死。

堕伤　腹胀，内有蓄血。宜坚强，忌小弱。

痹瘘　宜虚濡，忌紧急。

癥积　宜沉实，忌虚弱。

新产　宜沉滑，忌弦紧。

带下　宜迟滑，忌急疾。

蟨蚀　宜虚小，忌紧急。

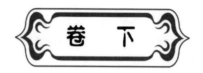

上达篇

脉位法天论

圣人以左寸为心，左关为肝，左尺为肾，右寸为肺，右关为脾，右尺为命门者，法乎天也，非圣人之私也。盖天之北为坎，南为离，东为巽，西为兑，包乎外者为乾，居乎中者为坤。人生与天地相似，左手天之东也，巽在焉，巽为木，故肝木居乎左关。左关之前为心者，法南之离也；左关之后为肾者，法北之坎也。右手天之西也，兑位在焉，兑为金，金者肺。《易》曰：乾为天、为金。是肺为金而有乾象，故居右寸而位乎高。右关为脾者，脾为坤土，奠位乎中，以之而承乎肺下，此天高地下之义，乾坤象也。右尺为命门，命门者，火也，以水位而位火，此一阳生于二阴之义，正所以成坎也。向非与天地相似，圣人安得以是而垂法哉。

大小肠脉在两寸间

岐伯曰：尺内两旁，则季肋也，尺外以候肾，尺里以候腹。中附上：左，外以候肝，内以候膈；右，外以候胃，内以候脾。上附上：右，外以候肺，内以候胸中；左，外以候心，内以候膻中。前以候前，后以候后。上竟上者，胸、喉中事也；下竟下者，小腹、腰、股、膝、胫、足中事也。友人读《内经》至此，问于余曰：如经言之，则大小肠亦小腹中之物，其脉当于尺里取之矣，世皆取之于两寸，何也？毋乃为高阳生《脉诀》所惑欤？曰：非也，盖尝考之《灵枢》《难经》《脉经》矣，《灵枢》以小肠之脉络于心，大肠之脉络于肺，故于两寸取之，亦宜。十难曰：假令心脉急甚者，肝邪干心也；心脉微急者，胆邪干小肠也。是越人亦尝于两寸取大小肠矣。《脉经》曰：左手关前寸口，阳绝者无小肠脉也，阳实者小肠实也。右手关前寸口，阳绝者无大肠脉也，阳实者大肠实也。是《脉经》亦尝于前寸取大小肠矣，岂后人之私见哉？盖岐伯之论从其位，越人、《脉经》之论从其络，此古人不悖之论也。

三焦脉在右尺辨

三焦者，考其经则行乎手，考其络则络心包，考其属则偏三焦，浑无一定之位，诸儒《脉诀》皆以之合于右尺，非也。《素》《难》《灵枢》未有明论，韩飞霞巧其说曰：切脉至右尺，必两手并诊消息之，取三焦应脉。浮为上焦，与心肺脉合；中为中焦，与脾胃脉合；沉为下焦，与肝肾脉合，故曰，尺脉第三同断病。呜呼，此讹上之讹，说愈巧违道愈远矣。《内经》曰：尺外以候肾，尺里以候腹中，未尝谓尺候三焦也。《脉经》曰：尺脉芤，下焦虚，尺脉迟，下焦有寒。又曰：尺脉浮者，客阳在下焦。观此三言，尺主下焦耳，何以巧说附入哉。《脉经》一卷，第七篇脉法赞云：右为子户，名曰三焦。子户，命门也，右肾为命门，男子以藏精，女子以系胞，故为子户。名曰三焦者，此犹两额之旁，名曰太阳云耳，非谓太阳经也。东垣问三焦有几，盖可想矣，安得执词而害义耶？若第二卷第二篇，虽云右肾合三焦，然上有"一说云"三字，则叔和亦附此语以俟参考耳，非叔和之定论也，明矣！今论定：上焦从两寸，中焦从两关，下焦从两尺，斯则与《内经》上竟上者胸喉中事，下竟下者少腹腰股膝胫足中事二句符合，虽圣人复起，当不易矣。

寸口者脉之大会 （附：小儿三关①）

寸口者，手太阴肺经也。五脏六腑，肺为最高而有乾象，诸脏腑皆居其下，其气无不上熏于肺，故曰肺朝百脉也。肺得诸脏腑之气，输之于经，变见于寸口，故寸口者脉之大会。若小儿之脉，不取寸口，独取三关者，盖以小儿气血未定，其脉常大、常数、常滑，寸口难候，故取三关占之，亦谓此处为手太阴肺经散见之余耳。

脉有神机

经曰，荣行脉中，卫行脉外。世之粗医因而泥之曰；脉者，气血而已。然气血岂足以尽之。经曰：根于中者，命曰神机。脉之所以神其用者，皆元神主宰其机也。若以脉中惟是气血，则尺寸之肤皆气血也，何独于此为脉耶。

三部九候

有诸经之部候，有寸口之部候，皆有上中下三部，每部之中又分天地人，三三成九，名曰九候。寸口之部候者，寸部浮中沉，关部浮中沉，尺部浮中沉也。诸经之部候者，上部天，

---

① 小儿三关：小儿指纹分风、气、命三关。即食指第一节为风关，第二节为气关，第三节为命门。

两额之动脉，足少阳胆经太阳是也。上部地，两颊之动脉，足阳明胃经巨髎处也。上部人，耳前之动脉，手少阳三焦经耳门分也。中部天，手太阴肺经，寸口是也。中部地，手阳明大肠经合谷分也。中部人，手少阴心经神门处也。下部天，足厥阴肝经五里分也，妇人则取太冲。下部地，足少阴肾经太溪是也。下部人，足太阴脾经箕门是也。候胃气则取足跗上之冲阳，足阳明胃经也。取诸经之部候，即儒者求道于散殊；寸口之部候，即儒者本之于一贯也。

七诊

七诊之说，世皆为勿听子所惑，今举《内经》以证之。黄帝曰：何以知病之所在？岐伯曰：察九候，独小者病，独大者病，独疾者病，独迟者病，独热者病，独寒者病，独陷下者病。王冰注曰：诊凡有七者，此之谓也。若勿听子，则以静其心，忘外虑，均呼吸，浮以取腑，中以取胃，沉以取脏，察病人脉息，七事，为七诊。吁！真可以勿听矣。经曰：七诊虽见，九候皆从者不死，味此一句，则七诊明是自病人言，若静其心七句，皆自医者言，与七诊虽见之文，说不去。勿听子粗浅，比比如此，世皆趋之，可慨甚矣。

六残

仲景云：脉有弦、有紧、有涩、有滑、有浮、有沉，此六脉为残贼①，能与诸经作病。

---

① 残贼：指伤害正气之邪而言。成无己注：所谓之残贼者，伤良曰残，害良曰贼。

反关脉

反关脉者，脉不行于寸口，由列缺络入臂后，手阳明大肠经也。以其不顺行于上，故名曰反关。有一手反关者，有两手反关者，此得于有生之初已然，非为病也。诊法皆同，若病人平日正取有脉，一旦因得病而脉伏匿者，此病脉也。种种不同，必原其证而治之。

上鱼脉

上鱼者，脉上于鱼际也，世人常有此脉，不可一例论也。有两手上鱼者，有一手上鱼者。若平人神色充实，而有此脉者，此天禀之厚，元神充满，上溢于鱼也，其人必寿。若人素无此脉，一旦上鱼者，此病脉也。《难经》曰：关之前者，阳之动也，脉当九分而浮，过者法曰太过，减者法曰不及，遂上鱼为溢，为外关内格，此阴乘阳之脉也。《脉经》曰：脉来过寸入鱼际者，遗尿。又曰：脉出鱼际，逆气喘息。又曰：脉紧而长，过寸口者，注病。《史记》载：济北王侍人韩女得此脉，而腰脊痛。仓公曰：此病得之欲男子而不可得也。夫脉一也，而为病种种不同者，何哉？曰：但昧越人"阴乘阳"一句，更察病人之神色、人品，斯得之矣。

上下来去至止

斯六字者，足以别乎阴阳虚实，本岐黄之奥旨，而滑撄宁阐明之。上者为阳，来者为阳，至者为阳；下者为阴，去者为阴，止者为阴。上者，自尺部上于寸口，阳生于阴也；下者，自寸口下于尺部，阴生于阳也。脉有上下，是阴阳相生，病虽重不死。来者，自骨肉之分，出于皮肤之际，气之升也；去者，自皮肤之际，还于骨肉之分，气之降也。脉有来去，是表里交泰，病虽重必起，此谓之人病脉和也，若脉无上下来去，死无日矣。经曰：脉不往来者死。此之谓也。若来疾去徐，上实下虚，为厥癫疾；来徐去疾，上虚下实，为恶风也。至者，脉之应，止者，脉之息也，止而暂息者，愈之疾，止久有常者，死也。

阴阳大法

凡脉大为阳，浮为阳，数为阳，动为阳，长为阳，滑为阳，沉为阴，涩为阴，弱为阴，弦为阴，短为阴，微为阴。关前为阳，关后为阴。阳数则吐血，阴数则下痢。阳弦则头痛，阴弦则腹痛。阳加于阴谓之汗，阴虚阳搏谓之崩。阳数口生疮，阴数加微，必恶寒而烦扰不得眠也。阴附阳则狂，阳附阴则癫。得阳属腑，得阴属脏。无阳则厥，无阴则呕。阳微则不能呼，阴微则不能吸，呼吸不足，胸中短气，依此阴阳，以察病也。

阴阳相乘相伏

皮肤之上，两关之前，皆阳也。若见紧、涩、短、小之类，是阳不足而阴乘之也。肌肉之下，两关之后，皆阴也。若见洪、大、数、滑之类，是阴不足而阳乘之也。阴脉之中，阳脉间一见焉，此阴中伏阳也；阳脉之中，阴脉间一见焉，此阳中伏阴也。阴乘阳者，必恶寒；阳乘阴者，必内热。阴中伏阳者期于夏，阳中伏阴者期于冬。以五行之理推之，而月节可期也。

重阴重阳

寸口浮大而疾，此阳中之阳也，名曰重阳；尺内沉细而迟，此阴中之阴也，名曰重阴。上部重阳，下部重阴，阳亢阴隔，癫狂乃成。

脱阴脱阳

六脉虚芤，此脱阴也；六脉陷下，此脱阳也；六脉暴绝，此阴阳俱脱也。脱阴者目盲，脱阳者见鬼，阴阳俱脱者危。

阴阳绝

上不至关为阳绝，下不至关为阴绝。阳绝死于春夏，阴绝死于秋冬。

分析脏腑阴阳盛衰

《脉经》曰：左手关前寸口阳绝者，无小肠脉也，阳实者，小肠实也；阴绝者，无心脉也，阴实者，心实也。左手关上阳绝者，无胆脉也，阳实者，胆实也；阴绝者，无肝脉也，阴实者，肝实也。左手关后尺中阳绝者，无膀胱脉也，阳实者，膀胱实也；阴绝者，无肾脉也，阴实者，肾实也。右手关前寸口阳绝者，无大肠脉也，阳实者，大肠实也；阴绝者，无肺脉也，阴实者，肺实也。右手关上阳绝者，无胃脉也，阳实者，胃实也；阴绝者，无脾脉也，阴实者，脾实也。右手关后尺中阳绝者，无子户脉也，阳实者，亦膀胱实也；阴绝者，无肾脉也，阴实者，肾实也。

脉无根

经曰：诸浮脉无根者，皆死，是谓之有表无里也，是谓之孤阳也。造化所以亘万古而不息者，一阴一阳互为其根也。阴道绝矣，阳岂独存乎？人身之气血亦然。

上部有肤下部无脉、下部有脉上部无脉

经曰：上部有脉，下部无脉，其人当吐，不吐者死。观当吐二字，便得胸、腹有物，填塞至阴，抑遏肝气，而绝升生之化也。故吐之则愈，不吐则暴死矣。若使其人胸中无物可吐，此阴绝于下也，亦是死证。经又曰：下部有脉，上部无脉，虽困无能为害。所以然者，人之有尺，譬如树之有根，枝叶虽枯槁，根本将自生，此虽至理，亦不可执。法曰：上不至关为阳绝，况无脉乎，明者可以悟矣，若覆病人之手而脉出者，此运气不应之脉，非无脉也，论在运气脉中。

经络虚实

寸部热满，尺部寒涩，此络气不足，经气有余也，秋冬死，春夏生。寸部寒涩，尺部热满，此经气不足，络气有余也，春夏死，秋冬生。

有力无力

东垣著《此事难知》[①] 谓：脉贵有神。有神者，有力也，虽六数、七极、三迟、二败尤生，此得诊家精一之旨也。节庵辨伤寒脉法，以脉来有力为阳证，沉微无力为阴证，此发伤寒家之朦瞽也。杜清碧《诊论》曰：浮而有力为风，无力为虚；沉而有力为积，无力为气；迟而有力为痛，无力为冷；数而有力为热，无力为疮。各于其部见之，此得诊家之领要也。

---

① 《此事难知》：系指元代王好古编集其老师李杲的医学论述《东垣先生此事难知集》。

伤寒脉大法

仲景曰：浮、大、数、动、滑，阳脉也；沉、涩、弱、弦、微，阴脉也。阴病得阳脉者生，阳病得阴脉者死。此伤寒家之大旨也，得此二句，而三百九十七法，思过半矣。

脉不再见

如春宜弦，得洪脉者，至夏必死；得涩脉者，至秋必死；得石脉者，至冬必死。何也？真脏之气先泄也，余季可推。

胃气为本

脉以胃气为本者，脉之中和也。中和者，弦不甚弦，钩不甚钩，软不甚软，毛不甚毛，石不甚石，顺四时五行，而无太过不及也。若春脉弦如循刀刃，夏脉钩如操带钩，长夏脉软介然不鼓，秋脉涩如风吹毛，冬脉石来如弹石，是得真脏之脉，全失中和，是无胃气，可与之决死期矣。经曰：春脉微弦曰平，弦多胃少曰肝病，但弦无胃曰死，胃而有毛曰秋病，毛甚曰今病。夏脉微钩曰平，钩多胃少曰心病，但钩无胃曰死，胃而有石曰冬病，石甚曰今病。长夏微软弱曰平，弱多胃少曰脾病，但代无胃曰死，软弱有石曰冬病，石甚曰今病。秋脉微毛曰平，毛多胃少曰肺病，但毛无胃曰死，毛而有弦曰春病，弦甚曰今病。冬脉微石曰平，石多胃少曰肾病，但石无胃曰死，石而有钩曰夏病，钩甚曰今病。四时长夏皆以胃气为本，诊家以此熟之于胸中，消息其五行生克，则切脉之余，人之死生病否，无遁情矣。

丹溪候胃气法

《格致余论》云：男子以气成胎，则气为之主；女子挟血成胎，则血为之主。男人久病，右脉充于左者，有胃气也，病虽重可治。女人久病，左脉充于右者，有胃气也，病虽重可治。反此者，虚之甚也。

推法

岐伯曰：推而外之，内而不外，心腹积也。推而内之，外而不内，身有热也。推而上之，下而不上，腰足清也。推而下之，上而不下，头项痛也。斯法也，果何为而用之？师曰：若人三部平等，脉形端直，毋用此法。若脉来一部独斜，如内如外，一部独劲，直前直后，方用此法，实为秘诀。

脉有亢制①

阳实者，人知其脉之洪大矣，至其极也，而脉反匿伏焉，此乾之上九，亢龙有悔也。阴虚者，人知其脉之细微矣，至其极也，而脉反躁疾焉。此坤之上六，龙战于野也。是皆阴阳亢制之理，惟明者知之。

脉有乘侮

假令肺病而见心脉，虽云克我者为贼邪，然，本脏实有以致之。经曰：邪之所凑其气必虚，惟国无君子，故奸人得以乘

---

① 脉有亢制：出自《诊脉三十二辨》。经云：亢则害，承乃制，此言太过之害也。

第
一
辑

之，脉道亦然。又令肺病而见肝脉，我克者为微邪，人争谈之矣，然本脏之衰可占也。经曰：气不足，则己所胜者，轻而侮之。惟君子道消，故小人道长也。余脏可推。

男女脉异

男子以阳为主，两寸之脉，常旺于尺；若两寸反弱，尺反盛者，肾不足也。女子以阴为主，两尺之脉，常旺于寸；若尺反弱而寸反盛者，上焦有余也。不足固病，有余亦病，所谓过犹不及也。

老少脉异

老弱之人，脉宜缓弱，若脉过旺者，病也。少壮之人，脉宜充实，若脉过弱者，病也。然，犹有说焉，老者脉旺而非躁，此天禀之厚，引年之叟也，名曰寿脉。若脉躁疾，有表无里，此孤阳也，其死近矣。壮者脉细而和缓，三部同等，此天禀之静，清逸之士也，名曰阴脉。若脉来细而劲直，前后不等，可与之决死期矣。

脉合形性

凡诊脉，当视其人大小长短及性气缓急。脉合形性者，吉；脉反形性者，逆也。

色脉①

色脉相克者，凶。色脉相生者，吉。然，犹有诀焉，色克

———————————

① 色脉：出自《黄帝内经》。

脉者其死速，脉克色者其死迟，色生脉者其愈速，脉生色者其愈迟。能合色脉，可以万全矣。

脉知得病之期

《脉经》曰：何以知春得病？无肝脉也。无心脉，夏得病；无肺脉，秋得病；无肾脉，冬得病；无脾脉，四季之月得病，或长夏得病。

真脏脉见决死期

如肝病则脉弦，弦而劲急，如循刀刃者，真肝脉见也，庚日笃，辛日死，死于申酉时。心病则脉洪，洪而鼓躁如操带钩者，真心脉见也，壬日笃，癸日死，死于亥子时。脾病则脉软，若脉来如屋之漏，如水之流，介然不鼓者，真脾脉见也，甲日笃，乙日死，死于寅卯时。肺病则脉涩，涩而轻短，如风吹毛者，真肺脉见也，丙日笃，丁日死，死于午未时。肾病则脉石，石而搏激，如雀之啄者，真肾脉见也，戊日笃，己日死，死于辰戌丑未时。其有过期者，仓公谓其能食故也。

人迎寸口

左关之前一分为人迎，右关之前一分为寸口。古人以人迎、寸口相应，若引绳大小齐等，命曰平人。若人迎大于寸口一倍、二倍、三倍，为外感风寒。寸口大于人迎一倍、二倍、三倍，为内伤饮食。其理安在哉？盖以人迎之分，肝胆在焉，肝主风，故于人迎以候风寒。寸口之分，脾胃在焉，胃者仓廪之官，故于寸口以候饮食。

《灵枢》脉法

《灵枢经》曰：人迎一盛，病在少阳，一盛而躁，在手少阳。二盛，病在太阳，二盛而躁，在手太阳。三盛，病在阳明，三盛而躁，在手阳明。寸口一盛，病在厥阴，一盛而躁，在手厥阴。二盛，病在少阴，二盛而躁，在手少阴。三盛，病在太阴，三盛而躁，在手太阴。此家诊法，以左右分阴阳，静躁别手足，亦圣人之至教，不可不知者也。

运气脉

运气之教，先立其年，干分五运，支立司天。土运甲己，金运乙庚，水运丙辛，木运丁壬，火运戊癸。土君余臣，司天分例，六化图推，少阳之右，阳明治之；阳明之右，太阳治之；太阳之右，厥阴治之；厥阴之右，少阴治之；少阴之右，太阴治之；太阴之右，少阳治之；子午之上，少阴君火；丑未之上，太阴湿土；寅申之上，少阳相火；卯酉之上，阳明燥金；辰戌之上，太阳寒水；巳亥之上，厥阴风木。南北二政，其面不同，司天在泉，移位相从。甲己之岁，是为南政，三阴司天则寸不应，三阴在泉则尺不应；乙庚、丙辛、丁壬、戊癸，斯八岁者，皆曰北政，三阴司天则尺不应，三阴在泉则寸不应。六气之位，少阴居中，厥阴居右，太阴居左，一定之位，不可易也。南政之岁，厥阴司天则右不应，太阴司天则左不应；北政之岁，厥阴在泉则右不应，太阴在泉则左不应。司天为上，其位在南，则面必北，其分左右，左西右东；在泉为下，其位在北则面必南，其分左右，左东右西。不应之位，皆少阴也。诸部不应，反诊较之。尺寸反，死；阴阳交，危。谓之反者，不应而应，应而不应，尺寸反也。谓之交者，隔位相交，阴当在左，交之于右，阴当在右，交之左也。

方宜脉

中原之地，四时异气，居民之脉，亦因时异。春弦、夏洪、秋毛、冬石，脉与时违，皆名曰病。东夷之地，四时皆春，其气暄和，民脉多缓；南夷之地，四时皆夏，其气蒸炎，民脉多大；西夷之地，四时皆秋，其气清肃，民脉多劲；北夷之地，四时皆冬，其气凛冽，民脉多石。东南卑湿，其脉软缓，居于高巅，亦西北也；西北高燥，其脉刚劲，居于污泽，亦东南也。南人北脉，所禀必刚，北人南脉，所禀必柔，东西不同，可以类剖。

十二经不复朝于寸口

此《脉经》论冲督之脉见也。其曰：两手脉浮之俱有阳，沉之俱有阴，阴阳皆实盛，此冲、督之脉也。冲督之脉者，十二经之道路也，冲督用事，则十二经不复朝于寸口，此一小人进，诸君子退之象也。其人皆苦恍惚狂痴，犹豫有两心。

奇经、督脉、冲脉、任脉见于寸口

脉来尺寸俱浮，直上直下，此为督脉。主腰背强痛，不得俯仰，大人癫病，小儿风痫。脉来尺寸俱牢，直上直下，此为冲脉。主胸中有寒疝，气上抢心，遗溺支满。脉来横寸口边丸丸，此为任脉。若腹有气如指，上抢心不得俯仰，拘急，脉紧细实长至关者，亦任也。苦少腹绕脐下引横骨阴中切痛，取脐下三寸。

《手检图》① 脉法

《手检图》云：脉大而弱者，气实血虚也。脉大而长者，病在下。脉来浮直，上下交通者，阳脉也。前如外者，足太阳也。中央如外者，足阳明也。后如外者，足少阳也。中央直前者，手少阴也。中央直中者，手心主也。中央直后者，手太阴也，前如内者，足厥阴也。中央如内者，足太阴也。后如内者，足少阴也。前部左右弹者，阳跷也。中部左右弹者，带脉也。后部左右弹者，阴跷也。从少阳之厥阴者，阴维也。从少阴之太阳者，阳维也。来大时小者，阴络也；来小时大者，阳络也。

按：《手检图》脉法，惟通融之士能知能行，若痴人之前语梦，是贼之耳。

一脏无气四岁死辨

《脉经》曰：脉来四十投而一止者，一脏无气，却后四岁，春草生而死。自后脉家皆曰五十动，不止者为平人，有一止者，一脏无气，后五岁死，四十动一止者，四岁死。三十动一止者，三岁死。呜呼，书有可信者，有不可信者，可信者，肝绝八日死，心绝一日死，脾绝五日死，肺绝三日死，肾绝四日死，此可信者也。不可信者，一脏无气却后四岁，春草生而死是也。人岂有一脏无气，活四年之理，此书之不可尽信者也，世之庸医，每每执此数语，惑众为甚，某甚陋之，不得不辨。

从证不从脉

脉浮为表，治宜汗之，此其常也，而亦有宜下者焉。仲景

---

① 《手检图》：出自《脉经》共二十一部。

云：若脉浮大，心下硬，有热，属脏者，攻之，不令发汗是也。脉沉为里，治宜下之，此其常也，而亦有宜汗者焉。少阴病，始得之，反发热而脉沉者，麻黄附子细辛汤微汗之是也。脉促为阳盛，常用葛根、芩、连，清之矣。若脉促厥冷，为虚脱，非灸非温不可，此又非促为阳盛之脉也。脉迟为阴寒，常用干姜、附子温之矣。若阳明脉迟，不恶寒，身体濈濈汗出，则用大承气，此又非诸迟为寒之脉矣，是皆从证不从脉也。世有切脉而不问证者，其失可胜言哉。

从脉不从证

表证汗之，此其常也。仲景曰：病发热头痛，脉反沉，若不瘥，身体疼痛，当救其里，宜四逆汤，此从脉之沉也，里证下之，此其常也。日晡所发热者，属阳明，脉浮虚者，宜发汗，发汗宜桂枝汤，此从脉之浮也。结胸证具，向常以大小陷胸下之矣，其脉浮大者不可下，下之即死，是宜从脉而治其表也。身疼痛者，向常以桂枝、麻黄解之矣，假令尺中迟者不可汗，然以荣气不足，血少故也，是宜从脉而调其荣矣，此皆从脉不从证也，世有问证而忽脉者，得非仲景之罪人乎？

形肉已脱九候虽调犹死

此岐伯欲人以脉合形也。盖形肉者，脾所主，脾为土，土为万物之母，观其形肉脱，则脾坏于内，而根本丧矣，即使九候虽调，犹不免也。形，可以勿视乎哉？

七诊虽见九候皆从者不死

此岐伯欲人融通脉理，不可一途而取也。七诊者，脉来独大、独小、独迟、独疾、独寒、独热、独陷下也。此皆恶脉，今论其不死者，如少阳之至，乍大乍小，阳明之至，浮大而短；太阳之至，洪大而长；太阴之至，紧大而长；少阴之至，紧细而微；厥阴之至，沉短而敦。是皆旺脉也，而非七诊也。又如南政之岁，三阴司天，则寸不应，三阴在泉则尺不应；北政之岁三阴司天，则尺不应，三阴在泉，则寸不应，是皆运气使然也，故谓之从。从者，顺四时五行而为之迁变，安得谓之死哉？

趺阳、太溪、太冲

趺阳者，胃脉也，在足跗上五寸，骨间动脉，冲阳是也，病重则切此以决死生。盖以土者万物之母，趺阳之气不衰，则母气犹旺，病虽危犹可生也。然于旺之中，又忌弦急，盖弦急者肝胆之脉也，若见此脉，为木来克土，谓之贼邪，不治。若见和缓之脉者，生。余脉与寸口同诊。

太溪脉者，肾脉也，在足内踝后，跟骨上动脉陷中，病重亦取此以决死生。盖以天一生水，真元之气聚于斯，若此脉不衰，则元气犹存，病虽危，尚可治也。

太冲脉者，肝脉也，在足大趾本节后二寸陷中，病重亦以此决死生。盖以肝者，东方木也，生物之始，此脉不衰，则生生之机，尚可以望其将来也。妇人尤以此为主。

《太素脉》论

医家以岐黄为祖，其所论脉，不过测病情，决死生而已，未有所谓太素也。扁鹊、仓公之神，仲景、叔和之圣亦无所谓太素也。何后世有所谓太素者，不惟测人之病情，而能占人之穷通，不惟决人之死生，而能知人之祸福，岂其术反过于先圣耶？是亦风鉴巫家之教耳。初学之士，先须格致此理，免为邪说摇惑，则造诣日精，而仓、扁、张、王之堂可闯矣，故太素乃医之旁门，不得不辨，亦恶紫乱朱，距邪放淫之意。

《太素脉》可采之句

《太素》之说，固为不经，然其间亦有可采者，如曰：脉形图净，至数分明，谓之清；脉形散涩，至数模糊，谓之浊；质清脉清，富贵而多喜；质浊脉浊，贫贱而多忧；质清脉浊，此谓清中之浊，外富贵而内贫贱，失意处多，得意处少也；质浊脉清，此谓浊中之清，外贫贱而内富贵，得意处多，失意处少也。若清不甚清，浊不甚浊，其得失相半，而无大得丧也。富贵而寿，脉清而长；贫贱而夭，脉浊而促。清而促者，富贵而夭；浊而长者，贫贱而寿。此皆《太素》可采之句也，然亦不能外乎风鉴，故业《太素》者，不必师《太素》，但师风鉴，风鉴精，而《太素》之说自神矣，至其甚者，索隐行怪，无所不至，是又巫家之教耳。孔子曰：攻乎异端，斯害也已，正士岂为之。

脉案格式

脉案者，窃公案之义。医者察得病情，立定方法，使病邪不能逃吾之方论，药至而邪伏，譬之老吏听讼，援律定刑，使奸人无所逃也。

一书：某年某月某地某人。二书：其人年之高下，形之肥瘦长短，色之黑白枯润，声之清浊长短。三书：其人之苦乐病由，始于何日。四书：初时病证，服某药，次服某药，再服某药，某药少效，某药不效。五书：时下昼夜孰甚，寒热孰多，喜恶何物，脉之三部九候如何。六书：引经旨以定病名，某证为标，某证为本，某证为急当先治，某证为缓当后治，某脏当补，某脏当泻。七书：当用某方，加减某药，某药补某脏，某药泻某脏，君臣佐使之理，吐下汗和之意，一一详尽，末书某郡医生某某撰。

书年之干支、月之春秋者，占运气也。书某地者，占方宜也。书年、形、声、色者，用之以合脉也。书苦乐者，占七情也。书始于何日者，占久近也。历问其病证、药物而书其验否者，以之斟酌己见也。书昼夜寒热者，辨气血也。书喜恶何物者，察阴阳脏腑也。书脉状者，以之合年形声色病证也。书经旨者，如法家引律，使确乎不可逃也。书病名者，用药如用兵，师出贵有名也。书标本者，试轻重也。书方药君臣之理者，欲病人达而尝也。末书己之名者，欲病家志之以验己之工拙也。凡看王公大人，贵宦儒门之病，必书此一案，便无一毫苟且，庶得作医之体矣。

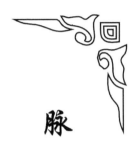

脉

经

晋·王叔和　撰

孙玉信
韩艳丽
辛　凯　校注
吕慧慧

内容提要

晋·王叔和撰。十卷。系王叔和精选《内经》《难经》以及张仲景、华佗等汉魏著名医家有关脉论精华，结合自己的临证体会以及当代临证经验编撰而成，是我国现存最早的脉学专著，对后世脉学的发展产生深远影响。卷一论三部九候、寸口脉及二十四脉；卷二、卷三则以脉合脏腑经络，举其阴阳之虚实，形证之异同，作为治疗依据；卷四决四时、百病死生之分，并论脉法；卷五述仲景、扁鹊脉法；卷六列述诸经病证；卷七至卷九讨论脉证治疗，其中卷七以伤寒、热病为主，卷八为杂病，卷九为妇产科、小儿病证；卷十论奇经八脉及右侧上下肢诸脉。该书集晋以前脉学之大成，对中医脉学理论进行全面梳理，发展并构建了中医脉学体系。首次确立脉象形状，归纳脉象为24种，使基本脉象的名称和定义统一、规范，为后世所遵从。改进诊脉方法，确定三部脉法和脏腑分候定位，使独取寸口脉法在理论上与方法上趋于完善，推进了这种简便易行诊脉方法的临床普遍使用。论脉与脏腑疾病紧密结合，脉病证治统一，指导临床实践。《脉经》将经络学说与脏腑学说有机地结合，丰富发展了针灸经络学理论。

本次整理，以元代天历三年（1330年）叶氏广勤书堂影元刻本为底本，参照其他刻本以及《灵枢》《素问》《难经》《伤寒论》《金匮要略》。

目 录

校定《脉经》序 ……………………………………… （132）

序 ……………………………………………………… （134）

卷一 ………………………………………………… （135）

　脉形状指下秘诀 …………………………………… （135）

　平脉早晏法 ………………………………………… （136）

　分别三关境界脉候所主 …………………………… （136）

　辨尺寸阴阳荣卫度数 ……………………………… （137）

　平脉视人大小长短男女逆顺法 …………………… （138）

　持脉轻重法 ………………………………………… （138）

　两手六脉所主五脏六腑阴阳逆顺 ………………… （138）

　辨脏腑病脉阴阳大法 ……………………………… （139）

　辨脉阴阳大法 ……………………………………… （139）

　平虚实 ……………………………………………… （141）

　从横逆顺伏匿脉 …………………………………… （142）

　辨灾怪恐怖杂脉 …………………………………… （142）

　迟疾短长杂病法 …………………………………… （143）

　平人得病所起脉 …………………………………… （145）

　诊病将瘥难已脉 …………………………………… （146）

卷二 ………………………………………………… （147）

　平三关阴阳二十四气脉 …………………………… （147）

　平人迎神门气口前后脉 …………………………… （149）

平三关病候并治宜 ·············· （154）

平奇经八脉病 ··················· （158）

卷三 ·································· （160）

肝胆部 ····························· （160）

心小肠部 ························· （162）

脾胃部 ····························· （164）

肺大肠部 ························· （167）

肾膀胱部 ························· （169）

卷四 ·································· （172）

辨三部九候脉证 ·············· （172）

平杂病脉 ························· （177）

诊五脏六腑气绝证候 ········ （180）

诊四时相反脉证 ·············· （180）

诊损至脉 ························· （181）

诊脉动止投数疏数死期年月 ···· （185）

诊百病死生决 ·················· （185）

诊三部脉虚实决死生 ········ （190）

卷五 ·································· （192）

张仲景论脉 ····················· （192）

扁鹊阴阳脉法 ·················· （192）

扁鹊脉法 ························· （194）

扁鹊华佗察声色要诀 ········ （195）

扁鹊诊诸反逆死脉要诀 ····· （198）

卷六 ·· （203）

　肝足厥阴经病证 ···························· （203）

　胆足少阳经病证 ···························· （205）

　心手少阴经病证 ···························· （206）

　小肠手太阳经病证 ························ （209）

　脾足太阴经病证 ···························· （210）

　胃足阳明经病证 ···························· （213）

　肺手太阴经病证 ···························· （215）

　大肠手阳明经病证 ························ （217）

　肾足少阴经病证 ···························· （218）

　膀胱足太阳经病证 ························ （220）

　三焦手少阳经病证 ························ （221）

卷七 ·· （223）

　病不可发汗证 ································ （223）

　病可发汗证 ···································· （225）

　病发汗以后证 ································ （229）

　病不可吐证 ···································· （232）

　病可吐证 ·· （232）

　病不可下证 ···································· （233）

　病可下证 ·· （238）

　病发汗吐下以后证 ························ （240）

　病可温证 ·· （247）

　病不可灸证 ···································· （248）

　病可灸证 ·· （248）

　病不可刺证 ···································· （249）

病可刺证 ··· （249）

病不可水证 ··· （252）

病可水证 ··· （253）

病不可火证 ··· （253）

病可火证 ··· （255）

热病阴阳交并少阴厥逆阴阳竭尽生死证 ········· （255）

重实重虚阴阳相附生死证 ························· （258）

热病生死期日证 ····································· （259）

热病十逆死证 ··· （260）

热病五脏气绝死日证 ······························· （261）

热病至脉死日证 ····································· （261）

热病脉损日死证 ····································· （262）

卷八 ·· （263）

平卒尸厥脉证 ··· （263）

平痓湿暍脉证 ··· （263）

平阳毒阴毒百合狐惑脉证 ························· （265）

平霍乱转筋脉证 ····································· （266）

平中风历节脉证 ····································· （267）

平血痹虚劳脉证 ····································· （268）

平消渴小便利淋脉证 ······························· （269）

平水气黄汗气分脉证 ······························· （269）

平黄疸寒热疟脉证 ································· （273）

平胸痹心痛短气贲豚脉证 ························· （275）

平腹满寒疝宿食脉证 ······························· （276）

平五脏积聚脉证 ····································· （277）

平惊悸衄吐下血胸满瘀血脉证 ·············· （279）

平呕吐哕下利脉证 ···························· （280）

平肺痿肺痈咳逆上气痰饮脉证 ·············· （283）

平痈肿肠痈金疮侵淫脉证 ·················· （286）

卷九 ····································· （288）

平妊娠分别男女将产诸证 ·················· （288）

平妊娠胎动血分水分吐下腹痛证 ·········· （289）

平产后诸病郁冒中风发热烦呕下利证 ······ （294）

平带下绝产无子亡血居经证 ·············· （295）

平郁冒五崩漏下经闭不利腹中诸病证 ······ （298）

平咽中如有炙腐喜悲热入血室腹满证 ······ （299）

平阴中寒转胞阴吹阴生疮脱下证 ·········· （300）

平妇人病生死证 ···························· （301）

平小儿杂病证 ······························ （301）

卷十 ····································· （303）

手检图三十一部 ···························· （303）

校定《脉经》序

臣等承诏典校古医经方书，所校雠中，《脉经》一部乃王叔和之所撰集也。叔和，西晋高平人，性度沉靖，尤好著述，博通经方，精意诊处，洞识修养之道，其行事具唐·甘伯宗《名医传①》中。臣等观其书，叙阴阳表里，辨三部九候，分人迎、气口、神门，条十二经、二十四气、奇经八脉，以举五脏六腑、三焦、四时之疴。若网在纲，有条而不紊，使人占外以知内，视死而别生，为至详悉，咸可按用。其文约，其事详者，独何哉？盖其为书，一本《黄帝内经》，间有疏略未尽处，而又辅以扁鹊、仲景、元化之法，自余奇怪异端不经之说，一切不取。不如是，何以历数千百年而传用无毫发之失乎！又其大较，以谓脉理精微，其体难辨，兼有数候俱见，异病同脉之惑，专之指下，不可以尽隐伏。而乃广述形证虚实，详明声色王相，以此参伍，决死生之分，故得十全无一失之缪，为果不疑。然而，自晋室东渡，南北限隔，天下多事，于养生之书实未皇暇②，虽好事之家仅有传者，而承疑习非，将丧道真。非夫圣人，曷为厘正！

恭惟主上体大舜好生之德，玩神禹叙极之文，推锡福之良心，鉴慎疾之深意，出是古书，俾从新定。臣等各殚所学，博求众本，据经为断，去取非私。大抵世之传授不一，其别有三：有以隋·巢元方《时行病源》为第十卷者，考其时而缪自破；

---

　　① 名医传：唐代医史学家甘伯宗撰，七卷。收集了自伏羲至唐一百二十名名医传记。原书已佚。

　　② 皇暇：通"遑暇"。闲暇，有暇。

有以第五分上下卷，而撮诸篇之文，别增篇目者，推其本文而义无取。稽是二者，均之未睹厥真，各秘其所藏尔。今则考以《素问》《九墟》《灵枢》《太素》《难经》《甲乙》、仲景之书，并《千金方》及《翼》说脉之篇以校之，除去重复，补其脱漏。其篇第亦颇为改易，使以类相从，仍旧为一十卷，总九十七篇。施之于人，俾披卷者足以古外以知内，视死而别生，无待饮上池之水矣。

国子博士　臣　高保衡

尚书屯田郎中　臣　孙　奇

光禄卿直秘阁　臣　林　亿等谨上

序

脉理精微，其体难辨。弦紧浮芤，展转相类。在心易了，指下难明。谓沉为伏，则方治永乖；以缓为迟，则危殆立至。况有数候俱见，异病同脉者乎！

夫医药为用，性命所系。和、鹊至妙，犹或加思；仲景明审，亦候形证，一毫有疑，则考校以求验。故《伤寒》有承气之戒，呕哕发下焦之间。而遗文远旨，代寡能用，旧经秘述，奥而不售，遂令末学，昧于原本，斥兹偏见，各逞己能。致微痾成膏肓之变，滞固绝振起之望，良有以也。

今撰集岐伯以来，逮于华佗，经论要诀，合为十卷。百病根原，各以类例相从，声色证候，靡不该备。其王、阮、傅、戴、吴、葛、吕、张，所传异同，咸悉载录。诚能留心研究，究其微赜，则可以比踪古贤，代无夭横矣。

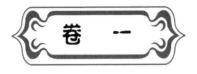

脉形状指下秘诀

浮脉：举之有余，按之不足。

芤脉：浮大而软，按之中央空，两边实。

洪脉：极大在指下。

滑脉：往来前却流利，展转替替然，与数相似。

数脉：去来促急。

促脉：来去数，时一止复来。

弦脉：举之无有，按之如弓弦状。

紧脉：数如切绳状。

沉脉：举之不足，按之有余。

伏脉：极重指按之，着骨乃得。

革脉：有似沉伏，实大而长，微弦。

实脉：大而长，微强，按之隐指愊愊然。

微脉：极细而软或欲绝，若有若无。

涩脉：细而迟，往来难且散，或一止复来。

细脉：小大于微，常有，但细耳。

软脉：极软而浮、细。

弱脉：极软而沉细，按之欲绝指下。

虚脉：迟、大而软，按之不足，隐指豁豁然空。

第一辑

散脉：大而散。散者，气实血虚，有表无里。

缓脉：去来亦迟，小駃①于迟。

迟脉：呼吸三至，去来极迟。

结脉：往来缓，时一止复来。

代脉：来数中止，不能自述，因而复动。脉结者生，代者死。

动脉：见于关上，无头尾，大如豆，厥厥然动摇。

浮与芤相类。弦与紧相类。

滑与数相类。革与实相类。

沉与伏相类。微与涩相类。

软与弱相类。缓与迟相类。

平脉早晏法

黄帝问曰：夫诊脉常以平旦，何也？

岐伯对曰：平旦者，阴气未动，阳气未散，饮食未进，经脉未盛，络脉调均，气血未乱，故乃可诊，过此非也。切脉动静而视精明，察五色，观五脏有余不足，六腑强弱，形之盛衰，以此参伍，决死生之分。

分别三关境界脉候所主

从鱼际至高骨，却行一寸，其中名曰寸口。从寸至尺，名曰尺泽，故曰尺寸。寸后尺前名曰关，阳出阴入，以关为界。阳出三分，阴入三分，故曰三阴三阳。阳生于尺动于寸，阴生

---

① 駃（kuài）：古通"快"。迅疾。

于寸动于尺。寸主射上焦，出头及皮毛竟手。关主射中焦，腹及腰。尺主射下焦，少腹至足。

辨尺寸阴阳营卫度数

夫十二经皆有动脉，独取寸口，以决五脏六腑死生吉凶之候者，何谓也？

然：寸口者，脉之大会，手太阴之脉动也。人一呼脉行三寸；一吸脉行三寸，呼吸定息，脉行六寸。人一日一夜，凡一万三千五百息，脉行五十度，周于身，漏水下百刻，荣卫行阳二十五度，行阴亦二十五度，为一周也。故五十度而复会于手太阴。太阴者寸口也，即五脏六腑之所终始，故法取于寸口。

脉有尺寸，何谓也？

然：尺寸者，脉之大会要也。从关至尺是尺内，阴之所治也。从关至鱼际是寸口内，阳之所治也。故分寸为尺，分尺为寸。故阴得尺内一寸，阳得寸内九分，尺寸终始一寸九分，故曰尺寸也。

脉有太过，有不及，有阴阳相乘，有覆，有溢，有关，有格，何谓也？

然：关之前者，阳之动也，脉当见九分而浮。过者，法曰太过；减者，法曰不及。遂上鱼为溢，为外关内格，此阴乘之脉也。关之后者，阴之动也，脉当见一寸而沉。过者，法曰太过；减者，法曰不及。遂入尺为覆，为内关外格，此阳乘之脉。故曰覆溢①。是真脏之脉也，人不病自死。

---

① 覆溢：脉下移尺部而寸部无脉为"覆脉"，寸脉上至鱼际而尺部无脉为"溢脉"。

平脉视人大小长短男女逆顺法

凡诊脉，当视其人大、小、长、短，及性气缓、急。脉之迟、速、大、小、长、短，皆如其人形性者，则吉；反之者，则为逆也。脉三部大都欲等，只如小人、细人、妇人，脉小、软；小儿四五岁，脉呼吸八至，细、数者吉。

持脉轻重法

脉有轻重，何谓也？

然：初持脉如三菽①之重，与皮毛相得者，肺部也。如六菽之重，与血脉相得者，心部也。如九菽之重，与肌肉相得者，脾部也。如十二菽之重，与筋平者，肝部也。按之至骨，举之来疾者，肾部也。故曰轻重也。

两手六脉所主五脏六腑阴阳逆顺

《脉法赞》云：肝、心出左，脾、肺出右，肾与命门，俱出尺部。魂、魄、谷、神，皆见寸口。左主司官，右主司府。左大顺男，右大顺女。关前一分，人命之主，左为人迎，右为气口。神门决断，两在关后。人无二脉，病死不愈。诸经损减，各随其部。察按阴阳，谁与先后。阴病治官，阳病治府。奇邪所舍，如何捕取？审而知者，针入病愈。

心部在左手关前寸口是也，即手少阴经也。与手太阳为表

---

① 三菽：菽，豆子。三菽就是指医生诊脉时候所用指力较轻，大约三豆重之力。

里，以小肠合为府。合于上焦，名曰神庭，在龟尾下五分。

肝部在左手关上是也，足厥阴经也。与足少阳为表里，以胆合为府。合于中焦，名曰胞门，在太仓左右三寸。

肾部在左手关后尺中是也，足少阴经也。与足太阳为表里，以膀胱合为府。合于下焦，在关元左。

肺部在右手关前寸口是也，手太阴经也。与手阳明为表里，以大肠合为府。合于上焦，名呼吸之府，在云门。

脾部在右手关上是也，足太阴经也。与足阳明为表里，以胃合为府。合于中焦脾胃之间，名曰章门，在季胁前一寸半。

肾部在右手关后尺中是也，足少阴经也，与足太阳为表里，以膀胱合为府。合于下焦，在关元右。左属肾，右为子户，名曰三焦。

辨脏腑病脉阴阳大法

脉何以知脏腑之病也？

然：数者，腑也；迟者，脏也。数即有热，迟即生寒。诸阳为热，诸阴为寒。故别知脏腑之病也。

脉来浮大者，此为肺脉也。脉来沉滑，坚如石，肾脉也。脉来如弓弦者，肝脉也。脉来疾去迟，心脉也。脉来当见而不见为病。病有浅深，但当知如何受邪。

辨脉阴阳大法

脉有阴阳之法，何谓也？

然：呼出心与肺，吸入肾与肝，呼吸之间，脾受谷味也，其脉在中。浮者阳也，沉者阴也，故曰阴阳。

心肺俱浮，何以别之？

然：浮而大散者心也；浮而短涩者肺也。

肾肝俱沉，何以别之？

然：牢而长者肝也；按之软，举指来实者肾也。脾者中州，故其脉在中。是阴阳之脉也。

脉有阳盛阴虚，阴盛阳虚，何谓也？

然：浮之损小，沉之实大，故曰阴盛阳虚。沉之损小，浮之实大，故曰阳盛阴虚。是阴阳虚实之意也。

经言：脉有一阴一阳，一阴二阳，一阴三阳，有一阳一阴，一阳二阴，一阳三阴。

如此言之，寸口有六脉俱动耶？

然：经言如此者，非有六脉俱动也，谓浮、沉、长、短、滑、涩也。浮者阳也，滑者阳也，长者阳也。沉者阴也，涩者阴也，短者阴也。所以言一阴一阳者，谓脉来沉而滑也；一阴二阳者，谓脉来沉滑而长也；一阴三阳者，谓脉来浮滑而长，时一沉也。所以言一阳一阴者，谓脉来浮而涩也；一阳二阴者，谓脉来长而沉涩也；一阳三阴者，谓脉来沉涩而短，时一浮也。各以其经所在，名病之逆顺也。

凡脉大为阳，浮为阳，数为阳，动为阳，长为阳，滑为阳；沉为阴，涩为阴，弱为阴，弦为阴，短为阴，微为阴，是为三阴三阳也。阳病见阴脉者，反也，主死。阴病见阳脉者，顺也，主生。关前为阳，关后为阴。阳数则吐血，阴微则下利，阳弦则头痛，阴弦则腹痛，阳微则发汗，阴微则自下，阳数口生疮，阴数加微，必恶寒而烦挠不得眠也。阴附阳则狂，阳附阴则癫。得阳属腑，得阴属脏。无阳则厥，无阴则呕。阳微则不能呼，阴微则不能吸，呼吸不足，胸中短气，依此阴阳以察病也。

寸口脉浮大而疾者，名曰阳中之阳。病苦烦满，身热，头痛，腹中热。

寸口脉沉细者，名曰阳中之阴。病若伤悲，不乐，恶闻人声，少气，时汗出，阴气不通，臂不能举。

尺脉沉细者，名曰阴中之阴。病若两胫酸疼，不能久立，阴气衰，小便余沥，阴下湿痒。

尺脉滑而浮大者，名曰阴中之阳。病若小腹痛满，不能溺，溺即阴中痛，大便亦然。

尺脉牢而长，关上无有，此为阴干阳，其人苦两胫重，少腹引腰痛。

寸口脉壮大，尺中无有，此为阳干阴。其人苦腰背痛，阴中伤，足胫寒。

夫风伤阳，寒伤阴。阳病顺阴，阴病逆阳。阳病易治，阴病难治。在肠胃之间，以药和之；若在经脉之间，针灸病已。

平虚实

人有三虚三实，何谓也？

然：有脉之虚实，有病之虚实，有诊之虚实。脉之虚实者，脉来软者为虚，牢者为实。病之虚实者，出者为虚，入者为实；言者为虚，不言者为实；缓者为虚，急者为实。诊之虚实者，痒者为虚，痛者为实。外痛内快，为外实内虚，内痛外快，为内实外虚。故曰虚实也。

问曰：何谓虚实？

答曰：邪气盛则实，精气夺则虚。何谓重实？所谓重实者，言大热病，气热脉满，是谓重实。

问曰：经络俱实如何？何以治之？

答曰：经络皆实，是寸脉急而尺缓也。当俱治之。故曰滑则顺，涩则逆。夫虚实者，皆从其物类始，五脏骨肉滑利，可以长久。

从横逆顺伏匿脉

问曰：脉有相乘，有从有横，有逆有顺，何谓也？

师曰：水行乘火，金行乘木，名曰从。火行乘水，木行乘金，名曰横。水行乘金，火行乘木，名曰逆。金行乘水，木行乘火，名曰顺。

经言：脉有伏匿者，伏匿于何脏，而言伏匿也？

然：谓阴阳更相乘，更相伏也。脉居阴部反见阳脉者，为阳乘阴也。脉虽时沉涩而短，此阳中伏阴也；脉居阳部反见阴脉者，为阴乘阳也，脉虽时浮滑而长，此为阴中伏阳也。重阴者癫，重阳者狂。脱阳者见鬼，脱阴者目盲。

辨灾怪恐怖杂脉

问曰：脉有残贼，何谓？

师曰：脉有弦、有紧、有涩、有滑、有浮、有沉、此六脉为残贼，能与诸经作病。

问曰：尝为人所难，紧脉何所从而来？

师曰：假令亡汗若吐，肺中寒故令紧。假令咳者，坐饮冷水，故令紧。假令下利者，以胃中虚冷，故令紧也。

问曰：翕奄沉，名曰滑，何谓？

师曰：沉为纯阴，翕为正阳，阴阳和合，故脉滑也。

问曰：脉有灾怪，何谓？

师曰：假令人病，脉得太阳，脉与病形证相应，因为作汤，比还送汤之时，病者因反大吐若下痢，病腹中痛。因问言我前来脉时，不见此证，今反变异，故是名为灾怪。

因问：何缘作此吐痢？答曰：或有先服药，令发作，故为灾怪也。

问曰：人病恐怖，其脉何类？

师曰：形脉如循丝累累然，其面白脱色。

问曰：人愧者，其脉何等类？

师曰：其脉自浮而弱。面形乍白乍赤。

问曰：人不饮，其脉何类？

师曰：其脉自涩，而唇干燥也。

言迟者，风也。摇头言者，其里痛也。行迟者。其表强也。坐而伏者，短气也。坐而下一膝者，必腰痛。里实护腹，如怀卵者，必心痛。师持脉，病人欠者，无病也。脉之因伸者，无病也。假令向壁卧，闻师到，不惊起而目眄视①，若三言三止。脉之，咽唾，此为诈病。假令脉自和，处言此病大重，当须服吐下药，针灸数十百处乃愈。

迟疾短长杂病法

黄帝问曰：余闻胃气、手少阳三焦、四时五行脉法。夫子言脉有三阴三阳，知病存亡，脉外以知内，尺寸大小，愿闻之。

岐伯曰：寸口之中，外别浮沉、前后、左右、虚实、死生之要，皆见寸口之中。脉从前来者为实邪，从后来者为虚邪，从所不胜来者为贼邪，从所胜来者为微邪，自病者为正邪。外结者，病痈肿；内结者，病疝瘕也；间来而急者，病正在心，

① 眄（miǎn）视：反面仰视。

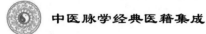

藏气也。脉来疾者，为风也；脉来滑者，为病食也；脉来滑躁者，病有热也；脉来涩者，为病寒湿也。脉逆顺之道，不与众谋。

师曰：夫呼者，脉之头也。初持之来疾去迟，此为出疾入迟，为内虚外实。初持脉来迟去疾，此为出迟入疾，为内实外虚也。

脉数则在腑，迟则在脏。脉长而弦，病在肝。脉小血少，病在心，脉下坚上虚，病在脾胃，脉滑而微浮，病在肺。脉大而坚，病在肾。

脉滑者，多血少气。脉涩者，少血多气。脉大者，血气俱多。又云：脉来大而坚者，血气俱实。脉小者，血气俱少。又云：脉来细而微者，血气俱虚。沉细滑疾者热，迟紧者寒。脉盛滑紧者，病在外热。脉小实而紧者，病在内冷。

脉小弱而涩者，谓之久病；脉滑浮而疾者，谓之新病。脉浮滑，其人外热，风走刺，有饮，难治。脉沉而紧，上焦有热，下寒得冷，即便下。脉沉而细，下焦有寒，小便数，时苦绞痛，下利重。脉浮紧且滑直者，外热内冷，不得大小便。脉洪大紧急，病速进在外，苦头发热痈肿。脉细小紧急，病速进在中，寒为疝瘕积聚，腹中刺痛。脉沉重而直前绝者，病血在肠间；脉沉重而中散者，因寒食成癥。脉直前而中散绝者，病消渴；脉沉重，前不至寸口，徘徊绝者，病在肌肉遁尸。脉左转而沉重者，气微伤在胸中。脉右转出不至寸口者，内有肉癥。脉累累如贯珠不前至，有风寒在大肠，伏留不去。脉累累中止不至，寸口软者，结热在小肠膜中，伏留不去，脉直前左右弹者，病在血脉中衃血①也。脉后而左右弹者，病在筋骨中也。脉前大后

---

① 衃（pēi）血：凝聚成紫黑色的瘀血。

小，即头痛目眩。脉前小后大，即胸满短气。

上部有脉，下部无脉，其人当吐，不吐者死。上部无脉，下部有脉，虽困无所苦。夫脉者，血之府也，长则气治，短则气病，数则烦心，大则病进，上盛则气高，下盛则气胀，代则气衰，细则气少，涩则心痛，浑浑革革，至如涌泉，病进而危，弊弊绰绰，其去如弦绝者死。短而急者，病在上。长而缓者，病在下。沉而弦急者病在内。浮而洪大者，病在外。脉实者，病在内。脉虚者，病在外。在上为表，在下为里；浮为在表，沉为在里。

平人得病所起脉

何以知春得病？无肝脉也。无心脉，夏得病。无肺脉，秋得病。无肾脉，冬得病。无脾脉，四季之月得病。

假令肝病者西行，若食鸡肉得之，当以秋时发，得病以庚辛日也。家有腥死，女子见之，以明要为灾。不者，若感金银物得之。

假令脾病东行，若食雉兔肉及诸木果实得之。不者，当以春时发，得病以甲乙日也。

假令心病北行，若食豚、鱼得之。不者，当以冬时发，得病以壬癸日也。

假令肺病南行，若食马肉及獐鹿肉得之。不者，当以夏时发，得病以丙丁日也。

假令肾病中央，若食牛肉及诸土中物得之。不者，当以长夏时发，得病以戊己日也。

假令得王脉，当于县官家得之。

假令得相脉，当于嫁娶家得之，或相庆贺家得之。

假令得胎脉，当于产乳家得之。

假令得囚脉，当于囚徒家得之。

假令得休脉，其人素有宿病，不治自愈。

假令得死脉，当于死丧家感伤得之。

何以知人露卧得病？阳中有阴也。

何以知人夏月得病？诸阳入阴也。

何以知人食饮中毒？浮之，无阳、微、细之不可知也。但有阴脉。来疾去疾，此相为水气之毒也。脉迟者，食干物得之。

诊病将瘥难已脉

问曰：假令病人欲瘥，脉而知愈，何以别之？师曰：寸、关、尺、大、小、迟、疾、浮、沉，同等，虽有寒热不解者，此脉阴阳为平复，当自愈。人病，其寸口之脉与人迎之脉，大、小及浮、沉等者，病难已。

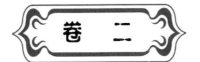

平三关阴阳二十四气脉

左手关前寸口阳绝者，无小肠脉也。苦脐痹，小腹中有疝瘕，王月即冷上抢心。刺手心主经，治阴。心主在掌后横理中。

左手关前寸口阳实者，小肠实也。苦心下急痹，小肠有热，小便赤黄。刺手太阳经，治阳。太阳在手小指外侧本节陷中。

左手关前寸口阴绝者，无心脉也。若心下毒痛，掌中热，时时善呕，口中伤烂。刺手太阳经，治阳。

左手关前寸口阴实者，心实也。苦心下有水气，忧恚①发之。刺手心主经，治阴。

左手关上阳绝者，无胆脉也。苦膝疼，口中苦，眯目，善畏如见鬼状，多惊少力。刺足厥阴经，治阳。在足大指间，或刺三毛中。

左手关上阳实者，胆实也。苦腹中实不安，身躯习习也。刺足少阳经，治阳。在足上第二指②本节后一寸。

左手关上阴绝者，无肝脉也。苦癃，遗溺，难言，胁下有邪气，善吐。刺足少阳经，治阳。

左手关上阴实者，肝实也。苦肉中痛，动善转筋。刺足厥

---

① 忧恚（huì）：忧愁愤恨。
② 指：古时手指、足趾皆可称"指"。

中医脉学经典医籍集成

阴经，治阴。

左手关后尺中阳绝者，无膀胱脉也。苦逆冷，妇人月使不调，三月则闭，男子失精，尿有余沥。刺足少阴经，治阴。在足内踝下动脉。

左手关后尺中阳实者，膀胱实也，苦逆冷，胁下有邪气相引痛。刺足太阳经，治阳。在足小指外侧本节后陷中。

左手关后尺中阴绝者，无肾脉也。苦足下热，两髀里急，精气竭少，劳倦所致。刺足太阳经，治阳。

左手关后尺中阴实者，肾实也。苦恍惚，健忘，目视䀮䀮，耳聋怅怅善鸣。刺足少阴经，治阴。

右手关前寸口阳绝者，无大肠脉也。苦少气，心下有水气，立秋节即咳。刺手太阴经，治阴。在鱼际间。

右手关前寸口阳实者，大肠实也。苦肠中切痛，如锥刀所刺，无休息时。刺手阳明经，治阳。在手腕中。

右手关前寸口阴绝者，无肺脉也。苦短气，咳逆。喉中塞，噫逆。刺手阳明经，治阳。

右手关前寸口阴实者，肺实也。苦少气，胸中满，彭彭与肩相引。刺手太阴，治阴。

右手关上阳绝者，无胃脉也。苦吞酸，头痛，胃中有冷。刺足太阴经，治阴。在足大指本节后一寸。

右手关上阳实者，胃实也。苦肠中伏伏，不思饮食，得食不能消。刺足阳明经，治阳。在足上动脉。

右手关上阴绝者，无脾脉也。苦少气下利，腹满身重，四肢不欲动，善呕。刺足阳明经，治阳。

右手关上阴实者，脾实也。苦肠中伏伏如坚状，大便难。刺足太阴经，治阴。

右手关后尺中阳绝者，无子户脉也。苦足逆寒，绝产，带

· 148 ·

下，无子，阴中寒。刺足少阴经，治阴。

右手关后尺中阳实者，膀胱实也。苦少腹满，引腰痛。刺足太阳经，治阳。

右手关后尺中阴绝者，无肾脉也。苦足逆冷，上抢胸痛，梦入水见鬼，善厌寐，黑色物来掩人上。刺足太阳经，治阳。

右手关后尺中阴实者，肾实也。苦骨疼，腰脊痛，内寒热。刺足少阴经，治阴。

上脉二十四气事。

平人迎神门气口前后脉

心实

左手寸口人迎以前脉阴实者，手厥阴经也。病苦闭，大便不利，腹满，四肢重，身热，苦胃胀。刺三里。

心虚

左手寸口人迎以前脉阴虚者，手厥阴经也。病苦悸恐不乐，心腹痛，难以言，心如寒，状恍惚。

小肠实

左手寸口人迎以前脉阳实者，手太阳经也。病苦身热，热来去，汗出而烦，心中满，身重，口中生疮。

小肠虚

左手寸口人迎以前脉阳虚者；手太阳经也。病苦颅际偏头痛，耳颊痛。

心、小肠俱实

左手寸口人迎以前脉阴阳俱实者，手少阴与太阳经俱实也。病苦头痛，身热，大便难，心、腹烦满，不得卧，以胃气不转，水谷实也。

心、小肠俱虚

左手寸口人迎以前脉阴阳俱虚者，手少阴与太阳经俱虚也。病苦寒，少气，四肢寒，肠澼，洞泄。

肝实

左手关上脉阴实者，足厥阴经也。病苦心下坚满，常两胁痛，自忿忿如怒状。

肝虚

左手关上脉阴虚者，足厥阴经也。病苦胁下坚，寒热，腹满，不欲饮食，腹胀，悒悒不乐，妇人月经不利，腰腹痛。

胆实

左手关上脉阳实者，足少阳经也。病苦腹中气满，饮食不下，咽干，头重痛，洒洒恶寒，胁痛。

胆虚

左手关上脉阳虚者，足少阳经也。病苦眩、厥、痿，足指不能摇，躄，坐不能起，僵仆，目黄，失精，䁾䁾。

肝胆俱实

左手关上脉阴阳俱实者，足厥阴与少阳经俱实也。病苦胃胀，呕逆，食不消。

肝胆俱虚

左手关上脉阴阳俱虚者，足厥阴与少阳经俱虚也。病苦恍惚，尸厥不知人，妄见，少气不能言，时时自惊。

肾实

左手尺中神门以后脉阴实者，足少阴经也。病苦膀胱胀闭，少腹与腰脊相引痛。

左手尺中神门以后脉阴实者，足少阴经也。病苦舌燥，咽肿，心烦，嗌干，胸胁时痛，喘咳汗出，小腹胀满，腰背强急，体重骨热，小便赤黄，好怒好忘，足下热疼，四肢黑，耳聋。

肾虚

左手尺中神门以后脉阴虚者，足少阴经也。病苦心中闷，下重，足肿不可以按地。

膀胱实

左手尺中神门以后脉阳实者，足太阳经也。病苦逆满，腰中痛不可俯仰。劳也。

膀胱虚

左手尺中神门以后脉阳虚者，足太阳经也。病苦脚中筋急，腹中痛引腰背，不可屈伸，转筋，恶风，偏枯，腰痛，外踝后痛。

肾、膀胱俱实

左手尺中神门以后脉阴阳俱实者，足少阴与太阳经俱实也。病苦脊强，反折戴眼，气上抢心，脊痛不能自反侧。

肾、膀胱俱虚

左手尺中神门以后脉阴阳俱虚者，足少阴与太阳经俱虚也。病苦小便利，心痛背寒，时时少腹满。

肺实

右手寸口气口以前脉阴实者，手太阴经也。病苦肺胀，汗出若露，上气喘逆，咽中塞，如欲呕状。

肺虚

右手寸口气口以前脉阴虚者，手太阴经也。病苦少气不足以息，嗌干①不朝津液。

大肠实

右手寸口气口以前脉阳实者，手阳明经也。病苦腹满，善喘咳，面赤身热，喉咽中如核状。

———————————

① 嗌（ài）干：病证名。系指咽干的病症。

大肠虚

右手寸口气口以前脉阳虚者，手阳明经也。病苦胸中喘，肠鸣，虚渴，唇口干，目急，善惊，泄白。

肺、大肠俱实

右手寸口气口以前脉阴阳俱实者，手太阴与阳明经俱实也。病苦头痛目眩，惊狂，喉痹痛，手臂卷①，唇吻不收。

肺、大肠俱虚

右手寸口气口以前脉阴阳俱虚者，手太阴与阳明经俱虚也。病苦耳鸣嘈嘈，时妄见光明，情中不乐，或如恐怖。

脾实

右手关上脉阴实者，足太阴经也。病苦足寒，胫热，腹胀满，烦扰不得卧。

脾虚

右手关上脉阴虚者，足太阴经也。病苦泄注，腹满气逆，霍乱呕吐，黄疸，心烦不得卧，肠鸣。

胃实

右手关上脉阳实者，足阳明经也。病苦腹中坚痛而热，汗不出如温疟，唇口干，善哕，乳痈，缺盆腋下肿痛。

胃虚

右手关上脉阳虚者，足阳明经也。病苦胫寒不得卧，恶寒洒洒，目急，腹中痛，虚鸣，时寒时热，唇口干，面目浮肿。

脾、胃俱实

右手关上脉阴阳俱实者，足太阴与阳明经俱实也。病苦脾胀、腹坚，抢胁下痛，胃气不转，大便难，时反泄利，腹中痛，上冲肺肝，动五脏，立喘鸣，多惊，身热汗不出，喉痹，精少。

---

① 卷：同倦。

脾、胃俱虚

右手关上脉阴阳俱虚者，足太阴与阳明经俱虚也。病苦胃中如空状，少气不足以息，四逆寒，泄注不已。

肾实

右手尺中神门以后脉阴实者，足少阴经也。病苦痹，身热，心痛，脊胁相引痛，足逆，热烦。

肾虚

右手尺中神门以后脉阴虚者，足少阴经也。病苦足胫小弱，恶风寒，脉代绝，时不至，足寒，上重下轻，行不可以按地，少腹胀满，上抢胸痛引胁下。

膀胱实

右手尺中神门以后脉阳实者，足太阳经也。病苦转胞，不得小便，头眩痛，烦满，脊背强。

膀胱虚

右手尺中神门以后脉阳虚者，足太阳经也。病苦肌肉振动，脚中筋急，耳聋，忽忽不闻，恶风飕飕作声。

肾、膀胱俱实

右手尺中神门以后脉阴阳俱实者，足少阴与太阳经俱实也。病苦癫疾，头重与目相引痛厥，欲起走，反眼，大风，多汗。

肾膀胱俱虚

右手尺中神门以后脉阴阳俱虚者，足少阴与太阳经俱虚也。病苦心痛，若下重不自收，篡反出，时时苦洞泄，寒中泄，肾心俱痛。

（一说云：肾有左右，而膀胱无二，今用当以左肾合膀胱，右肾合三焦。）

平三关病候并治宜

寸口脉浮，中风，发热，头痛。宜服桂枝汤、葛根汤，针风池、风府，向火灸身，摩治风膏，覆令汗出。

寸口脉紧，苦头痛骨肉疼，是伤寒。宜服麻黄汤发汗，针眉冲、颞颥，摩治伤寒膏。

寸口脉微，苦寒，为衄。宜服五味子汤，摩茱萸膏，令汗出。

寸口脉数，即为吐，以有热在胃脘，熏胸中。宜服药吐之，及针胃脘，服除热汤。若是伤寒七八日至十日，热在中，烦满渴者，宜服知母汤。

寸口脉缓，皮肤不仁，风寒在肌肉，宜服防风汤，以药薄熨之，摩以风膏，灸诸治风穴。

寸口脉滑，阳实，胸中壅满，吐逆，宜服前胡汤，针太阳、巨阙，泻之。

寸口脉弦，心下愊愊，微头痛，心下有水气。宜服甘遂丸，针期门，泻之。

寸口脉弱，阳气虚，自汗出而短气。宜服茯苓汤、内补散，适饮食消息，勿极劳，针胃脘，补之。

寸口脉涩，是胃气不足。宜服干地黄汤，自养，调和饮食，针三里，补之。

寸口脉芤，吐血；微芤者，衄血。空虚，去血故也。宜服竹皮汤、黄土汤，灸膻中。

寸口脉伏，胸中逆气，噎塞不通，是胃中冷气上冲心胸。宜服前胡汤、大三建丸，针巨阙、上管，灸膻中。

寸口脉沉，胸中引胁痛，胸中有水气。宜服泽漆汤，针巨阙，泻之。

寸口脉濡，阳气弱，自汗出，是虚损病。宜服干地黄汤、薯蓣丸、内补散、牡蛎散并粉，针太冲，补之。

寸口脉迟，上焦有寒，心痛咽酸，吐酸水。宜服附子汤、生姜汤，调和饮食以暖之。

寸口脉实，即生热，在脾肺，呕逆气塞；虚，即生寒，在脾胃，食不消化。有热，即宜服竹叶汤、葛根汤；有寒，宜服茱萸丸，生姜汤。

寸口脉细，发热及吐。宜服黄芩龙胆汤。吐不止，宜服橘皮桔梗汤，灸中府。

寸口服洪大，胸胁满。宜服生姜汤、白薇丸，亦可紫菀汤下之，针上脘、期门、章门。

上为上部寸口十七条。

关脉浮，腹满不欲食。浮为虚满，宜服平胃丸、茯苓汤、生姜前胡汤，针胃脘，先泻后补之。

关脉紧，心下苦满，急痛。脉紧者为实，宜服茱萸当归汤，又大黄汤，两治之良。针巨阙，下脘，泻之。

关脉微，胃中冷，心下拘急。宜服附子汤、生姜汤、附子丸，针巨阙，补之。

关脉数，胃中有客热。宜服知母丸、除热汤，针巨阙、上脘，泻之。

关脉缓，其人不欲食，此胃气不调，脾气不足。宜服平胃丸、补脾汤，针章门，补之。

关脉滑，胃中有热。滑为热实，以气满故不欲食，食即吐逆。宜服紫菀汤下之，大平胃丸，针胃脘，泻之。

关脉弦，胃中有寒，心下厥逆，此以胃气虚故尔。宜服茱萸汤，温调饮食，针胃脘，补之。

第一辑

关脉弱，胃气虚，胃中有客热。脉弱为虚热作病，其说云有热不可大攻之，热去则寒起。止宜服竹叶汤，针胃脘，补之。

关脉涩，血气逆冷。脉涩为血虚，以中焦有微热。宜服干地黄汤、内补散，针足太冲上，补之。

关脉芤，大便去血数斗者，以膈腧伤故也。宜服生地黄并生竹皮汤，灸膈腧，若重下去血者，针关元，甚者，宜服龙骨丸，必愈。

关脉伏，中焦有水气，溏泄。宜服水银丸，针关元，利小便，溏泄便止。

关脉沉，心下有冷气，苦满吞酸。宜服白薇茯苓丸、附子汤，针胃脘，补之。

关脉濡，苦虚冷，脾气弱，重下病。宜服赤石脂汤、女萎丸，针关元，补之。

关脉迟，胃中寒。宜服桂枝丸、茱萸汤，针胃脘，补之。

关脉实，胃中痛。宜服栀子汤、茱萸乌头丸，针胃脘，补之。

关脉牢，脾胃气塞，盛热，即腹满响响。宜服紫菀丸、泻脾丸，针灸胃脘，泻之。

关脉细，脾胃虚，腹满。宜服生姜茱萸蜀椒汤、白薇丸，针灸三脘。

关脉洪，胃中热，必烦满。宜服平胃丸，针胃脘，先泻后补之。

上为中部关脉十八条。

尺脉浮，下热风，小便难。宜服瞿麦汤、滑石散，针横骨、关元，泻之。

尺脉紧，脐下痛。宜服当归汤，灸天枢，针关元，补之。

尺脉微，厥逆，小腹中拘急，有寒气。宜服小建中汤，针气海。

尺脉数，恶寒，脐下热痛，小便赤黄。宜服鸡子汤、白鱼散，针横骨，泻之。

尺脉缓，脚弱下肿，小便难，有余沥。宜服滑石散、瞿麦汤，针横骨，泻之。

尺脉滑，血气实，妇人经脉不利，男子尿血。宜服朴硝煎、大黄汤，下去经血，针关元，泻之。

尺脉弦，小腹疼，小腹及脚中拘急。宜服建中汤，当归汤、针血海，泻之。

尺脉弱，阳气少，发热骨烦。宜服前胡汤、干地黄汤、茯苓汤，针关元，补之。

尺脉涩，足胫逆冷，小便赤。宜服附子四逆汤，针足太冲补之。

尺脉芤，下焦虚，小便去血。宜服竹皮生地黄汤，灸丹田、关元，亦针补之。

尺脉伏，小腹痛，癥疝，水谷不化。宜服大平胃丸、桔梗丸，针关元，补之。

尺脉沉，腰背痛。宜服肾气丸，针京门，补之。

尺脉濡，苦小便难。宜服瞿麦汤、白鱼散，针关元，泻之。

尺脉迟，下焦有寒。宜服桂枝丸，针气海、关元，补之。

尺脉实，小腹痛，小便不禁。宜服当归汤加大黄一两，以利大便；针关元，补之，止小便。

尺脉牢，腹满，阴中急。宜服葶苈子茱萸丸，针丹田、关元、中极。

上为下部尺脉十六条。

平奇经八脉病

脉有奇经八脉者，何谓也？

然：有阳维、阴维，有阳跷、阴跷，有冲，有督，有任，有带之脉，凡此八脉者，皆不拘于经，故曰奇经八脉也。

经有十二，络有十五，凡二十七气，相随上下，何独不拘于经也？

然：圣人图设沟渠，通利水道，以备不虞。天雨降下，沟渠溢满，滂沛妄行，当此之时，圣人不能复图也。此络脉流溢，诸经不能复拘也。

奇经八脉者，既不拘于十二经，皆何起何系也？

然：阳维者，起于诸阳之会；阴维者，起于诸阴之交。阳维、阴维者，维于身，溢蓄不能环流溉灌诸经者也。阳跷者，起于跟中，循外踝而上行入风池。阴跷者，亦起于跟中，循内踝而上行至咽喉，交贯冲脉。冲脉者，起于关元，循腹里，直上至咽喉中。督脉者，起于下极之输，并于脊里，循背，上至风府。冲脉者，阴脉之海也。督脉者，阳脉之海也。任脉者，起于胞门、子户，夹脐上行至胸中。带脉者，起于季肋，回身一周。此八者，皆不系于十二经，故曰奇经八脉者也。

奇经之为病何如？

然：阳维维于阳，阴维维于阴。阴阳不能相维，怅然失志，容容不能自收持。阳维为病，苦寒热；阴维为病，苦心痛。阴跷为病，阳缓而阴急。阳跷为病，阴缓而阳急。冲之为病，逆气而里急。督之为病，脊强而厥。任之为病，其内苦结，男子为七疝，女子为瘕聚。带之为病，苦腹满，腰容容若坐水中状。此奇经八脉之为病也。

诊得阳维脉浮者，暂起目弦，阳盛实，苦肩息，洒洒如寒。

诊得阴维脉沉大而实者，苦胸中痛，胁下支满，心痛。

诊得阴维如贯珠者，男子两胁实，腰中痛；女子阴中痛，如有疮状。

诊得带脉左右绕脐腹腰脊痛，冲阴股也。

两手脉，浮之俱有阳，沉之俱有阴，阴阳实盛者，此为冲督之脉也。冲督之脉者，十二经之道路也。冲督用事，则十二经不复朝于寸口，其人皆苦恍惚狂疑。不者，必当由豫有两心也。

两手阳脉浮而细微绵绵不可知，俱有阴脉，亦复细绵绵，此为阴跷、阳跷之脉也。此家曾有病鬼魅风死，苦恍惚亡人为祸也。

诊得阳跷，病拘急，阴跷病缓。

尺寸俱浮，直上直下，此为督脉。腰背强痛，不得俯仰，大人癫病，小人风痫疾。

脉来中央浮，直上下痛者，督脉也。动苦腰背膝寒，大人癫，小儿痫也。灸顶上三丸，正当顶上。

尺寸脉俱牢，直上直下，此为冲脉。胸中有寒疝也。

脉来中央坚实，径至关者，冲脉也。动苦少腹痛，上抢心，有瘕疝，绝孕，遗失溺，胁支满烦也。

横寸口边丸丸，此为任脉。若腹中有气如指，上抢心，不得俯仰，拘急。

脉来紧细实长至关者，任脉也。动苦少腹绕脐下引横骨，阴中切痛，取脐下三寸。

第一辑

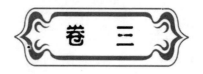

肝胆部

肝象木，与胆合为腑。其经足厥阴，与足少阳为表里。其脉弦。其相，冬三月；王，春三月；废，夏三月；囚，季夏六月；死秋三月。其王日，甲乙；王时，平旦、日出。其困日，戊巳；困时，食时、日昳。其死日，庚辛；死时，晡时、日入。其神魂。其主色。其养筋。其候目。其声呼。其色青。其臭臊。其液泣。其味酸。其宜苦，其恶辛。肝俞在背第九椎，募在期门；胆俞在背第十椎，募在日月。

上新撰。

冬至之后得甲子，少阳起于夜半，肝家王，肝者东方木，万物始生，其气来软而弱，宽而虚，故脉为弦。软即不可发汗，弱即不可下。宽者汗，开者通，通者利，故名曰宽而虚。春以胃气为本，不可犯也。

上四时经。

黄帝问曰：春脉如弦，何如而弦？

岐伯曰：春脉肝也，东方木也，万物之所以始生也，故其气来濡弱轻虚而滑，端直以长，故曰弦。反此者病。

黄帝曰：何如而反？

岐伯曰：其气来实而强，此谓太过，病在外；其气来不实而微，此谓不及，病在中。

黄帝曰：春脉太过与不及，其病皆何如？

岐伯曰：太过则令人善忘忽忽，眩冒而癫疾。不及则令人胸胁痛引背，下则两胁胠满①。

黄帝曰：善。

肝脉来濡弱招招，如揭竿末梢，曰平。春以胃气为本。肝脉来盈实而滑，如循长竿，曰肝病。肝脉来急而益劲，如新张弓弦，曰肝死。

真肝脉至，中外急，如循刀刃，责责然，如按琴瑟弦。色青白不泽，毛折乃死。

春胃微弦曰平；弦多胃少曰肝病；但弦无胃曰死；有胃而毛曰秋病，毛甚曰今病。

肝藏血，血舍魂，悲哀动中则伤魂，魂伤则狂妄不精不敢正当人②，阴缩而筋挛，两胁骨不举，毛悴色夭，死于秋。

春肝木王，其脉弦细而长，名曰平脉也。反得浮涩而短者，是肺之乘肝，金之克木，为贼邪大逆，十死不治。反得洪大而散者，是心之乘肝，子之扶母为实邪，虽病自愈。反得沉濡而滑者，是肾之乘肝，母之归子为虚邪，虽病易治。反得大而缓者，是脾之乘肝，土之陵木为微邪，虽病即瘥。

肝脉来濯濯如倚竿，如琴瑟之弦，再至，曰平；三至，曰离经，病；四至，脱精；五至，死；六至，命尽。足厥阴脉也。

肝脉急甚为恶言；微急为肥气。在胁下若覆杯，缓甚为善呕；微缓为水瘕痹。大甚为内痈，善呕衄；微大为肝痹阴缩，

---

① 胠（qū）满：腋下满。

② 不精不敢正当人：一作其精不守，令人阴缩。

咳引少腹；小甚为多饮；微小为消瘅①。滑甚为㿉疝②；微滑为遗溺。涩甚为淡饮；微涩为瘈疭③挛筋。

足厥阴气绝则筋缩，引卵与舌。厥阴者，肝脉也；肝者，筋之合也。筋者聚于阴器，而脉络于舌本，故脉弗营则筋缩急，筋缩急则引舌与卵，故唇青舌卷卵缩，则筋先死，庚笃辛死，金胜木也。

肝死脏，浮之脉弱，按之中如索不来，或曲如蛇行者，死。

上《素问》《针经》、张仲景。

心小肠部

心象火，与小肠合为腑。其经手少阴，与手太阳为表里。其脉洪。其相，春三月；王，夏三月；废，季夏六月；囚，秋三月；死，冬三月。其王日，丙丁；王时，禺中、日中。其困日，庚辛；困时，晡时、日入。其死日，壬癸；死时，人定、夜半。其藏神。其主臭。其养血。其候舌。其声言。其色赤。其臭焦。其液汗。其味苦。其宜甘。其恶咸。心俞在背第五椎，募在巨阙；小肠俞在第十八椎，募在关元。

上新撰。

心者南方火。万物洪盛，垂枝布叶，皆下垂如曲，故名曰钩。心脉洪大而长，洪则行气实，实则气无从出。大则荣气萌，萌洪相薄，可以发汗，故名曰长。长洪相得，即引水浆，溉灌

---

① 消瘅：原出《内经》，又名"热瘅"，即消渴病。"消"指消耗津液而见消瘦；"瘅"指内热。消瘅就是邪热内炽，消灼津液，而见多饮食而消瘦的证候。

② 㿉（tuì）疝：寒湿下注引起的阴囊肿大（《儒门事亲》卷二）。

③ 瘈疭（chì zòng）：亦作"瘈瘲""瘛瘲"。指手足伸缩交替，抽动不已的病症。《伤寒明理论》卷三："瘈者，筋脉急也；疭者，筋脉缓也。急者则引缩，缓者则纵而伸。或缩或伸，动而不止者，名曰瘈疭。"

经络，津液皮肤。太阳洪大，皆是母躯。幸得戊己，用牢根株。阳气上出，汗见于头。五内干枯，胞中空虚，医反下之，此为重虚也。脉浮有表无里，阳无所使。不但危身，并中其母。

上四时经。

黄帝问曰：夏脉如钩，何如而钩？

岐伯曰：夏脉心也，南方火也，万物之所以盛长也。故其气来盛去衰，故曰钩。反此者病。

黄帝曰：何如而反？

岐伯曰：其气来盛去亦盛，此谓太过，病在外。其来不盛去反盛，此谓不及，病在中。

黄帝曰：夏脉太过与不及，其病皆何如？

岐伯曰：太过，则令人身热而肤痛为浸淫。不及，则令人烦心。上见咳唾，下为气泄。

帝曰：善。

心脉来，累累如连珠，如循琅玕，曰平。夏以胃气为本。心脉来，喘喘连属，其中微曲，曰心病。心脉来，前曲后居，如操带钩。曰心死。

真心脉至，坚而搏，如循薏苡子，累累然，其色赤黑不泽，毛折乃死。

夏胃微钩，曰平；钩多胃少，曰心病；但钩无胃，曰死；胃而有石，曰冬病；石甚，曰今病。

心藏脉，脉舍神。怵惕思虑则伤神，神伤则恐惧自失，破䐃①脱肉，毛悴色夭，死于冬。

夏心火王，其脉洪，大而散，名曰平脉。反得沉濡而滑者，是肾之乘心，水之克火为贼邪，大逆，十死不治。反得大而缓

---

① 破䐃（jiǒng）：指肌肉严重消瘦。

者，是脾之乘心，子之扶母，为实邪，虽病自愈。反得弦细而长者，是肝之乘心，母之归子，为虚邪，虽病易治。反得浮涩而短者，是肺之乘心，金之陵火，为微邪，虽病即瘥。

心脉来，累累如贯珠滑利，再至，曰平；三至，曰离经，病；四至，脱精；五至，死；六至，命尽。手少阴脉也。

心脉急甚为瘛疭；微急为心痛引背，食不下。缓甚为狂笑；微缓为伏梁，在心下上下行，时唾血。大甚为喉介；微大为心痹引背，善泪出。小甚为善哕；微小为消瘅。滑甚为善渴；微滑为心疝引脐少腹鸣。涩甚为喑；微涩为血溢维厥，耳鸣癫疾。手少阴气绝，则脉不通。少阴者，心脉也。心者，脉之合也。脉不通，则血不流，血不流，则发色不泽，故其面黑如漆柴者，血先死。壬笃癸死，水胜火也。

心死脏，浮之脉实如豆麻击手，按之益躁疾者，死。

上《素问》《针经》、张仲景。

脾胃部

脾象土，与胃合为腑。其经足太阴，与足阳明为表里。其脉缓。其相，夏三月；王，季夏六月；废，秋三月；囚，冬三月；死，春三月。其王日，戊己；王时，食时、日昳。困日，壬癸；困时，人定、夜半。其死日，甲乙；死时，平旦、日出。其神意。其主味。其养肉。其候口。其声歌。其色黄。其臭香。其液涎。其味甘。其宜辛。其恶酸。脾俞在背第十一椎，募在章门。胃俞在背第十二椎，募在太仓。

上新撰。

脾者土也。敦而福，敦者，厚也，万物众色不同，故名曰得福者广。万物悬根住茎，其叶在巅。蛸螽蠕动，蚑蟯喘息，皆蒙土思，德则为缓，恩则为迟，故令太阴脉缓而迟。尺寸不同。酸咸苦辛，大沙而生，互行其时，而以各行，皆不群行，尽可常服。土寒则温，土热则凉。土有一子，名之曰金，怀挟抱之，不离其身。金乃畏火，恐热来熏，遂弃其母，逃归水中，水自金子，而藏火神，闭门塞户，内外不通，此谓冬时也。土亡其子，其气衰微，水为洋溢，浸渍为池。走击皮肤，面目浮肿，归于四肢。愚医见水，直往下之，虚脾空胃。水遂居之，肺为喘浮。肝反畏肺，故下沉没。下有荆棘，恐伤其身，避在一边，以为水流。心衰则伏，肝微则沉，故令脉伏而沉。工医来占，固转孔穴，利其溲便，遂通水道，甘液下流，亭其阴阳，喘息则微，汗出正流。肝著其根，心气因起，阳行四肢。肺气亭亭，喘息则安。肾为安声，其味为咸。倚坐母败，泻臭如腥。土得其子，则成为山。金得其母，名曰丘矣。

上四时经。

黄帝曰：四时之序，逆顺之变异也。然脾脉独何主？

岐伯曰：脾者土也，孤脏以灌四旁者也。

曰：然则脾善恶可得见乎？

曰：善者不可得见，恶者可见。

曰：恶者何如？

曰：其来如水之流者，此谓太过，病在外。如鸟之喙，此谓不及，病在中。太过，则令人四肢沉重不举。其不及，则令人九窍壅塞不通，名曰重强。

脾脉来而和柔相离，如鸡足践地，曰平。长夏以胃气为本。脾脉来实而盈数，如雉举足，曰脾病。脾脉来坚兑，如鸟之喙，如鸟之距，如屋之漏，如水之溜，曰脾死。

真脾脉至，弱而乍疏乍散，色青黄不泽，毛折乃死。

长夏胃微濡弱，曰平；弱多胃少，曰脾病；但代无胃，曰死；濡弱有石，曰冬病；石甚，曰今病。

脾藏荣，荣舍意。愁忧不解则伤意，意伤则闷乱，四肢不举，毛悴色夭，死于春。

六月季夏建未，坤未之间土之位，脾王之时。其脉大，阿阿而缓，名曰平脉。反得弦细而长者，是肝之乘脾，木之克土，为贼邪，大逆，十死不治。反得浮。涩而短者，是肺之乘脾，子之扶母，为实邪。虽病自愈。反得洪大而散者，是心之乘脾，母之归子，为虚邪，虽病易治。反得沉濡而滑者，肾之乘脾，水之凌土，为微邪，虽病即瘥。

脾脉苌苌①而弱，来疏去数，再至，曰平；三至，曰离经，病；四至，脱精；五至，死；六至，命尽。足太阴脉也。

脾脉急甚为瘈疭；微急为膈中满，食饮入而还出，后沃沫②。缓甚为痿厥，微缓为风痿，四肢不用，心慧然若无病。大甚为击仆；微大为痞气裹大脓血在肠胃之外。小甚为寒热；微小为消瘅。滑甚为㿉癃；微滑为虫毒蛔，肠鸣热。涩甚为肠㿉；微涩为内溃，多下脓血也。

足太阴气绝，则脉不营其口唇，口唇者肌肉之本也，脉不营则肌肉濡，肌肉濡则人中满，人中满则唇反，唇反者肉先死。甲笃乙死，木胜土也。

脾死脏，浮之脉大缓，按之中如覆杯，絷絷状。如摇者，死。

上《素问》《针经》、张仲景。

---

① 苌苌：《千金要方》作"苌苌"为"长长"。
② 后沃沫：证名。大便多黏沫。见《灵枢·邪气脏腑病形》。

肺大肠部

肺象金，与大肠合为腑。其经手太阴，与手阳明为表里。其脉浮。其相，季夏六月；其王，秋三月；废，冬三月；囚，春三月；死，夏三月。其王日，庚辛；王时，晡时、日入。其困日，甲乙；困时，平旦、日出。其死日，丙丁；死时，禺中、日中。其神魄。其主声。其养皮毛。其候鼻。其声哭。其色白。其臭腥。其液涕。其味辛。其宜咸。其恶苦。肺俞在背第三椎，募在中府。大肠俞在背第十六椎，募在天枢。

上新撰。

肺者西方金，万物之所终。宿叶落柯，萋萋枝条，其机然独在。其脉为微浮毛，卫气迟。荣气数，则在上，迟则在下，故名曰毛。阳当陷而不陷，阴当升而不升，为邪所中。阳中邪则卷，阴中邪则紧，卷则恶寒，紧则为栗，寒栗相薄，故名曰疟。弱则发热，浮乃来出。旦中旦发，暮中暮发。脏有远近，脉有迟疾，周有度数，行有漏刻。迟在上，伤毛采。数在下，伤下焦。中焦有恶则见，有善则匿。阳气下陷，阴气则温，阳反在下，阴反在巅，故名曰长而且留。

上四时经。

黄帝问曰：秋脉如浮，何如而浮？

岐伯对曰：秋脉肺也，西方金也，万物之所以收成也。故其气来，轻虚而浮，其气来急去散，故曰浮。反此者病。

黄帝曰：何如而反？

岐伯曰：其气来毛而中央坚，两旁虚，此谓太过，病在外。其气来毛而微，此谓不及，病在中。

黄帝曰：秋脉太过与不及，其病何如？

岐伯曰：太过，则令人气逆而背痛温温①然。不及，则令人喘，呼吸少气而咳，上气见血，下闻病音。

肺脉来厌厌聂聂，如落榆荚，曰肺平。秋以胃气为本。肺脉来不上不下，如循鸡羽，曰肺病。肺脉来如物之浮，如风吹毛，曰肺死。

真肺脉至，大而虚，如以毛羽中人肤，色赤白不泽，毛折乃死。

秋胃微毛，曰平；毛多胃少，曰肺病；但毛无胃，曰死；毛而有弦，曰春病；弦甚，曰今病。

肺藏气，气舍魄。喜乐无极则伤魄，魄伤则狂，狂者意不存人，皮革焦，毛悴色夭，死于夏。

秋金肺王，其脉浮涩而短，曰平。脉反得洪大而散者，是心之乘肺，火之克金，为贼邪，大逆，十死不治。反得沉濡而滑者，肾之乘肺，子之扶母，为实邪，虽病自愈。反得大而缓者，是脾之乘肺，母之归子，为虚邪，虽病易治。反得弦细而长者，是肝之乘肺，木之凌金，为微邪，虽病即瘥。

肺脉来泛泛，轻如微风吹鸟背上毛，再至，曰平；三至，曰离经病；四至，脱精；五至，死；六至，命尽。手太阴脉也。

肺脉急甚为癫疾；微急为肺寒热，怠堕，咳唾血，引腰背胸，苦鼻息肉不通。缓甚为多汗；微缓为痿偏风，头以下汗出不可止。大甚为胫肿；微大为肺痹，引胸背，起腰内。小甚为飧泄；微小为消瘅。滑甚为息贲，上气；微滑为上下出血。涩甚为呕血；微涩为鼠瘘，在颈肢掖之间，下不胜其上，其能喜酸。

手太阴气绝，则皮毛焦。太阴者，行气温皮毛者也。气弗

①　温温：《内经》作"愠愠"。

营则皮毛焦，皮毛焦则津液去，津液去则皮节伤，皮节伤者则爪枯毛折，毛折者，则气先死。丙笃丁死，火胜金也。

肺死脏，浮之虚，按之弱如葱叶，下无根者，死。

上《素问》《针经》、张仲景。

肾膀胱部

肾象水，与膀胱合为腑。其经足少阴，与足太阳为表里。其脉沉。其相，秋三月；其王，冬三月；废，春三月；囚，夏三月；其死，季夏六月。其王日，壬癸；王时，人定、夜半。其困日，丙丁；困时，禺中、日中。其死日，戊己；死时，食时、日昳。其神志。其主液其养骨。其候耳。其声呻。其色黑。其臭腐。其液唾。其味咸。其宜酸。其恶甘。肾俞在背第十四椎，募在京门。膀胱俞在背第十九椎，募在中极。

上新撰。

肾者，北方水，万物之所藏。百虫伏蛰，阳气下陷，阴气上升，阳气中出。阴气烈为霜，遂不上升，化为雪霜。猛兽伏蛰，蜾虫①匿藏。其脉为沉，沉为阴，在里，不可发汗，发则蜾虫出，见其霜雪。阴气在表，阳气在脏，慎不可下，下之者伤脾，脾土弱即水气妄行。下之者，如鱼出水、蛾入汤。重客在里，慎不可熏，熏之逆客，其息则喘。无持客热，令口烂疮。阴脉且解，血散不通，正阳遂厥，阴不往从。客热狂入，内为结胸。脾气遂弱，清溲痢通。

上四时经。

黄帝问曰：冬脉如营，何如而营？

---

① 蜾（guǒ）虫：无毛甲的虫类。

第一辑

岐伯对曰：冬脉肾也，北方水也，万物之所以合藏，故其脉来沉而搏，故曰营。反此者病。

黄帝曰：何如而反？

岐伯曰：其气来如弹石者，此谓太过，病在外。其去如数者，此谓不及，病在中。

黄帝曰：冬脉太过与不及，其病皆如何？

岐伯曰：太过则令人解㑊，脊脉痛，而少气，不欲言。不及，则令人心悬如病饥，䏚中清，脊中痛，小腹满，小便黄赤。

肾脉来喘喘累累如钩，按之而坚，曰肾平。冬以胃气为本。肾脉来如引葛，按之益坚，曰肾病。肾脉来发如夺索，辟辟如弹石，曰肾死。

真肾脉至，搏而绝，如以指弹石，辟辟然，其色黑黄不泽，毛折乃死。

冬胃微石，曰平；石多胃少，曰肾病；但石无胃，曰死；石而有钩，曰夏病；钩甚，曰今病。凡人以水谷为本，故人绝水谷则死，脉无胃气亦死。所谓无胃气者，但得真脏脉，不得胃气也。所谓脉不得胃气者，肝不弦，肾不石也。

肾藏精，精舍志，盛怒而不止，则伤志，伤志则善忘其前言，腰脊痛，不可以俯仰屈伸，毛悴色夭，死于季夏。

冬肾水王，其脉沉濡而滑，曰平。脉反得大而缓者，是脾之乘肾，土之克水，为贼邪，大逆，十死不治。反得弦细而长者，是肝之乘肾，子之扶母，为实邪，虽病自愈。反得浮涩而短者，是肺之乘肾，母之归子，为虚邪，虽病易治。反得洪大而散者，是心之乘肾，火之陵水，为微邪，虽病即瘥。肾脉沉细而紧，再至，曰平；三至，曰离经病；四至，脱精；五至，死；六至，命尽。足少阴脉也。

肾脉，急甚为骨痿、癫疾；微急为奔豚，沉厥，足不收不得前后。缓甚为折脊；微缓为洞下，洞下者，食不化，入咽还出。大甚为阴痿；微大为石水，起脐下以至小腹，肿垂垂然，上至胃脘，死不治。小甚为洞泄；微小为消瘅。滑甚，为癃癫；微滑为骨痿，坐不能起，目无所见，视见黑花。涩甚为大痈；微涩为不月水，沉痔。

足少阴气绝，则骨枯。少阴者，冬脉也，伏行而濡骨髓者也，故骨不濡，则肉不能著骨也。骨肉不相亲，则肉濡而却，肉濡而却，故齿长而垢①，发无泽，发无泽者，骨先死。戊笃己死，土胜水也。

肾死脏，浮之坚，按之乱如转丸，益下入尺中者，死。

上《素问》《针经》、张仲景。

---

① 垢：《难经》作"枯"。

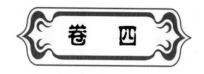

辨三部九候脉证

经言：所谓三部者，寸、关、尺也。九候者，每部中有天、地、人也。上部主候从胸以上至头，中部主候从膈以下至气街，下部主候从气街以下至足。

浮、沉、牢、结、迟、疾、滑、涩，各自异名，分理察之，勿怠观变，所以别三部九候，知病之所起，审而明之，针灸亦然也。故先候脉寸中，浮在皮肤，沉细在里。昭昭天道，可得长久。

上部之候，牢、结、沉、滑，有积气在膀胱。微细而弱，卧引里急，头痛，咳嗽。逆气上下。心膈上有热者，口干渴燥。病从寸口，邪入上者，名曰解。脉来至状如琴弦，苦少腹痛，女子经月不利，孔窍生疮，男子病痔，左右胁下有疮，上部不通者，苦少腹痛，肠鸣，寸口中虚弱者伤气，气不足。大如桃李实，苦痹也。寸口直上者，逆虚也。如浮虚者，泄利也。

中部脉结者，腹中积聚，若在膀胱、两胁下，有热。脉浮而大，风从胃脘入，水胀干呕，心下澹澹，如有桃李核。胃中有寒时苦烦痛不食，食即心痛，胃胀支满，膈上积。胁下有热，时寒热淋露。脉横出上者，胁气在膀胱，病即著。右横关入寸口中者，膈中不通，喉中咽难。刺关元，入少阴。

下部脉者，其脉来至浮大者脾也。与风集合，时上头，痛引腰背，小滑者，厥也。足下热，烦满，逆上抢心，上至喉中，状如恶肉，脾伤也。病少腹下，在膝、诸骨节间，寒清不可屈伸；脉急如弦者，筋急，足挛结者，四肢重。从尺邪入阳明者，寒热也。大风邪入少阴，女子漏白下赤，男子溺血，阴萎不起，引少腹痛。

人有三百六十脉，法三百六十日。三部者寸、关、尺也。尺脉为阴，阴脉常沉而迟；寸关为阳，阳脉俱浮而速。气出为动，入为息。故阳脉六息七息十三投，阴脉八息七息十五投，此其常也。

二十八脉相逐上下，一脉不来知疾所苦。尺胜治下，寸胜治上，尺寸俱平治中央。脐以上，阳也，法于天；脐以下，阴也，法于地；脐为中关，头为天，足为地。有表无里，邪之所止，得鬼病。何为表里？寸尺为表，关为里，两头有脉，关中绝不至也。尺脉上不至关为阴绝，寸脉下不至关为阳绝，阴绝而阳微，死不治。三部脉或至或不至，冷气在胃中，故令脉不通也。

上部有脉，下部无脉，其人当吐，不吐者死。上部无脉，下部有脉，虽困无所苦，所以然者，譬如人之有足，树之有根，虽枝叶枯槁，根本将自生，木有根本，即自有气，故知不死也。

寸口脉平而死者，何也？

然：诸十二经脉者，皆系于生气之原。所谓生气之原者，非谓十二经之根本也，谓肾间动气也。此五脏六腑之本，十二经之根，呼吸之门，三焦之原，一名守邪之神也。故气者，人根本也，根绝则茎枯矣。寸口脉平而死者，生气独绝于内也。

岐伯曰：形盛脉细，少气不足以息者，死。形瘦脉大，胸中多气者，死。行气相得者，生；参伍不调者，病。三部九候皆相失者，死。上下左右之脉，相应如参舂者，病甚；上下左右相失，不可数者，死。中部之候虽独调，与众脏相失者，死；中部之候相减者，死。目内陷者，死。

黄帝曰：冬阴夏阳奈何？

岐伯曰：九候之脉皆沉细悬绝者，为阴，主冬，故以夜半死；盛躁喘数者，为阳，主夏，故以日中死。是故寒热者，平旦死；热中及热病者，日中死；病风者，以日夕死；病水者，以夜半死；其脉乍数乍疏、乍迟乍疾者，以日乘四季死；形肉以脱，九候虽调，犹死。七诊虽见，九候皆顺者，不死。所言不死者，风气之病及经月之病，似七诊之病而非也，故言不死。若有七诊之病，其脉候亦败者，死矣。必发哕噫①，必审问其所始病，与今之所方病，而后各切循其脉，视其经络浮沉，以上下送顺循之。其脉疾者，不病；其脉迟者，病；脉不往来者，死；皮肤着者，死。

两手脉，结上部者，濡；结中部者，缓；结三里者，豆起。弱反在关，濡反在巅。微在其上，涩反在下。微即阳气不足，沾热汗出；涩即无血，厥而且寒。

黄帝问曰：余每欲视色持脉，独调其尺，以言其病，从外知内，为之奈何？

岐伯对曰：审其尺之缓急小大滑涩，肉之坚脆，而病形变定矣。调之何如？

对曰：脉急者，尺之皮肤亦急；脉缓者，尺之皮肤亦缓。脉小者，尺之皮肤减而少；脉大者，尺之皮肤亦大。脉滑者，尺之皮肤亦滑；脉涩者，尺之皮肤亦涩。凡此六变，有微有甚。故善调尺者，不待于寸；善调脉者，不待于色。能参合行之，

---

① 哕噫（yuě yī）：打呃，打嗝。

可为上工。

尺肤滑以淖泽者，风也。尺内弱，解㑊安卧脱肉者，寒热也。尺肤涩者，风痹也。尺肤粗如枯鱼之鳞者，水淡饮也。尺肤热甚，脉盛躁者，病温也，其脉盛而滑者，汗且出。尺肤寒甚，脉小者，泄少气。尺肤烜①然，先热后寒者，寒热也。尺肤先寒，久持之而热者，亦寒热也。尺烜然热，人迎大者，当夺血。尺紧人迎脉小甚则少气，色白有加者，立死。肘后独热者，腰以上热。肘前独热者，膺前热。肘后独热者，肩背热，肘后粗以下三四寸，肠中有虫。手所独热者，腰以上热。臂中独热者，腰腹热。掌中热者，腹中热。掌中寒者，腹中寒。鱼上白肉有青血脉者，胃中有寒。

诸浮、诸沉、诸滑、诸涩、诸弦、诸紧，若在寸口，膈以上病；若在关上，胃以下病；若在尺中，肾以下病。

寸口脉滑而迟，不沉不浮，不长不短，为无病。左右同法。

寸口太过与不及，寸口之脉，中手短者，曰头痛；中手长者，曰足胫痛；中手促上击者，曰肩背痛。

寸口脉浮而盛者，病在外。

寸口脉沉而坚者，病在中。

寸口脉沉而弱者，曰寒热及疝瘕，小腹痛。

寸口脉沉而弱，发必堕落。

寸口脉沉而紧，苦心下有寒，时痛，有积聚。

寸口脉沉，胸中短气。

寸口脉沉而喘者，寒热。

寸口脉但实者，心劳。

寸口脉紧或浮，膈上有寒，肺下有水气。

---

① 烜（xuǎn）：火盛之热象。

脉紧而长过寸口者，注病。

脉紧上寸口者，中风。风头痛亦如之。

脉弦上寸口者，宿食；降者，头痛。

脉来过寸入鱼际者，遗尿。

脉出鱼际，逆气喘息。

寸口脉潎潎，如羹上肥，阳气微。连连如蜘蛛丝，阴气衰。

寸口脉偏绝，则臂偏不遂。其人两手俱绝者，不可治。两手前部阳绝者，苦心下寒毒，喙中热。

关上脉浮而大，风在胃中，张口肩息，心下澹澹，食欲呕。

关上脉微浮，积热在胃中，呕吐蛔虫，心健忘。

关上脉滑而大小不匀，是为病方欲进，不出一二日，复欲发动，其人欲多饮，饮即注利。如利止者，生；不止者，死。

关上脉紧而滑者，蛔动。

关上脉涩而坚大而实，按之不减有力，为中焦实，有伏结在脾，肺气塞，实热在胃中。

关上脉襜襜大，而尺寸细者，其人必心腹冷积，癥瘕结聚，欲热饮食。

关上脉时来时去，乍大乍小，乍疏乍数者，胃中寒热，羸劣不欲饮食，如疟状。

尺脉浮者，客阳在下焦。

尺脉细微，溏泄下冷利。

尺脉弱寸强，胃络脉伤。

尺脉虚小者，足胫寒，痿痹脚疼。

尺脉涩，下血，不利，多汗。

尺脉滑而疾为血虚。

尺脉沉而滑者，寸白虫。

尺脉细而急者，筋挛痹不能行。

尺脉粗常热者，谓之热中，腰膝疼，小便赤热。

尺脉偏滑疾，面赤如醉，外热为病。

平杂病脉

滑为实，为下，又为阳气衰。数为虚，为热。浮为风，为虚。动为痛、为惊。

沉为水、为实，又为鬼疰。弱为虚，为悸。

迟则为寒，涩则少血，缓则为虚，洪则为气。

紧则为寒，弦数为疟。

疟脉自弦，弦数多热，弦迟多寒。微则为虚，代散则死。

弦为痛痹，偏弦为饮，双弦则胁下拘急而痛，其人啬啬恶寒。

涩脉大，寒热在中。

伏者，霍乱。

安卧脉盛，谓之脱血。

凡亡汗，肺中寒，饮冷水，咳嗽，下利，胃中虚冷，此等其脉并紧。

浮而大者，风。

浮而大者，中风，头重鼻塞。

浮而缓，皮肤不仁，风寒入肌肉。

滑而浮散者，摊缓风。

滑者，鬼疰。

涩而紧，痹病。

浮洪大长者，风眩癫疾。

大坚疾者，癫病。

弦而钩，胁下如刀刺，状如蜚尸，至困不死。

紧而急者，遁尸。

洪大者，伤寒热病。

浮洪大者，伤寒。秋吉，春成病。

浮而滑者，宿食。

浮滑而疾者，食不消，脾不磨。

短疾而滑，酒病。

浮而细滑，伤饮。

迟而滑，中寒，有症结。

快而紧，积聚，有击痛。

弦急，疝瘕，小腹痛，又为癖病①。

迟而滑者，胀。

盛而紧曰胀。

弦小者，寒癖。

沉而弦者，悬饮内痛。

弦数，有寒饮，冬夏难治。

紧而滑者，吐逆。

小弱而涩，胃反。

迟而缓者，有寒。

微而紧者，有寒。

沉而迟，腹藏有冷病。

微弱者，有寒，少气。

实紧，胃中有寒，苦不能食，时时利者，难治。

滑数，心下结，热盛。

滑疾，胃中有热。

---

① 癖病：癖是指潜匿于两胁之间的积块，平时寻摸不见，痛时摸之才觉有物。癖病指食癖、饮癖、寒癖、痰癖、血癖等多种，多因饮食失节、脾胃受伤、寒痰结聚，气血博结而成。

缓而滑，曰热中。

沉而急，病伤寒，暴发虚热。

浮而绝者，气急。

辟大而滑，中有短气。

浮短者，其人肺伤，诸气微少，不过一年死，法当嗽也。

沉而数，中水，冬不治，自愈。

短而数，心痛心烦。

弦而紧，胁病，脏伤，有瘀血。

沉而滑，为下重，亦为背膂痛。

脉来细而滑，按之能虚，因急持直者僵仆，从高堕下，病在内。

微浮，秋吉，冬成病。

微数，虽甚不成病，不可劳。

浮滑疾紧者，以合百病，久易愈。

阳邪来，见浮洪。

阴邪来，见沉细。

水谷来，见坚实。

脉来乍大乍小、乍长乍短者，为祟。

脉来洪大嫋嫋者，社祟。

脉来沉沉泽泽，四肢不仁而重，土祟。

脉与肌肉相得，久持之至者，可下之。

弦小紧者，可下之。

紧而数，寒热俱发，必下乃愈。

弦迟者，宜温药。

紧数者，可发其汗。

诊五脏六腑气绝证候

病人肝绝，八日死，何以知之？面青，但欲伏眠，目视而不见人，汗出如水不止。

病人胆绝，七日死，何以知之？眉为之倾。

病人筋绝，九日死，何以知之？手足爪甲青，呼骂不休。

病人心绝，一日死，何以知之？肩息回视，立死。

病人肠绝，六日死，何以知之？发直如干麻不得屈伸，白汗不止。

病人脾绝，十二日死，何以知之？口冷，足肿，腹热胪胀，泄利不觉，出无时度。

病人胃绝，五日死，何以知之？脊痛腰中重，不可反复。

病人肉绝，六日死，何以知之？耳干，舌皆肿，溺血，大便赤泄。

病人肺绝，三日死，何以知之？口张，但气出而不还。

病人大肠绝，不治，何以知之？泄利无度，利绝则死。

病人肾绝，四日死，何以知之？齿为暴枯，面为正黑，目中黄色，腰中欲折，白汗出如注流水。

病人骨绝，齿黄落，十日死。

诸浮脉无根者，皆死。

诊四时相反脉证

春三月木王，肝脉治当先至；心脉次之；肺脉次之；肾脉次之；此为四时王相顺脉也。到六月土王，脾脉当先至，而反不至，反得肾脉，此为肾反脾也，七十日死。何为肾反脾？夏火王,心脉当先至,肺脉次之,而反得肾脉,是谓肾反脾。期五月六月,忌丙丁。

脾反肝,三十日死。何谓脾反肝?春肝脉当先至而反不至,脾脉先至,是谓脾反肝。期正月、二月,忌甲乙。

肾反肝,三岁死。何为肾反肝?春肝脉当先至,而反不至,肾脉先至,是谓肾反肝也。期七月、八月,忌庚辛。

肾反心,二岁死。何为肾反心?夏心脉当先至,而反不至,肾脉先至,是谓肾反心也。期六月,忌戊己。

诊损至脉

脉有损至,何谓也?

然:至之脉,一呼再至曰平;三至曰离经;四至曰夺精;五至曰死;六至曰命绝;此至之脉也。

何谓损?

一呼一至曰离经;二呼一至曰夺精;三呼一至曰死;四呼一至曰命绝;此损之脉也。至脉从下上,损脉从上下也。

损脉之为病奈何?

然:一损,损于皮毛,皮聚而毛落。二损,损于血脉,血脉虚少,不能荣于五脏六腑也。三损,损于肌肉,肌肉消瘦,食饮不为肌肤。四损,损于筋,筋缓不能自收持。五损,损于骨,骨痿不能起于床。反此者至之为病也。从上下者,骨痿不能起于床者,死。从下上者,皮聚而毛落者,死。

治损之法奈何?

然:损其肺者,益其气。损其心者,调其荣卫。损其脾者,调其饮食,适其寒温。损其肺者,缓其中。损其肾者,益其精气,此治损之法也。

脉有一呼再至，一吸再至；一呼三至，一吸三至；一呼四至，一吸四至；一呼五至，一吸五至；一呼六至，一吸六至；一呼一至，一吸一至；再呼一至，再吸一至。

呼吸再至，脉来如此，何以别知其病也？

然：脉来一呼再至，一吸再至，不大不小，曰平。一呼三至，一吸三至，为适得其病。前大后小，即头痛目眩。前小后大，即胸满短气。一呼四至，一吸四至，病适欲甚。脉洪大者，苦烦满；沉细者，腹中痛；滑者，伤热；涩者，中雾露。一呼五至，一吸五至，其人当困。沉细即夜加，浮大即昼加，不大小，虽困可治，其有大小者，为难治。一呼六至，一吸六至，为十死脉也。沉细夜死，浮大昼死。一呼一至，一吸一至，名曰损。人虽能行，犹当着床，所以然者，血气皆不足故也。再呼一至，再吸一至，名曰无魂。无魂者，当死也。人虽能行，名曰行尸。

扁鹊曰：脉一出一入曰平，再出一入少阴，三出一入太阴，四出一入厥阴。再入一出少阳，三入一出阳明，四入一出太阳。脉出者为阳，入者为阴。故人一呼而脉再动，气行三寸；一吸而脉再动，气行三寸。呼吸定息，脉五动，一呼一吸为一息，气行六寸；人十息，脉五十动，气行六尺；二十息，脉百动，为一备之气，以应四时。天有三百六十五日，人有三百六十五节。昼夜漏下水百刻，一备之气，脉行丈二尺。一日一夜行于十二辰，气行尽则周遍于身，与天道相合，故曰平。平者无病也。一阴一阳是也。

脉再动为一至，再至而紧，即夺气。一刻百三十五息，十刻千三百五十息，百刻万三千五百息，二刻为一度，一度气行一周身，昼夜五十度。脉三至者，离经。一呼而脉三动，气行四寸半，人一息脉七动，气行九寸。十息脉七十动，气行九尺，一备之气，脉百四十动，气行一丈八尺，一周于身，气过百八十度，故曰离经。离经者，病，一阴二阳是也。

三至而紧，则夺血。脉四至，则夺精。一呼而脉四动，气行六寸。人一息脉九动，气行尺二寸。人十脉九十动，气行一丈二尺。一备之气，脉百八十动，气行二丈四尺。一周于身，气过三百六十度，再遍于身，不及五节，一时之气而重至。诸脉浮涩者，五脏无精，难治。一阴三阳是也。四至而紧，则夺形。

脉五至者，死，一呼而脉五动，气行七寸半。人一息，脉十一动，气行尺五寸。人十息，脉百一十动，气行丈五尺。一备之气，脉二百二十动，气行三丈。一周于身，三百六十五节，气行过五百四十度。再周于身，过百七十度。一节之气，而至此，气浮涩，经行血气竭尽，不守于中，五脏痿痱①，精神散亡。脉五至而紧则死。三阴三阳是也，虽五，犹末如之何也。

脉一损一乘者，人一呼而脉一动，人一息而脉再动，气行三寸。十息脉二十动，气行三尺。一备之气，脉四十动，气行六尺，不及周身百八十节。气短不能周遍于身，苦少气，身体懈堕矣。

脉再损者，人一息而脉一动，气行一寸五分。人十息脉十动，气行尺五寸。一备之气，脉二十动，气行三尺，不及周身二百节。凝气血尽，经中不能及，故曰离经。血去不在其处，小大便皆血也。

脉三损者，人一息复一呼而脉一动。十息脉七动，气行尺五寸。一备之气，脉十四动，气行三尺一寸，不及周身二百九十七节，故曰争。气行血留，不能相与俱微。气闭实则胸满脏

---

① 痿痱：萎缩，机能减退。

枯，而争于中，其气不朝，血凝于中死矣。

脉四损者，再息而脉一动。人十息脉五动，气行七寸半。一备之气，脉十动，气行尺五寸，不及周身三百一十五节，故曰亡血。亡血者，亡失其度。身羸疲，皮裹骨。故气俱尽，五脏失神，其死明矣。

脉五损者，人再息复一呼而脉一动。人十息脉四动，气行六寸。一备之气，脉八动，气行尺二寸，不及周身三百二十四节，故曰绝。绝者，气急不下床，口气寒，脉俱绝，死矣。

岐伯曰：脉失四时者，为至启，至启者，为损至之脉也。损之为言，少阴主骨为重，此志损也。饮食衰减，肌肉消者，是意损也。身安卧，卧不便利，耳目不明，是魂损也。呼吸不相通，五色不华，是魄损也。四肢皆见脉为乱，是神损也。

大损三十岁，中损二十岁，下损十岁。损，各以春、夏、秋、冬。平人，人长脉短者，是大损，三十岁。人短脉长者，是中损，二十岁。手足皆细，是下损，十岁。失精气者，一岁而损。男子，左脉短，右脉长，是为阳损，半岁；女子，右脉短，左脉长，是为阴损，半岁。春脉当得肝脉，反得脾、肺之脉，损；夏脉当得心脉，反得肾、肺之脉，损；秋脉当得肺脉，反得肝心之脉，损；冬脉当得肾脉，反得心脾之脉，损。

当审切寸口之脉，知绝不绝，前后去为绝。掌上相击，坚如弹石，为上脉虚尽，下脉尚有，是为有胃气（上脉尽，下脉坚如弹石，为有胃气）。上下脉皆尽者，死；不绝不消者，皆生，是损脉也。至之为言，言语音深，远视愦愦，是志之至也；身体粗大，饮食暴多，是意之至也；语言妄见，手足相引，是魂之至也；茏葱华色，是魄之至也；脉微小不相应，呼吸自大，是神之至也。是至脉之法也。死生相应，病各得其气者生，十得其半也。

黄帝曰：善。

诊脉动止投数疏数死期年月

脉一动一止，二日死。二动一止，三日死。三动一止，四日死，或五日死。四动一止，六日死。五动一止，五日死，或七日死。六动一止，八日死。七动一止，九日死。八动一止，十日死。九动一止，九日死，又云十一日死。十动一止，立夏死。十一动一止，夏至死。十二十三动一止，立秋死。十四、十五动一止，立冬死。二十动一止，一岁死，若立秋死。二十一动一止，二岁死。二十五动一止，立冬死。三十动一止，二岁若三岁死。三十五动一止，三岁死。四十动一止，四岁死。五十动一止，五岁死。不满五十动一止，五岁死。

脉来五十投而不止者，五脏皆受气，即无病。脉来四十投而一止者，一脏无气，却后四岁，春草生而死。脉来三十投而一止者，二脏无气，却后三岁，麦熟而死。脉来二十投而一止者，三脏无气，却后二岁，桑椹赤而死。脉来十投而一止者，四脏无气，岁中死。得节不动，出清明日死，远不出谷雨而死。脉来五动而一止者，五脏无气，却后五日而死。脉一来而久住者，宿病在心主中治。脉二来而久住者，病在肝枝中治。脉三来而久住者，病在脾下中治。脉四来而久住者，病在肾间中治。脉五来而久住者，病在肺枝中治。

五脉病，虚羸人得此者，死。所以然者，药不得而治，针不得而及。盛人可治，气全故也。

诊百病死生决

诊伤寒，热盛，脉浮大者，生；沉小者，死。

伤寒，已得汗，脉沉小者，生；浮大者，死。

温病，三四日以下，不得汗，脉大疾者，生；脉细小难得者，死不治。

温病，穰穰①大热，其脉细小者，死。

温病，下利，腹中痛甚者，死不治。

温病，汗不出，出不至足者，死。厥逆汗出，脉坚强急者，生；虚缓者，死。

温病，二三日，身体热，腹满，头痛，食饮如故，脉直而疾者，八日死。四五日，头痛，腹痛而吐，脉来细强，十二日死。八九日，头不疼，身不痛，目不赤，色不变，而反利，脉来牒牒按之不弹手，时大，心下坚，十七日死。

热病，七八日，脉不软不散者，当喑。喑后三日，温汗不出者，死。

热病，七八日，其脉微细，小便不利，加暴口燥，脉代，舌焦干黑者，死。

热病，未得汗，脉盛躁疾，得汗者，生；不得汗者，难瘥。

热病，已得汗，脉静安者，生。脉躁者，难治。

热病，已得汗，常大热不去者，亦死。

热病，已得汗，热未去，脉微躁者，慎不得刺治。

热病，发热，热甚者，其脉阴阳皆竭，慎勿刺。不汗出，必下利。

诊人被风，不仁痿蹶，其脉虚者，生；紧急疾者，死。

诊癫病，虚则可治，实则死。

癫疾，脉实坚者，生；脉沉细小者，死。

癫疾，脉搏大滑者，久久自已。其脉沉小急实，不可治；

---

① 穰穰：《千金要方》作"时行"。

小坚急，亦不可疗。

诊头痛目痛，久视①无所见者，死。

诊人心腹积聚，其脉坚强急者，生；虚弱者，死。又实强者，生；沉者，死。其脉大，腹大胀，四肢逆冷，其人脉形长者，死。腹胀满，便血，脉大时绝，极下血；脉小疾者，死。心腹痛，痛不得急，脉细小迟者，生；坚大疾者，死。

肠澼，便血，身热则死，寒则生。

肠澼，下白沫，脉沉则生，浮则死。

肠澼，下脓血，脉弦绝则死，滑大则生。

肠澼之属，身热，脉不弦绝，滑大者，生；弦涩者，死，以脏期之。

肠澼，下脓血，脉沉小流连者，生；数疾且大，有热者，死。

肠澼，筋挛，其脉小细安静者，生；浮大紧者，死。

洞泄，食不化，不得留，下脓血，脉微小迟者，生；紧急者，死。

泄注，脉缓时小结者，生；浮大数者，死。

蠥蚀阴肛，其脉虚小者，生；紧急者，死。

咳嗽，脉沉紧者，死；浮直者，生；浮软者，生；小沉伏匿者，死。

咳嗽，羸瘦，脉形坚大者，死。

咳嗽，脱形，发热，脉小坚急者，死；肌瘦，下脱形，热不去者，死。

咳而呕，腹胀且泄，其脉弦急欲绝者，死。

吐血、衄血、脉滑小弱者，生；实大者，死。

①　久视：一作"卒视"。

汗出若衄，其脉小滑者，生；大躁者，死。

唾血，脉紧强者，死；滑者，生。

吐血而咳，上气，其脉数，有热，不得卧者，死。

上气，脉数者，死。谓其形损故也。

上气，喘息低昂，其脉滑，手足温者，生；脉涩，四肢寒者，死。

上气，面浮肿，肩息，其脉大，不可治，加利必死。

上气，注液，其脉虚宁宁伏匿者，生；坚强者，死。

寒气上攻，脉实而顺滑者，生；实而逆涩者，死。

消瘅，脉实大，病久可治；脉弦小坚急，病久不可治。

消渴，脉数大者，生；细小浮短者，死。

消渴，脉沉小者，生；实坚大者，死。

水病，脉洪大者，可治；微细者，不可治。

水病，胀闭，其脉浮大软者，生；沉细虚小者，死。

水病，腹大如鼓，脉实者，生；虚者，死。

卒中恶，吐血数升，脉沉数细者，死；浮大疾快者，生。

卒中恶，腹大，四肢满，脉大而缓者，生；紧大而浮者死。紧细而微者，亦生。

病疮，腰脊强急、瘛疭者，皆不可治。

寒热，瘛疭，其脉代绝者，死。

金疮，血出太多，其脉虚细者，生；数实大者，死。

金疮，出血，脉沉小者，生；浮大者，死。

斫疮，出血一二石，脉来大，二十日死。

斫刺俱有，病多，少血，出不自止断者，其脉止，脉来大者，七日死。滑细者，生。

从高倾仆，内有血，腹胀满，其脉坚强者，生。小弱者，死。

人为百药所中伤，脉浮涩而疾者，生；微细者，死；洪大而迟者，生。

人病甚而脉不调者，难瘥；人病甚而脉洪者，易瘥。

人内外俱虚，身体冷而汗出，微呕而烦扰，手足厥逆，体不得安静者，死。

脉实满，手足寒，头热，春秋生，冬夏死。

老人脉微，阳羸阴强者，生；脉焱大加息者，死。阴弱阳强，脉至而代，奇月而死。

尺脉涩而坚，为血实气虚也。其发病腹痛，逆满气上行，此为妇人胞中绝伤，有恶血，久成结瘕。得病以冬时，黍穄①赤而死。

尺脉细而微者，血气俱不足，细而来有力者，是谷气不充，病得节辄动，枣叶生而死，此病秋时得之。

左手寸口脉偏动，乍大乍小不齐，从寸口至关，关至尺，三部之位，处处动摇，各异不同，其人病，仲夏得之此脉，桃花落而死。

右手寸口脉偏沉伏，乍小乍大，朝来浮大，暮夜沉伏。浮大即太过，上出鱼际，沉伏即下不至关中，往来无常，时时复来者，榆叶枯落而死。

右手尺部脉，三十动一止，有顷更还，二十动一止，乍动乍疏，连连相因，不与息数相应，其人虽食谷犹不愈，蘩草生而死。

左手尺部脉，四十动而一止，止而复来，来逆如循直木，如循张弓弦，纽纽然如两人共引一索，至立冬死。

---

① 黍穄（jì）：亦称"糜子"。

诊三部脉虚实决死生

三部脉调而和者，生。

三部脉废者，死。

三部脉虚，其人长病得之，死。虚而涩，长病亦死，虚而滑亦死，虚而缓亦死，虚而弦急，癫病亦死。

三部脉实而大，长病得之，死；实而滑，长病得之，生；卒病得之，死；实而缓亦生，实而紧亦生；实而紧急，癫病可治。

三部脉强，非称其人病便死。

三部脉羸，非其人得之，死。

三部脉粗，长病得之，死；卒病得之，生。

三部脉细而软，长病得之，生；细而数，亦生；微而紧亦生。

三部脉大而数，长病得之，生；卒病得之，死。

三部脉微而伏，长病得之，死。

三部脉软，长病得之，不治自愈；治之，死。卒病得之，生。

三部脉浮而结，长病得之，死；浮而滑，长病亦死；浮而数，长病得之，生。卒病得之，死。

三部脉芤，长病得之，生；卒病得之，死。

三部脉弦而数，长病得之，生；卒病得之，死。

三部脉革，长病得之，死；卒病得之，生。

三部脉坚而数，如银钗股，蛊毒病，必死；数而软，蛊毒病得之，生。

三部脉澈澈如羹上肥，长病得之，死；卒病得之，生。

三部脉连连如蜘蛛丝，长病得之，死；卒病得之，生。

三部脉如霹雳，长病得之，死。三十日死。

三部脉如弓弦，长病得之，死。

三部脉累累如贯珠，长病得之，死。

三部脉如水淹然流，长病不治自愈，治之反死。

三部脉如屋漏，长病十日死。

三部脉如雀啄，长病七日死。

三部脉如釜中汤沸，朝得暮死，夜半得日中死，日中得夜半死。

三部脉急，切腹间，病反婉转腹痛，针上下瘥。

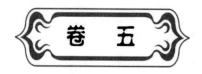

张仲景论脉

问曰：脉有三部，阴阳相乘。荣卫气血，在人体躬，呼吸出入，上下于中，因息游布，津液流通。随时动作，效象形容，春弦秋浮，冬沉夏洪。察色观脉，大小不同，一时之间，变无经常，尺寸参差，或短或长。上下乖错，或存或亡。病辄改易，进退低昂。心迷意惑，动失纪纲，愿为缕陈，令得分明。

师曰：子之所问，道之根源。脉有三部，尺寸及关。荣卫流行，不失衡铨，肾沉心洪，肺浮肝弦，此自经常，不失铢分。出入升降，漏刻周旋，水下二刻，脉一周身，旋复寸口，虚实见焉。变化相乘，阴阳相干。风则浮虚，寒则紧弦，沉潜水滀，支饮急弦，动弦为痛，数洪热烦。设有不应，知变所缘，三部不同，病各异端。太过可怪，不及亦然。邪不空见，终必有奸，审察表里，三焦别分，知邪所舍，消息诊看，料度腑脏，独见若神。为子条记，传与贤人。

扁鹊阴阳脉法

脉，平旦曰太阳，日中见阳明，晡时曰少阳，黄昏曰少阴，夜半曰太阴，鸡鸣曰厥阴，是三阴三阳时也。

少阳之脉，乍小乍大，乍长乍短，动摇六分。王十一月甲子夜半，正月、二月甲子王。

太阳之脉，洪大以长，其来浮于筋上，动摇九分。三月、四月甲子王。

阳明之脉，浮大以短，动摇三分。大前小后，状如蝌蚪，其至跳。五月、六月甲子王。

少阴之脉紧细，动摇六分。王五月甲子日，七月、八月甲子王。

太阴之脉，紧细以长，乘于筋上，动摇九分。九月、十月甲子王。

厥阴之脉，沉短以紧，动摇三分，十一月、十二月甲子王。

厥阴之脉急弦，动摇至六分以上，病迟脉寒，少腹痛引腰，形喘者，死。脉缓者，可治，刺足厥阴入五分。

少阳之脉，乍短乍长，乍大乍小，动摇至六分以上。病头痛，胁下满，呕可治；扰即死。刺两季肋端足少阳也，入七分。

阳明之脉洪大以浮，其来滑而跳，大前细后，状如蝌蚪，动摇至三分以上。病眩头痛，腹满痛，呕可治；扰即死。刺脐上四寸，脐下三寸，各六分。

从二月至八月，阳脉在表；从八月至正月，阳脉在里。附阳脉强，附阴脉弱。至即惊，实则瘈疭。细而沉，不瘈疭即泄，泄即烦，烦即渴，渴即腹满，满即扰，扰即肠澼，澼即脉代，乍至乍不至。大而沉即咳，咳即上气，上气甚则肩息，肩息甚则口舌血出，血出甚即鼻血出。变出寸口，阴阳表里，以互相乘。如风有道，阴脉乘阳也。寸口中，前后溢者，行风。寸口中，外实内不满者，三风，四温。寸口者，劳风。劳风者，大病亦发，快行汗出亦发。软风者，上下微微扶骨，是其诊也。表缓腹内急者，软风也。猥雷实夹者，飘风。从阴趋阳者，风邪。一来调，一来速，鬼邪也。阴缓阳急者，表有风来入脏也。阴急者，风已抱阳入腹。上逑逑，下宛宛，不能至阳，流饮也。上下血微，阴强者，为漏癖；阳强者，酒癖也。伛偷不过，微反阳，澹浆也。阴扶骨绝者，从寸口前顿趣于阴，汗水也。来调四布者，欲病水也。阴脉不偷，阳脉伤，复少津。寸口中后大前兑，至阳而实者，癖食。小过阳，一分者，七日癖；二分者，十日癖；三分者，十五日癖；四分者，二十日癖；四分中伏不过者，半岁癖。

敦敦不至胃阴一分，饮饵癖也。外勾者，久癖也。内卷者，十日以还。外强内弱者，裹大核也。并浮而弦者，汁核。并浮紧而数，如沉，病暑食粥。有内紧而伏，麦饭若饼。寸口脉倚阳，紧细以微，瓜菜皮也。若倚如紧，荠藏菜也。赜赜无数，生肉癖也；附阳者，灸肉癖也。小倚生，浮大如故，生麦豆也。

扁鹊脉法

扁鹊曰：人一息脉二至谓平脉，体形无苦。人一息脉三至谓病脉。一息四至谓痹者，脱脉气。其眼睛青者，死。人一息脉五至以上，死，不可治也。都息病，脉来动，取极五至，病有六七至也。

扁鹊曰：平和之气，不缓不急，不滑不涩，不存不亡，不短不长，不俯不仰，不从不横，此谓平脉。紧受如刚，身无苦也。

扁鹊曰：脉气弦急，病在肝，少食多厌，里急多言，头眩目痛，腹满筋挛，癫疾上气，少腹积坚，时时唾血，咽喉中干。相病之法，视色听声，观病之所在，候脉要诀岂不微乎？脉浮如数，无热者，风也。若浮如数，而有热者，气也。脉洪大者，又两乳房动，脉复数，加有寒热，此伤寒病也。若羸长病，如脉浮溢寸口，复有微热，此痎气病也。如复咳又多热，乍剧乍瘥，难治也。又疗无剧者，易瘥。不咳者，易治也。

扁鹊华佗察声色要诀

病人五脏已夺，神明不守，声嘶者，死。

病人循衣缝，谵言者，不可治。

病人阴阳俱绝，掣衣掇空，妄言者，死。

病人妄言错乱及不能语者，不治。热病者，可治。

病人阴阳俱绝，失音不能言者，三日半死。

病人两目皆有黄色起者，其病方愈。

病人面黄目青者，不死。青如草滋，死。

病人面黄目赤者，不死。赤如衄血，死。

病人面黄目白者，不死。白如枯骨，死。

病人面黄目黑者，不死。黑如炲，死。

病人面目俱等者，不死。

病人面黑目青者，不死。

病人面青目白者，死。

病人面黑目白者，不死。

病人面赤目青者，六日死。

病人面黄目青者，九日必死，是谓乱经。饮酒当风，邪入胃经，胆气妄泄，目则为青，虽有天救，不可复生。

病人面赤目白者，十日死。忧恚思虑，心气内索，面色反好，急求棺椁。

病人面白目黑者，死。此谓荣华已去，血脉空索。

病人面黑目白者，八日死。肾气内伤，病因留积。

病人面青目黄者，五日死。

病人著床，心痛短气，脾竭内伤，百日复愈。能起傍徨，因坐于地，其立倚床，能治此者，可谓神良。

病人面无精光若土色；不受饮食者，四日死。

病人目无精光及牙齿黑色者，不治。

病人耳目鼻口有黑色起，入于口者，必死。

病人耳目及颧颊赤者，死在五日中。

病人黑色出于额，上发际，下直鼻脊，两颧上者，亦死在五日中。

病人黑气出天中，下至年上颧上者，死。

病人及健人，黑色若白色起，入目及鼻口，死在三日中。

病人及健人，面忽如马肝色，望之如青，近之如黑者，死。

病人面黑，目直视，恶风者，死。

病人面黑唇青者，死。

病人面青唇黑者，死。

病人面黑，两肋下满，不能自转反者，死。

病人目直视，肩息者，一日死。

病人头目久痛，卒视无所见者，死。

病人阴结阳绝，目精脱，恍惚者，死。

病人阴阳绝竭，目眶陷者，死。

病人眉系倾者，七日死。

病人口如鱼口，不能复闭，而气出多不反者，死。

病人口张者，三日死。

病人唇青，人中反，三日死。

病人唇反，人中反者，死。

病人唇口忽干者，不治。

病人唇肿齿焦者，死。

病人阴阳俱竭，其齿如熟小豆，其脉快者，死。

病人齿忽变黑者，十三日死。

病人舌卷卵缩者，必死。

病人汗出不流，舌卷黑者，死。

病人发直者，十五日死。

病人发如干麻，善怒者，死。

病人发与眉冲起者，死。

病人爪甲青者，死。

病人爪甲白者，不治。

病人手足爪甲下肉黑者，八日死。

病人荣卫竭绝，面浮肿者，死。

病人卒肿，其面苍黑者，死。

病人手掌肿，无纹者，死。

病人脐肿，反出者，死。

病人阴囊茎俱肿者，死。

病人脉绝，口张足肿者，五日死。

病人足跌上肿，两膝大如斗者，十日死。

病人卧，遗屎不觉者，死。

病人尸臭者，不可治。

肝病皮黑，肺之日庚辛死。

心病目黑，肾之日壬癸死。

脾病唇青，肝之日甲乙死。

肺病颊赤目肿，心之日丙丁死。

肾病面肿唇黄，脾之日戊己死。

青欲如苍璧之泽，不欲如蓝。

赤欲如绵裹朱，不欲如赭。

白欲如鹅羽，不欲如盐。

黑欲如重漆，不欲如炭。

黄欲如罗裹雄黄，不欲如黄土。

目色赤者，病在心，白在肺，黑在肾，黄在脾，青在肝。黄色不可名者，病胸中。

诊目病，赤脉从上下者，太阳病也，从下上者，阳明病也；从外入内者，少阳病也。

诊寒热瘰疬，目中有赤脉，从上下至瞳子，见一脉，一岁死。见一脉半，一岁半死。见二脉，二岁死。见二脉半，二岁半死。见三脉，三岁死。

诊龋齿痛，按其阳明之脉来，有过者独热。在右右热，在左左热，在上上热，在下下热。

诊血脉者，多赤多热，多青多痛，多黑为久痹。多赤多黑多青皆见者，寒热身痛，面色微黄，齿垢黄，爪甲上黄，黄疸也。安卧，小便黄赤，脉小而涩者，不嗜食。

扁鹊诊诸反逆死脉要诀

扁鹊曰：夫相死脉之气，如群鸟之聚，一马之驭系，水交驰之状，如悬石之落。出筋之上，藏筋之下，坚关之里，为在荣卫，伺候交射，不可知也。

脉病人不病，脉来如屋漏①，雀啄者②，死。又经言：得病七、八日，脉如屋漏、雀啄者，死。

脉来如弹石③，去如解索者④，死。

---

① 屋漏：其来既绝而止，时时复起，而不相连属也。

② 雀啄者：脉来甚数，而疾绝止，复顿来也。

③ 弹石：辟辟急也。

④ 解索者：动数而承受散乱，无复次绪也。

脉困病人脉如虾之游①，如鱼翔者②，死。

脉如悬薄卷索者，死。脉如转豆者，死。脉如偃刀者，死。脉涌涌不去者，死。脉忽去忽来暂止复来者，死。脉中侈者，死。脉分绝者，死。

脉有表无里者，死。经名曰结，去即死。何谓结？脉在指下如麻子动摇，属肾，名曰结，去死近也。

脉五来一止，不复增减者，死。经名曰代。何谓代？脉五来一止也。脉七来是人一息，半时不复增减，亦名曰代，正死不疑。

经言：病或有死，或有不治自愈，或有连年月而不已。其死生存亡，可切脉而知之耶？然：可具知也。设病者若闭目不欲见人者，脉当得肝脉，弦急而长，反得肺脉，浮短而涩者，死也。病若开目而渴，心下牢者，脉当得紧实而数，反得沉滑而微者，死。病若吐血，复鼽衄者，脉当得沉细，而反浮大牢者，死。病若谵言妄语，身当有热，脉当洪大，而反手足四逆，脉反沉细微者，死。病若大腹而泄，脉当微细而涩，反得紧大而滑者，死。此之谓也。

经言：形脉与病相反者，死。奈何？然：病若头痛目痛，脉反短涩者，死。

病若腹痛，脉反浮大而长者，死。

病若腹满而喘，脉反滑利而沉者，死。

病若四肢厥逆，脉反浮大而短者，死。

病若耳聋，脉反浮大而涩者，死。

病若目睆睆，脉反大而缓者，死。

---

① 虾之游：苒苒而起，寻复退没，不知所在，久乃复起，起辄迟、而没去速者。

② 鱼翔者：似鱼不行，而掉掉尾动头，身摇而久住者是也。

左有病而右痛，右有病而左痛，下有病而上痛，上有病而下痛，此为逆，逆者死，不可治。

脉来沉之绝濡，浮之不止，推手者，半月死。脉来微细而绝者，人病当死。

人病脉不病者，生。脉病人不病者，死。

人病尸厥，呼之不应，脉绝者，死。脉当大反小者，死。

肥人脉细小。如丝欲绝者，死。

羸人得躁脉者，死。

人身涩，而脉来往滑者，死。

人身滑，而脉来往涩者，死。

人身小，而脉来往大者，死。

人身短，而脉来往长者，死。

人身长，而脉来往短者，死。

人身大，而脉来往小者，死。

尺脉不应寸，时如驰，半日死。

肝脾俱至，则谷不化。肝多即死。

肺肝俱至，则痈疽，四肢重。肺多即死。

心肺俱至，则痹，消渴懈怠。心多即死。

肾心俱至，则难以言，九窍不通，四肢不举。肾多即死。

脾肾俱至，则五脏败坏。脾多即死。

肝心俱至，则热甚瘛疭①，汗不出，妄见邪。

肝肾俱至，则疝瘕，少腹痛，妇人月使不来。

肝满肾满肺满皆实则为肿。肺之雍喘而两胠满。肝雍，两胠满，卧则惊，不得小便。肾雍，脚下至少腹满，胫有大小，

---

① 瘛疭（chì zòng）：亦作"瘛疭""瘈疭"。指手足伸缩交替，抽动不已的病症。《伤寒明理论》卷三："瘛者，筋脉急也；疭者，筋脉缓也。急者则引缩，缓者则纵而伸。或缩或伸，动而不止者，名曰瘛疭。"

髀胻大跛，易偏枯。

心肺满大，痫瘛筋挛。

肝脉小急，痫瘛筋挛。

肝脉骛暴，有所惊骇，脉不至，若喑不治自己。

肾脉小急，肝脉小急，心脉小急，不鼓，皆为瘕。

肾肝并沉，为石水，并浮，为风水。并虚，为死。并小弦，欲惊。肾脉大急沉，肝脉大急沉，皆为疝。

心脉搏滑急为心疝。肺脉沉搏，为肺疝。

脾脉外鼓，沉为肠澼，久自己。

肝脉小缓为肠澼，易治。

肾脉小搏脉沉，为肠澼，下血，血温身热者，死。心肝澼，亦下血。二脏同病者，可治。其脉小沉涩者，为肠澼，其身热者，死。热见七日死。

胃脉沉鼓涩，胃外鼓大，心脉小，紧急，皆膈偏枯。男子发左，女子发右，不喑舌转，可治，三十日起。其顺者喑，三岁起。年不满二十者，三岁死。

脉至而搏，血衄身有热者，死。脉来如悬钩，浮为热。

脉至如喘，名曰气厥。气厥者，不知与人言。

脉至如数，使人暴惊，三四日自己。

脉至浮合，浮合如数，一息十至，十至以上，是为经气予不足也。微见，九十日，死。

脉至如火新然，是心精之予夺也，草干而死。

脉至如散叶，是肝气予虚也。木叶落而死。

脉至如省客，省客者，脉塞而鼓，是肾气予不足也。悬去枣华而死。

脉至如泥丸，是胃经予不足也，榆荚落而死。

脉至如横格，是胆气予不足也，禾熟而死。

第一辑

脉至如弦缕，是胞精予不足也。病善言，下霜而死。不言，可治。脉至如交漆，交漆者，左右傍至也，微见，四十日死。

脉至如涌泉，浮鼓肌中，是太阳气予不足也，少气，味韭英而死。

脉至如委土①之状，按之不得，是肌气予不足也，五色先见黑，白垒发死。

脉至如悬雍，悬雍者，浮揣切之益大，是十二俞之予不足也，水凝而死。

脉至如偃刀者，偃刀者，浮之小急，而按之坚大急，五脏菀②熟，寒热独并于肾也，如此，其人不得坐，立春而死。

脉至如丸滑，不直手，不直手者，按之不可得也，是大肠气予不足也。枣叶生而死。

脉至如舂者，令人善恐，不欲坐卧，行立常听，是小肠气予不足也。季秋而死。

问曰：常以春二月中，脉一病人，其脉反沉。

师记言：到秋当死。其病反愈，到七月复病，因往脉之，其脉续沉。复记言：至冬死。

问曰：二月中，得沉脉，何以故处之至秋死也？

师曰：二月之时，其脉自当濡弱而弦，得沉脉，到秋自沉，脉见浮即死，故知到秋当死也。

七月之时，脉复得沉，何以处之至冬当死？

师曰：沉脉属肾，真脏脉也，非时妄见。经言：王、相、囚、死。冬脉本王脉，不再见，故知至冬当死也。然后至冬复病，正以冬至日死，故知为谛。华佗效此。

---

① 委土：《素问》作"颓土"。
② 菀：通"郁"。

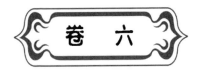

肝足厥阴经病证

肝气虚则恐；实则怒。肝气虚则梦见园苑生草，得其时则梦伏树下不敢起。肝气盛则梦怒。厥气客于肝，则梦山林树木。

病在肝，平旦慧，下晡甚，夜半静。

病先发于肝者，头目眩，胁痛支满，一日之脾，闭塞不通，身痛体重。二日之胃，而腹胀。三日之肾，少腹腰脊痛，胫酸。十日不已，死。冬日入，夏早食。

肝脉搏坚而长，色不青，当病坠堕若搏，因血在胁下，令人喘逆。若软而散。其色泽者，当病溢饮。溢饮者，渴暴多饮，而溢人肌皮、肠胃之外也。

肝脉沉之而急，浮之亦然，若胁下痛，有气支满，引少腹而痛，时小便难，若目眩头痛，腰背痛，足为逆寒，时癉，女人月使不来，时无时有，得之少时，有所坠堕。

青脉之至也，长而左右弹，诊曰有积气在心下支胠，名曰肝痹。得之寒湿，与疝同法。腰痛、足清、头痛。

肝中风者，头目瞤瞤，两胁痛，行常伛，令人嗜甘如阻归状。

肝中寒者，其人洗洗恶寒，翕翕发热，面翕然赤，漐漐有汗，胸中烦热。

肝中寒者，其人两臂不举，舌本燥，善太息，胸中痛，不得转侧，时时盗汗，咳，食已吐其汁。

肝主胸中喘，怒骂。其脉沉，胸中必窒，欲令人推按之，有热，鼻窒。

凡有所坠堕，恶血留内；若有所大怒，气上而不能下，积于左胁下则伤肝。肝伤者其人脱肉，又卧，口欲得张，时时手足青，目暝①，瞳人痛，此为肝脏伤所致也。

肝胀者，胁下满而痛，引少腹。肝水者，其人腹大，不能自转侧，而胁下腹中痛，时时津液微生，小便续通。

肺乘肝，即为痈肿；心乘肝，必吐利。

肝著者，其病人常欲蹈其胸上，先未苦时，但欲饮热。

肝之积，名曰肥气，在左胁下，如覆杯，有头足如龟鳖状。久久不愈，发咳、逆、痎疟，连岁月不已，以季夏戊己日得之，何也？肺病传肝、肝当传脾，脾适以季夏王，王者不受邪，肝复欲还肺，肺不肯受，因结留为积，故知肥气以季夏得之。

肝病：其色青，手足拘急，胁下苦满，或时眩冒，其脉弦长，此为可治。宜服防风竹沥汤、秦艽散。春当刺大敦，夏刺行间，冬刺曲泉，皆补之。季夏刺太冲，秋刺中郄，皆泻之。又当灸期门百壮，背第九椎五十壮。

肝病者，必两胠下痛引少腹，令人善怒。虚则目䀮䀮无所见，耳无所闻，善恐，如人将捕之。若欲治之，当取其经。

足厥阴与少阳气逆，见头目痛，耳聋不聪，颊肿，取血者。

邪在肝，则两胁中痛。寒中，恶血在内，胻善瘈，节时肿。取之行间，以引胁下，补三里，以温胃中，取血脉，以散恶血，取耳间青脉，以去其瘈。

---

① 目暝（míng）：证名。眼闭不想睁开的病症。

足厥阴之脉，起于大指聚毛之际，上循足跗上廉，去内踝一寸，上踝八寸，交出太阴之后，上腘内廉，循股阴，入阴毛中，环阴器，抵少腹，侠胃，属肝，络胆，上贯膈，布胁肋，循喉咙之后，上入颃颡①，连目系，上出额，与督脉会于巅。其支者，从目系，下颊里，环唇内。其支者，复从肝别贯膈，上注肺中。是动则病，腰痛不可以俯仰，丈夫㿗疝②，妇人少腹肿，甚则嗌干，面尘，脱色。是主肝所生病者，胸满，呕逆，洞泄，狐疝，遗溺，闭癃。盛者，则寸口大一倍于人迎；虚者，则寸口反小于人迎也。

足厥阴之别，名曰蠡沟，去内踝上五寸，别走少阳。其别者，循经上睾，结于茎。其病气逆，则睾肿卒疝。实则挺长，热；虚则暴痒。取之所别。

肝病，胸满胁胀，善恚怒，叫呼，身体有热，而复恶寒，四肢不举，面目白，身体滑。其脉当弦长而急，今反短涩，其色当青，而反白者，此是金之克木，为大逆，十死不治。

胆足少阳经病证

胆病者，善太息，口苦，呕宿汁，心澹澹恐，如人将捕之，嗌中介介然，数唾。候在足少阳之本末，亦见其脉之陷下者灸之；其寒热，刺阳陵泉。善呕有苦汁，长太息，心中澹澹善悲恐，如人将捕之。邪在胆，逆在胃，胆溢则口苦，胃气逆则呕苦汁，故曰呕胆。刺三里以下胃气逆；刺足少阳血络以闭胆；却调其虚实以去其邪也。

胆胀者，胁下痛胀，口苦，太息。

---

① 颃颡（háng sǎng）：咽喉。
② 㿗（tuì）疝：寒湿下注引起的阴囊肿大。

厥气客于胆，则梦斗讼①。

足少阳之脉，起于目兑眦，上抵头角，下耳后，循颈，行手少阳之脉前，至肩上，却交手少阳之后，入缺盆。其支者，从耳后入耳中，出走耳前，至目兑眦后。

其支者，别目兑眦，下大迎，合手少阳于颐，下加颊车，下颈，合缺盆，以下胸中，贯膈，络肝，属胆，循胁里，出气街，绕毛际，横入髀厌中。

其直者，从缺盆下腋，循胸中，过季胁，下合髀厌中，以下循髀阳，出膝外廉，下外辅骨之前，直下抵绝骨之端，下出外踝之前，循足跗上，出小指次指之端。

其支者，跗上入大指之间，循大指歧内，出其端，还贯入爪甲，出三毛。是动则病口苦，善太息，心胁痛，不能反侧，甚则面微尘，体无膏泽，足外反热，是为阳厥。是主骨所生病者，头角痛，颔②痛，目兑眦痛，缺盆中肿痛，腋下肿痛，马刀挟瘿，汗出，振寒，疟，胸中、胁肋、髀、膝外至胻、绝骨、外踝前及诸节皆痛，小指、次指不用。盛者，则人迎大一倍于寸口；虚者，则人迎反小于寸口也。

心手少阴经病证

心气虚，则悲不已；实，则笑不休。心气虚，则梦救火，伤物，得其时则梦燔灼。心气盛，则梦喜笑及恐畏。

厥气客于心，则梦兵烟火。

病在心，日中慧，夜半甚，平旦静。

病先发于心者，心痛。一日之肺喘咳；三日之肝胁痛支满，

---

① 斗讼（sòng）：争讼。

② 颔：额。

五日之脾闭塞不通，身痛体重。三日不已死。冬夜半，夏日中。

心脉搏坚而长，当病舌卷不能言。其软而散者。当病消渴，而已。

心脉沉之小而紧，浮之不喘，苦心下聚气而痛，食不下，喜咽唾，时手足热，烦满，时忘不乐喜太息，得之忧思。

赤脉之至也，喘而坚，诊曰：有积气在中，时害于食，名曰心痹。得之外疾，思虑而心虚，故邪从之。

心脉急，名曰心疝，少腹当有形。其以心为牡脏，小肠为之使，故少腹当有形。

邪哭使魂魄不安者，血气少也。血气少者，属于心。心气虚者，其人即畏①，合目欲眠，梦远行而精神离散，魂魄妄行。阴气衰者即为癫，阳气衰者即为狂。五脏者，魂魄之宅舍，精神之所依托也。魂魄飞扬者，其五脏空虚也，即邪神居之，神灵所使，鬼而下之，脉短而微，其脏不足，则魂魄不安。魂属于肝，魄属于肺。肺主津液，即为涕泣。肺气衰者，即为泣出。肝气衰者，魂则不安。肝主善怒，其声呼。

心中风者，翕翕发热，不能起，心中饥而欲食，食则呕。

心中寒者，其人病心如啖蒜状，剧者，心痛彻背，背痛彻心，如虫注。其脉浮者，自吐乃愈。

愁忧思虑则伤心，心伤则苦惊，喜忘善怒。心伤者，其人劳倦即头面赤而下重，心中痛彻背，自发烦热，当脐跳手，其脉弦，此为心脏伤所致也。

心胀者，烦心短气，卧不安。

心水者，其人身体重②而少气，不得卧，烦而躁，其阴大肿。

---

① 畏：衰。

② 重：肿。

肾乘心，必癃。

真心痛，手足至节，心痛甚，旦发夕死，夕发旦死。

心腹痛，懊憹①，发作肿聚，往来上下行，痛有休作，心腹中热，苦渴，涎出者，是蛔咬也。以手聚按而坚，持之，毋令得移，以大针刺之，久持之；虫不动，乃出针。肠中有虫蛔咬，皆不可取以小针。

心之积，名曰伏梁，起于脐上，上至心，大如臂。久久不愈，病烦心，心痛。以秋庚辛日得之，何也？肾病传心，心当传肺，肺适以秋王，王者不受邪，心复欲还肾，肾不肯受，因留结为积，故知伏梁以秋得之。

心病，其色赤，心痛短气，手掌烦热，或啼笑骂詈，悲思愁虑，面赤身热，其脉实大而数，此为可治。春当刺中冲，夏刺劳宫，季夏刺太陵，皆补之；秋刺间使，冬刺曲泽，皆泻之。又当灸巨阙五十壮，背第五椎百壮。

心病者，胸内痛，胁支满，两胁下痛，膺背肩甲间痛，两臂内痛。虚则胸腹大，胁下与腰背相引而痛。取其经，手少阴、太阳、舌下血者。其变病，刺郄中血者。

邪在心，则病心痛，善悲，时眩仆，视有余不足而调之其俞。

黄帝曰：手少阴之脉独无输，何也？

岐伯曰：少阴者，心脉也。心者，五脏六腑之大主也。心为帝王，精神之所舍，其脏坚固，邪不能客。客之则伤心，心伤则神去，神去则身死矣。故诸邪在于心者，皆在心之包络。包络也者，心主之脉也，故少阴无输焉。

少阴无输，心不病乎？

---

① 懊憹（ào nǎo）：心胸烦乱极甚，大有无可奈何之感。

对曰：其外经肺病，脏不病，故独取其经于掌后兑骨之端也。

手心主之脉，起于胸中，出属心包，下膈，历络三焦。其支者，循胸，出胁，下腋三寸，上抵腋下，循膈内，行太阴少阴之间，入肘中，下臂，行两筋之间，入掌中，循中指出其端。其支者，别掌中，循小指、次指出其端。是动则病，手心热，肘臂挛急，腋肿，甚则胸胁支满，心中澹澹大动，面赤目黄，善笑不休。是主脉所生病者，烦心，心痛，掌中热。盛者，则寸口大一倍于人迎；虚者，则寸口反小于人迎也。

手心主之别，名曰内关，去腕二寸，出于两筋间，循经以上，系于心包络，心系气实则心痛，虚则为烦心。取之两筋间。

心病，烦闷，少气，大热，热上烫心，呕吐，咳逆，狂语，汗出如珠，身体厥冷。其脉当浮，今反沉濡而滑。其色当赤，而反黑者，此是水之克火，为大逆，十死不治。

小肠手太阳经病证

小肠病者，少腹痛，腰脊控睾而痛，时窘乏，复耳前热。苦寒甚，独肩上热，及手小指、次指之间热。若脉陷者，此其候也。

少腹控睾，引腰脊，上中①心，邪在小肠者，连睾系，属于脊，贯肝肺，络心系。气盛则厥逆，上冲肠胃，动肝肺，散于肓，结于厌，故取之肓原以散之，刺太阴以与之，取厥阴以下之，取巨虚下廉以去之，按其所过之经以调之。

小肠有寒，其人下重，便脓血，有热，必痔。

---

① 中：冲。

小肠有宿食，常暮发热，明日复止。

小肠胀者，少腹腆胀，引腹而痛。

厥气客于小肠，则梦聚邑街衢。

手太阳之脉，起之于小指之端，循手外侧，上腕，出踝中，直上循臂骨下廉，出肘内侧两骨之间，上循臑外后廉，出肩解绕肩甲，交肩上，入缺盆，向腋络心，循咽，下膈，抵胃，属小肠。其支者，从缺盆循颈上颊，至目兑眦，却入耳中。其支者，别颊，上䪼，抵鼻，至目内眦，斜络于颧。是动则病嗌痛，颔肿，不可以顾，肩似拔，臑似折。是主液所生病者，耳聋，目黄，颊颔肿，颈、肩、臑、肘、臂外后廉痛。盛者，则人迎大再倍于寸口；虚者，则人迎反小于寸口也。

脾足太阴经病证

脾气虚，则四肢不用，五脏不安；实则腹胀，泾溲不利。脾气虚，则梦饮食不足，得其时，则梦筑垣盖屋。脾气盛，则梦歌乐，体重，手足不举。

厥气客于脾，则梦丘陵大泽，坏屋风雨。

病在脾，日昳慧，平旦甚，日中持，下晡静。

病先发于脾，闭塞不通，身痛体重；一日之胃，而腹胀；二日之肾，少腹腰脊痛，胫酸；三日之膀胱，背胠筋痛，小便闭；十日不已，死。冬人定，夏晏食。

脾脉搏坚而长，其色黄，当病少气。其软而散，色不泽者，当病足胻肿，若水状。

脾脉沉之而濡，浮之而虚，苦腹胀，烦满，胃中有热，不嗜食，食而不化，大便难，四肢苦痹，时不仁，得之房内。月使不来，来而频并。

黄脉之至也，大而虚，有积气在腹中，有厥气，名曰厥疝。女子同法，得之疾使四肢，汗出当风。

寸口脉弦而滑，弦则为痛，滑则为实。痛即为急，实即为踊，痛踊相搏，即胸胁抢急。

趺阳脉浮而涩，浮即胃气微，涩即脾气衰，微衰相搏，即呼吸不得，此为脾家失度。

寸口脉双紧，即为入，其气不出，无表有里，心下痞坚。

趺阳脉微而涩，微即无胃气，涩即伤脾，寒在于膈，而反下之，寒积不消，胃微脾伤，谷气不行，食已自噫，寒在胸膈，上虚下实，谷气不通，为秘①塞之病。

寸口脉缓而迟，缓则为阳，卫气长；迟则为阴，荣气促。荣卫俱和，刚柔相得，三焦相承，其气必强。

趺阳脉滑而紧，滑即胃气实，紧即脾气伤。得食而不消者，此脾不治也。能食而腹不满，此为胃气有余。腹满而不能食，心下如饥，此为胃气不行，心气虚也。得食而满者，此为脾家不治。

脾中风者，翕翕发热，形如醉人，腹中烦重，皮肉𥆧𥆧而短气也。

凡有所击仆，若醉饱入房，汗出当风，则伤脾。脾伤则中气阴阳离别，阳不从阴，故以三分候死生。

脾气弱，病利下白，肠垢大便坚，不能更衣，汗出不止，名曰脾气弱。或五液注下，青、黄、赤、白、黑。

病人鼻下平者，胃病也；微赤者，病发痈；微黑者，有热；青者，有寒；白者，不治，唇黑者，胃先病；微燥而渴者，可治；不渴者，不可治。脐反出者，此为脾先落。

---

① 秘：闭。

脾胀者，善哕，四肢急，体重不能衣。

脾水者，其人腹大，四支困（注：原书苦）重，津液不生，但苦少气，小便难。

跌阳脉浮而涩，浮则胃气强，涩则小便数，浮涩相搏，大便则坚，其脾为约。脾约者，其人大便坚，小便利而反不渴。

凡人病脉以解，而反暮微烦者，人见病者瘥安，而强与谷，脾胃气尚弱，不能消谷，故令微烦。损谷则愈。

脾之积，名曰痞气，在胃脘，覆大如盘。久久不愈，病四肢不收，黄瘅，食饮不为肌肤。以冬壬癸日得之，何也？肝病传脾，脾当传肾，肾适以冬王，王者不受邪，脾复欲还肝，肝不肯受，因留结为积，故知痞气以冬得之。

脾病，其色黄，饮食不消，腹苦胀满，体重节痛，大便不利，其脉微缓而长，此为可治。宜服平胃丸、泻脾丸、茱萸丸、附子汤。春当刺隐白，冬刺阴陵泉，皆泻之；夏刺大都，季夏刺公孙，秋刺商丘，皆补之。又当灸章门五十壮，背第十一椎百壮。

脾病者，必身重，苦饥，足痿不收。行善瘈，脚下痛。虚则腹胀，肠鸣，溏泄，食不化。取其经，足太阴、阳明、少阴血者。

邪在脾，则肌肉痛。阳气有余，阴气不足，则热中，善饥；阳气不足，阴气有余，则寒中，肠鸣腹痛；阴阳俱有余，若俱不足，则有寒有热。皆调其三里。

足太阴之脉，起于大指之端，循指内侧白肉际，过核骨后，上内踝前廉，上腨内，循胻骨后，交出厥阴之前，上循膝股内前廉，入腹，属脾，络胃，上膈挟咽，连舌本，散舌下。其支者，复从胃别上膈，注心中。是动则病舌本强，食则呕，胃脘痛，腹胀，善噫①，得后与气，则快然而食，身体皆重。是主脾所生病者，舌本痛，体不能动摇，食不下，烦心，心下急痛，寒疟，溏，瘕，泄，水闭，黄疸，好卧，不能食肉，唇青，强立股膝内痛厥，足大指不用。盛者，则寸口大三倍于人迎；虚者，则寸口反小于人迎也。

足太阴之别，名曰公孙，去本节后一寸，别走阳明，其别者，入络肠胃。厥气上逆，则霍乱。实则腹中切痛；虚则膨胀。取之所别。

脾病，其色黄，体青，失溲，直视，唇反张，爪甲青，饮食吐逆，体重节痛，四肢不举。其脉当浮大而缓，今反弦急，其色当黄，今反青，此是木之克土，为大逆，十死不治。

胃足阳明经病证

胃病者，腹胀，胃脘当心而痛，上支两胁，膈咽不通，饮食不下，取三里。

饮食不下，隔塞不通，邪在胃脘。在上脘，则抑而刺之；在下脘，则散而去之。

胃脉搏坚而长，其色赤，当病折髀。其软而散者，当病食痹，髀痛。

胃中有癖，食冷物者，痛，不能食；食热即能食。

胃胀者，腹满，胃脘痛，鼻闻焦臭，妨于食，大便难。

诊得胃脉，病形何如？曰：胃实则胀，虚则泄。

病先发于胃，胀满；五日之肾，少腹腰脊痛，胫酸；三日之膀胱，背胠筋痛，小便闭；五日上之脾，闭塞不通，身痛体

---

① 噫：嗳气。

第
一
辑

重；六日不已，死。冬夜半后，夏日昳。

脉浮而芤，浮则为阳，芤则为阴，浮芤相搏，胃气生热，其阳则绝。

趺阳脉浮者，胃气虚也。趺阳脉浮大者，此胃家微，虚烦，圊必日再行。芤而有胃气者，脉浮之大而软，微按之芤，故知芤而有胃气也。

趺阳脉数者，胃中有热，即消谷引食。趺阳脉涩者，胃中有寒，水谷不化。趺阳脉粗粗而浮者，其病难治。趺阳脉浮迟者，故久病。趺阳脉虚，则遗溺；实则失气。

动作头痛重，热气朝者，属胃。

厥气客于胃，则梦饮食。

足阳明之脉，起于鼻交頞中，旁约太阳之脉，下循鼻外，入上齿中，还出挟口，环唇，下交承浆，却循颐后下廉，出大迎，循颊车，上耳前，过客主人，循发际，至额颅。

其支者，从大迎前下人迎，循喉咙，入缺盆，下膈属胃，络脾。

其直者，从缺盆下乳内廉，下挟脐，入气街中。

其支者，起胃下口，循腹里，下至气街中而合，以下髀关，抵伏菟，下入膝膑中，下循胻①外廉，下足跗，入中指内间。

其支者，下膝三寸而别，以下入中指外间。其支者，别跗上，入大指间，出其端。是动则病凄凄然振寒，善伸，数欠，颜黑，病至恶人与火，闻木音则惕然而惊，心动，欲独闭户牖而处，甚则欲上高而歌，弃衣而走，贲响腹胀，是为骭厥。是主血。所生病者，狂疟，温淫汗出，鼽衄，口喎，唇紧，颈肿，喉痹，大腹水肿，膝膑痛循膺、乳、街、股、伏菟、骭外廉、

---

① 胻（héng）：小腿。

足跗上皆痛，中指不用。气盛，则身以前皆热，其有余于胃，则消谷善饥，溺色黄。气不足，则身以前皆寒栗，胃中寒，则胀满。盛者，则人迎大三倍于寸口；虚者，则人迎反小于寸口也。

肺手太阴经病证

肺气虚，则鼻息利少气；实，则喘喝，胸凭仰息。肺气虚，则梦见白物，见人斩血藉藉，得其时，则梦见兵战。肺气盛，则梦恐惧哭泣。厥气客于肺，则梦飞扬，见金铁之器奇物。

病在肺，下晡慧，日中甚，夜半静。

病先发于肺，喘咳；三日之肝，胁痛支满；一日之脾，闭塞不通，身痛体重；五日之胃，腹胀；十日不已，死。冬日入，夏日出。

肺脉搏坚而长，当病唾血。其濡而散者，当病漏汗，至今不复散发。

肺脉沉之而数，浮之而喘，苦洗洗寒热，腹满，肠中热，小便赤，肩背痛，从腰以上汗出。得之房内，汗出当风。

白脉之至也，喘而浮大，上虚下实，惊，有积气在胸中，喘而虚，名曰肺痹，寒热，得之困醉而使内也。

肺中风者，口燥而喘，身运而重，冒而肿胀。

肺中寒者，其人吐浊涕。

形寒寒饮则伤肺，以其两寒相感，中外皆伤，故气逆而上行。肺伤者，其人劳倦则咳唾血。其脉细紧浮数，皆吐血，此为躁扰嗔怒得之，肺伤气壅所致。

肺胀者，虚而满，喘咳逆倚息，目如脱状，其脉浮。

肺水者，其人身体重而小便难，时时大便鸭溏。

肝乘肺，必作虚喘。

脉软而弱，弱反在关，软反在巅，浮反在上，弱反在下。浮则为阳，弱则血不足。必弱为虚，浮弱自别，浮则自出，弱则为入。浮则为出不入，此为有表无里；弱则为入不出，此为无表有里。阳出极汗，齐腰而还，此为无表有里，故名曰厥阳。在当汗出不汗出。

趺阳脉浮缓，少阳微紧，微为血虚，紧为微寒，此为鼠乳①，其病属肺。

肺之积，名曰息贲，在右胁下，覆大如杯。久久不愈，病洒洒寒热，气逆喘咳，发肺痈。以春甲乙日得之，何也？心病传肺，肺当传肝，肝适以春王，王者不受邪，肺复欲还心，心不肯受，因留结为积，故知息贲以春得之。

肺病，其色白，身体但寒无热，时时咳，其脉微迟，为可治。宜服五味子大补肺汤、泻肺散。春当刺少商，夏刺鱼际，皆泻之；季夏刺太渊，秋刺经渠，冬刺尺泽，皆补之。又当灸膻中百壮，背第三椎二十五壮。

肺病者，必喘咳，逆气，肩息，背痛，汗出，尻、阴、股、膝挛，髀、腨、胻足皆痛。虚则少气，不能报息，耳聋，嗌干。取其经手太阴，足太阳之外、厥阴内少阴血者。

邪在肺，则皮肤痛，发寒热，上气，气喘，汗出，咳动肩背。取之膺中外俞，背第三椎之傍，以手痛按之，快然，乃刺之；取之缺盆中以越之。

手太阴之脉，起于中焦，下络大肠，还循胃口，上膈，属肺，从肺系横出腋下，下循臑内，行少阴、心主之前，下肘中，后循臂内上骨下廉，入寸口，上鱼，循鱼际，出大指之端。其

---

① 鼠乳：以多发于躯干、四肢，呈粟米、绿豆大，半球形隆起，中有脐窝，表面光滑，形如鼠乳为主要表现的疣。相当于传染性软疣。

支者，从腕后至次指内廉，出其端。是动则病肺胀满，膨膨而喘咳，缺盆中痛，甚则交两手而瞀、是为臂厥。是主肺所生病者，咳，上气喘喝，烦心胸满，臑臂内前廉痛，掌中热。气盛有余，则肩背痛，风汗出，小便数而欠；气虚，则肩背痛寒，少气不足以息，溺色变，卒遗失无度。盛者则寸口大三倍于人迎；虚者，则寸口反小于人迎也。

手太阴之别，名曰列缺，起于腕上分间，别走阳明。其别者，并太阴之经，直入掌中，散入于鱼际。其实则手兑掌热；虚则欠咳，小便遗数。取之去腕一寸半。

肺病，身当有热，咳嗽，短气，唾出脓血。其脉当短涩，今反浮大，其色当白，而反赤者，此是火之克金，为大逆，十死不治。

大肠手阳明经病证

大肠病者，肠中切痛而鸣濯濯，冬日重感于寒则泄，当脐而痛，不能久立。与胃同候，取巨虚、上廉。

肠中雷鸣，气上冲胸，喘，不能久立，邪在大肠。刺肓之原、巨虚上廉、三里。

大肠有寒，鹜溏①；有热，便肠垢。

大肠有宿食，寒栗发热，有时如疟状。

大肠胀者，肠鸣而痛，寒则泄，食不化。

厥气客于大肠，则梦田野。

手阳明之脉，起于大指、次指之端外侧，循指上廉，出合谷两骨之间，上入两筋之中，循臂上廉，上入肘后廉，循臑外

---

① 鹜（wù）溏：证名。指大便水粪相杂，青黑如鸭粪者。

前廉，上肩，出髃骨之前廉，上出柱骨之会上，下入缺盆，络肺，下膈，属大肠。其支者，从缺盆直入上颈，贯颊，入下齿缝中，还出挟口，交人中，左之右，右之左，上挟鼻孔。是动则病齿痛，颐肿。是主津所生病者，目黄，口干，鼽衄，喉痹，肩前臑痛，大指、次指痛不用。气盛有余，则当脉所过者热肿；虚，则寒栗不复。盛者，则人迎大三倍寸口；虚者，则人迎反小于寸口也。

肾足少阴经病证

肾气虚，则厥逆；实，则胀满，四肢正黑。肾气虚，则梦见舟船溺人，得其时，梦伏水中，若有畏怖。肾气盛，则梦腰脊两解不相属。厥气客于肾，则梦临渊，没居水中。

病在肾，夜半慧，日乘四季甚，下晡静。

病先发于肾，少腹腰脊痛，胫酸；三日之膀胱，背膂筋痛，小便闭，二日上之心，心痛；三日之小肠，胀；四日不已，死。冬大食，夏晏晡。

肾脉搏坚而长，其色黄而赤，当病折腰。其软而散者，当病少血。

肾脉沉之大而坚，浮之大而紧，若手足骨肿，厥，而阴不兴，腰脊痛，少腹肿，心下有水气，时胀闭，时泄。得之浴水中，身未干而合房内，及劳倦发之。

黑脉之至也，上坚而大，有积气在少腹与阴，名曰肾痹。得之沐浴清水而卧。

凡有所用力举重，若入房过度，汗出如浴水，则伤肾。

肾胀者，腹满引背，央央然，腰髀痛。

肾水者，其人腹大，脐肿，腰重痛，不得溺，阴下湿如牛鼻头汗，其足逆寒，大便反坚。

肾著之为病，从腰以下冷，腰重如带五千钱。

肾著之病，其人身体重，腰中冷如冰状，反不渴，小便自利，食饮如故，是其证也。病属下焦。从身劳汗出，衣里冷湿故，久久得之。

肾之积，名曰奔豚，发于少腹，上至心下，如豚奔走之状，上下无时。久久不愈，病喘逆，骨痿，少气。以夏丙丁日得之，何也？脾病传肾，肾当传心，心适以夏王，王者不受邪，肾复欲还脾，脾不肯受，因留结为积，故知奔豚以夏得之。

水流夜疾，何以故？师曰：土休，故流疾而有声。人亦应之，入夜卧则脾不动摇，脉为之数疾也。

肾病，其色黑，其气虚弱，吸吸少气，两耳苦聋，腰痛，时时失精，饮食减少，膝以下清，其脉沉滑而迟，此为可治。宜服内补散、建中汤、肾气丸、地黄煎。春当刺涌泉，秋刺伏留，冬刺阴谷，皆补之；夏刺然谷、季夏刺大溪，皆泻之。又当灸京门五十壮，背刺第十四椎百壮。

肾病者，必腹大，胫肿痛，喘咳，身重，寝汗出，憎风。虚即胸中痛，大腹、小腹痛，清厥，意不乐。取其经，足少阴、太阳血者。

邪在肾，则骨痛，阴痹。阴痹者，按之而不得，腹胀，腰痛，大便难，肩背、颈项强痛，时眩。取之涌泉、昆仑，视有血者尽取之。

足少阴之脉，起于小指之下，斜趣①足心，出然骨之下，循内踝之后，别入跟中，以上腨内，出腘中内廉，上股内后廉，贯脊，属肾，络膀胱。其直者，从肾上贯肝膈，入肺中，循喉

---

① 趣：同"促"，靠近之意。

咙，挟舌本。其支者，从肺出络心，注胸中。是动则病饥而不欲食，面黑如炭色，咳唾则有血，喉鸣而喘，坐而欲起，目䀮䀮无所见，心悬若饥状，气不足则善恐，心惕惕若人将捕之，是为骨厥。是主肾所生病者，口热，舌干，咽肿，上气，嗌干及痛，烦心，心痛，黄疸，肠澼，脊股内后廉痛，痿厥，嗜卧，足下热而痛。灸则强食生肉①，缓带被发，大杖重履而步。盛者，则寸口大再倍于人迎；虚者，则寸口反小于人迎也。

足少阴之别，名曰大冲，当踝后绕跟，别走太阳。其别者，并经上走于心包，下贯腰脊。其病气逆则烦闷，实则闭癃，虚则腰痛，取之所别。

肾病，手足逆冷，面赤目黄，小便不禁，骨节烦疼，小腹结痛，气冲于心。其脉当沉细而滑，今反浮大；其色当黑，而反黄，此是土之克水，为大逆，十死不治。

膀胱足太阳经病证

膀胱病者，少腹偏肿而痛，以手按之，则欲小便而不得，肩上热。若脉陷，足小指外侧及胫踝后皆热。若脉陷者，取委中。

膀胱胀者，少腹满而气癃。

病先发于膀胱者，背膂筋痛，小便闭；五日之肾，少腹、腰脊痛，胫酸；一日之小肠，胀；一日之脾，闭塞不通，身痛体重；二日不已，死。冬鸡鸣，夏下晡。

厥气客于膀胱，则梦游行。

足太阳之脉，起于目内眦，上额，交巅上。其支者，从巅

---

① 肉：害。

至耳上角。其直者，从巅入络脑，还出别下项，循肩膊内，挟脊，抵腰中，入循膂，络肾，属膀胱。其支者，从腰中下会于后阴，下贯臀，入腘中。其支者，从膊内，左右别，下贯胛，过髀枢，循髀外后廉，过腘中，以下贯腨内，出外踝之后，循京骨，至小指外侧。是动则病冲头痛，目似脱，项似拔，脊痛，腰似折，髀不可以曲，腘如结，腨如列①，是为踝厥。是主筋所生病者，痔，疟，狂，颠②疾，头脑顶痛，目黄，泪出，鼽衄，项、背、腰、尻、腘、腨、脚皆痛，小指不用，盛者，则人迎大再倍于寸口；虚者，则人迎反小于寸口也。

三焦手少阳经病证

三焦病者，腹胀气满，小腹尤坚，不得小便，窘急，溢则为水，留则为胀。候在足太阳之外大络，在太阳、少阳之间，亦见于脉。取委阳。

少腹病肿，不得小便，邪在三焦。约取太阳大络，视其络脉与厥阴小络，结而血者肿。上及胃脘，取三里。

三焦胀者，气满于皮肤，壳壳然而不坚，不疼。

热右上焦，因咳，为肺痿，热在中焦因腹坚；热在下焦，因溺血。

手少阳之脉，起于小指、次指之端，上出两指之间，循手表腕，出臂外两骨之间，上贯肘，循臑外，上肩，而交出足少阳之后，入缺盆，布③膻中，散络心包，下膈，偏属三焦。

其支者，从膻中上出缺盆，上项，挟耳后，直上出耳上角，

---

① 列：裂。

② 颠：癫。

③ 布：交。

以屈下颔，至颐。

　　其支者，人耳后入耳中，出走耳前，过客主人前，交颊。至目兑眦。是动则病耳聋，辉辉焞焞，嗌肿，喉痹。是主气所生病者，汗出，目兑眦痛，颊肿，耳后、肩、臑、肘、臂外皆痛，小指、次指不用。盛者，则人迎大一倍于寸口；虚者，则人迎反小于寸口也。

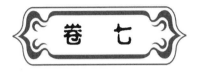

病不可发汗证

少阴病，脉细沉数，病为在里，不可发其汗。

脉浮而紧，法当身体疼痛，当以汗解。假令尺中脉迟者，不可发其汗，何以故？然此为荣气不足，血微少故也。

少阴病，脉微，不可发其汗，无阳故也。

脉濡而弱，弱反在关，濡反在巅，微反在上，涩反在下。微则阳气不足，涩则无血。阳气反微，中风汗出，而反躁烦；涩则无血，厥而且寒。阳微发汗，躁不得眠。

动气在右，不可发汗。发汗则衄而渴，心苦烦，饮即吐水。

动气在左，不可发汗。发汗则头眩，汗不止，筋惕肉𥆧。

动气在上，不可发汗。发汗则气上冲，正在心端。

动气在下，不可发汗。发汗则无汗，心中大烦，骨节苦疼，目运恶寒，食即反吐，谷不得前。

咽中闭塞，不可发汗。发汗则吐血，气微绝，手足逆冷，欲得踡卧，不能自温。

诸脉数，动微弱，并不可发汗，发汗则大便难，腹中干，胃燥而烦。其形相象，根本并源。

脉濡而弱，弱反在关，濡反在巅，弦反在上，微反在下。弦为阳运，微为阴寒，上实下虚，意欲得温。微弦为虚，不可发汗，发汗则寒栗，不能自还。咳者则剧，数吐涎沫，咽中必干，小便不和，心中饥烦，晬时而发，其形似疟，有寒无热，虚而寒栗。咳而发汗，踒而苦满，腹中复坚。

厥，不可发汗，发汗则声乱，咽嘶，舌萎，谷不得前。

诸逆发汗，微者难愈，剧者言乱，睛眩者死，命将难全。

太阳病，得之八九日，如疟状，发热而恶寒，热多寒少，其人不呕，清便续自可，一日再三发，其脉微而恶寒，此为阴阳俱虚，不可复发汗也。

太阳病，发热恶寒，热多寒少，脉微弱，则无阳也，不可复发其汗。咽干燥者，不可发汗。

亡血家，不可攻其表，汗出则寒栗而振。

衄家，不可攻其表，汗出必额陷，脉上促急而紧，直视而不能眴，不得眠。

汗家，重发其汗，必恍惚心乱，小便已，阴疼，可与禹余粮丸。

淋家，不可发汗，发其汗，必便血。

疮家，虽身疼痛，不可攻其表，汗出则痓。

冬时发其汗，必吐利，口中烂，生疮。

下利清谷，不可攻其表，汗出必胀满。

咳而小便利。若失小便，不可攻其表。汗出则厥逆冷。汗出多极，发其汗，亦坚。

伤寒一二日至四五日，厥者必发热，前厥者后必热，厥深者热亦深，厥微者热亦微。厥应下之，而反发其汗，必口伤烂赤。

病人脉数，数为有热，当消谷引食。反吐者，医发其汗，阳微，膈气虚，脉则为数，数为客阳，不能消谷，胃中虚冷，故令吐也。

伤寒四五日，其脉沉，烦而喘满。脉沉者，病为在里，反发其汗，津液越出，大便为难，表虚里实，久则谵语。

伤寒头痛，翕翕发热，形象中风，常微汗出，又自呕者，下之益烦心，懊侬如饥；发汗则致痉，身强难以屈伸；熏之则发黄，不得小便，久则发咳唾。

太阳病，发其汗，因致痉。

伤寒脉弦细，头痛而反发热，此属少阳，少阳不可发其汗。

太阳与少阳并病，头项强痛，或眩冒，时如结胸，心下痞坚者，不可发其汗。

少阴病，咳而下利，谵语者，此被火气劫故也。小便必难，以强责少阴汗也。

少阴病，但厥无汗，而强发之，必动其血，未知从何道出，或从口鼻，或从目出者，是为下厥上竭，为难治。

伤寒有五，皆热病之类也，同病异名，同脉异经。病虽俱伤于风，其人自有痼疾，则不得同法。其人素伤于风，因复伤于热，风热相薄，则发风温，四肢不收，头痛身热，常汗出不解，治在少阴、厥阴，不可发汗，汗出谵言独语，内烦，躁扰不得卧，善惊，目乱无精，治之复发其汗，如此者医杀之也。

伤寒湿温，其人常伤于湿，因而中喝，湿热相薄，则发湿温，病若两胫逆冷，腹满叉胸，头目痛苦，妄言，治在足太阴，不可发汗，汗出必不能言，耳聋不知痛所在，身青，面色变，名曰重喝，如此者，死。医杀之也。

病可发汗证

大法，春夏宜发汗。

凡发汗，欲令手足皆周至，絷絷①一时间益佳，但不欲如水流离。若病不解，当重发汗。汗多则亡阳，阳虚不得重发汗也。

凡服汤药发汗，中病便止，不必尽剂也。

凡云可发汗而无汤者，丸散亦可用，要以汗出为解，然不如汤随证良。

太阳病，外证未解，其脉浮弱，当以汗解，宜桂枝汤。

太阳病，脉浮而数者，可发其汗，属桂枝汤证。

阳明病，脉迟，汗出多，微恶寒，表为未解，可发其汗，属桂枝汤证。

夫病脉浮大，问病者，言但便坚耳。设利者为虚，大逆。坚为实，汗出而解，何以故？脉浮，当以汗解。

伤寒，其脉不弦紧而弱，弱者必渴，被火必谵语。弱者发热脉浮，解之，当汗出愈。

病者烦热，汗出即解。复如疟状，日晡所发热，此属阳明。脉浮虚者，当发其汗，属桂枝汤证。

病常自汗出，此为荣气和，荣气和而外不解，此卫不和也。荣行脉中，为阴主内；卫行脉外，为阳主外。复发其汗，卫和则愈，属桂枝汤证。

病人脏无他病，时发热自汗出，而不愈，此卫气不和也。先其时汗即愈，属桂枝汤证。

脉浮而紧，浮则为风，紧则为寒，风则伤卫，寒则伤荣，荣卫俱病，骨节烦疼，可发其汗，宜麻黄汤。

太阳病不解，热结膀胱，其人如狂，血必自下，下者即愈。其外未解者，尚未可攻，当先解其外，属桂枝汤证。

太阳病，下之，微喘者，表未解故也，属桂枝加厚朴杏子

---

① 絷絷（zhǐ）：形容微微汗出潮润之状。

汤证。

伤寒病，脉浮紧，发其汗，因衄，属麻黄汤证。

阳明病，脉浮，无汗，其人必喘，发其汗则愈，属麻黄汤证。

太阴病，脉浮者，可发其汗，属桂枝汤证。

太阳病，脉浮紧，无汗而发热，其身疼痛，八九日不解，表候续在，此当发其汗，服汤微除。发烦目瞑，剧者必衄，衄乃解。所以然者，阳气重①故也，属麻黄汤证。

脉浮者，病在表，可发其汗，属桂枝汤证。

伤寒不大便六七日，头痛有热，与承气汤，其小便反清，此为不在里故，在表也，当发其汗。头痛者，必衄，属桂枝汤证。

下利后，身体疼痛，清便②自调，急当救表，宜桂枝汤。

太阳病，头痛发热，汗出恶风，若恶寒，属桂枝汤证。

太阳中风，阳浮而阴濡弱，浮者热自发，濡弱者汗自出。啬啬恶寒，淅淅恶风，翕翕发热。鼻鸣干呕，属桂枝汤证。

太阳病，发热汗出，此为荣弱卫强，故使汗出，欲救邪风，属桂枝汤证。

太阳病，下之，气上撞，可与桂枝汤，不撞，不可与之。

太阳病，初服桂枝汤，而反烦不解者，法当先刺风池、风府，却与桂枝汤则愈。

烧针令其汗，针处被寒，核起而赤者，必发贲豚，气从少腹上撞心者，灸其核上一壮，与桂枝加桂汤。

---

① 阳气重：阳气郁遏较重。
② 清便：即排便、解大便。

第一辑

太阳病，项背强几几①，反汗出恶风，属桂枝加葛根汤证。

太阳病，项背强几几，无汗恶风，属葛根汤。

太阳与阳明合病，而自利不呕者，属葛根汤证。

太阳与阳明合病，不下利，但呕，属葛根加半夏汤。

太阳病，桂枝证，医反下之，遂利不止，其脉促者，表未解，喘而汗出，属葛根黄芩黄连汤。

太阳病，头痛发热，身体疼，腰痛，骨节疼痛，恶风，无汗而喘，属麻黄汤证。

太阳与阳明合病，喘而胸满，不可下也，属麻黄汤证。

太阳中风，脉浮紧，发热恶寒，身体疼痛，不汗出而烦躁，头痛，属大青龙汤。脉微弱，汗出恶风，不可服之，服之则厥，筋惕肉瞤②，此为逆也。

伤寒脉浮缓，其身不疼，但重，乍有轻时，无少阴证者，大青龙汤发之。

伤寒表不解，心下有水气，干呕，发热而咳，或渴，或利，或噎③，或小便不利，小腹满，或微喘，属小青龙汤。

伤寒心下有水气，咳而微喘，发热不渴，服汤已而渴者，此寒去为欲解，属小青龙汤证。

阳明中风，脉弦浮大而短气，腹部满，胁下及心痛，久按之气不通，鼻干不得汗，嗜卧，一身及目悉黄，小便难，有潮热，时时哕，耳前后肿，刺之小瘥，外不解，病过十日，脉续浮，与小柴胡汤。但浮无余证，与麻黄汤。不溺，腹满加哕，不治。

---

① 项背强几几（shū）：几几通紧紧。形容项背拘急、牵强，俯仰不能自如的样子。

② 筋惕（tì）肉瞤（shùn）：指肌肉不自主的跳动。

③ 噎（yē）：胸咽部有阻塞不通之感。

太阳病，十日已去，脉浮细，嗜卧，此为外解。设胸满胁痛，与小柴胡汤；脉浮者，属麻黄汤。

中风，往来寒热，伤寒五六日以后，胸胁苦满，嘿嘿不欲饮食，烦心喜呕，或胸中烦而不呕，或渴，或腹中痛，或胁下痞坚，或心中悸，小便不利，或不渴，外有微热，或咳者，属小柴胡汤。

伤寒四五日身体热，恶风，颈项强，胁下满，手足温而渴，属小柴胡汤。

伤寒六七日，发热，微恶寒，支节烦疼，微呕，心下支结，外证未去者，属小柴胡汤。

少阴病，得之二三日，麻黄附子甘草汤微发汗，以二三日无里证，故微发汗也。

脉浮，小便不利，微热，消渴与五苓散，利小便发汗。

病发汗以后证

二阳并病，太阳初得病时，发其汗，汗先出，复不彻，因转属阳明，续自微汗出，不恶寒。若太阳证不罢，不可下，下之为逆，如此者，可小发其汗。设面色缘缘正赤者，阳气怫郁①在表，当解之，熏之。若发汗不大彻，不足言，阳气怫郁不得越。当汗而不汗，其人躁烦，不知痛处，乍在腹中，乍在四肢，按之不可得，其人短气但坐，汗出而不彻故也，更发其汗即愈。何以知其汗不彻，脉涩故以知之。

未持脉时，病人叉手自冒心，师因教试令咳而不即咳者，此必两耳无所闻也。所以然者，重发其汗，虚故也。

---

① 怫（fú）郁：郁结不舒。

发汗后，饮水多者，必喘，以水灌之，亦喘。

发汗后，水药不得入口，为逆。若更发其汗，必吐下不止。

阳明病，本自汗出，医复重发其汗，病已瘥，其人微烦，不了了，此大便坚也，以亡津液，胃中干燥，故令其坚。当问小便日几行，若本日三四行，今日再行者，必知大便不久出，今为小便数少，津液当还入胃中，故知必当大便也。

发汗多，又复发其汗，此为亡阳，若谵语，脉短者，死；脉自和者，不死。

伤寒发其汗，身目为黄，所以然者，寒湿相搏在里，不解故也。

病人有寒，复发其汗，胃中冷，必吐蛔。

太阳病，发其汗，遂漏而不止，其人恶风，小便难，四肢微急，难以屈伸，属桂枝加附子汤。

服桂枝汤，大汗出，若脉但洪大，与桂枝。若其形如疟，一日再三发，汗出便解，属桂枝二麻黄一汤。

服桂枝汤，大汗出，大烦渴不解，若脉洪大，属白虎汤。

伤寒，脉浮，自汗出，小便数，心烦微恶寒，而脚挛急，反与桂枝汤，欲攻其表，得之便厥，咽干，烦躁，吐逆，当作甘草干姜汤，以复其阳，厥愈足温，更作芍药甘草汤与之，其脚即伸，而胃气不和，谵语，可与承气汤。重发其汗，复加烧针①者，属四逆汤。

伤寒，发汗已解，半日许复烦，其脉浮数，可复发其汗，属桂枝汤。

发汗后，身体疼痛，其脉沉迟，属桂枝加芍药生姜人参汤。

发汗后，不可再行桂枝汤，汗出而喘，无大热，可以麻黄

---

① 烧针：针刺方法的一种，即火针，又称"温针"。

杏子甘草石膏汤。

发汗过多已后，其人叉手自冒心[①]，心下悸，而欲得按之，属桂枝甘草汤。

发汗后，其人脐下悸，欲作贲豚[②]，属茯苓桂枝甘草大枣汤。

发汗后，腹胀满，属厚朴生姜半夏甘草人参汤。

发其汗不解，而反恶寒者，虚故也，属芍药甘草附子汤。不恶寒但热者，实也，当和其胃气，宜小承气汤。

太阳病，发汗，若大汗出，胃中燥烦不得眠，其人欲饮水，当稍饮之，令胃中和则愈。

发汗已，脉浮而数，复烦渴者，属五苓散。

伤寒，汗出而渴，属五苓散；不渴，属茯苓甘草汤。

太阳病，发其汗，汗出不解，其人发热，心下悸，头眩，身𥆧而动[③]，振振欲擗地[④]，属真武汤。

伤寒，汗出解之后，胃中不和，心下痞坚，干噫食臭[⑤]，胁下有水气，腹中雷鸣而利，属生姜泻心汤。

伤寒发热，汗出不解后，心中痞坚，呕而下利，属大柴胡汤。

太阳病三日，发其汗不解，蒸蒸发热者，属于胃也，属承

---

① 叉手自冒心：即双手交叉按护于心前区。

② 贲（bēn）豚：贲通"奔"。豚，小猪。贲豚，病证名。《诸病源候论》："奔豚者，令上下游走，如豚之奔，故曰奔豚"。此证患者自觉有气，从少腹上冲胸咽，发作欲死，复还止。

③ 身𥆧而动：𥆧，目动也，本义指眼睑跳动，在此引申为全身筋肉不自主的跳动。

④ 振振欲擗地：擗，仆也。振振欲擗地，是指肢体颤动，站立不稳，像是要倒仆于地的样子。

⑤ 干噫食臭：噫，同嗳，即嗳气；臭，气味。干噫食臭，即嗳气有饮食的气味或嗳气有饮食的酸馊腐败气味。

气汤。

大汗出，热不去，内拘急，四肢疼，下利，厥而恶寒，属四逆汤。

发汗多，亡阳谵语者，不可下，与柴胡桂枝汤，和其荣卫，以通津液后自愈。

病不可吐证

太阳病，当恶寒而发热，今自汗出，反不恶寒发热，关上脉细而数，此医吐之过也。若得病一日、二日吐之，腹中饥，口不能食，三日、四日吐之，不喜糜粥，欲食冷食，朝食暮吐，此医之所致也，此为小逆。

太阳病，吐之者，但太阳病当恶寒，今反不恶寒，不欲近衣，此为吐之内烦也。

少阴病，饮食入则吐，心中温温欲吐，复不能吐，始得之，手足寒，脉弦迟，此胸中实，不可下。若膈上有寒饮，干呕者，不可吐，当温之。

诸四逆厥者，不可吐之，虚家亦然。

病可吐证

大法，春宜吐。

凡服汤吐，中病便止，不必尽剂也。

病如桂枝证，其头不痛，项不强，寸口脉微浮，胸中痞坚，气上撞咽喉，不得息，此为胸有寒，当吐之。

病胸上诸实，胸中郁郁而痛，不能食，欲使人按之，而反有浊唾，下利日十余行，其脉反迟，寸口微滑，此可吐之，利即止。

少阴病，饮食入则吐，心中温温欲吐，复不能吐，当遂吐之。

宿食在上脘，当吐之。

病者手厥冷，脉乍紧，邪结在胸中，心下满而烦，饥不能食，病在胸中，当吐之。

病不可下证

脉濡而弱，弱反在关，濡反在巅，微反在上，涩反在下。微则阳气不足，涩则无血。阳气反微，中风汗出，而反躁烦；涩则无血，厥而且寒。阳微不可下，下之则心下痞坚。

动气在右，不可下。下之则津液内竭，喉燥鼻干，头眩心悸。

动气在左，不可下，下之则腹里拘急，食不下，动气反剧，身虽有热，卧反欲蜷。

动气在上，不可下。下之则掌握热烦，身浮冷，热汗自泄，欲水自灌。

动气在下，不可下。下之则腹满，卒起头眩，食则下清谷①，心下痞坚。

咽中闭塞，不可下。下之则上轻下重，水浆不下，卧则欲蜷，身体急痛，复下利日十数行。

诸外实，不可下。下之则发微热，亡脉则厥，当脐握热。

诸虚，不可下，下之则渴，引水者易愈，恶水者剧。

脉濡而弱，弱反在关，濡反在巅，弦反在上，微反在下。

---

① 清谷：即所排大便含有未消化的食物。

弦为阳运，微为阴寒，上实下虚，意欲得温。

微弦为虚，虚者不可下，微则为咳，咳则吐涎沫。下之咳则止，而利不休，胸中如虫啮，粥入则出，小便不利，两胁拘急，喘息为难，颈背相牵，臂则不仁，极寒反汗出，躯冷若冰，眼睛不慧，语言不休，谷气多入，则为除中，口虽欲言，舌不得前。

脉濡而弱，弱反在关，濡反在巅，浮反在上，数反在下。浮则为阳虚，数则为无血，浮则为虚，数则生热。浮则为虚，自汗而恶寒。数则为痛，振而寒栗①。微弱在关，胸下为急，喘满汗流，不得呼吸。呼吸之中，痛在于胁，振寒相搏，其形如疟。医反下之，令脉急数，发热，狂走见鬼，心下为痞，小便淋沥，少腹甚坚，小便血出。

脉濡而紧，濡则阳气微，紧则荣中寒。阳微卫中风，发热而恶寒。荣紧胃气冷，微呕心内烦。医以为大热，解肌而发汗，亡阳虚烦躁，心下苦痞坚，表里俱虚竭。卒起而头眩，客热在皮肤，怅怏②不得眠。不知胃气冷，紧寒在关元，技巧无所施，汲水灌其身。客热应时罢，栗栗而振寒，重被而覆之，汗出而冒巅，体惕而又振，小便为微难。寒气因水发，清谷不容间，呕变反肠出，颠倒不得安，手足为微逆，身冷而内烦。迟欲从后救，安可复追还。

脉浮而大，浮为气实，大为血虚。血虚为无阴，气实为孤阳，当小便难，胞中虚，今反小便利而大汗出，法③卫家当微，今反更实，津液四射，荣竭血尽，干烦不眠，血薄内消，而成暴液。医复以毒药攻其胃，此为重虚，客阳去有期，必下如污

---

① 振而寒栗：振，动也，指身体战动。栗，内心发冷。振而寒栗，即寒战。

② 怅怏（chàng yàng）：惆怅不乐。

③ 法：犹理也。

泥而死。

趺阳脉迟而缓，胃气如经。趺阳脉浮而数，浮则伤胃，数则动脾，此非本病，医特下之所为也。荣卫内陷，其数先微，脉反但浮，其人必坚，气噫而除。何以言之？脾脉本缓，今数脉动脾，其数先微，故知脾气不治，大便坚，气噫而除。今脉反浮，其数改微，邪气独留，心中则饥，邪热杀谷，潮热发渴。数脉当迟缓，脉因前后度数如法，病者则饥。数脉不时，则生恶疮。

脉数者，久数不止，止则邪结，正气不能复，正气却结于脏，故邪气浮之，与皮毛相得。脉数者不可下，下之必烦，利不止。

少阴病，脉微，不可发其汗，无阳故也。阳已虚，尺中弱涩者，复不可下之。

脉浮大，应发其汗，医反下之，此为大逆。

脉浮而大，心下反坚，有热属脏，攻之，不令发汗。属腑，溲数则坚，汗多即愈，汗少便难。脉迟，尚未可攻。

二阳并病，太阳初得病时，发其汗，汗先出，复不彻，因转属阳明，欲自汗出，不恶寒。若太阳证不罢，不可下，下之为逆。

结胸证，其脉浮大，不可下，下之即死。

太阳与阳明合病，喘而胸满，不可下之。

太阳与少阳并病，心下痞坚，颈项强而眩，勿下之。

诸四逆厥者，不可下之，虚家亦然。

病欲吐者，不可下之。

太阳病，有外证未解，不可下，下之为逆。

病发于阳，而反下之，热入，因作结胸①；发于阴，而反下之，因作痞。痞脉浮紧而下之，紧反入里，因作痞。

夫病阳多者热，下之则坚。

本虚，攻其热必哕。

无阳，阴强而坚，下之必清谷而腹满。

太阴之为病，腹满而吐，食不下，下之益甚，腹时自痛，胸下结坚。

厥阴之为病，消渴，气上撞，心中疼热，饥而不欲食，甚者则欲吐，下之不肯止。

少阴病，其人饮食入则吐，心中温温欲吐，复不能吐。始得之，手足寒，脉弦迟，此胸中实，不可下也。

伤寒五、六日，不结胸，腹濡，脉虚，复厥者，不可下，下之亡血死。

伤寒，发热，但头痛，微汗出。发其汗则不识人；熏之则喘，不得小便，心腹满；下之则短气而腹满，小便难，头痛背强；加温针则必衄。

伤寒，其脉阴阳俱紧，恶寒发热，则脉欲厥。厥者，脉初来大，渐渐小，更来渐大，是其候也。恶寒甚者，翕翕汗出，喉中痛；热多者，目赤，睛不慧。医复发之，咽中则伤；若复下之，则两目闭，寒多清谷，热多便脓血；熏之则发黄，熨②之则咽燥。小便利者可救。难者必危殆。

伤寒发热，口中勃勃气出，头痛目黄，衄不可制。贪水者必呕，恶水者厥。下之咽中生疮。假令手足温者，下重便脓血。头痛目黄者，下之目闭。贪水者，下之其脉必厥，其声嘤，咽

---

① 结胸：证名。因邪气内结，胸腹胀满疼痛，手不可近之证。

② 熨（yùn）：火疗法之一，一般用吸热材料如瓦片泥砖等烧热后，用布包好热熨后背或患处，达到散寒通络或发热退热的目的。

喉塞。发其汗则战栗，阴阳俱虚。恶水者，下之里冷不嗜食，大便完谷出，发其汗，口中伤，舌上苔滑，烦躁。脉数实，不大便六七日，后必便血，复发其汗，小便即自利。

得病二三日，脉弱，无太阳柴胡证，而烦躁，心下坚。至四五日，虽能食，以承气汤少与微和之，令小安。至六日，与承气汤一升。不大便六七日，小便少者，虽不大便，但头坚后溏，夫定成其坚，攻之必溏。当须小便利，定坚，乃可攻之。

脏结无阳证，寒而不热，其人反静，舌上苔滑者，不可攻也。

伤寒呕多，虽有阳明证，不可攻之。

阳明病，潮热，微坚，可与承气汤；不坚，不可与。

若不大便六七日，恐有燥屎，欲知之法可少与小承气汤，腹中转矢气①者，此为有燥屎，乃知攻之。若不转矢气者，此但头坚后溏，不可攻之，攻之必腹满不能食。欲饮水者，即哕。其后发热者，必复坚，以小承气汤和之。若不转矢气者，慎不可攻之。

阳明病，身汗色赤者，不可攻也。必发热色黄者，小便不利也。

阳明病，当心下坚满，不可攻之。攻之，遂利下止者，死；止者愈。

阳明病，自汗出，若发其汗，小便自利，此为内竭，虽坚不可攻之。当须自欲大便，宜蜜煎导而通之，若土瓜根及猪胆汁，皆可以导。

下利，其脉浮大，此为虚，以强下之故也。设脉浮革，因而肠鸣，属当归四逆汤。

---

① 矢气：排气，俗谓放屁。

病可下证

大法，秋宜下。

凡可下者，以汤胜丸散，中病便止，不必尽三服。

阳明病，发热汗多者，急下之，属大柴胡汤。

少阴病，得之二三日，口燥咽干者，急下之，属承气汤。

少阴病六七日，腹满不大便者，急下之，属承气汤证。

少阴病，下利清水，色青者，心下必痛，口干燥者，可下之，属大柴胡汤、承气汤证。

下利，三部脉皆干，按其心下坚者，可下之，属承气汤证。

阳明与少阳合病而利，脉不负者为顺，负者失也。互相克贼为负。

滑而数者，有宿食，当下之，属大柴胡汤、承气汤证。

伤寒后脉沉，沉为内实，下之解，属大柴胡汤证。

伤寒六七日，目中不了了，睛不和，无表里证，大便难，微热者，此为实，急下之，属大柴胡汤、承气汤证。

太阳病未解，其脉阴阳俱沉，必先振汗出解。但阳微者，先汗之而解；但阴微者，先下之而解。属大柴胡汤证。

脉双弦迟，心下坚，脉大而紧者，阳中有阴，可下之，属承气汤证。

结胸者，项亦强，如柔痓①状，下之即和。

病者无表里证，发热七八日，虽脉浮数，可下之，属大柴胡汤证。

太阳病六七日，表证续在，其脉微沉，反不结胸，其人发

---

① 柔痓（zhì）：痓作"痉"。主要表现为颈项强直，角弓反张，口噤不开。有汗者名柔痓，无汗者名刚痓。

狂，此热在下焦，少腹当坚而满，小便自利者，下血乃愈。所以然者，以太阳随经，瘀热在里故也，属抵当汤。

太阳病，身黄，其脉沉结，少腹坚，小便不利，为无血；小便自利，其人如狂者，血证谛①。属抵当汤证。

伤寒有热而少腹满，应小便不利，而反利者，此为血，当之下，属抵当丸证。

阳明病，发热而汗出，此为热越，不能发黄，但头汗出，其身无热，齐颈而还②，小便不利，渴引水浆，此为瘀热在里，身必发黄，属茵陈蒿汤。

阳明证，其人喜忘，必有蓄血。所以然者，本有久瘀血，故令喜忘，虽坚大便必黑，属抵当汤证。汗出而谵语，有躁屎在胃中，此风也。过经乃可下之。下之若早，语言乱，以表虚里实故也。下之则愈，属大柴胡汤、承气汤证。

病者烦热，汗出即解，复如疟状，日晡所③发者，属阳明。脉实者，当下之，属大柴胡汤，承气汤证。

阳明病，谵语，有潮热，而反不能食者，必有燥屎五六枚；若能食者，但坚耳，属承气汤证。

太阳中风，下利呕逆，表解，乃可攻之。其人漐漐汗出，发作有时，头痛，心下痞坚满，引胁下痛，呕则短气，汗出不恶寒，此为表解里未和，属十枣汤。

太阳病不解，热结膀胱，其人如狂，血自下，下者即愈。其外未解，尚未可攻，当先解其外；外解，小腹急结者，乃可攻之，属桃仁承气汤。

---

① 谛（dì）：证据确实之意。

② 齐颈而还：只见头部出汗，汗至颈部不止，颈部以下无汗。

③ 日晡所：日晡，申时的别称，为下午3～5时；所，不定指代词，是前后、左右的意思。日晡所，即下午3至5时前后。

伤寒七八日，身黄如橘，小便不利，少腹微满，属茵陈蒿汤证。

伤寒十余日，热结在里，复往来寒热，属大柴胡汤证。

但结胸，无大热，此为水结在胸胁，头微汗出，与大陷胸汤。

伤寒六七日，结胸热实，其脉沉紧，心下痛，按之如石坚，与大陷胸汤。

阳明病，其人汗多，津液外出，胃中燥，大便必坚，坚者必谵语，属承气汤证。

阳明病，不吐下而心烦者，可与承气汤。

阳明病，其脉迟，虽汗出而不恶寒，其体必重，短气腹满而喘，有潮热，如此者，其外为解，可攻其里。若手足溅然汗出者，此大便已坚，属承气汤，其热不潮，未可与承气汤；若腹满大而不大便者，属小承气汤，微和胃气，勿令至大下。

阳明病，谵语，发潮热，其脉滑疾，如此者，属承气汤。因与承气汤一升，腹中转矢气者，复与一升；如不转矢气者，勿更与之。明日又不大便，脉反微涩者，此为里虚，为难治，不可再与承气汤。

二阳并病，太阳证罢，但发潮热，手足漐汗出，大便难而谵语者，下之愈，属承气汤证。

病人小便不利，大便乍难乍易，时有微热；喘冒①不能卧者，有燥屎也，属承气汤。

病发汗吐下以后证

师曰：病人脉微而涩者，此为医所病也。大发其汗，又数

---

① 喘冒：气喘而头昏目眩。

大下之，其人亡血，病当恶寒而发热，无休止时。夏月盛热而与著复衣，冬月盛寒面与裸其体。所以然者，阳微即恶寒，阴弱即发热，医发其汗，使阳气微，又大下之，令阴气弱。五月之时，阳气在表，胃中虚冷，以阳气内微，不能胜冷，故与著复衣；十一月之时，阳气在里，胃中烦热，以阴气内弱，不能胜热，故与裸其体。又阴脉迟涩，故知亡血。

太阳病三日，已发其汗，吐下、温针而不解，此为坏病，桂枝复不中与也。观其脉证，知犯何逆，随证而治之。

脉浮数，法当汗而愈，而下之，则身体重，心悸，不可发其汗，当自汗出而解。所以然者，尺中脉微，此里虚，须表里实，津液和，即自汗出愈。

凡病若发汗，若吐，若下，若亡血，无津液而阴阳自和者，必愈。

大下后，发汗，其人小便不利，此亡津液，勿治，其小便利，必自愈。

下以后，复发其汗，必振寒，又其脉微细。所以然者，内外俱虚故也，太阳病，先下而不愈，因复发其汗，表里俱虚，其人因冒。冒家当汗出自愈。所以然者，汗出表和故也。表和，然后下之。

得病六七日；脉迟浮弱，恶风寒，手足温。医再三下之，不能食，其人胁下满。面目及身黄，颈项强，小便难，与柴胡汤，后必下重，大渴饮水而呕，柴胡汤不复中与也。食谷者哕。

太阳病，二三日，终不能卧，但欲起者，心下必结，其脉微弱者，此本寒也。而反下之，利止者，必结胸；未止者，四五日复重下之。此协热利①也。

---

① 协热利：病证名。协，伴随；热，发热。协热利，即下利并伴有表证的发热。

太阳病，下之，其脉促，不结胸者，此为欲解。其脉浮者，必结胸；其脉紧者，必咽痛；其脉弦者，必两胁拘急；其脉细而数者，头痛未止；其脉沉而紧者，必欲呕；其脉沉而滑者，挟热利；其脉浮而滑者，必下血。

太阳少阳并病，而反下之，成结胸，心下坚，下利不复止，水浆不肯下，其人必心烦。

脉浮紧，而下之，紧反入里，则作痞，按之自濡，但气痞耳。

伤寒吐下、发汗，虚烦，脉甚微，八九日心下痞坚，胁下痛，气上冲咽喉，眩冒，经脉动惕者，久而成痿。

阳明病，不能食，下之不解，其人不能食，攻其热必哕。所以然者，胃中虚冷故也。

阳明病，脉迟，食难用饱，饱即发烦，头眩者，必小便难，此欲作谷疸。虽下，其腹满如故耳，所以然者，脉迟故也。

太阳病，寸缓关浮尺弱，其人发热而汗出，复恶寒，不呕，但心下痞者，此为医下之也。

伤寒，大吐大下之，极虚，复极汗者，其人外气怫郁，复与之水，以发其汗，因得哕。所以然者，胃中寒冷也。

吐、下、发汗后，其人脉平，而小烦者，以新虚不胜谷气故也。

太阳病，医发其汗，遂发热而恶寒，复下之，则心下痞。此表里俱虚，阴阳气并竭，无阳则阴独。复加火针，因而烦，面色青黄，肤𥆧，如此者，为难治。今色微黄，手足温者，易愈。

服桂枝汤，下之，头项强痛，翕翕发热，无汗，心下满微痛，小便不利，属桂枝去桂加茯苓术汤。

太阳病，先发其汗，不解，而下之，其脉浮者，不愈。浮为在外，而反下之，故令不愈。今脉浮，故在外，当解其外则愈，属桂枝汤。

下以后，复发其汗者，则昼日烦躁不眠，夜而安静，不呕不渴，而无表证，其脉沉微，身无大热，属干姜附子汤。

伤寒吐、下、发汗后，心下逆满，气上撞胸，起即头眩，其脉沉紧，发汗即动经①，身为振摇，属茯苓桂枝术甘草汤。

发汗、吐、下以后，不解，烦躁，属茯苓四逆汤。

伤寒发汗、吐、下后，虚烦不得眠，剧者，反复颠倒，心中懊侬，属栀子汤，若少气，栀子甘草汤；若呕，栀子生姜汤；若腹满者，栀子厚朴汤。

发汗若下之，烦热，胸中塞者，属栀子汤证。

太阳病，过经十余日，心下温温欲吐，而胸中痛，大便反溏，其腹微满，郁郁微烦，先时自极吐下者，与承气汤。不尔者，不可与。欲呕，胸中痛，微溏，此非柴胡汤证，以呕故知极吐下也。

太阳病，重发其汗，而复下之，不大便五六日，舌上燥而渴，日晡小有潮热，从心下至少腹坚满而痛，不可近，属大陷胸汤。

伤寒五六日，其人已发汗，而复下之，胸胁满微结，小便不利，渴而不呕，但头汗出，往来寒热，心烦，此为未解，属柴胡桂枝干姜汤。

伤寒汗出，若吐下，解后，心中痞坚，噫气不除者，属旋覆代赭汤。

大下以后，不可更行桂枝汤。汗出而喘，无大热，可以麻黄杏子甘草石膏汤。

---

① 动经：动，伤害、损伤。动经即损伤经脉之令。

伤寒大下后，复发其汗，心下痞，恶寒者，表未解也。不可攻其痞，当先解表，表解，乃攻其痞。解表属桂枝汤，攻痞属大黄黄连泻心汤。

伤寒吐下后，七八日不解，热结在里，表里俱热，时时恶风，大渴，舌上干燥而烦，欲饮水数升，属白虎汤。

伤寒吐下后未解，不大便五六日至十余日，其人日晡所发潮热，不恶寒，独语如见鬼神之状。若剧者，发则不识人，循衣妄撮①，怵惕不安②，微喘直视③，脉弦者生，涩者死。微者，但发热谵语，属承气汤。若下者，勿复服。

三阳合病，腹满身重，难以转侧，口不仁，面垢，谵语，遗溺。发汗则谵语，下之则额上生汗，手足厥冷，自汗，属白虎汤证。

阳明病，其脉浮紧，咽干口苦，腹满而喘，发热汗出而不恶寒。反偏恶热，其身体重。发其汗即躁，心愦愦④而反谵语，加温针，必怵惕，又烦躁不得眠；下之，即胃中空虚，客气⑤动膈，心中懊恼，舌上苔者，属栀子汤证。

阳明病，下之，其外有热，手足温，不结胸，心中懊恼，若饥不能食，但头汗出，属栀子汤证。

阳明病，下之，心中懊恼而烦，胃中有燥屎者，可攻。其人腹微满，头坚后溏者，不可下之。有燥屎者，属承气汤证。

太阳病，吐下发汗后，微烦，小便数，大便因坚，可与小承气汤和之，则愈。

---

① 循衣妄撮：患者意识障碍时所出现的不自主地循衣被、床帐反复摸弄的动作，多见于热病后期或其他危重证。

② 怵惕不安：心中惶恐悸动不安。

③ 直视：两目呆滞凝视。

④ 愦愦（kuì kuì）：形容心中烦乱不安的样子。

⑤ 客气：外来的邪气。邪气从外而来，非身体素有，故称客气。

大汗若大下，而厥冷者，属四逆汤证。

太阳病，下之，其脉促胸满者，属桂枝去芍药汤证。若微寒，属桂枝去芍药加附子汤。

伤寒五六日，大下之，身热不去，心中结痛者，未欲解也。属栀子汤证。

伤寒下后，烦而腹满，卧起不安，属栀子厚朴汤。

伤寒，医以丸药大下之，身热不去，微烦，属栀子干姜汤。

伤寒，医下之，续得下利清谷不止，身体疼痛，急当救里；身体疼痛，清便自调，急当救表。救里宜四逆汤，救表宜桂枝汤。

太阳病，过经十余日，反再三下之，后四、五日，柴胡证续在，先与小柴胡汤。呕止小安，其人郁郁微烦者，为未解，与大柴胡汤，下者止。

伤寒，十三日不解，胸胁满而呕，日晡所发潮热，而微利，此本当柴胡汤下之，不得利，今反利者，故知医以丸药下之，非其治也。潮热者，实也，先再服小柴胡汤，以解其外，后属柴胡加芒硝汤。

伤寒十三日，过经而谵语，内有热也，当以汤下之。小便利者，大便当坚，而反利，其脉调和者，知医以如药下之，非其治也。自利者，其脉当微厥，今反和者，此为内实，属承气汤证。

伤寒八、九日，下之，胸满烦惊，小便不利，谵语，一身不可转侧，属柴胡加龙骨牡蛎汤。

火逆下之，因烧针烦躁，属桂枝甘草龙骨牡蛎汤。

太阳病，脉浮而动数，浮则为风，数则为热，动则为痛，数则为虚。头痛发热，微盗汗出，而反恶寒，其表未解。医反下之，动数则迟，头痛即眩，胃中空虚，客气动膈，短气躁烦，心中懊恼，阳气内陷，心下因坚，则为结胸，属大陷胸汤。若不结胸，但头汗出，其余无有，齐颈而还，小便不利，身必发黄，属柴胡栀子汤。

伤寒五、六日，呕而发热，柴胡汤证具，而以他药下之，柴胡证仍在，复与柴胡汤。此虽已下，不为逆也。必蒸蒸而振①，却发热汗出而解。若心下满坚痛者，此为结胸，属大陷胸汤。若但满而不痛者，此为痞，柴胡复不中②与也。属半夏泻心汤。

本以下之，故心下痞，与之泻心，其痞不解，其人渴而口燥，小便不利者，属五苓散。一方言忍之一日乃愈。

伤寒中风，医反下之，其人下利日数十行，谷不化，腹中雷鸣，心下痞坚而满，干呕而烦，不能得安。医见心下痞，为病不尽，复重下之，其痞益甚，此非结热，但胃中虚，客气上逆，故使之坚，属甘草泻心汤。

伤寒，服汤药，而下利不止，心下痞坚，服泻心汤已。复以他药下之，利不止，医以理中与之，利益甚。理中理中焦，此利在下焦，属赤石脂禹余粮汤。若不止者，当利其小便。

太阳病，外证未除，而数下之，遂协热而利不止，心下痞坚，表里不解，属桂枝人参汤。

伤寒吐后，腹满者，与承气汤。

病者无表里证，发热七、八日，脉虽浮数者，可下之，假令下已，脉数不解，今热则消谷喜饥，至六、七日不大便者，有瘀血，属抵当汤。若脉数不解，而不止，必夹血，便脓血。

太阳病，医反下之，因腹满时痛，为属太阴，属桂枝加芍药汤。

---

① 蒸蒸而振：蒸蒸，盛也。蒸蒸而振，即寒战盛的样子。
② 不中：犹言不宜，不可。

大实痛，属桂枝加大黄汤。

伤寒六、七日，其人大下后，脉沉迟，手足厥逆，下部脉不至，喉咽不利，唾脓血，泄利不止，为难治，属麻黄升麻汤。

伤寒，本自寒呕，医复吐之，寒格更遂吐，食入即出，属干姜黄芩黄连人参汤。

病可温证

大法，冬宜温热药及灸。

师曰：病发热头痛，脉反沉，若不瘥，身体更疼痛，当救其里，宜温药，四逆汤。

下利，腹满，身体疼痛，先温其里，宜四逆汤。

自利，不渴者，属太阴，其脏有寒故也，当温之，宜四逆辈。

少阴病，其人饮食入则吐，心中温温欲吐，复不能吐。始得之，手足寒，脉弦迟。若膈上有寒饮，干呕者，不可吐，当温之，宜四逆汤。

少阴病，脉沉者，急当温之，宜四逆汤。

下利，欲食者，就当温之。

下利，脉迟紧，为痛未欲止，当温之。得冷者满，而便肠垢。

下利，其脉浮大，此为虚，以强下之故也。设脉浮革，因而肠鸣，当温之，宜当归四逆汤。

少阴病，下利，脉微涩者，即呕汗出，必数更衣，反少，当温之。

伤寒，医下之，续得下利清谷不止，身体疼痛，急当救里，宜温之，以四逆汤。

病不可灸证

微数之脉，慎不可灸，因火为邪，则为烦逆，追虚逐实，血散脉中，火气虽微，内攻有力，焦骨伤筋，血难复也。

脉浮，当以汗解，而反灸之，邪无从去，因火而盛，病从腰以下必当重而痹，此为火逆。若欲自解，当先烦，烦乃有汗，随汗出而解。何以知之？脉浮，故知汗当解。

脉浮，热甚，而灸之，此为实，实以虚治，因火而动，咽燥必唾血。

病可灸证

烧针令其汗，针处被寒，核起而赤者，必发贲豚。气从少腹上撞者，灸其核上一壮，与桂枝加桂汤。

少阴病，得之一二日，口中和，其背恶寒者，当灸之。

少阴病，其人吐利，手足不逆，反发热，不死。脉不至者，灸其少阴七壮。

少阴病，下利，脉微涩者，即呕汗出，必数更衣，反少，当温其上，灸之。

诸下利，皆可灸足大都五壮，商丘、阴陵泉皆三壮。

下利，手足厥，无脉，灸之不温，反微喘者，死。少阴负趺阳者，为顺也。

伤寒六七日，其脉微，手足厥，烦躁，灸其厥阴。厥不还者，死。

伤寒，脉促，手足厥逆，可灸之，为可灸少阴、厥阴，主逆。

病不可刺证

大怒无刺，已刺无怒。新内无刺，已刺无内。大劳无刺，已刺无劳。大醉无刺，已刺无醉。大饱无刺，已刺无饱。大饥无刺，已刺无饥。大渴无刺，已刺无渴。无刺大惊，无刺熇熇之热，无刺漉漉之汗，无刺浑浑之脉。身热甚，阴阳皆争者，勿刺也。其可刺者，急取之，不汗则泄。所谓勿刺者，有死徵也。无刺病与脉相逆者。上工刺未生，其次刺未盛，其次刺正衰，粗工逆此，谓之伐形。

病可刺证

太阳病，头痛，至七日，自当愈，其经竟故也。若欲作再经者，当针足阳明，使经不传则愈。

太阳病，初服桂枝汤，而反烦不解者，当先刺风池、风府，乃却与桂枝汤则愈。

伤寒，腹满而谵语，寸口脉浮而紧者，此为肝乘脾，名纵，当刺期门。

伤寒，发热，啬啬恶寒，其人大渴，欲饮酢浆者，其腹必满，而自汗出，小便利，其病欲解，此为肝乘肺，名曰横，当刺期门。

阳明病，下血而谵语，此为热入血室。但头汗出者，当刺期门，随其实而泻之，漐然汗出①者则愈。

妇人中风，发热恶寒，经水适来，得之七八日，热除，脉

---

① 漐（jí）然汗出：汗出连绵不断的样子。

迟，身凉，胸胁下满，如结胸状，其人谵语，此为热入血室，当刺期门，随其虚实而取之。平病云：热入血室，无犯胃气，及上三焦与此相反。岂谓药不谓针耶？

太阳与少阳并病，头痛，颈项强而眩，时如结胸，心下痞坚，当刺大椎第一间，肺俞、肝俞慎不可发汗，发汗则谵语，谵语则脉弦。谵语五日不止，当刺期门。

少阴病，下利，便脓血者，可刺。

妇人伤寒，怀身腹满，不得小便，加从腰以下重，如有水气状，怀身七月，太阴当养不养，此心气实，当刺泻劳宫及关元，小便利则愈。

伤寒，喉痹，刺手少阴。少阴在腕，当小指后动脉是也，针入三分，补之。

问曰：病有汗出而身热烦满，烦满不为汗解者何？

对曰：汗出而身热者，风也；汗出而烦满不解者，厥也，病名曰风厥也。太阳主气，故先受邪，少阴与为表里也，得热则上从之，从之则厥。治之，表里刺之，饮之汤。

热病三日，气口静，人迎躁者，取之诸阳五十九刺，以泻其热，而出其汗，实其阴，以补其不足。所谓五十九刺者，两手外内侧各三，凡十二痏；五指间各一，凡八痏；足亦如是；头入发一寸傍三分，各三，凡六痏；更入发三寸，边各五，凡十痏；耳前后、口下、项中各一，凡六痏；巅上一。

热病先肤痛，窒鼻充面，取之皮，以第一针五十九。苛菌为轸，鼻索皮于肺，不得，索之火。火，心也。

热病，嗌干多饮，善惊卧不能安，取之肤肉，以第六针五十九。目眦赤，索肉于脾，不得索之木。木，肝也。

热病而胸胁痛，手足躁，取之筋间，以第四针，针于四达。筋辟目浸，索筋于肝，不得，索之金。金，肺也。

热病数惊，瘈疭而狂，取之脉，以第四针，急泻有余者。癫疾，毛发去，索血于心，不得，索之水。水，肾也。

热病身重骨痛，耳聋而好瞑，取之骨，以第四针五十九。骨病食啮牙齿，耳清，索骨于肾，不得，索之土。土，脾也。

热病，先身涩傍倚，烦闷，干唇嗌，取之以第一针五十九。肤胀，口干，寒汗。

热病，头痛，摄目，脉紧，善衄，厥热也，取之以第三针，视有余不足。寒热病。

热病，体重，肠中热，取之以第四针，于其输及下诸指间，索气于胃络，得气也。

热病，挟脐痛急，胸胁支满，取之涌泉，与太阴、阳明，以第四针，针嗌里。

热病而汗且出，及脉顺可汗者，取之鱼际、大渊、大都、太白。泻之则热去，补之则汗出。汗出太甚者，取踝上横文以止之。

热病七日、八日，脉口动，喘而眩者，急刺之。汗且自出，浅刺手大指间。

热病，先胸胁痛，手足躁，刺足少阳，补手太阴，病甚，为五十九刺。

热病，先手臂痛，刺手阳明、太阴而汗出止。

热病，始于头首者，刺项太阳而汗出止。

热病，先身重骨痛，耳聋目瞑，刺足少阴，病甚，为五十九刺。

热病，先眩冒而热，胸胁满，刺足少阴少阳。

热病，始足胫者，先取足阳明而汗出。

病不可水证

发汗后，饮水多者，必喘。以水灌之，亦喘。

伤寒，大吐、大下之，极虚，复极汗者，其人外气怫郁，复与之水，以发其汗，因得哕，所以然者，胃中寒冷故也。

阳明病，潮热，微坚，可与承气汤。不坚，勿与之。若不大便六七日？恐有燥屎，欲知之法，可与小承气汤。若腹中不转矢气者，此为但头坚后溏，不可攻之，攻之必腹满，不能食，欲饮水者，即哕。

阳明病，若胃中虚冷，其人不能食，饮水即哕。

下利，其脉浮大，此为虚，以强下之故也。设脉浮革，因而肠鸣，当温之，与水即哕。

病在阳，当以汗解，而反以水噀之，若灌之，其热却不得去，益烦，皮上粟起，意欲饮水，反而不渴，宜文蛤散。若不瘥，与五苓散。若寒实结胸，无热证者，与三物小陷胸汤，白散亦可。身热皮粟不解，欲引衣自覆，若以水噀之洗之，益令热却不得出。当汗而不汗，即烦。假令汗出已，腹中痛，与芍药三两，如上法。

寸口脉浮大，医反下之，此为大逆。浮即无血，大即为寒，寒气相搏，即为肠鸣，医乃不知，而反饮水，令汗大出，水得寒气，冷必相搏，其人即𩞄。

寸口脉濡而弱，濡即恶寒，弱即发热，濡弱相搏，脏气衰微，胸中苦烦，此非结热，而反薄居水渍布冷铫贴之，阳气遂微，诸腑无所依，阴脉凝聚，结在心下，而不肯移，胃中虚冷，水谷不化，小便纵通，复不能多，微则可救，聚寒心下，当奈何也。

病可水证

太阳病，发汗后，若大汗出，胃中干燥，烦不得眠，其人欲饮水，当稍饮之，令胃中和则愈。

厥阴病，渴欲饮水者，与饮之即愈。

太阳病，寸口缓，关上小浮，尺中弱，其人发热而汗出，复恶寒，不呕，但心下痞者，此为医下之也。若不下，其人复不恶寒而渴者？为转属阳明。

小便数者，大便即坚，不便更衣十日，无所苦也。欲饮水者，但与之，当以法救之，宜五苓散。

寸口脉洪而大，数而滑，洪大则荣气长，滑数则胃气实，荣长则阳盛，怫郁不得出身，胃实则坚难，大便则干燥，三焦闭塞，津液不通，医发其汗，阳盛不周，复重下之，胃燥热蓄，大便遂摈，小便不利，荣卫相搏，心烦发热，两眼如火，鼻干面赤，舌燥齿黄焦，故大渴。过经成坏病，针药所不能治。与水灌枯槁，阳气微散，身寒温衣覆，汗出表里通，然其病即除。形脉多不同，此愈非法治，但医所当慎，妄犯伤荣卫。

霍乱而头痛发热，身体疼痛，热多欲饮水，属五苓散。

呕吐而病在膈上，后必思水者，急与猪苓散。饮之水亦得也。

病不可火证

太阳中风，以火劫发其汗①，邪风被火热，血气流泆②，失

---

① 火劫发其汗：用火疗，如火针、火熏、火熨、火灸等，强迫发汗。

② 泆（yì）：古通"逸"。

其常度，两阳相熏灼，其身发黄。阳盛则欲衄，阴虚小便难，阴阳俱虚竭，身体则枯燥，但头汗出，齐颈而还，腹满而微喘，口干咽烂，或不大便，久则谵语，甚者至哕，手足躁扰，循衣摸床。小便利者，其人可治。

太阳病，医发其汗，遂发热而恶寒，复下之，则心下痞，此表里俱虚，阴阳气并竭，无阳则阴独，复加火针，因而烦，面色青黄，肤瞤，如此者为难治。今色微黄，手足温者愈。

伤寒，加温针必惊。

阳脉浮，阴脉弱，则血虚，血虚则筋伤。其脉沉者，荣气微也；其脉浮，而汗出如流珠者，卫气衰也。荣气微，加烧针，血留不行，更发热而躁烦也。

伤寒，脉浮，而医以火迫劫之，亡阳惊狂，卧起不安，属桂枝去芍药加蜀漆牡蛎龙骨救逆汤。

问曰：得病十五、十六日，身体黄，下利，狂欲走。

师脉之，言：当下清血如豚肝，乃愈。

后如师言，何以知之？

师曰：寸口脉阳浮阴濡弱，阳浮则为风，阴濡弱为少血，浮虚受风，少血发热，恶寒洒淅，项强头眩。医加火熏，郁令汗出，恶寒遂甚，客热因火而发，怫郁蒸肌肤，身目为黄，小便微难，短气，从鼻出血。而复下之。胃无津液，泄利遂不止，热瘀在膀胱，蓄结成积聚，状如豚肝，当下未下，心乱迷愦，狂走赴水，不能自制。蓄血若去，目明心了。此皆医所为，无他祸患。微轻得愈，极者不治。

伤寒，其脉不弦紧而弱者必渴，被火必谵言。弱者发热，脉浮，解之，当汗出愈。

太阳病，以火熏之，不得汗，其人必躁，到经不解，必有清血①。

阳明病，被火，额上微汗出，而小便不利，必发黄。

阳明病，其脉浮紧，咽干口苦，腹满而喘，发热汗出而不恶寒，反偏恶热，其身体重，发其汗则躁，心愦愦而反谵语，加温针必怵惕②，又烦躁不得眠。

少阴病，咳而下利，谵语，是为被火气劫故也，小便必难，为强责少阴汗出。

太阳病二日，而烧瓦熨其背，大汗出，火气入胃，胃中竭燥，必发谵语，十余日振而反汗出者，此为欲解。其汗从腰以下不得汗，其人欲小便反不得，呕欲失溲，足下恶风，大便坚者，小便当数，而反不数及多，便已，其头卓然③而痛，其人足心必热，谷气下流故也。

病可火证

下利，谷道中痛，当温之以火，宜熬末盐熨之。一方炙枳实熨之。

热病阴阳交并少阴厥逆
阴阳竭尽生死证

问曰：温病，汗出辄复热，而脉躁疾，不为汗衰，狂言，不能食，病名为何？

对曰：名曰阴阳交，交者，死。人所以汗出者，生于谷，

---

① 清血：清同"圊"。圊指厕所。清血，即便血。

② 怵惕（chù tì）：恐惧的样子。

③ 卓然：突然。

谷生于精。今邪气交争于骨肉而得汗者，是邪却而精胜。精胜则当能食而不复热。热者邪气也，汗者精气也。今汗出而辄复热者，邪胜也；不能食者，精无俾也；汗而热留者，寿可立而倾也。

夫汗出而脉尚躁盛者，死。此今脉不与汗相应，此不胜其病也。狂言者，是失志。失志者，死。有三死，不见一生，虽愈必死。

热病，已得汗，而脉尚躁盛，此阳脉之极也，死。其得汗而脉静者，生也。

热病，脉尚躁盛，而不得汗者，此阳脉之极也，死。脉躁盛得汗者，生也。

热病，已得汗，而脉尚躁，喘且复热，勿肤刺，喘甚者，死。

热病，阴阳交者，死。

热病，烦已而汗，脉当静。

太阳病，脉反躁盛者，是阴阳交，死。复得汗，脉静者，生。

热病，阴阳交者，热烦身躁，太阴寸口脉两冲，尚躁盛，是阴阳交，死。得汗脉静者，生。

热病，阳进阴退，头独汗出，死。阴进阳退，腰以下至足汗出，亦死。阴阳俱进，汗出已热如故，亦死。阴阳俱退，汗出已寒栗不止，鼻口气冷，亦死。

热病，所谓并阴者，热病已得汗，因得泄，是谓并阴，故治。

热病，所谓并阳者，热病已得汗，脉尚躁盛，大热，汗之，虽不汗出，若衄，是谓并阳，故治。（上热病并阴阳部。）

少阴病，恶寒，蜷而利，手足逆者，不治。

少阴病，下利止而眩，时时自冒者，死。

少阴病，其人吐利，躁逆者，死。

少阴病，四逆，恶寒而踡，其脉不至，其人不烦而躁者，死。

少阴病六七日，其人息高者，死。

少阴病，脉微细沉，但欲卧，汗出不烦，自欲吐，五六日自利，复烦躁，不得卧寐者，死。

少阴病，下利，若利止，恶寒而踡，手足温者，可治。

少阴病，恶寒而踡，时时自烦，欲去其衣被者，可治。

少阴病，下利不止，厥逆无脉，干呕烦，服汤药，其脉暴出者，死。微细者，生。

伤寒六七日，其脉微，手足厥，烦躁，灸其厥阴，厥不还者，死。

伤寒，下利，厥逆，躁不能卧者，死。

伤寒，发热，下利至厥不止者，死。

伤寒，厥逆，六七日不利，便发热而利者，生。其人汗出，利不止者，死。但有阴无阳故也。

伤寒五六日；不结胸，腹濡，脉虚复厥者，不可下，下之，亡血，死。

伤寒，发热而厥，七日，下利者，为难治。

热病，不知所痛，不能自收，口干，阳热甚，阴颇有寒者，热在髓，死不治。

热病在肾，令人渴，口干，舌焦黄赤，昼夜欲饮不止，腹大而胀，尚不厌饮，目无精光，死不治。

脾伤，即中风，阴阳气别离，阴不从阳，故以三分候其死生。

伤寒，咳逆上气，其脉散者，死。谓其人形损故也。

中医脉学经典医籍集成

第一辑

伤寒，下利，日十余行，其人脉反实者，死。

病者胁下素有痞，而下在脐傍，痛引少腹，入阴挟阴筋，此为脏结，死。

夫实则谵语，虚则郑声。郑声者，重语是也。直视、谵语、喘满者，死。若下利者，亦死。

结胸证悉具而烦躁者，死。

吐舌下卷者，死。唾如胶者，难解。舌头四边，徐有津液，此为欲解。病则至经，上唇有色，脉自和，为欲解。色急者，未解。

重实重虚阴阳相附生死证

问曰：何谓虚实？

对曰：邪气盛则实，精气夺则虚。重实者，内热，病气热，脉满，是谓重实。

问曰：经络俱实何如？

对曰：经络皆实，是寸脉急而尺内缓也。皆当俱治。故曰滑则顺，涩则逆。夫虚实者，皆从其物类始，五脏骨肉滑利，可以长久。寒气暴上，脉满实。实而滑，顺则生；实而涩，逆则死。形尽满，脉急大坚，尺满而不应，顺则生，逆则死。所谓顺者，手足温；所谓逆者，手足寒也。

问曰：何谓重虚？

对曰：脉虚、气虚、尺虚，是谓重虚也。所谓气虚者，言无常也；尺虚者，行步匡然也；脉虚者，不象阴也。如此者，滑则生，涩则死。气虚者，肺虚也；气逆者，足寒也。非其时则生，当其时则死，余脏皆如此也。脉实满，手足寒，头热者，春秋则生，冬夏则死，脉浮而涩，涩而身有热者，死。络气不

· 258 ·

足，经气有余，脉热而尺寒，秋冬为逆，春夏为顺。经虚络满者，尺热满脉寒涩，春夏死，秋冬生。络满经虚，灸阴刺阳；经满络虚，刺阴灸阳。

问曰：秋冬无极阴，春夏无极阳，何谓也？

对曰：无极阳者，春夏无数虚阳明，阳明虚则狂；无极阴者，秋冬无数虚太阴，太阴虚则死。

热病，所谓阳附阴者，腰以下至足热，腰以上寒，阴气下争，还心腹满者，死。所谓阴附阳者，腰以上至头热，腰以下寒，阳气上争，还得汗者生。

热病生死期日证

太阳之脉，色荣颧骨，热病也。荣未夭，曰今且得汗，待时自已。与厥阴脉争见者，死期不过三日，其热病气内连肾。少阳之脉，色荣颊前，热病也。荣未夭，曰今且得汗，待时自已。与少阴脉争见者，死期不过三日。

热病七八日，脉微小，病者溲血，口中干，一日半而死。脉代者，一日死。

热病七八日，脉不躁喘，不数，后三日中有汗，三日不汗，四日死，未曾汗，勿肤刺。

热病三四日，脉不喘，其动均者，身虽烦热，今自得汗，生。传曰：始腑入脏，终阴复还阳，故得汗。

病热七八日，脉不喘，其动均者，生。微热在阳不入阴，今自汗也。

热病七八日，脉不喘，动数均者，病当喑。期三日不得汗，四日死。

热病，身面尽黄而肿，心热，口干，舌卷，焦黄黑，身麻臭，伏毒伤肺。中脾者，死。

热病，瘈疭，狂言，不得汗，瘈疭不止，伏毒伤肝。中胆者，死。

热病，汗不出，出不至足，呕胆，吐血，善惊不得卧，伏毒在肝，腑足少阳者，死。

热病十逆死证

热病，腹满䐜胀，身热者，不得大小便，脉涩小疾，一逆见，死。

热病，肠鸣腹满，四肢清泄注，脉浮大而洪不已，二逆见，死。

热病，大衄不止，腹中痛，脉浮大绝，喘而短气，三逆见，死。

热病，呕且便血，夺形肉，身热甚，脉绝动疾，四逆见，死。

热病，咳喘，悸眩，身热，脉小疾，夺形肉，五逆见，死。

热病，腹大而胀，四肢清，夺形肉，短气，六逆见，一旬内死。

热病，腹胀便血，脉大，时时小绝，汗出而喘，口干舌焦，视不见人，七逆见，一旬死。

热病，身热甚，脉转小，咳而便血，目眶陷，妄言，手循衣缝，口干，躁扰不得卧，八逆见，一时死。

热病，瘈疭，狂走，不能食，腹满胸痛，引腰脐背，呕血，九逆见，一时死。

热病，呕血，喘咳，烦满，身黄，其腹鼓胀，泄不止，脉绝，十逆见，一时死。

热病五脏气绝死日证

热病，肺气绝，喘逆，咳唾血，手足腹肿，面黄，振栗不能言语，死。魄与皮毛俱去，故肺先死，丙日笃，丁日死。

热病，脾气绝，头痛，呕宿汁，不得食，呕逆吐血，水浆不得入，狂言谵语，腹大满，四肢不收，意不乐，死。脉与肉气俱去，故脾先死，甲日笃，乙日死。

热病，心主气绝，烦满骨痛，嗌肿，不可咽，欲咳不能咳，歌哭而笑，死。神与荣脉俱去，故心先死，壬日笃，癸日死。

热病，肝气绝，僵仆①，足不安地，呕血，恐惧，洒淅恶寒，血妄去，遗屎溺，死。魂与筋血俱去，故肝先死，庚日笃，辛日死。

热病，肾气绝，喘悸，吐逆，踵疽，尻痛，目视不明，骨痛，短气，喘满，汗出如珠，死。精与骨髓俱去，故肾先死，戊日笃，己日死。

故外见瞳子青小，爪甲枯，发堕，身涩，齿挺而垢，又皮面厚尘黑，咳而唾血，渴欲数饮，大满，此五脏绝表病也。

热病至脉死日证

热病，脉四至，三日死。脉四至者，平人一至，病人脉四至也。

热病，脉五至，一日死。时一大至，半日死。忽忽闷乱者，死。

---

① 僵仆：卒然昏仆倒地的症状。

热病，脉六至，半日死。忽急疾大至，有顷死。

热病脉损日死证

热病，脉四损，三日死。所谓四损者，平人四至，病人脉一至，名曰四损。

热病，脉五损，一日死。所谓五损者，平人五至，病人脉一至，名曰五损。

热病，脉六损，一时死。所谓六损者，平人六至，病人脉一至，名曰六损。若绝不至，或久乃至，立死。

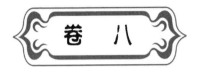

平卒尸厥脉证

寸口沉大而滑，沉则为实，滑则为气，实气相搏，血气入于脏即死，入于腑即愈，此为卒厥，不知人，唇青身冷，为入脏，即死；如身温和，汗自出，为入腑，而复自愈。

平痉湿暍脉证

太阳病，发热无汗，而反恶寒者，名刚痓①。

太阳病，发热汗出，而不恶寒者，名柔痓。

太阳病，发热，其脉沉而细者，为痉。

太阳病，发其汗，因致痉。

病者身热足寒，颈项强急，恶寒，时头热，面赤目脉赤，独头动摇者，为痉。

太阳病，无汗，而小便反少，气上冲胸，口噤不得语，欲作刚痉，葛根汤主之。

刚痉为病，胸满口噤，卧不著席，脚挛急，其人必齘齿，可与大承气汤。

---

① 痓（zhì）：同痉。

痉病，发其汗已，其脉浛浛如蛇，暴腹胀大者，为欲解。脉如故，反伏弦者，必痉。

痉脉来，按之筑筑而弦，直上下行。

痉家，其脉伏坚直上下。

夫风病，下之则痉。复发其汗，必拘急。

太阳病，其证备，身体强几几然，脉沉迟，此为痉，瓜蒌桂枝汤主之。

痉病有灸疮，难疗。

疮家，虽身疼痛，不可发其汗，汗出则痉。

太阳病，关节疼烦，脉沉而缓者，为中湿。

病者一身尽疼，发热日晡即剧，此为风湿，汗出所致也。

湿家之为病，一身尽疼，发热，而身色熏黄也。

湿家之为病，其人但头汗出，而背强，欲得被覆向火。若下之早，则哕，或胸满，小便利，舌上如苔，此为丹田有热，胸上有寒，渴欲饮而不能饮，则口燥也。

湿家下之，额上汗出，微喘，小便利者，死。若下利不止者，亦死。

问曰：风湿相搏，身体疼痛，法当汗出而解，值天阴雨不止，师云此可发汗，而其病不愈者，何也？

答曰：发其汗，汗大出者，但风气去，湿气续在，是故不愈。若治风湿者，发其汗，微微似欲出汗者，则风湿俱去也。

湿家身烦疼，可与麻黄汤加术四两，发其汗为宜，慎不可以火攻之。

风湿，脉浮身重，汗出恶风者，防己汤主之。

病人喘，头痛，鼻塞而烦，其脉大，自能饮食，腹中和，无病。病在头中寒湿，故鼻塞，纳药鼻中即愈。

伤寒八九日，风湿相搏，身体疼痛，不能自转侧，不呕不渴，脉浮虚而涩者，桂枝附子附汤主之。若其人大便硬，小便自利者，术附子汤主之。

风湿相搏，骨节疼烦，掣痛①不得屈伸，近之则痛剧，汗出短气，小便不利，恶风不欲去衣，或身微肿者，甘草附子汤主之。

太阳中热，暍是也。其人汗出恶寒，身热而渴也，白虎汤主之。

太阳中暍，身热疼重而脉微弱，此以夏月伤冷水，水行皮肤中所致也，瓜蒂汤主之。

太阳中暍，发热恶寒，身重而疼痛，其脉弦细芤迟，小便已洒洒然毛耸，手足逆冷，小有劳，身热，口前开，板齿燥，若发其汗，恶寒则甚；加温针，则发热益甚；数下之，淋复甚。

平阳毒阴毒百合狐惑脉证

阳毒为病，身重，腰背痛，烦闷不安，狂言，或走，或见鬼，或吐血下痢，其脉浮大数，面赤斑斑如锦文，喉咽痛，唾脓血。五日可治，至七日不可治也。有伤寒一二日便成阳毒。或服药吐、下后变成阳毒，升麻汤主之。

阴毒为病，身重背强，腹中绞痛，咽喉不利，毒气攻心，心下坚强，短气不得息，呕逆，唇青面黑，四肢厥冷，其脉沉细紧数，身如被打，五六日可治，至七日不可治也。或伤寒初病一二日，便结成阴毒；或服药六七日以上至十日，变成阴毒。甘草汤主之。

百合之为病，其状常默默欲卧复不能卧，或如强健人，欲

---

① 掣（chè）痛：疼痛处有抽搐感，同时牵引它处。

得出行而复不能行，意欲得食复不能食，或有美时，或有不用闻饮食臭时，如寒无寒，如热无热，朝至口苦，小便赤黄，身形如和，其脉微数，百脉一宗，悉病，各随证治之。

百合病，见于阴者，以阳法救之；见于阳者，以阴法救之。见阳攻阴，复发其汗，此为逆，其病难治；见阴攻阳，乃复下之，此亦为逆，其病难治。

狐惑为病，其状如伤寒，默默欲眠，目不得闭，卧起不安。蚀于喉为惑，蚀于阴为狐。狐惑之病，并不欲饮食，闻食臭，其面乍赤、乍白、乍黑。其毒蚀于上部，则声喝；其毒蚀下部者，则咽干。

蚀于上部，泻心汤主之。

蚀于下部，苦参汤淹洗之。

蚀于肛者，雄黄熏之。

其人脉数，无热，微烦，默默欲卧，汗出，初得三四日，目赤如鸠眼，得之七八日，目四眦黄黑，若能食者，脓已成也，赤小豆当归散主之。

病人或从呼吸上蚀其咽，或从下焦蚀其肛阴。蚀上为惑，蚀下为狐。狐惑病者，猪苓散主之。

平霍乱转筋脉证

问曰：病有霍乱者何？

师曰：呕吐而利，此为霍乱。

问曰：病者发热，头痛，身体疼，恶寒，而复吐利，当属何病？

师曰：当为霍乱。霍乱吐利止，而复发热也。伤寒，其脉微涩，本是霍乱，今是伤寒，却四五日至阴经上，转入阴必吐利。

转筋为病，其人臂脚直，脉上下行，微弦，转筋入腹，鸡屎白散主之。

平中风历节脉证

夫风之为病，当半身不遂，或但臂不遂者，此为痹。脉微而数，中风使然。

头痛脉滑者，中风，风脉虚弱也。

寸口脉浮而紧，紧则为寒，浮则为虚，虚寒相搏，邪在皮肤。浮者血虚，络脉空虚，贼邪不泻，或左或右，邪气反缓，正气则急，正气引邪，㖞僻①不遂。邪在于络，肌肤不仁；邪在于经，则重不胜；邪入于腑，则不识人；邪入于脏，舌即难言，口吐于涎。

寸口脉迟而缓，迟则为寒，缓则为虚。荣缓则为亡血，卫迟则为中风。邪气中经，则身痒而瘾疹②。心气不足，邪气入中，则胸满而短气。

趺阳脉浮而滑，滑则谷气实，浮则汗自出。

少阴脉浮而弱，弱则血不足，浮则为风，风血相搏，则疼痛如掣。

盛人脉涩小，短气，自汗出，历节疼，不可屈伸，此皆饮酒汗出当风所致也。

寸口脉沉而弱，沉则主骨，弱则主筋；沉则为肾，弱则为肝。

---

① 㖞（wāi）僻：口眼歪斜。
② 瘾疹：以皮肤出现红色或苍白色风团，时隐时现为主要表现的瘙痒性过敏性皮肤病。

味酸则伤筋，筋伤则缓，名曰泄。咸则伤骨，骨伤则痿，名曰枯。枯泄相搏，名曰断泄。荣气不通，卫不独行，荣卫俱微，三焦无所御，四属断绝，身体羸瘦，独足肿大，黄汗出，胫冷，假令发热，便为历节也。病历节，疼痛不可屈伸，乌头汤主之。

诸肢节疼痛，身体魁羸，脚肿如脱，头眩短气，温温欲吐，桂枝芍药知母汤主之。

平血痹虚劳脉证

问曰：血痹从何得之？

师曰：夫尊荣人骨弱肌肤盛，重因疲劳汗出，起卧不时动摇，如被微风，遂得之。形如风状。但其脉自微涩，在寸口、关上小紧，宜针引阳气，令脉和紧去则愈。

血痹，阴阳俱微，寸口、关上微，尺中小紧，外证身体不仁，如风状，黄芪桂枝五物汤主之。夫欲治病，当先知其证，何趣，乃当攻之耳。

男子平人，脉大为劳，极虚亦为劳。

男子劳之为病，其脉浮大，手足暖，春夏剧，秋冬瘥，阴寒精自出，酸削不能行，少腹虚满。

人年五十、六十，其病脉大者，痹挟背行，苦肠鸣，马刀侠婴者，皆为劳得之。

男子平人，脉虚弱细微者，喜盗汗出也。

男子面色薄者，主渴及亡血。卒喘悸，其脉浮者，里虚也。

男子脉虚沉弦，无寒热，短气，里急，小便不利，面色白，时时目瞑，此人喜衄，少腹满，此为劳使之然。

男子脉微弱而涩，为无子，精气清冷。

夫失精家，少腹弦急，阴头寒，目眩痛，发落，脉极虚芤迟，为清谷、亡血、失精。

脉得诸芤动微紧，男子失精，女子梦交通，桂枝加龙骨牡蛎汤主之。

脉沉小迟，名脱气，其人疾行则喘喝，手足逆寒，腹满，甚则溏泄，食不消化也。

脉弦而大，弦则为减，大则为芤，减则为寒，芤则为虚，寒虚相搏，此名为革。妇人则半产、漏下；男子则亡血、失精。

平消渴小便利淋脉证

师曰：厥阴之为病，消渴，气上冲心，心中疼热，饥而不欲食，食即吐，下之不肯止。

寸口脉浮而迟，浮则为虚，迟则为劳。虚则卫气不足，迟则荣气竭。趺阳脉浮而数，浮则为气，数则消谷而坚。气盛则溲数，溲数则坚，坚数相搏，则为消渴。

男子消渴，小便反多，以饮一斗，小便一斗，肾气丸主之。

师曰：热在下焦则溺血，亦令人淋闭不通。淋之为病，小便如粟状，少腹弦急，痛引脐中。

寸口脉细而数，数则为热，细则为寒。数为强吐。

趺阳脉数，胃中有热，则消谷引食，大便必坚，小便则数。

少阴脉数，妇人则阴中生疮，男子则气淋。

淋家不可发汗，发汗则必便血。

平水气黄汗气分脉证

师曰：病有风水，有皮水，有正水，有石水，有黄汗。风水其脉自浮，外证骨节疼痛，其人恶风。皮水，其脉亦浮，外证胕肿①，按之没指，不恶风，其腹如鼓，不渴，当发其汗。正水，其脉沉迟，外证自喘。石水，其脉自沉，外证腹满，不喘。黄汗，其脉沉迟，身体发热，胸满，四肢、头面肿，久不愈必致痈脓。

脉浮而洪，浮则为风，洪则为气，风气相搏，风强则为瘾疹，身体为痒，痒为泄风，久为痂癞；气强则为水，难以俯仰。风气相击，身体洪肿，汗出乃愈。恶风则虚，此为风水；不恶风者，小便通利，上焦有寒，其口多涎，此为黄汗。

寸口脉沉滑者，中有水气，面目肿大，有热，名曰风水。视人之目窠②上微拥，如蚕新卧起状，其颈脉动，时时咳，按其手足上，陷而不起者，风水。太阳病，脉浮而紧，法当骨节疼痛，而反不痛，身体反重而酸，其人不渴，汗出即愈，此为风水。恶寒者，此为极虚，发汗得之。渴而不恶寒者，此为皮水。身肿而冷，状如周痹，胸中窒，不能食，反聚痛，暮躁不眠，此为黄汗，痛在骨节。咳而喘，不渴者，此为脾胀，其形如肿，发汗即愈。然诸病此者，渴而下利，小便数者，皆不可发汗。

风水，其脉浮，浮为在表，其人能食，头痛汗出，表无他病，病者言但下重，故从腰以上为和，腰以下当肿及阴，难以屈伸，防己黄芪汤主之。

风水，恶风，一身悉肿，脉浮不渴，续自汗出，而无大热者，越婢汤主之。

师曰：里水者，一身面目洪肿，其脉沉，小便不利，故令病水。假如小便自利，亡津液，故令渴也，越婢加术汤主之。

皮水之为病，四肢肿，水气在皮肤中，四肢聂聂动者，防

---

① 胕（fū）肿：浮肿。
② 目窠（kē）：眼的凹陷处，包括眼眶、上下眼胞。

己茯苓汤主之。

跌阳脉当伏，今反紧，本自有寒，疝瘕，腹中痛。医反下之，下之则胸满短气。

跌阳脉当伏，今反数，本自有热，消谷，小便数，今反不利，此欲作水。

寸口脉浮而迟，浮脉热，迟脉潜，热潜相搏，名曰沉。跌阳脉浮而数，浮脉热，数脉止，热止相搏，名曰伏。沉伏相搏，名曰水。沉则络脉虚，伏则小便难，虚难相搏，水走皮肤，则为水矣。

寸口脉弦而紧，弦则卫气不行，卫气不行则恶寒，水不沾流，走在肠间。

少阴脉紧而沉，紧则为痛，沉则为水，小便即难。师曰：脉得诸沉者，当责有水，身体肿重。水病脉出者，死。

夫水病人，目下有卧蚕，面目鲜泽，脉伏，其人消渴。病水腹大，小便不利，其脉沉绝者，有水，可下之。

问曰：病下利后，渴饮水，小便不利，腹满阴肿者，何也？

答曰：此法当病水，若小便自利及汗出者，自当愈。

水之为病，其脉沉小，属少阴。浮者为风，无水虚胀者为气。水发其汗即已。沉者与附子麻黄汤，浮者与杏子汤。

心水者，其身重而少气，不得卧，烦而躁，其阴大肿。

肝水者，其腹大，不能自转侧，胁下腹中痛，时时津液微生，小便续通。

肺水者，其身肿，小便难，时时鸭溏。

脾水者，其腹大，四肢苦重。津液不生，但苦少气，小便难。

肾水者，其腹大，脐肿，腰痛，不得溺，阴下湿如牛鼻上汗，其足逆冷，面反瘦。

师曰：诸有水者，腰以下肿，当利小便；腰以上肿，当发汗乃愈。

师曰：寸口脉沉而迟，沉则为水，迟则为寒，寒水相搏，趺阳脉伏，水谷不化，脾气衰则鹜溏①，胃气衰则身肿。少阳脉革，少阴脉细，男子则小便不利，妇人则经水不通。经为血，血不利则为水，名曰血分。

问曰：病者若水，面目身体四肢皆肿，小便不利，师脉之，不言水，反言胸中痛，气上冲咽，状如炙肉，当微咳喘。审如师言，其脉何类？

师曰：寸口脉沉而紧，沉为水，紧为寒，沉紧相搏，结在关元，始时尚微，年盛不觉，阳衰之后，荣卫相干，阳损阴盛，结寒微动，肾气上冲，喉咽塞噎，胁下急痛。医以为留饮而大下之，气系不去，其病不除，后重吐之，胃家虚烦，咽燥欲饮水，小便不利，水谷不化，面目手足浮肿。又与葶苈丸下水，当时如少瘥，食饮过度，肿复如前，胸胁苦痛，象若奔豚，其水扬溢，则浮咳喘逆。当先攻击冲气，令止，乃治咳，咳止其喘自瘥。先治新病，病当在后。

黄汗之病，身体洪肿，发热，汗出而渴，状如风水，汗沾衣，色正黄如柏汁，其脉自沉。

问曰：黄汗之病从何得之？

师曰：以汗出入水中浴，水从汗孔入得之。黄芪芍药桂枝苦酒汤主之。

黄汗之病，两胫自冷，假令发热，此属历节。食已汗出，又身常暮卧盗汗出者，此劳气也。若汗出已反发热者，久久其身必甲错。发热不止者，必生恶疮。若身重，汗出已辄轻者，

① 鹜（wù）溏：证名。指大便水粪相杂，青黑如鸭粪者。

久久必身瞤瞤，则胸中痛，又从腰以上必汗出，下无汗，腰宽弛痛，如有物在皮中状，剧者不能食，身疼重，烦躁，小便不利，此为黄汗，桂枝加黄芪汤主之。

寸口脉迟而涩，迟则为寒，涩为血不足。趺阳脉微而迟，微则为气，迟则为寒。寒气不足，则手足逆冷，手足逆冷，则荣卫不利；荣卫不利，则腹满胁鸣相逐；气转膀胱，荣卫俱劳，阳气不通则身冷，阴气不通则骨疼；阳气前通则恶寒，阴前通则痹不仁。阴阳相得，其气乃行，大气一转，其气乃散。实则失气，虚则遗溺，名曰气分。气分，心下坚，大如盘，边如旋盘，水饮所作，桂枝去芍药加麻黄细辛附子汤主之。心下坚，大如盘，边如旋杯，水饮所作，枳实术汤主之。

平黄疸寒热疟脉证

凡黄候，其寸口脉近掌无脉，口鼻冷，并不可治。脉沉，渴欲饮水，小便不利者，皆发黄。腹满，舌痿黄，躁不得睡，属黄家。

师曰：病黄疸，发热烦喘，胸满口燥者，以发病时，火劫其汗，两热所得。然黄家所得，从湿得之。一身尽发热而黄，肚热，热在里，当下之。

师曰：黄疸之病，当以十八日为期，治之十日以上为瘥，反剧为难治。

又曰：疸而渴者，其疸难治；疸而不渴者，其疸可治。发于阴部，其人必呕，发于阳部，其人振寒发热也。

师曰：诸病黄家，但利其小便。假令脉浮，当以汗解之，宜桂枝加黄芪汤。又男子黄，小便自利，当与小建中汤。

黄疸腹满，小便不利而赤，自汗出，此为表和里实。当下之，用大黄黄柏栀子芒硝汤。

黄疸病，小便色不变，欲自利，腹满而喘，不可除热，热除必哕。哕者，小半夏汤主之。

夫病酒黄疸，必小便不利，其候心中热，足下热，是其证也。

心中懊憹而热，不能食，时欲吐，名曰酒疸。

酒黄疸者，或无热，靖言了了，腹满欲吐，鼻燥。其脉浮者，先吐之；沉弦者，先下之。

酒疸，心中热，欲呕者，吐之即愈。

酒疸色黄心下结实而烦。

酒疸下之久久为黑疸，目青面黑，心中如啖蒜齑状，大便正黑，皮肤爪之不仁，其脉浮弱，虽黑微黄，故知之。

寸口脉微而弱，微则恶寒，弱则发热。当发不发，骨节疼痛；当烦不烦，而极汗出。趺阳脉缓而迟，胃气反强。少阴脉微，微则伤精，阴气寒冷，少阴不足。谷气反强，饱则烦满，满则发热，客则消谷，发已复饥，热则腹满，微则伤精，谷强则瘦，名曰谷寒热。

阳明病，脉迟者，食难用饱，饱则发烦。头眩者，必小便难，此欲作谷疸。虽下之，腹满如故，所以然者，脉迟故也。

师曰：寸口脉浮而缓，浮则为风，缓则为痹。痹非中风，四肢苦烦，脾色必黄，瘀热以行。

趺阳脉紧而数，数则为热，热则消谷；紧则为寒，食即腹满。尺脉浮为伤肾，趺阳脉紧为伤脾。风寒相搏，食谷则眩，谷气不消，胃中苦浊，浊气下流，小便不通，阴被其寒，热流膀胱，身体尽黄，名曰谷疸。

额上黑，微汗出，手足中热，薄暮则发，膀胱急，小便自利，名曰女劳疸。腹如水状，不治。

黄家，日晡所发热，而反恶寒，此为女劳得之。膀胱急，少腹满，身尽黄，额上黑，足下热，因作黑疸。其腹胀如水状，大便必黑，时溏，此女劳之病，非水也。腹满者难治。硝石矾石散主之。

夫疟脉自弦也，弦数者多热，弦迟者多寒。弦小紧者可下之，弦迟者可温药，若脉紧数者，可发汗，针灸之。浮大者，吐之。脉弦数者，风发也，以饮食消息止之。

疟病结为癥瘕，名曰疟母，鳖甲煎丸主之。

疟但见热者，温疟也。其脉平，身无寒但热，骨节疼烦，时呕，朝发暮解，暮发朝解，名曰温疟，白虎加桂枝汤主之。

疟多寒者，牝疟也，蜀漆散主之。

平胸痹心痛短气贲豚脉证

师曰：夫脉当取太过与不及，阳微阴弦，则胸痹而痛。所以然者，责其极虚也。今阳虚知在上焦，所以胸痹心痛者，以其脉阴弦故也。

胸痹之病，喘息咳唾，胸背痛，短气，寸口脉沉而迟，关上小紧数者，瓜蒌薤白白酒汤主之。

平人无寒热，短气不足以息者，实也。

贲豚病者，从少腹起，上行咽喉，发作时欲死复止，皆从惊得。其气上冲，胸腹痛及往来寒热，贲豚汤主之。

师曰：病有贲豚，有吐脓，有惊怖，有火邪，此四部病皆从惊发得之。

平腹满寒疝宿食脉证

趺阳脉微弦，法当腹满，不满者必下部闭塞，大便难，两胠①疼痛，此虚寒从下上也，当以温药服之。

病者腹满，按之不痛为虚，痛者为实，可下之。舌黄未下者，下之黄自去。腹满时减，减复如故，此为寒，当与温药。

趺阳脉紧而浮，紧则为痛，浮则为虚，虚则肠鸣，紧则坚满。

双脉弦而迟者，必心下坚。脉大而紧者，阳中有阴也，可下之。

病腹中满痛，为实，当下之。

腹满不减，减不足言，当下之。

病腹满，发热十数日，脉浮而数，饮食如故，厚朴三物汤主之。

腹满痛，厚朴七物汤主之。

寸口脉迟而缓，迟则为寒，缓即为气，气寒相搏，转绞而痛。

寸口脉迟而涩，迟为寒，涩为无血。

夫中寒家喜欠，其人清涕出，发热色和者，善嚏。

中寒，其人下利，以里虚也，欲嚏不能，此人肚中寒。

夫瘦人绕脐痛，必有风冷，谷气不行，而反下之，其气必冲。不冲者，心下则痞。

寸口脉弦者，则胁下拘急而痛，其人啬啬恶寒也。

寸口脉浮而滑，头中痛。趺阳脉缓而迟，缓则为寒，迟则

---

① 胠（qū）：腋下。

为虚，虚寒相搏，则欲食温，假令食冷，则咽痛。

寸口脉微，尺中紧而涩，紧则为寒，微则为虚，涩则血不足，故知发汗而复下之也。紧在中央，知寒尚在，此本寒气，何为发汗复下之耶？

夫脉浮而紧乃弦，状如弓弦，按之不移。脉数弦者，当下其寒。胁下偏痛，其脉紧弦，此寒也，以温药下之，宜大黄附子汤。

寸口脉弦而紧，弦则卫气不行，卫气不行则恶寒；紧则不欲食，弦紧相搏，则为寒疝。

趺阳脉浮而迟，浮则为风虚，迟则为寒疝，寒疝绕脐痛，若发则白汗出，手足厥寒，其脉沉弦者，大乌头汤主之。

问曰：人病有宿食，何以别之？

师曰：寸口脉浮大，按之反涩，尺中亦微而涩，故知有宿食。

寸口脉紧如转索，左右无常者，有宿食。

寸口脉紧，即头风寒，或腹中有宿食不化。

脉滑而数者，实也，有宿食，当下之。

下利，不欲饮食者，有宿食，当下之。

大下后六七日不大便，烦不解，腹满痛，此有燥屎也。所以然者，本有宿食故也。宿食在上脘，当吐之。

平五脏积聚脉证

问曰：病有积、有聚、有谷气，何谓也？

师曰：积者，脏病也，终不移；聚者，腑病也，发作有时，展转病移，为可治；谷气者，胁下病，按之则愈，愈复发为谷气。夫病已愈，不得复发，今病复发，即为谷气也。

诸积大法，脉来细而附骨者，乃积也。寸口，积在胸中；微出寸口，积在喉中。关上，积在脐傍；上关上，积在心下；微下关，积在少腹。尺，积在气街。脉出在左，积在左；脉出在右，积在右；脉两出，积在中央。各以其部处之。

诊得肺积，脉浮而毛，按之辟易，胁下气逆，背相引痛，少气，善忘，目瞑，皮肤寒，秋瘥夏剧，主皮中时痛，如虫缘之状，甚者如针刺，时痒，其色白。

诊得心积，脉沉而芤，上下无常处，病胸满，悸，腹中热，面赤，嗌干，心烦，掌中热，甚即唾血，主身瘛疭，主血厥，夏瘥冬剧，其色赤。

诊得脾积，脉浮大而长，饥则减，饱则见，膹起与谷争减，心下累累如桃李，起见于外，腹满，呕，泄，汤鸣，四肢重，足胫肿，厥不能卧起，主肌肉损，其色黄。

诊得肝积，脉弦而细，两胁下痛，邪走心下，足肿寒，胁痛引少腹，男子积疝，女子瘕淋，身无膏泽，喜转筋，爪甲枯黑，春瘥秋剧，其色青。

诊得肾积，脉沉而急，苦脊与腰相引痛，饥则见，饱则减，少腹里急，口干，咽肿伤烂，目䀮䀮，骨中寒，主髓厥，善忘，其色黑。

寸口脉沉而横者，胁下及腹中有横积痛，其脉弦，腹中急痛，腰背痛相引，腹中有寒，疝瘕。脉弦紧而微细者，癥也。夫寒痹、癥瘕、积聚之脉，皆弦紧。若在心下，即寸弦紧；在胃脘，即关弦紧；在脐下，即尺弦紧。

又脉癥法，左手脉横，癥在左；右手脉横，癥在右。脉头大者，在上；头小者，在下。

又法：横脉见左，积在右；见右，积在左，偏得洪实而滑，亦为积。弦紧亦为积，为寒痹，为疝痛。内有积不见脉，难治；

见一脉相应，为易治；诸不相应，为不治。

左手脉大，右手脉小，上病在左胁，下病在左足；右手脉大，左手脉小，上病在右胁，下病在右足。

脉弦而伏者，腹中有癥，不可转也，必死不治。

脉来细而沉，时直者，身有痈肿，若腹中有伏梁。

脉来小沉而实者，胃中有积聚，不下食，食即吐。

平惊悸衄吐下血胸满瘀血脉证

寸口脉动而弱，动则为惊，弱则为悸。

趺阳脉微而浮，浮则胃气虚，微则不能食，此恐惧之脉，忧迫所作也。惊生病者，其脉止而复来，其人目睛不转，不能呼气。

寸口脉紧，趺阳脉虚，胃气则虚。

寸口脉紧，寒之实也。寒在上焦，胸中必满而噫。胃气虚者，趺阳脉浮，少阳脉紧，心下必悸。何以言之？寒水相搏，二气相争，是以悸。脉得诸涩濡弱，为亡血。

寸口脉弦而大，弦则为减，大则为芤。减则为寒，芤则为虚。寒虚相搏，此名为革。妇人则半产漏下，男子则亡血。

亡血家，不可攻其表，汗出则寒栗而振。

问曰：病衄连日不止，其脉何类？

师曰：脉来轻轻在肌肉，尺中自溢，目睛晕黄，衄必未止；晕黄去，目睛慧了，知衄今止。

师曰：从春至夏发衄者，太阳；从秋至冬发衄者，阳明。

寸口脉微弱，尺脉涩弱，则发热，涩为无血，其人必厥，微呕。夫厥，当眩不眩，而反头痛，痛为实，下虚上实必衄也。

太阳脉而浮，必衄、吐血。

病人面无血色，无寒热，脉沉弦者，衄也。

衄家，不可发其汗，汗出必额上促急而紧，直视而不能眴，不得眠。

脉浮弱，手按之绝者，下血；烦咳者，必吐血。

寸口脉微而弱，气血俱虚，男子则吐血，女子则下血。呕吐、汗出者，为可治。

趺阳脉微而弱，春以胃气为本。吐利者为可；不者，此为有水气，其腹必满，小便则难。

病人身热，脉小绝者，吐血，若下血，妇人亡经，此为寒。脉迟者，胸上有寒，噫气喜唾。

脉有阴阳，趺阳、少阴脉皆微，其人不吐下，必亡血。

脉沉为在里，荣卫内结，胸满，必吐血。

男子盛大，其脉手阳微，趺阳亦微，独少阴浮大，必便血而失精。设言淋者，当小便不利。

趺阳脉弦，必肠痔下血。

病人胸满，唇痿，舌青，口燥，其人但欲漱水，不欲咽，无寒热，脉微大来迟，腹不满，其人言我满，为有瘀血。当汗出不出，内结亦为瘀血。病者如热状，烦满，口干燥而渴，其脉反无热，此为阴伏，是瘀血也，当下之。

下血，先见血，后见便，此近血也；先见便，后见血，此远血也。

平呕吐哕下利脉证

呕而脉弱，小便复利，身有微热，见厥者，难治。

趺阳脉浮者，胃气虚，寒气在上，暖气在下，二气并争，但出不入，其人即呕而不得食恐怖而死，宽缓即瘥。

夫呕家有痈脓者，不可治呕，脓尽自愈。

先呕却渴者，此为欲解；先渴却呕者，为水停心下，此属饮家。呕家本渴，今反不渴者，以心下有支饮也。

问曰：病人脉数，数为热，当消谷引食，而反吐者，何也？

师曰：以发其汗，令阳微，膈气虚，脉乃数。数为客热，不能消谷，胃中虚冷，故吐也。

阳紧阴数，其人食已即吐，阳浮而数亦为吐。

寸紧尺涩，其人胸满，不能食而吐，吐止者为下之，故不能食。设言未止者，此为胃反，故尺为之微涩也。

寸口脉紧而芤，紧则为寒，芤则为虚，虚寒相搏，脉为阴结而迟，其人则噎。关上脉数，其人则吐。

脉弦者，虚也。胃气无余，朝食暮吐，变为胃反，寒在于上，医反下之，今脉反弦，故名曰虚。

趺阳脉微而涩，微则下利，涩则吐逆，谷不得入也。

寸口脉微而数，微则无气，无气则荣虚，荣虚则血不足，血不足则胸中冷。趺阳脉浮而涩，浮则为虚，涩则伤脾，脾伤则不磨，朝食暮吐，暮食朝吐，宿谷不化，名曰胃反。脉紧而涩，其病难治。

夫吐家，脉来形状如新卧起。病人欲吐者，不可下之。

呕吐而病在膈上，后思水者，解，急与之。思水者，猪苓散主之。

哕而腹满，视其前后，知何部不利，利之即愈。

夫六腑气绝于外者，手足寒，上气，脚缩。五脏气绝于内者，下利不禁，下甚者，手足不仁。

下利，脉沉弦者，下重；若脉大者，为未止；脉微弱数者，为欲自止，虽发热不死。脉滑，按之虚绝者，其人必下利。

下利，有微热，其人渴，脉弱者，今自愈。

下利，脉数，若微发热，汗自出者，自愈。设脉复紧，为未解。

下利，寸脉反浮数，尺中自涩，其人必清脓血。

下利，手足厥，无脉，灸之不温，基脉不还，反微喘者，死。少阴负趺阳者，为顺也。

下利，脉数而浮者，今自愈。设不瘥，其人必清脓血，以有热故也。

下利后，脉绝，手足厥冷，晬时脉还，手足温者，生；脉不还者，死。

下利，脉反弦，发热身汗者，自愈。

下利气者，当利其小便。

下利清谷，不可攻其表，汗出必胀满。其脏寒者，当下之。

下利，脉沉而迟，其人面少赤，身有微热。

下利清谷，必郁冒，汗出而解，其人微厥。所以然者，其面戴阳，下虚故也。

下利，腹胀满，身体疼痛，先温其里，乃攻其表。

下利，脉迟而滑者，实也。利未欲止，当下之。

下利，脉反滑者，当有所去，下乃愈。

下利瘥，至其年、月、日、时复发，此为病不尽，当复下之。

下利而谵语者，为有躁屎也，宜下之。

下利而腹痛满，为寒实，当下之。

下利，腹中坚者，当下之。

下利后更烦，按其心下濡者，为虚烦也。

下利后，脉三部皆平，按其心下坚者，可下之。

下利，脉浮大者，虚也，以强下之故也。设脉浮革，因尔肠鸣，当温之。

病者痿黄，躁而不渴，胃中寒实，而下利不止者，死。

夫风寒下者，不可下之。下之后，心下坚痛。脉迟者，为寒，但当温之。脉沉紧，下之亦然。脉大浮弦，下之当已。

平肺痿肺痈咳逆上气痰饮脉证

问曰：热在上焦者，因咳为肺痿。肺痿之病，从何得之？

师曰：或从汗出，或从呕吐，或从消渴，小便利数，或从便难，数被快药下利，重亡津液，故得之。

寸口脉不出，而反发汗，阳脉早索，阴脉不涩，三焦踟蹰①，入而不出。阴脉不涩，身体反冷，其内反烦，多唾唇燥，小便反难，此为肺痿，伤于津液。便如烂瓜，亦如豚脑，但坐发汗故也。

肺痿，其人欲咳不得咳，咳则出干沫，久久小便不利，甚则脉浮弱。肺痿，吐涎沫而不咳者，其人不渴，必遗溺，小便数，所以然者，以上虚不能制下也。此为肺中冷，必眩，多涎唾，甘草干姜汤以温其脏。

师曰：肺痿咳唾，咽燥欲饮水者，自愈。自张口者，短气也。咳而口中自有津液，舌上苔滑，此为浮寒，非肺痿也。

问曰：寸口脉数，其人咳，口中反有浊唾、涎沫者，何也？

师曰：此为肺痿之病。若口中辟辟燥，咳则胸中隐隐痛，脉反滑数，此为肺痈。咳唾脓血，脉数虚者，为肺痿；脉数实者，为肺痈。

问曰：病咳逆，脉之何以知此为肺痈？当有脓血，吐之则死，后竟吐脓死，其脉何类？

---

①　踟蹰（chí chú）：徘徊不进；犹豫。

师曰：寸口脉微而数，微则为风，数则为热；微则汗出，数则恶寒。风中于卫，呼气不入；热过于荣，吸而不出。风伤皮毛，热伤血脉。风舍于肺，其人则咳，口干，喘满，咽燥不渴，多唾浊沫，时时振寒。热之所过，血为凝滞，蓄结痈脓，吐如米粥。始萌可救，脓成则死。

咳而胸满，振寒，脉数，咽干不渴，时时出浊唾腥臭，久久，吐脓如粳米粥者，为肺痈，桔梗汤主之。

肺痈，胸满胀，一身面目浮肿，鼻塞清涕出，不闻香臭酸辛，咳逆上气，喘鸣迫寒，葶苈大枣泻肺汤主之。

寸口脉数，趺阳脉紧，寒热相搏，故振寒而咳。趺阳脉浮缓，胃气如经，此为肺痈。

问曰：振寒发热，寸口脉滑而数，其人饮食起居如故，此为痈肿病。医反不知，而以伤寒治之，应不愈也。何以知有脓？脓之所在，何以别知其处？

师曰：假令脓在胸中者，为肺痈。其人脉数，咳唾有脓血。设脓未成，其脉自紧数。紧去但数，脓为已成也。

夫病吐血，喘咳上气，其脉数，有热，不得卧者，死。上气，面浮肿，肩息，其脉浮大，不治。又加利尤甚，上气燥而喘者，属肺胀，欲作风水，发汗则愈。

夫酒客咳者，必致吐血，此坐极饮过度所致也。

咳家，脉弦为有水，可与十枣汤下之。咳而脉浮，其人不咳不食，如是四十日乃已。咳而时发热，脉卒弦者，非虚也，此为胸中寒实所致也，当吐之。咳家，其脉弦，欲行吐药，当相人强弱，而无热乃可吐之。其脉沉者，不可发汗。久咳数岁，其脉弱者，可治；实大数者，不可治。其脉虚者，必苦冒，其人本有支饮在胸中故也，治属饮家。

问曰：夫饮有四，何谓也？

师曰：有痰饮，有悬饮，有溢饮，有支饮。

问曰：四饮何以为异？

师曰：其人素盛今瘦，水走肠间，沥沥有声，谓之痰饮。饮后水流在胁下，咳唾引痛，谓之悬饮。饮水流行，归于四肢，当汗出而不汗出，身体疼重，谓之溢饮。咳逆倚息，短气不得卧，其形如肿，谓之支饮。

留饮者，胁下痛引缺盆，咳嗽转盛。胸中有留饮，其人短气而渴，四肢历节痛，其脉沉者，有留饮。夫心下有留饮，其人背寒冷，大如手。病者脉伏，其人欲自利，利者反快，虽利，心下续坚满，此为留饮欲去故也。甘遂半夏汤主之。

病痰饮者，当以温药和之。心下有痰饮，胸胁支满，目眩，甘草汤主之。

病溢饮者，当发其汗，小青龙汤主之。

支饮，亦喘而不能卧，加短气，其脉平也。膈间支饮，其人喘满，心下痞坚，面色黧黑，其脉沉紧，得之数十日，医吐下之，不愈，木防己汤主之。呕家本渴，渴者为欲解，今反不渴，心下有支饮故也。小半夏汤主之。心下有支饮，其人苦冒眩，泽泻汤主之。夫有支饮家，咳烦，胸中痛者，不卒死，至一百日或一岁。可与十枣汤。

膈上之病，满喘咳吐，发则寒热，背痛，腰痛，目泣自出，其人振振身瞤剧，必有伏饮。

夫病人饮水多，必暴喘满。凡食少饮多，心下水停，甚者则悸，微者短气。

脉双弦者，寒也。皆大下后喜虚。脉偏弦者，饮也。肺饮不弦，但喜喘短气。

病人一臂不随，时复转移在一臂，其脉沉细，非风也，必有饮在上焦。其脉虚者为微劳，荣卫气不周故也，久久自瘥。

腹满，口苦干燥，此肠间有水气也。防己椒目葶苈大黄丸主之。

假令瘦人脐下悸，吐涎沫而癫眩者，水也，五苓散主之。先渴却呕，为水停心下，此属饮家，半夏加茯苓汤主之。

水在心，心下坚筑，短气，恶水不欲饮；水在肺，吐涎沫欲饮水；水在脾，少气身重；水在肝，胁下支满，嚏而痛；水在肾，心下悸。

平痈肿肠痈金疮侵淫脉证

脉数，身无热，内有痈也。薏苡附子败酱汤主之。

诸浮数脉，应当发热，而反洒淅恶寒，若有痛处，当发其痈。

脉微而迟，必发热；弱而数，为振寒，当发痈肿。

脉浮而数，身体无热，其形嘿嘿，胸中微躁，不知痛之所在，此人当发痈肿。

脉滑而数，数则为热，滑则为实；滑则主荣，数则主卫，荣卫相逢，则结为痈。热之所过，则为脓也。

师曰：诸痈肿，欲知有脓与无脓，以手掩肿上，热者为有脓，不热者为无脓。

问曰：官羽林妇病，医脉之，何以知妇人肠中有脓，为下之则愈？

师曰：寸口脉滑而数，滑则为实，数则为热；滑则为荣，数则为卫。卫数下降，荣滑上升，荣卫相干，血为浊败，少腹痞坚，小便或涩，或时汗出，或复恶寒，脓为已成。设脉迟紧，聚为瘀血，血下则愈。

肠痈之为病，其身体甲错，腹皮急，按之濡，如肿状。

肠痈者，少腹肿，按之则痛，小便数如淋，时时发热，自汗出，复恶寒，其脉迟紧者，脓未成，可下之，当有血。脉洪数者，脓已成，不可下也。大黄牡丹汤主之。

问曰：寸口脉微而涩，法当亡血，若汗出。设不汗者云何？

答曰：若身有疮，被刀器所伤，亡血故也。

侵淫疮，从口起流向四肢者，可治；从四肢流来入口者，不可治之。

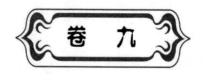

平妊娠分别男女将产诸证

脉平而虚者，乳子法也。

经云：阴搏阳别，谓之有子。此是血气和调，阳施阴化也。诊其手少阴脉动甚者，妊子也。少阴，心脉也，心主血脉。又肾名胞门子户，尺中肾脉也，尺中脉按之不绝，法妊娠也。左右三部脉沉浮正等，按之无绝者，妊娠也。妊娠初时，寸微小，呼吸五至。三月而尺数也。脉滑疾，重以手按之散者，胎已三月也。脉重手按之不散，但疾不滑者，五月也。

妇人妊娠四月，欲知男女法，左疾为男，右疾为女，俱疾为生二子。

又法：得太阴脉为男，得太阳脉为女。太阴脉沉，太阳脉浮。

又法：左手沉实为男，右手浮大为女。左右手俱沉实，猥生二男；左右手俱浮大，猥生二女。

又法：尺脉左偏大为男，右偏大为女，左右俱大产二子。大者如实状。

又法：左右尺俱浮为产二男，不尔则女作男生。左右尺俱沉为产二女，不尔则男作女生也。

又法：遣妊娠人面南行，还复呼之，左回首者是男，右回首者是女也。

又法：看上圊时，夫从后急呼之，左回首是男，右回首是女也。

又法：妇人妊娠，其夫左乳房有核是男，右乳房有核是女也。

妇人怀娠离经，其脉浮。设腹痛引腰脊，为今欲生也。但离经者，不病也。

又法妇人欲生，其脉离经，夜半觉，日中则生也。

平妊娠胎动血分水分吐下腹痛证

妇人怀胎，一月之时，足厥阴脉养。二月，足少阳脉养；三月，手心主脉养；四月，手少阳脉养；五月，足太阴脉养；六月，足阳明脉养；七月，手太阴脉养；八月，手阳明脉养；九月，足少阴脉养；十月，足太阳脉养。诸阴阳各养三十日活儿。手太阳、少阴不养者，下主月水，上为乳汁，活儿养母。怀娠者不可灸刺其经，必堕胎。

妇人怀娠三月而渴，其脉反迟者，欲为水分。复腹痛者，必堕胎。脉浮汗出者，必闭。其脉数者，必发痈脓。五月、六月脉数者，必向坏。脉紧者，必胞满。脉迟者，必腹满而喘。脉浮者，必水坏为肿。

问曰：有一妇人，年二十所，其脉浮数，发热呕咳，时下利，不欲食，脉复浮，经水绝，何也？

师曰：法当有娠。何以故？此虚家法当微弱，而反浮数，此为戴阳。阴阳和合，法当有娠。到立秋，热当自去。何以知然？数则为热，热者是火，火是木之子，死于未。未为六月位，土王，火休废，阴气生，秋节气至，火气当罢，热自除去，其病即愈。

师曰：乳后三月有所见，后三月来，脉无所见，此便是躯。有儿者护之，恐病利也。何以故？怀妊阳气内养，乳中虚冷，故令儿利。

妇人怀娠六月、七月，脉弦，发热，其胎逾腹，腹痛恶寒，寒者小腹如扇之状，所以然者，子脏开故也。当以附子汤温其脏。

妇人妊娠七月，脉实大牢强者生，沉细者死。

妇人妊娠八月，脉实大牢强弦紧者生，沉细者死。

妇人怀躯六月、七月，暴下斗余水，其胎必倚而堕，此非时，孤浆①预下故也。

师曰：寸口脉洪而涩，洪则为气，涩则为血。气动丹田，其形即温。涩在于下，胎冷若冰。阳气胎活，阴气必终。欲别阴阳，其下必僵。假令阳终，蓄然若杯。

问曰：妇人妊娠病，师脉之，何以知此妇人双胎，其一独死，其一独生，而为下其死者，其病即愈，然后竟免躯，其脉何类，何以别之？

师曰：寸口脉，卫气平调，荣气缓舒。阳施阴化，精盛有余，阴阳俱盛，故知双躯。今少阴微紧，血即浊凝，营养不周，胎则偏夭。少腹冷满，膝膑疼痛，腰重起难，此为血痹，若不早去，害母失胎。

师曰：妇人有胎腹痛，其人不安，若胎病不长，欲知生死，令人摸之，如覆杯者则男，如肘头参差起者女也。冷在何面？冷者为死，温者为生。

师曰：妇人有漏下者，有中生后，因续下血都不绝者，有

① 孤浆：亦名胞浆、胎浆。

妊娠下血者，假令妊娠腹中痛，为胞漏，胶艾汤主之。

　　妇人妊娠，经断三月，而得漏下，下血四五日不止，胎欲动，在于脐上，此为癥痼害。妊娠六月动者，前三月经水利时，胎也。下血者，后断三月，衃也。所以下血不止者，其癥不去故也，当下其癥，宜桂枝茯苓丸。

　　问曰：妇人病，经水断一二月而反经来，今脉反微涩，何也？

　　师曰：此前月中，若当下利，故今妨经。利止，月经当自下，此非躯也。

　　妇人经自断而有躯，其脉反弦，恐其后必大下，不成躯也。

　　妇人怀躯七月而不可知，时时衄血而转筋者，此为躯也；衄时嚏而动者，非躯也。脉来近去远，故曰反，以为有躯，而反断，此为有阳无阴故也。

　　妇人经月下，但为微少。师脉之，反言有躯，其后审然，其脉何类？何以别之？

　　师曰：寸口脉阴阳俱平，荣卫调和，按之滑，浮之则轻，阳明、少阴各如经法，身反洒淅，不欲食饮，头痛心乱，呕哕欲吐，呼则微数，吸则不惊，阳多气溢，阴滑气盛，滑则多实，六经养成。所以月见，阴见阳精，汁凝胞散，散者损堕。设复阳盛，双妊二胎。今阳不足，故令激经也。

　　妇人妊娠，小便难，饮如故，当归贝母苦参丸主之。

　　妇人妊娠有水气，身重，小便不利，洒洒恶寒，起即头眩，葵子茯苓散主之。

　　妇人妊娠，宜服当归散，即易产无疾苦。

　　师曰：有一妇人来诊，自道经断不来。师言：一月为衃，二月为血，三月为居经。是定作躯也，或为血积，譬如鸡乳子，热者为禄，寒者多浊，且当须后月复来，经当入月几日来。假令以七日所来，因言且须后月十日所来相间。设其主复来者，因脉之，脉反沉而涩，因问曾经半生，若漏下亡血者，定为有躯。其人言实有是，宜当护之。今经微弱，恐复不安。设言当奈何？当为合药以治之。

师曰：有一妇人来诊，自道经断，脉之，师曰：一月血为闭，二月若有若无；三月为血积，譬如鸡伏子，中寒即浊，中热即禄。欲令胎寿，当治其母。挟寒怀子，命不寿也。譬如鸡伏子，试取鸡一毛拔去，覆子不遍，中寒者浊。今夫人有躯，小腹寒，手掌反逆，奈何得有躯？妇人因言：当奈何？师曰：当与温经汤。设与夫家俱来者，有躯；与父母家俱来者，当言寒多，久不作躯。

师曰：有一妇人来诊，因言阴阳俱和调，阳气长，阴气短，俱出不入，去近来远，故曰反。以为有躯，偏反血断，断来几日，假令审实者，因言急当治，恐经复下。设令宫中人，若寡妇无夫，曾夜梦寐交通邪气，或怀久作癥瘕，急当治下，服二汤。设复不愈，因言发汤当中。下胎而反不下，此何等意邪？可使且将视赤乌。

师曰：若宫里张氏不瘥，复来相问。

师曰：脉妇人得平脉，阴脉小弱，其人渴，不能食，无寒热，名为躯，桂枝汤主之。法六十日当有娠，设有医治逆者，却一月加吐下者，则绝之。方在《伤寒》中。

妇人脉平而虚者，乳子法也。平而微实者，奄续法也。而反微涩，其人不亡血，下利而反甚，其脉虚，但坐乳大儿及乳小儿，此自其常，不能令甚虚竭，病与亡血虚等，必眩冒而短气也。

师曰：有一妇人好装衣来诊，而得脉涩，因问曾乳子、下利？乃当得此脉耳，曾半生、漏下者可；设不者，经断三月、六月。设乳子漏下，可为奄续，断小儿勿乳，须利止复来相问，脉之。

师曰：寸口脉微迟，迟微于寸，寸迟为寒，在上焦，但当吐耳。今尺反虚，复为强下之，如此发胸满而痛者，必吐血；少腹痛、腰脊痛者，必下血。

师曰：寸口脉微而弱，气血俱虚。若下血、呕吐、汗出者，可；不者，趺阳脉微而弱。春以胃气为本，吐利者，可；下者，此为水气，其腹必满，小便则难。

妇人常呕吐而胃反，若常喘，其经又断，设来者必少。

师曰：有一妇人，年六十所，经水常自下，设久得病利，少腹坚满者为难治。

师曰：有一妇人来诊，言经水少，不如前者，何也？

师曰：曾更下利，若汗出、小便利者可，何以故？

师曰：亡其津液，故令经水少。设经下反多于前者，当所苦困。当言恐大便难，身无复汗也。

师曰：寸口脉沉而迟，沉则为水，迟则为寒，寒水相搏，趺阳脉伏，水谷不化，脾气衰则鹜溏，胃气衰则身体肿。少阳脉革，少阴脉细，男子则小便不利，妇人则经水不通。经为血，血不利则为水，名为血分。

师曰：寸口脉沉而数，数则为出，沉则为入，出则为阳实，入则为阴结。趺阳脉微而弦，微则无胃气，弦则不得息。少阴脉沉而滑，沉则为在里，滑则为实，沉滑相搏，血结胞门，其藏不泻，经络不通，名曰血分。

问曰：病有血分，何谓也？

师曰：经水前断，后病水，名曰血分。此病为难治。

问曰：病有水分，何谓也？

师曰：先病水，后经水断，名曰水分，此病易治。何以故？

去水，其经自当下。脉濡而弱，弱反在关，濡反在颠。迟在上，紧在下。迟则为寒，名曰浑。阳浊则湿，名曰雾。紧则阴气栗。脉反濡弱，濡则中湿，弱则中寒，寒湿相搏，名曰痹。腰脊骨节苦烦，肌为不仁，此当为痹，而反怀躯，迟归经。体重，以下脚为胕肿，按之没指，腰冷不仁，此为水怀。喘则倚息，小便不通，脉紧为呕，血气无余，此为水分，荣卫乖亡，此为非躯。

平产后诸病郁冒中风发热烦呕下利证

问曰：新产妇人有三病：一者病痉，二者病郁冒，三者大便难，何谓也？

师曰：新产亡血虚，多汗出，喜中风，故令病痉。

何故郁冒？

师曰：亡血复汗，寒多，故令郁冒。

何故大便难？

师曰：亡津液，胃燥，故大便难。

产妇郁冒，其脉微弱，呕不能食，大便反坚，但头汗出，所以然者，血虚而厥，厥而必冒，冒家欲解，必大汗出，以血虚下厥，孤阳上出，故但头汗出。所以生妇喜汗出者，亡阴血虚，阳气独盛，故当汗出，阴阳乃复。所以大便坚者，呕不能食也，小柴胡汤主之。病解能食，七八日而更发热者，此为胃热气实，承气汤主之。方在《伤寒》中。

妇人产得风，续之数十日不解，头微痛，恶寒，时时有热，心下坚，干呕，汗出，虽久，阳旦证续在，可与阳旦，方在《伤寒》中，桂枝是也。

妇人产后，中风发热，面正赤，喘而头痛，竹叶汤主之。

妇人产后腹中痛，可与当归羊肉汤。

师曰：产妇腹痛，烦满不得卧，法当枳实芍药散主之。假令不愈者，此为腹中有干血著脐下，与下瘀血汤。

妇人产后七八日，无太阳证，少腹坚痛，此恶露不尽，不大便四五日，跌阳脉微实，再倍其人发热，日晡所烦躁者，不能食，谵语，利之则愈，宜承气汤。以热在里，结在膀胱也。方在《伤寒》中。

妇人产中虚，烦乱呕逆，安中益气，竹皮大丸主之。

妇人热利，重下，新产虚极。白头翁加甘草汤主之。

平带下绝产无子亡血居经证

师曰：妇人带下、六极之病，脉浮则为肠鸣腹满，紧则为腹中痛，数则为阴中痒，洪则生疮，弦则阴疼掣痛。

师曰：带下有三门，一曰胞门，二曰龙门，三曰玉门。已产属胞门，未产属龙门，未嫁女属玉门。

问曰：未出门女有三病，何谓也？

师曰：一病者，经水初下，阴中热，或有当风，或有扇者；二病者，或有以寒水洗之；三病者，或见丹下，惊怖得病，属带下。

师曰：妇人带下，九实中事。假令得鼠乳①之病，剧易。当剧有期。当庚辛为期。余皆仿此。

问曰：有一妇人，年五十所，病但苦背痛，时时腹中痛，少食多厌，喜膜胀，其脉阳微，关、尺小紧，形脉不相应，愿知所说？

---

① 鼠乳：以多发于躯干、四肢，呈粟米、绿豆大，半球形隆起，中有脐窝，表面光滑，形如鼠乳为主要表现的疣。相当于传染性软疣。

师曰：当问病者饮食何如？假令病者言，我不欲饮食，闻谷气臭者，病为在上焦。假令病者言，我少多为欲食，不食亦可，病为在中焦。假令病者言，我自饮食如故，病为在下焦，为病属带下。当以带下治之。

妇人带下，经水不利，少腹满痛，经一月再见，土瓜根散主之。

妇人带下，脉浮，恶寒，漏下者，不治。

师曰：有一妇人将一女子年十五所来诊，言女子年十四时经水自下，今经反断，其母言恐怖。师曰：言此女为是夫人亲女非耶？若亲女者，当相为说之。妇人因答言，自是女尔。师曰：所以问者无他，夫人年十四时，亦以经水下？所以断此为避年①，勿怪，后当自下。

妇人小腹冷，恶寒久，年少者得之，此为无子；年大者得之，绝产。

师曰：脉微弱而涩，年少得此为无子，中年得此为绝产。

师曰：少阴脉浮而紧，紧则疝瘕，腹中痛，半产而堕伤。浮则亡血，绝产、恶寒。

师曰：肥人脉细，胞有寒，故令少子。其色黄者，胸上有寒。

妇人小腹硑磊转痛，而复自解，发汗无常，经反断，膀胱中结坚急痛，下引阴中气冲者，久必两胁拘急。

问曰：妇人年五十所，病下利，数十日不止，暮则发热，小腹里急痛，腹满，手掌热，唇口干燥，何也？

师曰：此病属带下，何以故？曾经半产，瘀血在少腹中不去。何以知之？其证唇口干燥，故知之。当与温经汤。

---

① 避年：妇科名词。出自《脉经》卷九。指月经每一年来潮一次者，无其他症状，不属于病证。

问曰：妇人病下利，而经水反断者，何也？

师曰：但当止利，经自当下，勿怪。所以利不止而经断者，但下利亡津液，故经断。利止，津液复，经自当下。

妇人血下，咽干而不渴，其经必断，此荣不足，本自有微寒，故不引饮。渴而引饮者，津液得通，荣卫自和，其经必复下。

师曰：寸口脉微而涩，微则卫气不足，涩则血气无余。卫不足其息短，其形燥；血不足其形逆，荣卫俱虚，言语谬误。趺阳脉微而涩，微则胃气虚，虚则短气，咽燥而口苦胃热，涩则失液。少阴脉微而迟，微则无精，迟则阴中寒，涩则血不来，此为居经，三月一来。

师曰：脉微血气俱虚，年少者亡血也。乳子下利为可，不者，此为居经，三月一来。

问曰：妇人妊娠三月，师脉之，言此妇人非躯，今月经当下。其脉何类？何以别之？

师曰：寸口脉，卫浮而大，荣反而弱，浮大则气强，反弱则少血，孤阳独呼，阴不能吸，二气不停，卫降荣竭，阴为积寒，阳为聚热，阳盛不润，经络不足，阴虚阳往，故令少血。时发洒淅，咽燥汗出，或溲稠数，多唾涎沫，此令重虚，津液漏泄，故知非躯，畜烦满溢，月禀一经，三月一来，阴盛则泻，名曰居经。

问曰：妇人年五十所，一朝而清血，二三日不止。何以治之？

师曰：此妇人前绝生，经水不下，今反清血，此为居经，不须治，当自止。经水下常五日止者，五日愈。

妇人月经一月再来者，经来，其脉欲自如常而反微，不利，不汗出者，其经二月必来。

平郁冒五崩漏下
经闭不利腹中诸病证

问曰：妇人经水适下，而发其汗，则郁冒不知人，何也？

师曰：经水下，故为里虚，而发其汗，为表复虚，此为表里俱虚，故令郁冒也。

问曰：妇人病如癫疾郁冒，一日二十余发。师脉之，反言带下，皆如师言，其脉何类？何以别之？

师曰：寸口脉濡而紧，濡则阳气微，紧则荣中寒，阳微卫气虚，血竭凝寒，阴阳不和，邪气舍于荣卫，疾起少年时，经水来以合房室，移时过度，精感命门开，经下血虚，百脉皆张，中极感阳动，微风激成寒，因虚舍荣卫，冷积于丹田，发动上冲，奔在胸膈，津液掩口入，涎唾涌溢出，眩冒状如厥，气冲髀里热，粗医名为癫，灸之，因大剧。

问曰：妇人病苦气上冲胸，眩冒，吐涎沫，髀里气冲热。师脉之，不名带下，其脉何类？何以别之？

师曰：寸口脉沉而微，沉则卫气伏，微则荣气绝，阳伏则为疹，阴绝则亡血。病当小便不利，津液闭塞，今反小便通，微汗出，沉变为寒，咳逆呕沫，其肺成痿，津液竭少，亡血损经络，因寒为血厥，手足苦痹，气从丹田起，上至胸胁，沉寒怫郁于上，胸中窒塞，气历阳部，面翕如醉，形体似肥，此乃浮虚，医反下之，长针，复重虚荣卫，久发眩冒，故知为血厥也。

问曰：五崩何等类？

师曰：白崩者形如涕，赤崩者形如绛津，黄崩者形如烂瓜，青崩者形如蓝色，黑崩者形如衃血也。

师曰：有一妇人来脉，反得微涩，法当吐若下利，而言不，因言夫人年几何？夫人年七七四十九，经水当断，反至今不止，以故致此虚也。

寸口脉弦而大，弦则为减，大则为芤，减则为寒，芤则为虚，寒虚相搏，脉则为革，妇人则半产、漏下，旋覆花汤主之。

妇人陷经漏下，黑不解，胶姜汤主之。

妇人经水不利，抵当汤主之。方在《伤寒》中。

妇人经水闭不利，脏坚僻不止，中有干血。下白物，矾石丸主之。

妇人腹中诸疾痛，当归芍药散主之。

妇人腹中痛，小建中汤主之。方在《伤寒》中。

平咽中如有炙腐
喜悲热入血室腹满证

妇人咽中如有炙腐状，半夏厚朴汤主之。

妇人脏燥，喜悲伤，欲哭，象如神灵所作，数欠，甘草小麦汤主之。

妇人中风，发热恶寒，经水适来，得之七八日热除，脉迟，身凉，胸膈下满如结胸状，其人谵语，此为热入血室，当刺期门，随其虚实而取之。

妇人中风，七八日续有寒热，发作有时，经水适断者，此为热入血室，其血必结，故使如疟状，发作有时，小柴胡汤主之。方在《伤寒》中。

妇人伤寒，发热，经水适来，昼日了了，暮则谵语，如见鬼状，此为热入血室，无犯胃气若上二焦，必当自愈。

阳明病，下血而谵语，此为热入血室。但头汗出者，当刺期门，随其实而泻之，濈然汗出者则愈。

妇人小腹满如敦敦状，小便微难而不渴，生后者，此为水与血并结在血室，大黄甘遂汤主之。

平阴中寒转胞阴吹阴生疮脱下证

妇人阴寒，温中坐药，蛇床子散主之。

妇人著坐药，强下其经，目眩为痛，足跟难以践地，心中状如悬。

问曰：有一妇人病，饮食如故，烦热不得卧，而反倚息者，何也？

师曰：得病转胞，不得溺也。何以故？

师曰：此人故肌盛，头举身满，今反羸瘦，头举中空感，胞系了戾，故致此病，但利小便则愈，宜服肾气丸，此中有茯苓故也。方在《虚劳》中。

师曰：脉得浮紧，法当身躯疼痛，设不痛者，当射云何？因当射言。若肠中痛、腹中鸣、咳者，因失便，妇人得此脉者，法当阴吹。

师曰：寸口脉浮而弱，浮则为虚，弱则为无血，浮则短气，弱则有热，而自汗出。趺阳脉浮而涩，浮则气满，涩则有寒，喜噫吞酸。其气而下，少腹则寒。少阴脉弱而微，微则少血，弱则生风，微弱相搏，阴中恶寒，胃气下泄，阴吹而正喧。师曰：胃气下泄，吹而正喧，此谷气之实也，膏发煎导之。

少阴脉滑而数者，阴中则生疮。

少阴脉数则气淋，阴中生疮。

妇人阴中蚀疮烂，狼牙汤洗之。

妇人脏肿如瓜，阴中疼引腰痛者，杏仁汤主之。

少阴脉弦者，白肠必挺核。

少阴脉浮而动，浮为虚，动为痛，妇人则脱下。

平妇人病生死证

诊妇人漏血，下赤白，日下血数升，脉急疾者，死；迟者，生。

诊妇人漏下赤白不止，脉小虚滑者，生；大紧实数者，死。

诊妇人新生乳子①，脉沉小滑者，生，实大坚弦急者，死。

诊妇人疝、瘕、积、聚，脉弦急者，生；虚弱小者，死。

诊妇人新生乳子，因得热病，其脉悬小，四肢温者，生；寒清者，死。

诊妇人生产，因中风、伤寒、热病，喘鸣而肩息，脉实大浮缓者，生；小急者，死。

诊妇人生产之后，寸口脉炎疾不调者，死；沉微附骨不绝者，生。

金疮在阴处，出血不绝，阴脉不能至阳者，死；接阳而复出者，生。

平小儿杂病证

小儿脉，呼吸八至者平，九至者伤，十至者困。

诊小儿脉，多雀斗，要以三部脉为主，若紧为风痫，沉者乳不消，弦急者客忤气。

小儿是其日数应变蒸之时，身热而脉乱，汗不出，不欲食，

———————

① 乳子：以乳哺婴。

食辄吐呃①者，脉乱无苦也。

小儿脉沉而数者，骨间有热，欲以腹按冷清也。

小儿大便赤，青瓣，飧泻，脉小，手足寒，难已；脉小，手足温，易已。

小儿病困，汗出如珠，著身不流者，死。

小儿病，其头毛皆上逆者，必死，耳间青脉起者，瘛痛。

小儿病而囟陷入，其口唇干，目皮反，口中出气冷，足与头相抵，卧不举身，手足四肢垂，其卧正直如得缚，其掌中冷，皆死。至十日，不可复治之。

---

① 呃（xiàn）：不作呕而吐，亦泛指呕吐。

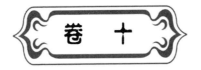

手检图三十一部

经言：肺者，人之五脏华盖也，上以应天，解理万物，主行精气，法五行、四时，知五味。寸口之中，阴阳交会，中有五部。前、后、左、右，各有所主，上、下、中央，分为九道。

浮、沉、结、散，知邪所在，其道奈何？

岐伯曰：脉大而弱者，气实而血虚也；脉大而长者，病在下候；浮直上下交通者，阳脉也。坚在肾，急在肝，实在肺。前如外者，足太阳也；中央如外者，足阳明也；后如外者，足少阳也。中央直前者，手少阴也；中央直中者，手心主也；中央直后者，手太阴也。前如内者，足厥阴也；中央如内者，足太阴也；后如内者，足少阴也。前部左右弹者，阳跷也；中央左右弹者，带脉也；后部左右弹者，阴跷也。从少阳之厥阴者，阴维也；从少阴之太阳者，阳维也。来大时小者，阴络也；来小时大者，阳络也。

前如外者，足太阳也。动，苦头、项、腰痛。浮为风，涩为寒热，紧为宿食。

前如外者，足太阳也。动，苦目眩，头、颈、项、腰、背强痛也。男子阴下湿，女子月水不利，少腹痛，引命门、阴中痛，子脏闭。浮为风，涩为寒血，滑为劳热，紧为宿食。针入九分，却至六分。

中央如外者，足阳明也。动，苦头痛，面赤。微滑，苦大便不利，肠鸣，不能食，足胫痹。

中央如外者，足阳明也。动，苦头痛，面赤热。浮微滑，苦大便不利，喜气满。滑者为饮，涩为嗜卧，肠鸣不能食，足胻①痹。针入九分，却至六分。

后如外者，足少阳也。动，苦腰、背、胻、股、肢节痛。

后如外者，足少阳也。浮为气涩，涩为风血，急为转筋，弦为劳。针入九分，却至六分。

上足三阳脉。

前如内者，足厥阴也。动，苦少腹痛，月经不利，子脏闭。

前如内者，足厥阴也。动，苦少腹痛，与腰相连，大便不利，小便难，茎中痛，女子月水不利，阴中寒，子门②壅绝内，少腹急；男子疝气，两丸上入，淋也。针入六分，却至三分。

中央如内者，足太阴也。动，苦胃中痛，食不下，咳唾有血，足胫寒，少气身重，从腰上状如居水中。

中央如内者，足太阴也。动，苦腹满，上脘有寒，食不下，病以饮食得之。沉涩者，苦身重，四肢不动，食不化，烦满不能卧，足胫痛，苦寒，时咳血，泄利黄。针入六分，却至三分。

后如内者，足少阴也。动，苦少腹痛，与心相引背痛，淋。从高堕下，伤于内、小便血。

后如内者，足少阴也。动，苦小腹痛，与心相引背痛，淋。从高堕下，伤于尻内，便血里急，月水来，上抢心，胸胁满拘急，股里急也。针入六分，却至三分。

上足三阴脉。

---

① 胻（héng）：小腿。
② 子门：又名胞门。即胞宫口。

前部左右弹者，阳跷也。动，苦腰背痛，微涩为风痫。取阳跷。

前部左右弹者，阳跷也。动，苦腰痛，癫痫，恶风，偏枯，僵仆羊鸣，痹，皮肤身体强痹。直取阳跷，在外踝上三寸，直绝骨是也。

中部左右弹者，带脉也。动，苦少腹痛引命门，女子月水不来，绝继复下止，阴辟寒，令人无子，男子苦少腹拘急或失精也。

后部左右弹者，阴跷也。动，苦癫痫，寒热，皮肤强痹。

后部左右弹者，阴跷也。动，苦少腹痛，里急，腰及髋窌下相连阴中痛，男子阴疝，女子漏下不止。

上阳跷、阴跷、带脉。

中央直前者，手少阴也。动，苦心痛，微坚，腹胁急。实坚者，为感忤；纯虚者，为下利，肠鸣；滑者，为有娠，女子阴中痒痛，痛出玉门上一分前。

中央直中者，手心主也。动，若心痛，面赤，食苦，咽多，喜怒。微浮者，苦悲伤，恍惚不乐也。涩为心下寒。沉为恐怖，如人捕之状也。时寒热，有血气。

中央直后者，手太阴也。动，苦咳逆，气不得息。浮为内风。紧涩者，胸中有积热，时咳血也，有沉热。

上手三阴脉。

从少阴斜至太阳，是阳维也。动，苦肌肉痹痒。

从少阴斜至太阳，是阳维也。动，苦颠，僵仆羊鸣，手足相引，甚者失音不能言。癫疾，直取客主人，两阳维脉，在外踝绝骨下二寸。

从少阳斜至厥阴，是阴维也。动，若癫痫，僵仆羊鸣。

从少阳斜至厥阴，是阴维也。动，苦僵仆，失音，肌肉淫痒痹，汗出恶风。

脉来暂大暂小，是阴络也。动，苦肉痹，应时自发，身洗洗也。

脉来暂小暂大者，是阳络也。动，苦皮肤痛，下部不仁，汗出而寒也。

上阳维、阴维、阳络、阴络脉。

前部横于寸口丸丸者，任脉也。动，苦少腹痛，逆气抢心，胸拘急不得俯仰。

三部俱牢，直上直下者，冲脉也。动，苦胸中有寒疝。

三部俱浮，直上直下者，督脉也。动，苦腰脊强痛，不得俯仰，大人颠，小儿痫。

上任、冲、督三脉。

肺脉之来也，如循榆叶，曰平。如风吹毛，曰病。状如连珠者，死。期丙丁日，禺中、日中。

心脉之来也，如反笋莞大，曰平。如连珠，曰病。前曲后居如带钩者，死。期壬癸日，人定、夜半。

肝脉之来也，搏而弱，曰平。如张新弓弦，曰病。如鸡践地者，死。期庚辛日，晡时、日入。

脾脉之来也，阿阿如缓，曰平。来如鸡举足，曰病。如鸟之啄，如水之漏者，死。期甲乙日，平旦、日出。

肾脉之来也，微细以长，曰平。来如弹石，曰病。去如解索者①，死。期戊己日，食时、日昳、黄昏、鸡鸣。

上平五脏脉。

寸口中脉躁竟尺，关中无脉应，阳干阴也。动，苦腰、背、腹痛，阴中若伤，足寒。刺足太阳，少阴直绝骨，入九分，灸

---

① 解索者：脉在筋肉之上，乍疏乍密，散乱无序，如解乱绳之状，多主肾与命门之气皆亡。

太阴五壮。

尺中脉坚实竟关，寸口无脉，应阴干阳也。动，苦两胫腰重，少腹痛，癫疾。刺足太阴踝上三寸，针入五分，又灸太阳、阳跷，在足外踝上三寸直绝骨是也。

寸口脉紧，直至鱼际下，小按之如持维竿状，其病肠鸣，足痹痛酸，腹满，不能食，得之寒湿。刺阳维，在外踝上三寸间也，入五分。此脉出鱼际。

寸口脉沉著骨，反仰其手乃得之，此肾脉也。动，苦少腹痛，腰体酸，癫疾。刺肾俞，入七分，又刺阴维，入五分。

初持寸口中脉，如细坚状，久按之大而深。动，苦心下有寒，胸胁苦痛，阴中痛，不欲近丈夫也，此阴逆。刺期门，入六分，又刺肾俞，入五分，可灸胃脘七壮。

初持寸口中脉，如躁状洪大，久按之，细而牢坚。动，苦腰腹相引痛，以下至足胻重也，不能食。刺肾俞，入四分至五分，亦可灸胃脘七壮。

尺寸俱沉，但有关上脉，苦寒，心下痛。

尺寸俱沉，关上无有者，苦心下喘。

尺寸俱数，有热；俱迟，有寒。

尺寸俱微，厥，血气不足，其人少气。

尺寸俱濡弱，发热，恶寒，汗出。

寸口沉，胸中痛引背。

关上沉，心痛，上吞酸。

尺中沉，引背痛。

寸口伏，胸中有逆气。

关上伏，有水气，泄溏。

尺中伏，水谷不消。

寸口弦，胸中拘急。

关上弦，胃中有寒，心下拘急。

尺中弦，少腹、脐下拘急。

寸口紧，头痛，逆气。

关上紧，心下痛。

尺中紧，脐下少腹痛。

寸口涩，无阳，少气。

关上涩，无血，厥冷。

尺中涩，无阴，厥冷。

寸口微，无阳，外寒。

关上微，中实能食，故里急。

尺中微，无阴，厥冷，腹中拘急。

寸口滑，胸满逆。

关上滑，中实逆。

尺中滑，下利，少气。

寸口数，即吐。

关上数，胃中有热。

尺中数，恶寒，小便赤黄。

寸口实，即生热；虚，即生寒。

关上实，即痛；虚，即胀满。

尺中实，即小便难，少腹牢痛；虚，即闭。

寸口芤，吐血；微芤，衄血。

关上芤，胃中虚。

尺中芤，下血；微芤，小便血。

寸口浮，其人白风，发热、头痛。

关上浮，腹痛，心下满。

尺中浮，小便难。

寸口迟，上焦有寒。

关上迟，胃有寒。

尺中迟，下焦有寒，背痛。

寸口濡，阳弱，自汗出。

关上濡，下重。

尺中濡，少血，发热，恶寒。

寸弱，阳气少。

关弱，无胃气。

尺弱，少血。

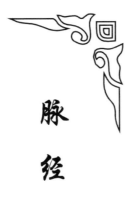

脉经直指

明·方 谷 著

胡 斌 校注

殷志禹

内容提要

明·方谷著。七卷。成书于明万历二年（1574 年）。方谷（1508—?），明代医家，钱塘（今浙江杭州）人，曾任钱塘医官。本书系方谷潜心研究《脉经》与《难经》诸书，结合自身临床经验而撰成。书中分列"脉经直指论""脉经火论""脉经热论""脉经虚论"等篇，介绍诊脉得于心、应于指、推其详、考其证的运用体会，使先贤七表八里九道之奥意融会贯通。后详列诸病，每病均先脉后因，次辨证，次治法，条理颇清。该书以脉辨证，将左、右两手三部脉的各种病脉与所主的相应脏腑病变所表现出来的证候，以及治疗方法结合起来，形成了以脏腑辨证为纲、系统论脉的辨证方法。在对脉形、脉象特征和气血与脉象关系方面论述独到，并包含方氏对有些相似脉象的辨析，而且强调观察脉象必须结合病人自身体质、病史、环境、季节等，因人、因时制宜，动态观察，合理判断。

本次整理，以中华医学会上海分会图书馆所藏明万历二年甲戌（1574 年）刻本为底本。

目　录

序 ···································· （315）

卷一 ·································· （317）

　脉经直指论附寒 ················· （317）

　附形症治法 ····················· （319）

卷二 ·································· （323）

　脉经火论附寒并 ················· （323）

　附形症治法 ····················· （324）

　附录治法大意并 ················· （326）

卷三 ·································· （328）

　脉经热论 ······················· （328）

　附形症治法 ····················· （329）

卷四 ·································· （331）

　脉经虚论 ······················· （331）

　附形症例 ······················· （332）

卷五 ·································· （336）

　脉经七表附主病形症脉体并论 ····· （336）

　　浮脉论 ······················· （336）

　　芤脉论 ······················· （338）

　　滑脉论 ······················· （341）

　　实脉论 ······················· （343）

弦脉论 …………………………………………………（344）

紧脉论 …………………………………………………（348）

洪脉论 …………………………………………………（349）

卷六 ……………………………………………………（352）

脉经八里 ………………………………………………（352）

微脉论 …………………………………………………（352）

沉脉论 …………………………………………………（353）

缓脉论 …………………………………………………（354）

涩脉论 …………………………………………………（356）

迟脉论 …………………………………………………（357）

伏脉论 …………………………………………………（358）

濡脉论 …………………………………………………（360）

弱脉论 …………………………………………………（362）

卷七 ……………………………………………………（364）

脉经九道 ………………………………………………（364）

长脉论 …………………………………………………（364）

短脉论 …………………………………………………（365）

虚脉论 …………………………………………………（367）

促脉论 …………………………………………………（368）

结脉论 …………………………………………………（370）

代脉论 …………………………………………………（371）

牢脉论 …………………………………………………（372）

动脉论 …………………………………………………（374）

细脉论 …………………………………………………（375）

总论 ……………………………………………………（377）

序

大哉，医之为道也！最难者莫甚于脉，最验者亦莫知于脉。以所难者莫知可求，以所验者莫舍可知，岂可懵然无知之人而强道知之之术，不按诊法而自是用治？殊不知气血寒热，表里虚实，皆从何来；酸辛甘苦，温凉咸淡，亦从何施；升降补泻，汗下宣通，尤从何用？于是故古之圣贤出，而有好生之德，设脉知病，对症用药，立三部而通五脏，由七诊①而分九候，取其轻清重浊而断其表里虚实，分其浮沉迟数而察其内外寒热。此千古不易之法，为后世医学之准绳也。今之愚者，徒知病之所来而就施药之所治，则虚实有不论也，补泻又无法也，此所谓实实虚虚，损不足而益有余。如此死者，医杀之耳！吾尝战兢惕励②于此。考《内经》之旨，立七诊而不能尽备其源，学叔和分表里九道③，又难入于隐微之地，使后之学者迷惑者多，何况于造道升堂入室之所也。或偶然侥幸，一时医治，几人病痊，则曰我明此道也，我能治此也；又不知略少难处，用药不灵，则举手无措；或人问博，则汗颜无答，方知有弗能也。我之门人小子，不若用心于克学之际，而舒怀于临症之时，使言谈有论，治病有法，切脉有验，而为高明之士不狭于人下者矣。吾

---

① 七诊：指脉象言。按《素问·三部九候论》：“察九候，独小者病，独大者病，独疾者病，独迟者病，独热者病，独寒者病，独陷下者病”“七诊虽见，九候皆从者不死”。一候之中，见七脉之一者，均为病脉。

② 励：按《周易·乾卦》九三爻“夕惕若厉，无咎”，“励”当作“厉”。

③ 表里九道：《脉诀》中详细论过二十四脉，并立七表（浮、芤、滑、实、弦、紧、洪）、八里（微、沉、缓、涩、迟、伏、濡、弱）、九道（长、短、虚、促、结、代、牢、动、细）之名目。

因脉诊之甚难，固立阶梯之直指，诱掖①奖进，以明后学之愚，以引精微之地也。是为序。

万历甲戌仲夏一日钱塘后学医官方谷谨识

门人冯时　谨集

徐志学　谨录

李芳　谨刻

① 诱掖：引导扶植。出自《诗·陈风·衡门序》。

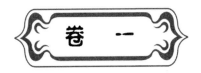

脉经直指论_{附寒①}

尝谓脉者，吾身之元气也。盖血为荣，气为卫，荣行脉中，卫行脉外，脉不自行，随气而至，所以气平则脉和，气盛则脉洪，气衰则脉微，气滞则脉涩，气缩则脉短，气亏则脉虚，气急则脉促，气大则脉长，气薄则脉紧，气泛则脉滑，气郁则脉沉，气寒则脉迟，气热则脉数，气结则脉歇，至而死贼②见矣。此虽脉之自然，而实吾身元气之所致也。今观《脉经》所谓七表③八里④九道⑤死贼等脉者，又精微之极致，而隐显之莫测，乃若夫子之墙数仞、不得其门而入者，此也。近之愚者，不揣其本而徒事乎方寸之末，反谓备说病源而对症用药者，深可惜乎！此视人命于草芥也。

予按诸书，深求脉理，潜心玩索，互为阶梯，故名之曰《脉经直指》，而立论数篇，使愚者之可知，育⑥者之可明。初

---

① 附寒：卷一后文无此内容，疑脱。
② 死贼：佛教语，死亡。
③ 七表：浮、芤、滑、实、弦、紧、洪脉。
④ 八里：微、沉、缓、涩、迟、伏、濡、弱脉。
⑤ 九道：细、数、动、虚、促、结、代、革、散脉。
⑥ 育：文义不通，疑为"盲"之误。

学之，可升堂入室而窥见道体①之妙；诊视之，可探颐②而显其隐微之极著。果何谓乎？吾曾考其《脉经》所谓"一息四至号平和，更加一至太无疴"，又曰"四至五至，平和之则"。此四至者，四脏之脉也，心肺肝肾也；五至者，五脏之脉也，心肝脾肺肾也。今则以两手平和之脉，舍而勿论，止以六部气盛高大者就而议之。《脉经》曰："邪有余则气盛也"，故尝两手按之，定有一手之脉高；三部诊之，必有一部之气盛然。而气之高盛者，必邪正之相争也。邪正相争又何谓欤？经曰：邪胜则为寒，正胜而为热。邪正相争则为寒热交加者也，必以邪之所在，脉之所盛者而断之，其病未有不得其情而出乎《脉经》之旨者也。是故，左寸脉盛者，风寒也；右寸脉盛者，痰火也；左关脉盛者，气郁也；右关脉盛者，内伤也；左尺脉盛者，房劳也；右尺脉盛者，劳力也；左寸盛而右寸盛者，此伤风而生痰也；左寸盛而右关盛者，此风寒而夹食也；左寸盛而右尺盛者，此劳力而感寒也；左寸盛而左关盛者，此感寒而郁气也；左寸盛而左尺盛者，此房劳而受寒也；右关盛而左关盛者，此气郁而继以伤食也；左尺盛而右尺盛者，此房劳而继以劳力也；左关盛而右尺盛者，此气郁而劳伤也；左关盛而左尺盛者，此房劳而郁气也；右关盛而左尺盛者，此醉饱而房劳也；右关盛而右尺盛者，此饱食而劳役也。又有六脉见浮者为风，见滑者为痰，见迟者为冷，见濡者为湿，见洪者为火，见紧者为痛，见沉者为气，见数者为热，见弦者为寒，见弱者为虚，见芤者为失血，见涩者为少气，见弦紧者为风寒，见微弱者为阳虚，见短数者为阴虚，见浮滑者为风痰，见洪大者为火邪，见弦大者为有热，见实大者为有余，见虚大者为不足。此皆脉之直指，

---

① 道体：道的本体；道的主旨。
② 探颐：探究深奥之理。

为后学之阶梯，可引其初进而入其精微之奥也。

业是医者，苟能仿此而求，未有不得其真知之理而造道于升堂入室之地也。临诊之时，务必虚心听受，精诚是求，使得于心而应于指，推其详而考其实，显然于默识之间，发越于奇特之外。至于七表八里九道之脉，自然参互融会；而三部九候十二经之见症也，莫之其可逃而施治无不验矣。

附形症治法

左寸脉盛者，主风寒之症也。盖左寸者人迎之位，《脉经》曰"人迎紧盛风邪炽①"，正此谓也。主头疼体痛，恶寒发热，中气不清，四肢拘急，此乃寒伤太阳之经也。宜以清寒解表之剂，治之用参苏饮，甚则麻黄汤。

右寸脉盛者，此痰火之症也。盖右寸者肺部也，肺主气，肺气不利，则气郁以生痰；肺气壅盛，则气郁以动火，致令痰火之疾。宜以清痰降火之剂，如用芩连二陈汤之属。

左关脉盛者，此郁气之症也。盖左关者肝部也，肝主怒，然而气郁于肝，则左关脉盛也。主中气不清，饮食不进，胸膈作胀，胁肋作疼，甚则呕吐恶心，有为木来侮土之谓也。治宜清气开郁之剂，如枳桔二陈汤之属。

右关脉盛者，主内伤饮食之症也。盖右关者，脾部也。饮食入胃，有伤脾气，致使饮食不纳或有遇食作疼，中气满闷，大便溏泄，甚则恶心呕吐，有为内伤之病。宜以健脾理气之剂，如苍朴二陈汤加曲药、山楂。

左尺脉盛者，主房劳之症也。盖左尺者肾部也，劳伤肾气，

---

① 炽：强盛。

则小腹急痛，小便短数，腰酸耳鸣，头眩目倦，精神短少，腿足无力，以致阴虚不足之症也。宜以滋阴补肾之剂，若十全大补汤可也。

右尺脉盛者，主劳伤元气，三焦命门火动之症也。盖三焦者有名而无形，配命门者亦有名而无形也，三焦为生气之源，命门亦生气之源也，然而劳伤元气则正气虚伐，正气既虚元气衰败，有为阳邪下陷之病，或头眩体痛，四肢无力，腰酸腿重，精神怠倦，俗呼为伤力之病是也。宜用补中益气汤治之。

左寸高而右寸大者，是盖伤风生痰之症也。盖左寸主风，右寸主痰，风痰相搏是为伤风。其病头疼鼻塞咳嗽，有疾背膊①作痛，胁肋不利，中风不清，甚则嚏呕自汗。宜以驱风散寒清痰之剂如参苏饮或人参败毒散、二陈汤择而用之。

左寸高而右关大者，此其风寒以夹食也。是为内伤外感之症，主头疼骨痛，中气不清，发热恶寒，呕吐恶心。宜以清寒消导之剂如二陈汤加苍朴、曲药及紫苏之类。

左寸高而右尺大者，是为劳力感寒之症也。其症百节酸疼，腰背沉重，自汗发热，头目昏眩，宜以温补可也。如或内伤重而外感轻，当用补中益气汤。如或外感重而内伤轻，当用参苏饮或人参败毒散、五积散②而用之。

左寸高而左关大者，此为气郁乘寒之症也。其症中气胀闷，头眩体热，饮食不思，百节疼痛，甚则胸膈作痛，呕吐不利。宜以清寒理气之剂，如枳桔二陈汤加厚朴、紫苏之类可也。

左寸高而左尺大者，此为房劳受寒之症也。其症发热恶寒，手足逆冷，洒淅③拘急，头眩倦卧，百节酸疼。宜以温中散寒之

---

① 膊：又名臂膊。指上肢（上膊）和前臂部（下膊）。
② 参：相间，夹杂。
③ 洒淅：寒颤貌。

剂，用二陈配以人参理中汤可也。

右寸高而左关大者，乃气郁生痰之症也。其症中气不清，痰涎壅盛，气急咳嗽，饮食不思。宜以清气豁痰之剂，如枳桔二陈汤是也。

右寸高而左尺大者，此乃阴虚火动之症也。但见头眩咳嗽，四肢无力，精神困倦，耳目昏聩。治宜滋阴降火之剂，如四物汤加贝母、知母、玄参、地骨皮等类。

右寸高而右尺大者，此劳伤元气而复受风邪之症也。主头眩气急，四肢倦怠，百节酸疼，甚则发热恶寒而呕吐咳嗽者矣。治宜甘温之剂，不可大用发散之药，如二陈汤加归术甚妙。如或表盛者，用人参败毒散。如或里虚者，用六君子汤。

左关大而左尺盛者，此房劳而郁气也。盖气郁于中则身倦而欲卧，假①将欲事以淘②其情，殊不知正气虚而邪气亦闭者矣。必致头眩体倦，中气胀闷，精神短少，百节烦疼。宜以温中补气之剂，治与二陈汤大加参、术、当归、炒黑干姜③之类可也。

左关盛而右尺盛者，是乃劳伤而气郁也。其症百节疼痛，腿足酸软，中气作胀，胁肋多疼。宜以和血养气之剂，如四物配二陈汤可也。

右关盛而左尺盛者，乃房劳而郁食也。其病大腹膨胀，小腹急疾，百节酸疼，恶寒发热，此阳邪下陷于阴经也。治宜温中补养之剂，如二陈汤加参、术、当归、炒黑干姜、曲药，久则补中益气汤亦可。

右关大而右尺盛者，此饱食而劳役也。其症肠中作疼，腹

---

① 假：借用，利用。

② 淘：耗费。

③ 炒黑干姜：姜炭。

中作胀，胸膈作痛，大便不快①，小腹急疾，四肢倦怠，饮食难入。宜以补养健脾之剂，如补中益气汤加半夏、曲药之属。

若夫两关盛者，此气郁而继以伤食也。其症胸膈作胀，见食恶食，胃口②作疼，或痰喘咳嗽呃逆等症生焉。宜以清痰开郁、健脾消食之剂，如枳桔二陈汤加山楂、厚朴之类。

若夫两尺盛者，此房劳而继以劳力也。其症两足作酸，腰背骨痛，精神短少，昏昏聩聩，则手足心热或夜热盗汗，此元虚之不足也。治宜荣养气血之剂，如房劳过多，与之十全大补汤；如劳伤过重，宜以补中益气汤可也。

---

① 不快：不顺畅。
② 胃口：指贲门部位。《灵枢·经脉》："肺太阴之脉……还循胃口。"

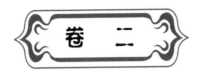

脉经火论 附寒并①

夫脉之紧盛者而为风寒，此邪有余而胜正也。脉之长大者而为火邪，此气有余而动火也。何也？邪正相争，其见于脉必紧盛；本经火动，其见于脉必长大。长大之脉，大而有力，其至不过四五之间；紧盛之脉，盛而且数，其至常余四五之外。临诊之时，即此为论。可见脉之紧盛者从寒而辨，脉之长大者自火而推，此固先贤不易之法也。然虽火论有二：曰君火，心火也；曰相火，肾火也。火内阴而外阳，主乎动者也，故凡动皆属火经。又曰：非特君、相为然。五性之火为物所感，相扇②而妄动者多矣。是以气郁火起于肺，大怒火起于肝，醉饱火起于脾，思虑火起于心，房劳火起于肾，此五火之所动也。然而六腑皆然。十二经中，凡气之有余，何莫而非火也？又见牙痛龂③宣④，腮颊颐⑤肿，此胃火之所动也；目黄口苦，坐卧不宁，此胆火之所动也；舌苔喉痛，便秘不通，此大肠之火动也；瘰

---

① 附寒并：卷二后无此内容，疑脱。

② 扇：通"煽"，炽盛也。

③ 龂：据文义疑作"龈"。

④ 宣：即牙宣，以龈肉萎缩、牙根宣露、牙齿松动、经常渗血或溢脓为主要表现的疾病。

⑤ 颐：颔也。

闭淋沥，赤白带浊，此小肠之火动也；小腹作痛，小便不利，此膀胱之火动也；头眩体倦，手足心热，此三焦之火动也。故凡动之火，其脉必大，治者诊脉认症，必须切其何经之脉大而为火，何经之火动而为病，则投剂无不验，而施治无不效矣，临症犹宜审诸。

附形症治法

设若心脉洪大者，主心火之症也。若惊悸，若怔忡，若健忘恍惚，其脉必大而无力。宜以养心定志之剂，如养心汤，或归胆汤可也。

若口舌破烂，若心脾时痛，若谵语癫狂痰迷等症，其脉必大而有力。宜以清心降火之剂，如黄连解毒汤，或牛黄丸可也。

若小腹急胀，小便黄赤及淋沥带浊等症，此小肠之火也。盖心与小肠相为表里，但小肠之脉不能洪大而有余，然心脉细实有力，即小肠之火动也。又曰：心与小肠为受盛耳。治宜清心降火之剂，如四苓散加芩、连、木通。

设若肝脉弦大者，主肝火之症也。或肋疼，或乳痛，或目肿赤胀，是皆大而有力也。宜以伐肝降火之剂，如四物汤加黄连、青皮、柴胡、胆草之类。

若少腹急疾，小腹作疼，或阴子疼坠而囊缩不举，是必大而无力也。宜以温补升提之剂，如四物汤加干姜、吴萸等剂，或补中益气汤亦可。

若夫惊惕不眠，目昏足热，痰核项瘿，口苦太息，是皆胆火之症也。盖胆与肝相为表里，又曰肝胆同为津液府也，但胆脉见于肝部，不能大而有力，亦且肝脉来弦而长，是谓胆经之症，即以胆火治之。宜以四物汤加芩、连、胆草、胆星之类。

设若肾脉实大者，主肾火之症也。如齿疼，如强中，如梦遗精滑，如下疳肾痛，此皆肾火有余之症也，其脉必实大而数。宜以四物汤加黄连、黄柏之类。

又若阴虚不足，劳热咳嗽，其脉必数而无力。宜以滋阴降火之剂，如四物汤加黄柏、知母之类。

若夫小便黄浊，或淋沥作疼，小腹急胀或小便不通，此皆膀胱湿热之症也。盖肾与膀胱为津径①者耳，如肾经之脉数大而有力。宜以速泻膀胱之源可也，如四苓散加黄芩、木通、青皮、青木香之类。

设若肺脉浮大者，主肺火之症也。如咳嗽有痰，如肺痿肺痈，如咽喉作疼而声重不利，是皆肺火之症也，其脉必浮大而长。宜以清痰降火治之，用二陈汤去半夏加贝母、山栀、黄芩、天花粉、玄参之类。

若发热咳嗽，无痰，咽干不利，阴虚火动之症也，其脉必细数而无力。宜以滋阴降火之剂，如二母汤加归、芍、玄参、麦冬之类是也。

又若大便燥结而秘涩不通，或肠澼②便红而肛门胀痛，或痔漏肿痛而脓血不利，此皆大肠火动之症也，《本经》云：肺与大肠为传送耳。宜以四物汤加生地、桃仁、红花、芩、连、槐角等药治之，病甚加大黄。

设若脾脉紧大者，主脾火之症也。如嘈杂易饥，如破裂唇口，如口臭糜烂，如腹胀秘结，此皆脾热之症，其脉必洪大而有力。宜以清热降火之剂，如黄连泻心汤加大黄、生地黄之类。

若中满，若气郁，若噎膈反胃，致令饮食不入，脾气空虚，

---

① 径：原作"庆"，据《脉诀刊误·诊候入式歌》改。

② 肠澼（pì）：病名。出自《素问·通评虚实论》。此处指痢疾。"澼"指垢腻黏滑似涕似脓的液体。因自肠排出，故称肠澼。

第
一
辑

其脉必大而无力。宜以健脾之剂，如二陈汤加参、术、归、姜之类。

又若吞酸吐酸，干呕恶心，或腹痛时作时止，或下痢肛门窘痛，或善食易饥易饱，亦皆胃经湿热火动之症也。其脉必实大而长，此虽胃脉见于脾经，盖脾与胃相继而相合，故经曰"脾胃相通五谷消"，正此谓也。今以胃气不和而致有此症焉，宜以和胃健脾之剂治之可也，如枳桔二陈汤加芩、连、白术之类是矣。

设若左尺数大者，主厥阴心主为病也。但见心脾作囗，手足心热，腰酸腿软，百节烦疼，小便黄赤是也，经所谓劳伤心肾，思伤心脾者耳。宜以补养之剂治之，如四物汤加生地、枣仁、黄柏之属，或补中益气汤亦可。

又若耳中嘈嘈有声，心中澹澹大动，腰背倦痛无力，欲事举而又举，是皆命门三焦火动之症也。其脉必大而无力，或虚数者有之，盖因三焦命门与手心主乃至阴之分也，阴经之脉不能长大故耳。有是症者，宜以三经合而治之，如四物汤加参、芩、知、贝、炒柏、枣仁之属。

附录 治法大意并

夫治火之法，固非一端；用药之要，亦非一剂。有用其正治之法者，有用其反治之法者：有用其从治①之法者，有因其引经而用者，有因其制伏而用者。治各不同，吾当因其举而再言之也。如君火者，心火也，可以湿伏，可以水灭，可以直折，惟黄连之属制之；相火者，龙火也，不可以水湿折之，当从其

———————————

① 从治：是相从于疾病的假象而治，即反治。

性而伏之，惟黄柏之属可以降之。此治阴阳二火之法然也。又论诸经主治之药不可不知，如黄连泻心火，黄芩泻肺火，芍药泻脾火，石膏泻胃火，柴胡泻肝火，知母泻肾火，龙胆草泻胆火，木通泻小肠火，条芩泻大肠火，山栀泻上焦火，黄柏泻下焦火，丹皮泻心主火，大黄泻中焦火，玄参泻浮游之火，连翘泻十一经火，此皆苦寒之味，能泻有余之火也。若谓因火之所动者，亦不可不知，如饮食劳倦，内伤元气，火与元气不相两立，为阳虚之病，以甘温之剂除之，如黄芪、人参、甘草之属；若阴微阳盛，相火炽烁，以乘阴位，为阴虚之病，以甘寒凉补之剂降之，如当归、地黄之属；若心火亢极，郁热内实，为阳强之病，以咸冷之剂折之，如大黄、芒硝之属；若夫肾水受伤，真阴失守，无根之火妄发，阳无所附，为阴虚之病，以壮水之剂制之，如生地黄、玄参之属。至若肾水命门大衰，为阳脱之病，以温热之剂济之，如附子、干姜之属。若胃虚过食生冷，抑遏阳气，为火郁之病，以升散之剂发之，如升麻、柴胡、干葛、防风之属。此治火之大法也。是故治火之法然非一端，而诊视之理犹宜各论，不可朱紫混淆而虚实不辨，有害残喘者也。所谓毫厘之差，千里之谬，先贤所言实实虚虚之患，莫之其可逃乎！

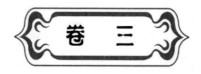

脉经热论

　　夫脉之数者而为热，此热助气之数也，故曰数则为热。又曰脉之弦数者而为寒热，脉之虚数者而为虚热，脉之大数者而为实热，脉之洪数者而为火热，脉之疾数者而为劳热，脉之促数者而为喘热，脉之紧数者而为痛热，脉之滑数者而为痰热，脉之浮数者而为风热，脉之微数者而为郁热，脉之沉数者而为气热，脉之涩数者而为血热，脉之短数者而为客热①，脉之濡数者而为湿热，此皆脉之为热，而无热不见数也。但有痈疽之脉，其初发时气血凝聚，则不热而数。《脉经》曰：数而不热，若有痛处，痈疽所发，此亦数之为脉也。又有小儿之脉，气血未定，来如雀啄，雀啄之形，有似于数。孕妇之脉，气血有余，《脉经》曰"滑疾不散胎三月，但疾不散五月母"，此疾与数类也。善于切脉者，能于数类而推其详，则脉应病而分其数类矣。岂可因其脉之见数而类推其热而不推其详乎？

---

　　① 客热：病证名。指小儿外感发热，进退不定，如客之往来。据本书"弦脉论"篇："客热之症，如客之往来而无寒即热也……惟客热症，如客往来，不寒就热，无汗而退。"

附形症治法

假如两手寸关俱数，数而有力者，火也。火主上焦风热，或头皮作疼，或头眩旋晕，或头皮内扯痛不时，或目红肿胀，或口舌生疮及牙痛腮肿，或痰涎壅盛而咳嗽气急，是皆风热之症，宜以三黄石膏汤治之。

假如两手寸关无力而大者，虚也。主上焦火动，或咳嗽无痰而气急作喘，或夜热盗汗而劳嗽声哑，或吐血衄血而出流不止，或头眩旋晕而起则欲倒，此皆虚火之证，宜以归、芍、知、贝、参、苓、芩、栀等剂治之。

假如两尺俱数而有力者，此下焦湿热之症也。主腰背重坠，腿膝酸疼，或脚气赤肿，或淋浊带下，或癃闭而经水不调，或疝瘕而梦遗精滑，是皆湿热之症也，宜以四苓散、槟苏散及当归拈痛汤择而用之。

假如两尺俱数而无力者，此阴虚之症也。其症乃精血衰败，腿膝痿弱，腰背如拆，百节酸疼，精神短少，宜以十全大补汤为主，然后因病加减用治。若夫脉来短数而无力，及散乱而无根蒂者，是为不治之症，又不可轻视，戒之戒之！

假如两关俱数而有力者，此肝木克于脾土，必主胁肋作疼，脑①膈作胀，呕吐饮食，气急不利，治宜二陈汤加苍、朴、香砂、炒连之类，甚则加枳、桔，久则用补剂。

假如两关数而无力者，此中气虚而脾胃不能健运也，主呕吐泄泻，饮食不入之症，或腹口作胀，致为中满或胸痞郁结而膈食膈气，此必健脾理气之剂，如二陈汤加参、术、当归、炒

---

① 脑：据文意当作"胸"。

黑干姜可也。

又谓左寸数者，主头疼，或巅顶痛，或头皮疼或发根有疮痛，或左右脑后如扯痛，或眼花目痛。此皆心火上炎，上焦火动之症，其脉必寸部数而有力，宜以三黄石膏汤用治可也。

又谓右寸数者，主痰火之症。盖咳嗽气促，痰涎壅盛，中气胀闷，坐不能卧，治宜芩连二陈汤加枳、桔。

又谓左关数者，主肝火之症。其症胁肋作疼，中气不清，或目痛眼赤，治宜芩、连、山栀、青陈、枳、桔等剂。

又谓右关数①大者，主脾火之症。其症嘈杂吞酸中满，□□□□□宜清火降气之剂，如二陈加芩、连、枳、桔之剂。

又谓左尺数者，主阴虚不足，宜以滋阴降火可也，如四物汤加黄柏、知母之剂。

又谓右关数者，主膀胱湿热不清，三焦火动之症，宜以清湿降火可也，如四苓散加黄柏、芩、连之类。

---

① 右关数：据行文，当作"右尺数"。

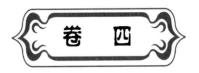

脉经虚论

　　夫眩晕之症，气之虚也，虚则脉必轻而浮；呕逆之症，气之泛也，泛则脉必浮而滑；怔忡之症，气之弱也，弱则脉必短而促；惊悸之症，气之忽也，忽则脉必数而虚；湿郁之症，气之濡也，濡则脉必隐而微；伤力之症，气之衰也，衰则脉必细而弱；痛甚之症，气之伏也，伏则脉必沉而匿；伤暑之症，气之倦也，倦则脉必懈而怠；汗后之症，气之静也，静则脉必微而弱；霍乱①之症，气之寒也，寒则脉必沉而迟；逆冷之症，气之厥也，厥则脉必闭而无；不食之症，气之郁也，郁则脉必涩而难；伤精之症，气之陷也，陷则脉必隐而结；亡阳之症，气之散也，散则脉必衰而乱；脱液之症，气之失也，失则脉必弱而无；将死之症，气之乱也，乱则脉必虚而散。凡此数症，皆无力之脉类于虚论。善于医者，临症之时全在活法推辨。虽然有气虚而见此脉者，有血虚而见此脉者，有气血俱虚而见此脉者，有表虚而见此脉者，有里虚而见此脉者，有表里俱虚而见此脉者，务必气虚以补其气，血虚以补其血，表虚以实其表，里虚以实其里。是故气之弱者以充其元，气之忽者以壮其志，

---

　　① 霍乱：病名。以起病急骤，卒然发作，上吐下泻，腹痛或不痛为特征的疾病。因"其病变起于顷刻之间，挥霍缭乱"，故名。

气之泛者以止其呕，气之伏者以扬其气，气之倦者以养其神，气之濡者以燥其湿，气之静者以复其动，气之厥者以温其经，气之郁者以开其郁，气之散者以敛其气，气之衰者以助其精，气之虚者以益其虚。是则万世不易之法，而实起死回生之验也。后之学者，必须用意精研，潜心体验，是虽指顾之下，有鉴然之明，而不可有毫厘之失；施治之时，务必用补泻之法，而不可使有混淆之差。夫如是，医治之功未有沉疴①不痊、枯槁不起者也。使或不辨其表里虚实，在乎疑似之间而莽然用治，非惟取效不可，而杀人如反掌之易，岂可徒负臆测存偏执于左见者哉！

附形症例

且如六脉空虚，见于左寸者浮而无力，或轻手按之，似乎在指下，不能应手，稍重按之，实无力也。其病左头目昏眩，起则欲倒，心中怏怏②然，而四体劳倦，手足酸软，饮食不思，精神不爽。

至若六脉空虚，见于左手者、大而无力，右手者、亦大而无力，此为虚火之症。其病主头眩体倦，四肢无力，发热，盗汗，甚则咳嗽，痰喘。

至若六脉空虚，见于左寸大而无力，见于左关滑而不匀，其病必主头眩呕吐，饮食不思，四体困倦，怠惰嗜卧，此风痰之症也。

又若六脉空虚，见于左手者大而无力，右手者大而不匀，此表虚里实之症，其症自汗头眩，口气不清，胸膈满闷，宜以

---

① 沉疴：久治不愈之病。
② 怏（yàng）怏：闷闷不乐貌。

疏邪实表可也。

又若六脉空虚，大而无力，右尺数而短促，此其劳伤元气之症也。主头眩恶心，饮食不入，精神怠惰，脚手酸疼，宜以伤力之症看治可也。

又若六脉空虚，大而无力，重手按之，反得关脉涩滞，此是气郁以动火也。必主头眩体倦，中气不清，饮食不思，胸膈郁闷，或两胁作疼之症。

又若六脉空虚，右寸滑大而无力，此虚痰之症也。主头眩呕吐，痰涎不利，饮食不入，起则欲倒之病。

又若六脉空虚，轻手诊之固不可得，重手按之又难可寻，惟按之少久，指下隐隐而来，有似短弦脉状，忽然再按亦不知其去也，此为濡脉。濡主湿，濡主虚。

又若六脉空虚，五六日因病而不见来，人事不见，必死之症也，则是濡脉，此症有伤于湿也。

又若六脉空虚，自汗，恶风，恶心，呕吐痰涎或清水，黄水，头目眩晕，腹中作疼，此亦是湿热之症也。

又若六脉空虚不见，在下汗后得者，此是元本空虚，正气耗散，真元失守，治宜参麦散收敛可也。

又若六脉空虚，手足厥冷，腹中作疼或吐或利，此为阴症，当用四阳之药，如人参理中汤或四逆汤，甚则附子理中汤择而用治。

又若六脉空虚，卒中①不知人事，宜掐人中，不省用通关散吹鼻中，或以姜汤灌之，不醒必死。

又若六脉空虚，临产而血晕者，此血行太多，真元失守，阴无所附之理，宜以归、芍、桂、姜温经可也。

---

① 卒中：亦谓中风。是指以突然昏扑、半身不遂、语言謇涩或失语、口舌歪斜、偏身麻木为主要表现，并具有起病急、变化快之特点的疾病。

又若六脉空虚，指下寻之全无，再再求之，不离其处而隐隐见者，曰伏。然伏之状，其形有六，一曰阳极似阴，阴胜格阳在外，其脉必伏；二曰痛甚失气，气不能续，其脉多伏；三曰郁气隔绝，气不能越，其脉常伏；四曰卒暴强仆，元气失守，其脉亦伏；五曰痰气并结，卫气壅塞，其脉又伏；六曰元气不足，阳邪下陷，其脉必伏。然而伏脉有似空虚，实非虚也，但存伏于肌肉之下，按之于至骨之间，细细寻之必然有见，非若空虚之脉，虚不见迹也。所以观伏之状，治伏之病，各有所主之不同也。

又若六脉空虚，不大不小，举之有，按之无，曰虚。

六脉浮大，泛然在上，稍加按之，寂然不见，曰虚。

六脉沉匿，举之有，按之无，忽然寻之，又若无也，曰虚。

六脉细微，按之全无，举之固有，再再寻之又不可知也，亦曰虚。

六脉空虚，死证十有①五：

六脉空虚，短促而穷数者，曰死。

六脉空虚，元气散乱者，曰死。

六脉空虚，脉势无力，歇至者，曰死。

六脉空虚，脉势浮散而无神者，曰死。

六脉空虚，脉势格绝而不匀者，曰死。

六脉空虚，脉势沉伏而散乱者，曰死。

六脉空虚，脉势不续而无根蒂者，曰死。

六脉空虚，大汗后大事不安静者，曰死。

六脉空虚，大下后谵语有痰者，曰死。

六脉空虚，大吐后自汗、痰喘、手足厥冷者，曰死。

---

① 有：通"又"。

六脉空虚，下利、逆冷、饮食不入者，曰死。

六脉空虚，四肢厥冷，上过肘、下过膝者，曰死。

六脉空虚，目直视、面色垢者，曰死。

六脉空虚，大小便遗失者，曰死。

六脉空虚，痰涎壅盛而痰难起者，曰死。

六脉空虚，不死之证十有七：

六脉空虚，但有一部切实而见者，不死。

六脉空虚，两尺不绝，此为有根蒂之脉，不死。

六脉空虚，无力而不散乱者，不死。

六脉空虚，歇至而不匀者，不死。

六脉空虚，饮食如常者，不死。

六脉空虚，汗下后人事安静者，不死。

六脉空虚，暴仆而沉伏者，不死。

六脉空虚，新产失血少气者，不死。

六脉空虚，大发汗后而身凉安静者，不死。

六脉空虚，大下后而人事安静者，不死。

六脉空虚，吐泻后脉势虽脱者，不死。

六脉空虚，素禀气弱者，不死。

六脉空虚，自汗盗汗者，不死。

六脉空虚，下痢者，不死。

六脉空虚，阴症后复阳者，不死。

六脉空虚，病见湿症者，不死。

六脉空虚，因痰、因气、有似于格绝①者，不死。

---

① 格绝：据文义当指阴盛格阳之证。

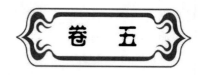

脉经七表_{附主病形症脉体并论}

浮脉论

夫浮脉者，浮在风，浮应肺，见于肌表之中，举之有，按之无也。今世以为虚者，非也。盖虚脉自见其虚，浮脉其势必浮，是故虚脉之状，或大或小，或长或短，举之有，按之无力也。浮脉之状，由其气盖于上，不大不小，不长不短，但势力轻浮，按之不可得也。《脉经》又二辨者，何也？盖浮主风，风乃轻扬于上，有能鼓舞动物①，若浮之势也，风之状也。所以元虚之人风邪客之，其脉必浮，但浮之体也，浮之大也。又谓浮主肺，浮者金之性也，金性轻浮，故居于上，所以伤风之人其脉必浮，此势应浮，浮之小也。《脉经》曰"主咳嗽气促、冷汗自出、背膊劳倦、夜卧不安"，正此谓耳。

若夫左寸脉浮，主中风，《脉经》曰"寸浮中风头热痛"。右寸脉浮，主伤风，乃本部之正脉，《脉经》曰"微浮兼有散，肺脉本家形"。左关脉浮者，主头风目痛，木能生风之症也，《脉经》曰"细看浮大更兼实，赤痛昏昏似物遮"。右关脉浮

---

① 动物：使物动也。

者，主伤热霍乱，木来侮土之症也，《脉经》曰"微浮伤客热，来去作微疏"。左尺脉浮，主小便癃闭，肾脏风热之症也，《脉经》曰"濡数浮芤，皆主小便赤涩"。右尺脉浮，主大便不通，肠风等症也，《脉经》曰"大肠干涩故难通"。

凡此之论，皆《脉经》之法指①，认证之由也。苟能精熟，详玩参而互之，自然融会贯通而得心应指者，学者岂可不尽心乎？下章仿此。

附浮脉形症治法

左寸脉浮者，主中风、头风之症也。盖风主上行，故头痛而且眩；风生于肝木，故病呕吐恶心。治宜驱风平木之剂，如二陈汤加芎、芷、防风、黄芩之类。

右寸脉浮者，主伤风之症也。其症头痛、鼻塞、发热、自汗、咳嗽气急、痰涎不利，治宜驱风实表之剂，如二陈汤加枳、桔、防风、羌活、黄芩之类。

左关脉浮者，此风生肝木之症也。盖诸风掉眩，乃肝木然。木能生风，则头眩旋晕，腹胀呕吐，或肋胁作疼，而痰涎不利，有为头风之症也。宜以驱风平木之剂，如二陈汤加归、术、黄连、白芷、防风之类。

右关脉浮者，此木来侮土之意也。盖木能生风，浮脉主风。今脉浮而见脾土之位，是为木克脾土之经也。病必主气虚中满，呕吐恶心或肠鸣嗳气，或泄泻自利，或霍乱转筋是也。治宜伐肝健脾之剂，如二陈汤加参、术、苍、朴之类。

左尺脉浮者，主小便赤涩，癃闭不行，或肾脏风痒，或肠风滼漏等症。宜驱风凉血之剂，如四物汤加芩、连、生地、连翘、荆、芩、黄柏之属。

---

① 法指：法旨，要旨。

右尺脉浮者，浮乃金之体也。金性轻浮而本在上，今则反居其下，是以母临子位，为风秘①之患生焉，故经曰"大肠干涩故难通"也，宜以疏风润下之剂，如防风通圣散、麻仁丸之属。

附浮脉体状

浮者见于肌肉之上，举之有，按之无，如水中漂木，重手按之则不可得也，故曰浮。

浮脉主病

浮为风，浮为在表，浮数为热，浮紧为痛，浮滑为呕，浮弦为胀，浮涩为痞，浮促为喘，浮洪为火，浮大为鼻塞，浮缓为不仁，浮结为内格，浮短为咳嗽，浮滑为风痰，浮细而滑为内伤，浮紧而滑为满为不食，浮滑疾紧为百合病②，浮大而长为风眩癫疾，浮紧而涩为淋为癃闭，浮而虚迟为心气不足，浮而散乱者死，浮而无神者死，虚浮者死。

芤脉论

夫芤脉者，芤似无力之滑脉也。缺然在指，重而按之又不见也，轻手举之宛然如前，此率③气有余血不足也。盖血不能统气，有为傍④实中空若芤之状也。又曰血为荣，气为卫，荣行脉中，卫行脉外，故气不失其所，常则外卫而坚确者矣。设若血有所亏，则血不能荣行脉道，但见外坚内虚，而为傍实中空之

---

① 风秘：病证名。由风搏肺脏，传于大肠、津液干燥所致。宋《圣济总录·大小便门》："风气壅滞，肠胃干涩，是谓风秘。"

② 百合病：病名。以神情恍惚，行、卧、饮食等皆觉不适为主要表现的神志疾病。因其治疗以百合为主药，故名。

③ 率（shuài）：大概、大略之意。

④ 傍：通"旁"，旁边。《史记·淳于髡传》："执法在傍，御史在后。"

象，故曰芤。然芤主失血而已，《脉经》曰"寸芤积血在胸[①]中，关内逢芤肠里痛，尺部见之虚在肾，小便遗沥[②]血凝脓[③]"，此芤主失血然也。又尝考之，左寸脉芤主胸中积血，右寸脉芤主衄血嗽血，左关脉芤主瘀积恶血，右关脉芤主呕血吐血，左尺脉芤主小便出血，右尺脉芤主大便出血，此芤脉见于三部者然也。又谓呕吐血出于胃，痰涎血出于脾，暴怒血出于肝，咳衄血出于肺，崩漏血出于经，咯唾血出于肾，淋沥血出于小肠，肠澼血出于大肠，溺涩血出于膀胱，此诸经失血之症然也。按此皆当芤脉主之，临症犹宜下文调治。

附芤脉形症治法

左寸脉芤，主心血虚也，其症咯血吐血，宜以清凉和血之剂，如归、芍、生地、黄连、贝母、犀角、侧柏之属。

右寸脉芤，主胸中作胀，气急作喘，咳嗽有痰，而咳吐脓血，或肺痿肺痈而咳吐臭痰，或鼻中衄蠛[④]而血来不止，是皆肺热之症，肺火妄行之故也。治宜清肺降火之剂，如二母汤加芩、连、归、芍、百合、玄参、犀角、京墨、童便之属。

左关脉芤，此肝经积血之症也，盖肝主怒，而怒必伤肝，或大怒而捶跌胸胁，或拆挫而瘀积其中，皆能令人积血也，必致胸胁作疼，呕吐恶心，饮食不入，肌肉肿胀，其初发时脉必芤而实，若久则脉必芤而虚，宜以破气活血之剂，如伤元活血汤，切不可与前症诊视之法同也。

右关脉芤，此脾胃失血之症也，盖脾裹血，脾胃一虚则血不能善存脾里，必致呕血而吐血矣，其症火动迫血妄行，少则

---

① 胸：原作"脑"，据《脉经》改。

② 沥：原作"溺"，据《脉经》改。

③ 脓：原作"浓"，据《脉经》改。

④ 蠛（miè）：污血。

碗许，大则倾盆，宜以凉血降火之剂治之，如四物汤加生地、芩、连、蒲黄、京墨、童便之类。设若去血过多，脉势空脱，手足厥冷，宜以四物汤加参、术、炒黑干姜及童便□从治之类。

左尺脉芤者，主小肠失血也，其症小便赤溺①，或浊带纯红，或经水漏下，或淋沥血肉，或咳唾津血，此皆失血之症也，宜以凉血养血之剂如四物汤加生地、黄芩、黄柏、地榆之属。

右尺脉芤者，主大肠积热过多而肠澼下血，或湿热瘀积而下痢脓血，或经水适来而崩中下血，是皆下焦血行之症，必以清血凉血之剂，如四物汤加参、术、芩、连、升麻、柴胡可也。

附录

尝谓：男子见芤，其寿不长；妊娠见芤，其胎必落。如妇女经行，有为血症②，芤脉全无；产后去血过多，亦为失血，而芤脉不见。由是观芤之为症，可见损真血而不在去恶血也。所以胎前无实，宜以补血为主；产后无虚，宜以去血为要。治血之法虽用凉血降火之剂，至于止血亦宜平补调养之药。若夫过服寒剂，心脾有伤，狂妄欲水，是岂善调血证者乎？又尝论之，炒黑干姜亦可止血，以姜从热之性，使热从而治之者也。但可行于一时，犹难常用。如用寒药过多，血来不止，是以阳有所亏，阴无所附，以姜用之可也。丹溪曰："凡血久不愈者，宜用温剂。"正此之谓矣。

芤脉体状

芤者，草也。草中有孔，如脉之芤，以见中空之状。又谓短而且小，浮于其上，如水中漂豆曰芤。又若滑而无力，少按

---

① 小便赤溺：据文义应为"小便赤涩"。

② 有为血症：据文义应为"有为失血症"。

可得，如疮中无屬①，亦曰芤。又有长芤，如肠中走水，举按之下嘶嘶然，自寸及尺，此为有余之芤，其症必衄血便血，或火动失血亦曰芤。

附芤脉主病

芤为失血，微芤为败血，实芤为积血，紧芤为瘀血，弱芤为崩血，芤暴为痛血，芤数为脓血，芤长为有余之症，芤短为不足之症。又谓微芤为失血之少，盛芤为失血之多。

滑脉论

夫滑脉者，滑体如珠，泛泛然在上，主四肢困惫，脚手酸疼，小便赤涩。《脉经》曰：滑而有力，滑之大也；滑而无力，滑之小也。小则主呕，大则主痰。又有滑而匀者，有为妊娠不安，又为恶心饮食不入。滑而数者，主风寒乍往乍来；滑而弦者，主伤风咳嗽；滑而细者，在肥人多有之，乃为湿痰之症。是以诊症分辨，俱在活法。大抵左寸脉滑，主恶心头眩，此滑之小也；又云"单滑心热别无病"，此滑之大也。右寸脉滑，主咳嗽有痰，此滑之小也；又云"沉紧相兼滑，仍闻咳嗽②声"，此滑之大也。左关脉滑，主气郁生痰，此滑之小也；又云"滑因肝热连头目"，此滑之大也。关脉滑，主胃寒呕逆，此滑之小也；又云"单滑脾家热、口臭气多粗"，此滑之大也。左尺脉滑，主遗精白浊，此滑之小也；又云"脉滑，小便涩淋，痛苦赤骍③"，此滑之大也。右尺脉滑，主腹鸣泄泻，此滑之小也；又云"滑弦腰脚重，因知是骨蒸"，此滑之大也。由是观之，滑

---

① 疮中无屬：疮面未收口。

② 嗽：原脱，据《脉经》补。

③ 骍（xīng）：本指红色毛的马，此处指红色。

第
一
辑

之为脉，虽有小大之殊，然其理则一也。临症之时，当潜心诊求，自有得乎真知之妙而造道乎巧切①之域也。今但指其要略而言，尤有精微之极处，非特一言而可以穷尽者哉。

附滑脉形症治法

滑脉大者，多因痰热之症也。咳嗽有痰，中气满门，治宜清痰降火为要，如芩连二陈汤可也。

滑脉小者，多因寒呕之症也。主中气不清，见食而呕，宜温中健脾之剂治之，如二陈汤加白术厚朴。若风寒而见滑脉，必内伤生冷、外感风寒，其症呕吐恶心，恶寒发热，宜以温中散寒为先，与之苍朴二陈汤加吴茱萸、炒黑干姜之类。

若妇人脉滑者，多主妊娠者，何也？盖小儿之脉，气血未定，有似雀啄，或滑而数，或滑而流利，此有余之形见也。又妇人妊娠，亦为有余，《脉经》曰"小儿之脉已见形，数月怀躭②犹未觉"，正此谓也。其症主心烦恶心，饮食不入，肢体昏倦，精神怠惰，此为子母气血并旺之症。《脉经》又曰"往来三部通流利，滑数相参皆替替"，亦此意也。宜宽胎顺气为主，与之四物汤加枳壳、白术、香附、苏梗之类。

若肥人多滑脉，滑主有痰者也。其症痰涩壅盛，中气不利，宜以清痰为主治，用二陈汤加枳、桔或枳术丸加芩、连、曲药、橘、半之类。

附滑脉体状

滑者如有力之短脉，举按皆然，圆圆转转之象，故滑。

附滑脉主病

滑为痰呕，滑主壅③多，滑数为痰热，滑疾为有孕，弦滑为

---

① 巧切：按《难经》："切而知之谓之巧。"

② 怀躭（dān）：指怀孕。

③ 壅：堵塞。

寒，浮滑为风痰，洪滑为痰火，沉滑为气，微滑为干呕，细滑为呕吐，濡滑为湿疾。

实脉论

夫实脉者，实主闪朒①，盖闪朒之症，气之实也。实主诸痛，盖诸痛之症，气之实也。实主吐下，盖吐下之症，气之实也。是故本经气郁之症，虚则补，实则泻，故凡见于气之实者，宜以泻之、开之、破之、散之、通之、利之，此医家不易之法也。若闪朒者，虽气之实，然本气之结也，宜以开结之剂治之。若诸痛之症，经曰"通则不痛，痛则不通"，虽气之实亦由气之积也，宜用散积之药行之。又有疮疡肿毒当初发时，虽气之实，亦由气之聚也，宜以祛毒之药破之。亦有伤寒当下之际，脉沉实者可下，皆由气之秘也，亦由气之实也，宜以开秘之药通之。痰涎壅盛，塞不能开，而由气之郁也，亦大气之实也，宜以导痰之剂吐之。又有癥瘕积聚瘰疬结核等症，气之结也，亦气之实也，宜以行气开痰之药除之。尝考《脉经》曰"伏阳在内，脾虚不实②"，正此意也。大抵实者实也，如诚实之人而无虚伪之事也。是以指下寻之不绝，举之有余。曰"实主伏阳在内"，若阴中蓄阳也，阴得阳则合而不行，故常饮食不思，有为脾虚之症，而致四体劳倦者也，非谓脾虚不实而脾胃有虚之谓乎？

附实脉形症本旨

左寸脉实者，盖左寸心部也，心脉实则火旺而气盛，故曰"舌强心惊语话难"。

右寸脉实者，盖右寸肺部也，肺脉实则金盛而毛焦，故曰

---

① 闪朒：扭伤筋络或肌肉。

② 实：《脉诀刊误·七表》《脉诀乳海·实脉指法主病》均作"食"。

第
一
辑

"更和咽有燥"也。

左关脉实者，盖左关肝部也，肝脉实则肝气旺而目痛，故曰"目痛昏昏似物遮"也。

右关脉实者，盖右关脾部也，脾脉实则脾气旺而中消①，故曰"消中脾胃虚"也。

左尺脉实者，盖左尺肾部也，肾脉实则肾气闭而为癃，故曰"小便难往通"也。

右尺脉实者，盖右尺者命门，三焦火也，火脉实则阴虚而腹胀，故曰"腹胀小便都不禁"也。

附实脉体状

实者，确实而不虚也。按之不绝，迢迢而长，动彻有力，不疾不迟，如诚实之象，故曰实。

附实脉主病

实为呕，实为痛，实为肿，实为郁，实为痰，实为积聚，实为腹痛，实为淋沥，实为癃闭，实为咽痛，实为闪朒，实为脾虚，实为吐下，实为癥瘕、痈肿、疮疡、瘰疬、结核、斑疹等症。

弦脉论

夫弦脉者，指下寻之，状若筝弦，时时带数，曰弦。盖弦、数一类也，数为热，而弦亦主热，故曰有热则助弦，而无热不生数也。若弦数必生热，此弦之小也；又曰有热则气盛，气胜则脉弦，所以脉如弓弦之急，热来助气之胜，此弦之大也。由是而推，吾知浮弦为风热，微弦为内热，沉弦为里热，伏弦为骨热，洪弦为火热，弦滑为痰热，弦涩为血热，弦之缓为客热，

---

① 中消：又称消中。以善饥多食、形体消瘦为主要表现的消渴。

弦之迟为寒热，弦之紧为表热，弦之急为食热，弦之软为湿热，弦之细为劳热，弦之长为积热，弦之短为虚热，弦之促为喘热，是皆弦之为病，而热必本于弦也。宜以治热之剂施之，则弦脉自退者矣。是人难分于三部九候，而亦难辨于十二经之形症也。善察脉者，然惟随热治之可也。大抵弦脉应于春而象于木，乃肝家之本脉也，且如左寸脉弦是母临子位，主头眩心胸急痛，此弦时心急又心悬也。右寸脉弦是妻乘夫位，夫不受邪，干于大肠，主咳嗽秘结，此弦冷肠中结也。左关脉弦为本部正脉，故曰"肝软并弦本没邪"。若上下俱弦，即弦紧之弦也，又曰"三部俱弦肝有余，目中疼痛苦弦虚，怒气满胸常欲叫，翳蒙瞳子泪如珠"。右关脉弦，乃夫乘妻位，木来侮土，脾虚不食之症，故曰"若弦肝气盛，防食被机谋"。左尺脉弦，乃子临母位，为虚邪之症，主小腹急痛，《本经》云"滑弦腰脚重"是也。右尺脉弦，乃木乘火位，厥阴寒蓄下焦，妄动虚邪，主小腹急疾，小便胀痛，《本经》云"腹胀阴疝弦牢"是也。

附弦脉形症治法

设若风热之症，如头风旋运，面赤牙壅，喉痹①乳蛾②，疮疡燥痒等类，皆主浮弦之脉，宜以驱风清热之剂，如消风散、凉膈散合而用之。

若内热之症，如四肢倦怠，骨节酸疼，手足心热，小便赤涩，必微弦之脉主之，宜以补养心脾之剂，如四物汤加知、贝、参、术之类。

若里热之症，如伤寒当下之时，脉势沉弦而有力，是谓里

---

① 喉痹：病名。以咽部红肿疼痛，或干燥、异物感不适，吞咽不利等为主要表现的咽喉病。

② 乳蛾：病名。以咽痛或咽异物感不适，喉核红肿，形如蚕蛾，表面或有黄白色脓点，为主要表现的咽喉病。

热之胜也，宜以承气汤、大柴胡汤量用治。若骨热之症，是谓蒸骨劳热也，其症午后日晡而发自汗，盗汗而身凉，百节酸疼或恶寒而乍发，是皆浮弦之脉以主之也，治宜十全大补汤或补中益气汤可也。

若火热之症，其症自火而发，身热而烦，目赤气急，口干欲饮水浆，扬手不欲近衣，或谵语狂妄，或时发时止，皆洪弦之脉主之也，宜以承气汤或三黄石膏汤择而用治。

若痰热之症，必中气不清，咳嗽不利，痰涎壅盛，气急作喘，其脉弦滑主之，宜以芩连二陈汤。

若血热之症，乃血虚而生热也，其症去血过多，阴虚阳盛，以致骨节酸疼，肢体倦怠，步履艰难，耳目昏聩，弦涩之脉主之也，宜以四物加参、术、知、贝、茯苓、甘草之属。

若客热之症，与火热、虚热、潮热俱相似，然皆弦脉，何也？盖弦主热也。客热之症，如客之往来而无寒即热也；火热之症时发时止，而热之不常也；虚热之症乍寒乍热，而热无定准也；潮热之症，如潮汐之来，有时而发，因汗而解也。各有正条不赘。惟客热症，如客往来，不寒就热，无汗而退。其症皆因元本空虚，邪流肌表，欲出不出，进退两难，邪正相争，有如宾客往来之状，故谓之客热，脉来弦缓是也，初宜人参败毒散，次则小柴胡汤，久则补中益气汤可也。

若弦迟之脉，发而为寒症，以其弦迟多寒也，其症发热恶寒、头疼骨痛、呕吐恶心，致为内伤外感之症，宜以温中散寒，如苍朴二陈汤加干姜、茱萸。

若弦急之脉，有为食热之症，以其人迎紧盛，食必伤也。又谓紧为痛，弦紧之脉，乃邪正相搏，作痛而生热也，宜以驱风消导之剂，如二陈汤加曲药、山楂、紫苏、厚朴之类。

若湿热之症，发热恶寒，中气不清，肢体倦怠，腿足酸疼，或黄疸，或脚气，而发作寒热；或胸痞，或湿痰，而积滞不清。是皆弦软之脉主之也，宜以二陈汤加苍、朴、羌活、白芷之类。虽有表热，不可大发其汗，多汗则湿愈甚也。

若劳热①之症，其热不大，皆因内伤元气致使正气空虚，虽有热助其脉，细弦而数，亦不能大而有力也。其症肢体劳倦，百节烦疼，口中无味，腹内不和，宜以补养之剂，如补中益气汤可也。

若表热之症，其脉弦紧，何也？此症外感风邪、头疼骨痛、四肢拘急、恶寒发热，而热胜助脉之紧，寒胜助脉之弦也。宜以解表清热为急，如参苏饮、十神汤、麻黄汤随其症之轻重择而用治。

若积热之症，其脉弦长，何也？盖热积于内则邪盛而正虚，致使四肢消瘦、腹胀多食、皮毛枯槁、形体衰弱。宜用清热去积之剂，如二陈汤加黄连、厚朴、枳实、黄柏之类，若虚者加参、术，实者加棱、术。

若虚热之症，其脉弦短，何也？盖短者气之虚，弦者热之盛，然邪盛而气虚，其症日晡发热洒淅，恶寒头眩，骨痛，肢体羸弱，或咳嗽而无痰，或足痿而难步。治宜扶元固本之剂，如八物汤、十全大补汤。

若喘热之症，其脉弦促，何也？盖弦主热，若热盛而助气之盛，则令人喘也，其症咳嗽不利，痰涎壅盛，皆因表邪不清，痰热太盛，故尔治宜驱邪解表之剂，如枳桔二陈汤加桑、杏、厚朴、紫苏之类，痰甚者三拗汤亦可，如自汗者不治。若见短促虚促之脉，用参术之剂补之，不在弦促之例。大抵喘热之症，弦促可治，短促难治，虚促不治，宜慎详之。

---

① 劳热：指各种慢性消耗性疾病中出现的发热现象，如五劳七伤所产生的虚热。

附录

夫弦者，弦也。有似筝弦之弦，有似弓弦之弦。盖筝弦者如拨筝弦，时时带数，有若弦数之象也。弓弦者弦似张弓，按之紧急，有若弦紧之体也。《脉经》云"弦脉为阳状若弦，四肢更被气相煎，三度解劳方始退，常须固济下丹田"，此断弦数之弦也。"寸部脉紧一条弦，胸中急痛状绳牵，关中有弦寒在胃，下焦停水满丹田"，此断弦紧之弦也。观此二节，则弦数有为劳热，弦紧有为寒热。若劳热者，属虚寒热者，实此弦脉有虚实之不同，如《脉经》分筝弓之各异，必治者须熟读详玩，乃得《脉经》之本旨也，使治弦之法亦可得领于心矣。

弦脉体状

弦者弦也，有似弦状，按之不移，举指应手，端直如弦，故曰弦。

弦脉主病

弦为热，弦为痛，弦为呕，弦为疟，弦为积，弦为聚，弦为疝癖①瘕瘕等症，其脉阳中伏阴，邪入于里，与正气交争，外症拘急，寒热有弦之象也。

紧脉论

夫紧脉者，气之紧盛者也，主风气伏阳，上动化为狂病。是故紧脉之症，皆由邪正相搏，攻彻气血，动击脉道，有为紧盛之势见也。故紧则主痛，凡诸痛之症，脉必见于紧者是也。吾闻寸脉紧而为心痛，关脉紧为胁痛，尺脉紧而为腹痛。又曰"气口紧盛为食痛"，主脐以上胃口作痛也。人迎紧盛为寒痛，

---

① 疝（xuán）癖：病名。脐腹偏侧或胁肋部时有筋脉攻撑急痛的病证。见《外台秘要》卷十二，因气血不和，经络阻滞，食积寒凝所致。

主体受风寒而一身尽痛也。又有浮紧为之风痛，沉紧为之气痛，洪紧为之火痛，是皆紧脉之主症也。尤宜痛法治之可也，如风则驱之，气则清之，寒则温之，火则降之，伤食作痛者消导之，此治痛不易之良法也。夫如是，使邪可去而痛可止，气可顺而紧可和矣。治紧之法岂不在是哉？

附紧脉形症本旨

左寸脉紧者，紧急也，故曰"寸脉急而头痛"。

右寸脉紧者，此"沉紧相兼滑，仍闻咳嗽声"。

左关脉紧者，此"紧因筋急有些些"。

右关脉紧者，此为"有紧脾家痛"也。

左尺脉紧者，又谓"浮紧耳应聋"。

右尺脉紧者，"紧则痛居其腹"也。

此《脉经》所谓"紧之为病多因痛，居八九也"。

紧脉体状

紧者，紧而有力也。其势紧急不缓，按之盛，举之大，有若洪数之状，故曰紧。

紧脉主病

紧为痛，紧为寒，浮紧为伤风，弦紧为伤寒，沉紧为气痛，洪紧为大痛，浮滑而紧为痰痛，短数而紧为虚痛，弦涩而紧为血痛，实大而紧为闪肭作痛，实紧而数为肿毒作痛。

洪脉论

夫洪脉者，脉之洪大者也。举之有余，按之盛大，三关满度盈指来者曰洪。此脉见于上部，主头疼目红，四肢浮热；见于下部，主大便不通，燥热粪结；见于中部，主口舌干燥，遍身疼痛。吾观洪脉为症，洪主火，洪主热，故曰：邪有余即是火，又曰：邪气盛则生热也。然火之为病，谓之痰火；热之为病，谓之风热。是故火炎上行，居右寸而洪大者，非中风即痰火也；居左寸而洪大者，非风热即风痰也。虽然洪为心家本脉，而心脉大洪则心神必乱，故曰"狂言满目见鬼神"也。又曰"当其巳午，心火而洪"，岂为夏时之正脉也。若曰"遇其季夏自然昌"，有论洪脉见于夏时可也。然而洪主火，洪主热，夏月洪大之脉，未必不由火热为病也。况炎暑之令，当夏盛行而火热之病，遇夏必重，岂可概言洪大之脉而为夏令之本脉乎！治者若取因时之脉见于当夏之时，但微洪可也，洪缓亦可也，或兼他脉而洪大者亦可也。至若六脉俱洪脉，经曰"三部俱数心家热，舌上生疮唇破裂"，此又不可不知。诊者临症之时熟读详玩，次第辨之，终无失也。

附洪脉形症本旨

左寸脉洪，主心火盛，而头面躁热，虽为顺候，亦惊惧也，故曰"顺候脉洪惊"。

右寸脉洪，主肺火盛，而咳嗽气促，乃为逆候，火克金也，故曰"反即大洪弦"。

左关脉洪，主肝火盛，而目赤肿痛，子乘母位，为实邪，故曰"若得夏脉缘心实，还应泻子自无虞"。

右关脉洪，主脾火盛，而谵语、心脾痛，母临子位，为虚邪，故曰"如邪勿带符"。

左尺脉洪，主膀胱有热，故曰"小便难往通"。

右尺脉洪，主三焦客热，故曰"赤色脚酸疼"。

洪脉体状

洪者大也，洪大而有力也。洪与实，而形体相同，但洪则力大，而实则细实也。洪与紧，而形体相似，但洪则宽洪，而紧则数大也。

洪脉主病

洪为躁热，洪为烦满，洪为咽干，洪为火热，洪为大小便不通，洪为目赤口疮，洪为喘急，洪为皮瘦毛焦，洪滑为痰火，洪弦为大热。

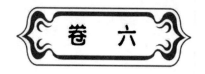

脉经八里

微脉论

大微脉者，指下寻之似有如无，隐隐而来，有如细丝之状，按之而无力者是也。《脉经》曰"败血不止，面色无光"，宜以养气和血之剂治之。若夫"微脉关前气上侵，当关郁结气排心，尺部见之脐下积，身寒饮水即呻吟"，亦为阳虚阴结之脉，宜以开郁抑阳可也。二者之间不可混论，当以气血分之。然血不足则面色无光，气不足则郁结不开者矣。

附微脉本旨

左寸脉微，主心经虚寒，故谓"阳微浮热①定心寒"。

右寸脉微，主肺经本脉，故谓"微浮兼有散，肺脉本家形"。

左关脉微，主肝气虚败，郁结不散，故曰"当关郁结气排心"。

右关脉微，主脾气不行，故曰"微即心下胀满"。

---

① 热：《脉经》作"弱"。

左尺脉微，主阴寒不清，故曰"微则肚痛无瘳①"。

右尺脉微，主脐下有积，故曰"身寒饮水即呻吟"。

微脉体状

微，不显也，依稀轻细，若有若无，为气血俱虚之候，故曰微。

微脉主病

微为虚弱，微为虚汗，微为败血，微为白带，微为淋沥，微为郁结不食，微为饮食不化，微为脏冷泄泻，微为虚风，微芤为损血，微滑为虚痰，微弦为虚热，微洪为虚火，微弱为虚气，微微来如蛛丝，此阴气衰败脉也。

沉脉论

夫沉脉者，脉存于下，举指全无，按之可得，是谓之沉也。主中气不清，痰涎不利，胁肋作疼，手足时冷。大抵脉之沉者，沉主气也，《脉经》曰"下手脉沉，便知是气"者，此也。又曰气闭于中，脉沉于下，俱可详矣。吾尝考之，沉滑多痰，沉涩少血，沉紧多痛，沉实当下，沉迟多寒，沉数多热。又谓沉细而滑，此痰之不利也；沉濡而弱，此湿之不清也；沉短而涩，此气滞其血也；沉紧而弦，此气痛生热也。是皆沉之为病，善治者当因气而推之可也，然则脉之沉者，舍气不足为论。

附沉脉形症本旨

左寸脉沉，是水克其火，故曰"沉紧心中逆冷痛②"。

右寸脉沉，是金生乎水，故曰"皮毛皆总涩，寒热两相承"，又曰"下手脉沉，便知是气"。

---

① 瘳（chōu）：病愈。

② 逆冷痛：原脱，据《脉经》补。

左关脉沉，是水临木位，气郁于肝，故曰"当关气短痛难堪"。

右关脉沉，是水乘土位被水伤，故曰"沉兮膈上吞酸"。

左尺脉沉，沉主水也，乃肾家之本脉，故曰"沉滑当时本"。

右尺脉沉，主水胜火衰，乃腰脚沉重，故曰"沉乃疾在其腰"。

沉脉体状

沉，不浮也。轻手不见，重按乃得，为阴逆阳郁之候，故曰沉。

沉脉主病

沉为气，沉为寒，沉为停饮，沉细为少气。

沉为水，沉为逆冷，沉为洞泄①，沉紧为腹痛。

沉伏为霍乱，沉迟为痼冷，沉数为郁热，为胀满，沉滑为呕吐，沉弦为心腹冷痛，沉细而滑为骨蒸热。

缓脉论

夫缓者，和缓也。脉之和缓，气之中和，吾知人以胃气为本，脉以和缓为良。《脉经》曰"四至五至，平和之则"，亦欲胃脉和缓之理也。然又考之，凡缓脉之见，不可见于纯缓，如缓而兼四时之脉可也，缓而兼五脏之脉亦可也，否则徒缓而不兼，犹《脉经》所谓"但弦无胃气曰死""肝脉纯缓者亦曰死"。又曰"缓脉关前搐项筋"，缓者，迟缓也。心脉缓，是谓阴乘阳位，有为筋搐之兆。"当关气结腹难伸"，亦缓者，迟滞

---

① 洞泄：指湿盛伤脾的泄泻，又称濡泻、湿泻、脾虚泻，如《杂病源流·泄泻源流》："惟濡泄一症，又名洞泄，乃湿自甚，即脾虚泄也。"

也。关脉缓，主气滞而稽迟，有为腹胀之症，而气亦难伸之意也，二者之间故有迟缓之别，非曰和缓而合胃脉之论也。虽然仲景云"伤寒以缓为和，主病退；杂症以缓为迟，主病进"。此缓之脉又不可以侧推者矣。诊治之下，若以缓而推治其详，然则缓而和者曰平，缓而迟者曰病。

附缓脉形症本旨

左寸脉缓，左寸者，心也。心脉宜急而不宜缓，心脉缓则心气稽迟①而不行，故曰"缓脉关前搐项筋"。

右寸脉缓，右寸者，肺也。肺主皮毛，若肺脉缓而不舒，故曰"缓即皮顽之候"。

左关脉缓，左关者，肝也。肝主畅茂条达，反见缓脉，有不能发越其气，故曰"当关气结腹难伸"。

右关脉缓，右关者，脾也。缓为脾家之正脉，故曰"顺时脉缓慢"。

左尺脉缓，左尺者，肾也。肾脉缓则肾不得令，土乘水位，故曰"夜间常梦鬼随人"。

右尺脉缓，右尺者，三焦也。三焦主火，而见缓脉，是谓邪风积气来冲背，故曰"肾间生气耳鸣时"。

缓脉体状

缓，不速也。来往纤缓，不得通畅，气血衰弱之候，故曰缓。

缓脉主病

缓为风，缓为虚，缓为弱，缓为痹，缓为湿，缓为痛不能移，缓为项强，缓为脚弱不能行。

浮缓为风，沉缓为气血虚，弦缓为表不尽，洪缓为虚火，

---

① 稽迟：迟滞不畅义。

迟缓为逆冷，浮缓为不仁，"三部俱缓脾家热，口臭胃翻长呕逆，齿肿断①宜注气缠，寒热时时少心力"。

涩脉论

夫涩脉者，盖涩滞也。脉所以荣行经络，今则涩滞而不行，非惟内无所养，亦且外无所荣，而积血亏虚之症必生矣。《脉经》曰"涩则元虚血散之"，又曰"妇人有孕胎中病，无孕还须败血成"，此论涩脉之理亦甚明矣。

吾尝因是而推之，涩者血之虚也，而必以补血为要；涩者气之少也，又必以养气为先。又若浮涩者血虚而生风，沉涩者血虚而气滞，弦涩者血虚而生热，迟涩者血虚而生寒，濡涩者血虚而乘湿，短涩者血虚而少气，缓涩者血虚而无力，微涩者血虚而气弱。又有涩数者血虚而动火，涩滑者血虚而生痰。此涩之为病也，然则治者当先调其血室，使血无所亏；次养其精血，使血从气化，夫如是，余症自可痊矣！非所谓治涩之妙法乎？

附涩脉形症本旨

左寸脉涩，主血虚也，乃心血虚也，故曰"涩无心力不多言"。

右寸脉涩，主气少，乃肺气少也，故曰"涩而气少"。

左关脉涩，乃肝虚不能藏血，故曰"涩则元虚血散之"。

右关脉涩，乃脾虚不能裹血，故曰"食不作肌肤"。

左尺脉涩，乃精血不足，故曰"脉涩精频漏"。

右尺脉涩，乃下元虚冷，故曰"体寒脐下作雷鸣"。

---

① 断：据文义当作"龈"。

涩脉体状

涩，不滑也。虚细而迟，往来不利，三五不调，如雨沾沙，如刀刮竹，为气虚血少之候，故曰涩。

涩脉主病

涩为气虚，涩为血少，涩为吐衄过多，涩为伤精损血，涩为妊娠不安，涩为经漏。

迟脉论

夫迟脉者，主气血之稽迟也。又曰迟为寒气，血因寒之所袭，则稽留而不荣，有似迟之兆也。吾闻迟之为病，皆因内伤生冷寒凉之物，外涉水冰阴寒之气，或中于脏腑，或入于腠理，或气血稽迟不行，故名之曰迟。《脉经》有曰"三至为迟，迟则为冷"，乃真知迟之为病而断其脉之如此者也。又曰迟为冷、非为寒也，盖寒则外感，冷为内伤，外感者谓外感风寒，内伤者谓内伤生冷，令迟脉既见而生内寒之症，其病心腹绵绵攻痛，手足逆冷，或恶心呕吐，或自利霍乱，或食欲不化，是皆寒伤于内之症也。有见迟脉者也，治宜温中散寒之剂，如人参理中汤、四逆汤或重则附子理中汤主之。非若外感之症，头疼体痛，恶寒发热，有用发散之药，如脉之紧盛者用也。临症之时当宜慎之辨之，治无谬矣。

附迟脉形症本旨

左寸脉迟，主上焦有寒，故曰"寸口脉迟心上寒"。

右寸脉迟，主肺受风寒，故曰"迟脉人逢状且难"。

左关脉迟，肝气逆也，故曰"逆时主恚①怒"。

右关脉迟，脾气冷也，故曰"当关腹痛饮浆难"。

---

① 恚（huì）：怨恨，愤怒。

左尺脉迟，迟为肾脏虚冷，故曰"厚衣重复也嫌单"。

右尺脉迟，迟为三焦停寒，故曰"迟是寒于下焦"。

"三部俱迟肾脏寒，皮肤燥涩发毛干，梦见神魂时入水，觉来情思即无欢"。

迟脉体状

迟，不数也。以至数言之，呼吸之间脉来三至，减于平脉一至，为阴盛阳亏之候，故曰迟。

迟脉主病

迟为冷，迟为厥逆，迟为腹痛，迟为呕吐，迟为自利，迟为霍乱，迟为筋紊，迟为亡阳，浮而迟为表有寒，沉而迟为里有寒。

大抵迟之为病，在寸为气不足，在尺为血不足。然而气不足，为气寒则挛缩也血不足，为血寒则脉泣①也。

伏脉论

夫伏脉者，元气伏于内也，指下寻之全无，再再求之，不离其处，曰伏。又曰按之至骨曰伏，亦曰伏脉。谷亏不化，又谓阳极似阴②曰伏，此伏之见脉而元气亦伏者也。吾见饮食入胃，不能健运，有为内寒所结，外症腹痛恶寒，手足厥逆，吐利并作，其脉必伏，此伏之一也；又有阳极似阴而真元存伏，有似脉脱之象，用意求之，隐然而见，至极之处，此伏之二也；亦有阳虚之人，元气不能发越，脉来空虚，存伏至骨之间，此伏之三也；又有偶中之症，卒然而仆，痰涎壅盛，昏不知人，其脉必伏，此伏之四也。大抵脉之伏者，非为死症；而治伏之

---

① 泣：同涩，滞涩义。

② 阳极似阴：多因阳盛之极，阳气闭郁不能外达所致的真热假寒之证。

法，犹当细推。不可因其无脉而疑惧于施治之下，不可因其脉不应手而忽略于取舍之间。治者临症之时，能推详隐微之地，而深究活法之余，得病者自有转死回生之妙矣。

附伏脉形症治法

左寸脉伏者，阳极似阴之症，宜以抑阳转阴可也，与之升阳散火汤。

右寸脉伏者，气郁生痰之症，宜以清痰开郁可也，与之枳桔二陈汤。

左关脉伏者，中气厥逆之症，宜以清气宽中可也，与之香砂二陈汤。

右关脉伏者，偶中食肉之症，宜以调中消导可也，与之曲药二陈汤。

左尺脉伏者，阴虚阳伏之症，宜以滋阴抑阳可也，与之补中益气汤。

右尺脉伏者，阳虚阴伏之症，宜以抑阴壮阳可也，与之十全大补汤。

如两手各有伏脉，必审其见于何部，配偶何经，参而互之，此伏脉可以断其亲切而无失矣。

虚论中有伏脉之意，临症之时，又不可不审。

《脉经》曰"积气胸中寸脉伏"，此为两手寸脉之伏也；"当关肠澼常瞑目"，此为两手关脉之伏也；"尺部见之食不消，坐卧不安还破腹①"，此为两手关尺脉之伏也。

伏脉形状

伏，不见也。轻手举之，绝然不见，重手取之，附着于骨，为阴阳潜伏，关格闭塞之候，故曰伏。

---

① 破腹：腹泻义。

伏脉主病

伏为积聚，伏为霍乱，伏为疝瘕，伏为厥逆，伏为木气，伏为卒仆，伏为阴阳不得升降，伏为痰饮，伏为饮食不化，伏为阳极变阴。

濡脉论

夫濡脉者，濡乃软也，有为阴湿之症，当静思之。此脉在按之之下，轻手诊之固不可得，重手按之又难可知，惟寻之稍久，指下隐隐而来，有如短弦之状，忽然少许又不知也，待存而诊之又若如是，此濡脉之形状也。其症头重昏运，中气胀闷，腰背酸疼，腿足沉重，肢体倦怠，或咳嗽有痰，或脚气呕逆，或吐泄自汗，是皆阴湿之发，亦皆濡脉主之也。宜以驱风燥湿之剂，使风能胜湿可也；切勿发汗，多汗则湿愈重也。又不可用苦寒太多，用寒则湿愈胜也。亦不可因其脉之似虚大用补剂，用补则湿不能越也。尤不可因其湿盛而用淋洗，用洗剂湿愈大也。大抵治湿之法，不可例推，而去湿之药不可枚举。如湿在上者，宜汗之；在下者，宜利之；在中者，宜散之；初发者，宜用风药，风能胜湿可也；久病者，宜用补药，正胜则邪退也；有水兼因①利药，利水则湿行也；脾虚当用补剂，用补则脾实也；热当用苦寒，用寒则热清也。又谓湿在心经，宜清热利水；湿在肺经，宜清金利水；湿在脾经，宜实脾利水；湿在肝经，宜伐肝利水；湿在肾经，宜温经利水。亦有胃经之湿，消导行湿可也；胆经之湿，清凉散湿可也；膀胱之湿，渗利清湿可也；大肠之湿，利水燥湿可也；小肠之湿，开泄引湿出也；三焦之湿，从其上、下、中治者也。此所谓治湿之法，得湿之病，皆

---

① 因：凭借，依靠，增添。

从濡脉主之也。诊治者理当因是而推，则变化可测其源，而治病无不神验者哉。

附濡脉形症本旨

左寸脉濡，主上焦有湿，如头眩昏晕冒，起则欲倒，或呕吐涎沫之症。

右寸脉濡，主肺受风湿，如咳嗽有痰，脑①胁不利，背膊缚紧，头重昏冒之症。

左关脉濡，主胁肋作胀，呕吐涎沫，精神离散，气胜喘急，气虚少力之症。

右关脉濡，主脾胃不和，腹中作胀，大便虽利而便涩，小便不利而短少，痰涎不嗽而出，自汗不发而来，口中无味，寒热乍往，若脾虚之症，实不虚也。

左尺脉濡，主下焦有湿，腰疼重坠，步履艰难，小便带浊，腿足酸疼，脚气时发，寒热往来等症。

右尺脉濡，主下元冷结，肠鸣泄泻，瘕疝时发，阴汗癫痒②及瘘痓③厥逆等症。

濡脉形状

濡，无力也。虚软无力，难以应手，如棉絮浮水之中，轻手似有，重手即去，为湿伤气血之候，故曰濡。

此脉多见于三部。若三部空脱之脉，但形症未见死象，如有湿病前见，当将三部之下仔细举按，用心潜求，或少得些些短弦微数之体，即濡脉。也不可因其无脉舍之而不求，不可因其空脱弃之而言死，如得是脉，外见湿症，即与二陈汤加苍、朴、香附、白术、枳实、黄连最妙，屡验。

---

① 脑：据文义当作"胸"。

② 癫痒：阴部瘙痒。

③ 瘘痓：疑为"瘘痓"。

濡脉主病

濡为湿，濡为少气，濡为湿伤血室，濡为泄泻，濡为痰，濡为眩晕，濡为自汗不止，濡为胀满，濡为渴，濡为气急，濡为饮食不入。

弱脉论

夫弱脉者，乃元气之虚弱也。《脉经》曰"关前弱脉阳道虚"，盖阳虚之症显脉弱也。"关中有此气多粗"，主脾胃不和，口多粗气也。"若见尺中腰脚重，酸疼引变上皮肤"，此尺弱之脉，主下元虚极，精髓衰败，血气不能周济故耳。《易》曰："内实外虚，如鸟之飞，其声下而不上"，正此意也。吾尝考之弱脉，盖弱者不盛也，阴虽存而阳不足，无刚健牝①马之象，但势力衰弱之体，故轻手按之，怯怯弱弱，重手按之，濡濡软软，有若阿阿缓弱之形，有似吹毛扬扬之势，轻浮而不实也，体弱而不空也。其症元本不足，气血亏虚，真阳失守，阴无所附，以致头眩体倦，精神短少，四肢乏力，脚手酸疼，脾胃不和，口多粗气，自汗盗汗，遗精梦泄。治宜益元壮阳、添精补髓之剂，如十全大补汤、补中益气汤或虎潜丸、大补丸择而用之，使阳刚复位，气血冲和，自然不弱者矣。

附弱脉本旨

左寸脉弱，主阳虚，《脉经》曰"关前弱脉阳气微"。

右寸脉弱，主气虚，《脉经》曰"只为风邪与气连"。

左关脉弱，主血虚，《脉经》曰"弱则血败，立见倾危"。

右关脉弱，主脾虚，《脉经》曰"关中有此气多粗"。

左尺脉弱，主肾虚，《脉经》曰"生产后客风面肿"。

---

① 牝（pìn）：雌性的（鸟兽）。与"牡"相对。

右尺脉弱，主三焦气虚，《脉经》曰"酸疼引变上皮肤"。

弱脉体状

弱，不盛也。沉极而软，快快不前，按之欲绝未绝，有似回避之状，再按如此，深按亦如此，曰弱。皆由气血之不足，精神之亏损，伤精乏力之候，故脉弱。

弱脉主病

弱为痼冷，弱为虚汗，弱为痿痓，弱为厥逆，弱为血虚，弱为气少，弱为乏力，弱为伤精，弱为耳闭①，弱为眩晕，弱为多汗，弱为损血。

大抵弱之为病，不出乎气血不足、精力短少之症。有天禀赋弱而一生脉之弱者，大率其人多病，常令补血养气方可。有年老气衰脉势之怯弱者，此老人之正脉，不论有病后元气不复，脉势多弱者，宜当大补气血。有汗下后损伤元气，脉势虚弱者，犹宜温养正气。噫！弱之见症，老得之为顺，少得之为逆，不可一途而论也。又有斫②丧太过，脉势虚弱者，宜以大补元气。或有脾虚不足、内伤元气，脉势怯弱者，宜以和中健脾。设或湿不清，热不见，其脉必弱，又不可大用补剂，用补则湿愈盛也，而脉不复于弱乎？治者当因其病而调之，亦有不可拘于脉也。

---

① 耳闭：按《素问·生气通天论》："耳闭不可以听"，乃听力下降，耳内闭塞感而闻声不真，外感内伤皆可致之。

② 斫（zhuó）：原书此处模糊，据文义当作"斫"，大锄，引申为用刀、斧等砍；"斫丧"喻摧残、伤害，特指因沉溺酒色而伤害身体。

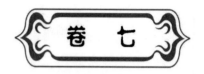

脉经九道

长脉论

夫长脉者，脉之长大者也。举之有余，按之益大，满度三关，如持竿之状，曰长。《脉经》曰"主浑身壮热，邪闭腠理之症，可表而已"，又曰"阳蓄三焦，郁烦不清"。然有此脉，治者欲开其郁，亦汗而已。又有阳邪大胜，火发三焦，身热脉大，满度三关，故谓出三关者曰长。治宜火郁发之，亦可大汗而已。临症之时，不可因其脉大善用苦寒，不可因其脉长破损元气。大抵火不与折，元不宜损，用折则火愈胜，损元则脉不复。如用解表之剂，是谓开发腠理，使邪气从此而出，火热因汗而散，其脉自和，不长者矣。

附形症治法

左寸脉长，左寸者，心也。心脉长，长而为心家本脉，治当平心火自可，如用黄连泻心汤之属。

右寸脉长，右寸者，肺也。肺脉长，主肺气盛而为咳嗽喘急之症，治宜三拗汤发泄其邪可也。

左关脉长，左关者，肝也。肝脉长，主肝气有余而为胀满、中气不清之症，治宜枳桔二陈汤加紫苏、山楂之类。

右关脉长，右关者，脾也。脾脉长，主脾火太旺而为嘈杂①吞酸吐酸②之症，治宜二陈汤加干葛、白术、姜汁炒黄连之类。

左尺脉长，左尺者，肾也。肾脉长，主相火旺而为阳强壮热之症，或淋沥癃闭，小腹急满而不通，治宜补中益气汤加发散之药。

右尺脉长，右尺者，三焦也。三焦脉长，主三焦火动而为头面大热、目红身肿之症，治宜火郁汤或升阳散火汤可也。

长脉形状

长者，长也。如持竿之状，长出三关者也。若一部脉长，就于本部长，余部皆不及也；若一手脉长，主三部之中，长出三部也，故曰长。

长脉主病

长主火，长主热，长大而为身热，浮长而为风热，洪长而为火热，浮大而长为之肺热，洪大而长为心热，紧大而长为之郁热，滑大而长为痰热。

短脉论

夫短脉之势，脉之短小是也。盖脉之短小，此元气之短缩者也。吾见中间有、两头无，如累累之状，曰短，又曰不及。本位曰短，小而有力曰短，此短之见于三部，主阴中伏阳，阳邪不能舒畅，郁结于其中。其症中气不清，四肢拘急，发热恶寒，呕吐恶心，大便积滞，小便短少，甚则腿足沉重，步履艰难，腰背无力，或疝，或瘕，或积聚疢癖，或痈疽肿毒疮疡等症生矣。然其脉皆见于短也，大抵短者脉之短小，由邪气之拘

---

① 嘈杂：自觉胃中空虚难耐，烦杂不适的表现。
② 吐酸：酸水自胃中上逆，并频频吐出酸水的表现。

缩，血气之不利也。故凡诊视之下，当其短脉之见，不可视其短缩有为不足，不可断其短小有为虚弱。但阴中伏阳，不能舒郁，有短小之象，见于三部不能接续，有累累之状，故名之曰短。非若滑脉如珠之累，有同短脉之累也；非若涩脉之体，有似短脉之象也。《脉经》曰"短于本部曰不及，短复迟难为涩脉，休将短涩一般看，短自时长滑时涩"，此短脉之势，短而且壮，但不及本位，有壮实力盛之体也，故曰短。又曰"短脉阴中有伏阳"，主下而已；"大泻通肠必得康"，亦此意也。

附形症治法

左寸脉短，主中气不清，心膈郁闷，或惊悸怔忡，小便黄赤，治宜清心降火之剂，如用黄连、山栀、归、芎、枳、桔之属。

右寸脉短，主肺气不利，咳嗽有痰，气急作喘，治宜清痰理气之剂，如枳桔二陈加芩、连、山栀之属。

左关脉短，主肝气衰弱，胁肋作疼之症，盖肝脉主弦长，今则弦短，岂不肝之虚也，治宜当归、芍药、黄连、青皮、柴胡、山楂之类。

右关脉短，主脾胃内伤，饮食劳倦，胸膈作胀或霍乱，不得吐泻，腹中作痛，呕逆不止，治宜苍朴二陈汤加芩、连之类。

左尺脉短，主腰肾无力，步履艰难，小便短少，小腹作胀，治宜归、术、芩、栀、茯苓、木通之属。

右尺脉短，主三焦火动，发热恶寒，头眩耳鸣，痰涎壅盛，治宜三黄石膏汤或三黄丸亦可。

短脉形状

短，不及也。按之指下益实，但不及本位，如累累短束之状曰短，又曰小而有力曰短。

短脉主病

短为伏阳，短为干呕，短为便难，短为癥瘕①，短为积聚，短为内伤，浮短为肺伤，弦短为肝伤，短促为虚喘，短数为虚热。

虚脉论

夫虚者，不实也。大而无力，指下寻之不足，有缓缓弱弱之象，稍重按之，又空寐也，忽无举之亦来，如是此虚脉之体也。主气血两虚，真元亏损之症。盖见气虚则脉来缓弱，血虚则脉来空寐，其症寒热往来，时时不定，心中恍惚，遇事多惊，头眩体倦，坐卧不宁，四肢乏力，精神短少，若惊悸怔忡，健忘之症生矣。治宜调养气血，固益真元，使血气复而不虚，真元固而不散，其脉自实而不虚矣。故曰"恍惚心中多惊悸，三关定息脉难成，血虚脏腑生烦热，补益三焦便得宁"。

附形症治法

左寸脉虚，主心虚血不足。若惊，若悸，若怔忡健忘之症，治宜养心汤或定志丸可也。

右寸脉虚，主肺虚气不足。若嗽，若喘，若气急胸闷之症，治宜参麦散或款花膏可也。

左关脉虚，主肝虚不足。或吐血咯血，或目盲眼花，或头眩欲倒，治宜四物汤加参、术、生地、童便治之。

右关脉虚，主脾虚不足。或吐，或泻，或饮食不入，或疟痢病久，治宜人参养胃汤，或参苓白术散亦可。

左尺脉虚，主肾虚不足。房劳太多，精血失守，或遗精梦

---

① 癥瘕：指腹腔内有包块肿物结聚的疾病。一般以坚硬不移，痛有定处为癥；聚散无常，痛无定处为瘕。

泄①，小便遗溺，治宜十全大补汤、虎潜丸可也。

右尺脉虚，主三焦劳力太过，元本虚弱，以致头晕目眩，精神不足，四肢乏力，怠惰嗜卧，若伤力之症，宜以补中益气汤或十全大补汤可也。

虚脉形状

虚者，空虚也，指下寻之，举之有，按之无，如缓弱无力之象，故曰虚；又曰或大，或小，或长，或短，举按皆无力也，亦曰虚。

虚脉主病

虚为劳瘵②，虚为惊悸，虚为恍惚，虚为怔忡，虚为失血，虚为损气，虚为惊风，虚为少气，虚促为喘，虚数为热，虚弱为不足，虚弦为破伤风，虚滑为冷痰，虚涩为少血。

促脉论

夫促脉者，脉之疾促并居寸口之谓也。盖促者，数之胜数者。促之源先数而后促，此至数之极也。《脉经》曰"六至为数，数即热症，转数转热"，正此谓也。又曰"数促之象，穷穷数数，连至并来"。关尺之气，皆入于寸或尺脉，不见而止；见于关寸之脉，或关尺之脉，不见而止；见寸部之脉，有急数疾甚之至也，故曰促。此脉皆因元气衰败，真阴失守，使阳无所附，邪正妄行上焦者也。主咳嗽气促，喘急太甚，冷汗时来，手足厥逆，痰涎不利之症，宜以调摄阴阳，和平气血，治之可也。不可因其气胜断为有余，反加破气下气之药；不可见其气有不足，再用补气益气之剂以助气盛者也。戒之，慎之。大抵

---

① 梦泄：亦称梦遗，为以梦交而精液遗泄为主要表现的疾病。

② 瘵（zhài）：多指痨病。

此脉之见此症多死。凡人初病之时，并无此脉，但病久、房劳以致阴虚太盛，或汗下太过以致真元失守，或痰涩不利以致关格壅盛，或服金石之药以致元气下陷，或食猛毒之味以致邪气上壅，皆能令脉见促者矣。治者断促之脉，渐加即死，渐退即生；又曰实促可治，虚促难治；长促可治，短促难治；微促可治，疾促难治。或促脉之见，面青而手足厥冷者死，面白而汗出如油珠者死，面红而痰涩壅盛者死，面黑而无精彩[1]有神者死，面黄而声气不接续者死。

附脉症治法

左手寸脉促者，主血虚不足。或呕吐咯衄损伤心血，或劳竭心肾以致精髓枯涸。但虚气上乘、关尺不见、惟存寸脉促者，有根蒂，可治。与之平补之剂，兼以和血之药。如无根蒂，散乱而疾促者，死。

左手寸关脉促者，主怒气伤肝，邪气太盛之故，治宜清气和中，如二陈汤去半夏，加贝母、麦冬、黄芩、当归、山栀等剂。

右手寸脉促者，主咳嗽气喘，痰涩壅盛，宜以清痰理气之剂，如二陈汤加枳、桔、白术、厚朴、山楂、黄芩、山栀等药。脉势散乱，痰促汗出如油，面青肢冷，言语不利，遗溺百合等症者不治。

右手寸关脉促者，主中满喘急，或有痰无痰，或服金石猛毒所伤，治宜和中养气之剂，如六君子汤加黄连等药。若脉势虚促，两手空脱，饮食不入，周身作痛，冷汗时来等症者，不治。

两尺无促，盖促者促于上也，尺居下部何以促下，大抵尺

---

[1] 精彩：神采。

脉之疾，言数而不言促也。

促脉形状

促者，疾促也。此数之甚也，一息之间，十余至也，《脉经》曰"八脱九死十归墓，十一十二绝魂瘥"，皆促之谓也，故曰促。

促脉主病

促为喘，促为自汗，促为厥冷，促为短气，促为痰壅，促为气绝，虚促不治，短促难治，渐退即生，渐加即死。

结脉论

夫结脉者，脉之气结者也。因气之并结也，故脉来三至而歇，五至而止，或三至、五至、十至连连而歇，或廿①至、三十、四十至间忽而止，此所谓不匀之歇至也，故曰结。此脉皆因大怒不出，郁闷日久，气滞不能疏通，结而不散，以致歇至之见，但歇而不匀也。又有痰结脉络，血不能流，气因之而稽迟不行，故脉来不得顺利，以致歇至暂忽，且来亦歇而不匀者也。治宜清气豁痰为主，使气清而痰豁，自然不歇者矣。故经曰"积气生于脾脏傍"，积气者，结气也。"大肠疼痛最难当"，痰气之不行也。"渐宜稍泻三焦火"，气有余即是火，宜为②火则气清也。"莫漫③多方立纪纲④"，不必他论而再求也，此理甚明矣！故曰"三阳结，为之隔。三阴结，为之水"，又曰结阳肢肿、结阴便血。噫！气结则病结也，病结则脉结也哉！

---

① 廿（niǎn）：二十。

② 为：据文义疑为"泻"。

③ 漫（mán）：通"漫"，任意，随便。

④ 纪纲：典章法度。出自《左传·哀公·哀公六年》："今失其行，乱其纪纲，乃灭而亡。"

附脉症治法

左手寸脉结，此心经郁闷，不得舒畅，倦卧日久致脉结矣，治宜枳桔二陈汤加黄连等剂。

右手寸脉结，此肺气不和，痰涎壅闭，关格阻碍，以致脉结者矣，治宜枳桔二陈汤加黄芩、山栀之属。

左手关脉结，此怒蓄于肝，胸胁作胀，中气作疼，以致脉结者矣，治宜二陈汤加香附、青皮、山栀、山楂。

右手关脉结，此脾胃不和，饮食阻滞，郁结成痰，聚而不散，则脉结矣，治宜二陈汤加山楂、厚朴、枳壳、桔梗等剂。

左手尺脉结，此房劳太盛，久练不泄，以致小腹急胀，小便作疼，则脉结也，治宜补中益气汤可也。

右手尺脉结，此因劳役过多，元气失守，精血耗损，以致脉结者矣，治宜十全大补汤可也。

结脉形状

结者，气血之结滞也，至来不匀，随气有阻，连续而止，暂忽而歇，故曰结。又谓三动一止，或五、七动一止，或十动、二十动一止，亦曰歇。此歇者，不匀之歇至也，其病不死，但清痰理气自可。

结脉主病

结阳肢肿，结阴便血，三阳结谓之隔，三阴结谓之水，一阳结谓嗽泄，一阴结谓不月①，二阴一阳胀满善气，二阳一阴病发风厥，一阴一阳内结喉痹，二阴二阳痈肿痿厥。

代脉论

夫代脉者，一动大来，连至小动二三而疏散也。指下寻之

---

① 不月：病名。指经闭或月经不按月来潮。见《素问·阴阳别论》："二阳之病发心脾，有不得隐曲，女子不月。"

动而复起，再再寻之不能自还，亦复如是，故名之曰代。此因元气虽有，邪气克伐，正气不能舒张，脉来懈怠而不收也。其症皆因湿热并结，痰涩不利，气滞不行，来往壅塞，有气胜之状，而无气胜之还，是则有头无尾之脉，有成无收之症。治者当宜清热去湿，降痰理气，如平补之剂佐以疏利之药，治无不效，而脉无不和者矣。若代脉看为口不能言，形体羸瘦，有为不治之症，则"三元正气随风去，魂魄冥冥何处拘"，此为必不治之脉也。以吾论之，然代脉之治，不可必论其死。观此脉之势，初然大动有力，次则二、三无力也。以二、三无力，元气疏散，固不可治；若初见有力，亦可治也，岂可舍其生意而坐视待其危亡者乎！在治者，必将大动之气为主收敛，二、三疏散之气已回，然后调平脏腑，和顺脉络，治无不生，而效无不验者尔。

附脉症治法

左手脉代者，主胸闷腹胀，气急喘嗽之症，治宜二陈汤加白术、当归、黄连、枳实等剂。

右手脉代者，主咳嗽有痰，自汗自利之症，治宜二陈汤加厚朴、白术、香附、苍术等剂。

代脉形状

代者，止也，止若歇至也。但歇而不匀，又疏散也，《脉经》曰"指下寻之，动而复起，再再不能自还"，故名之曰代。

代脉主病

代主气促，代主胀满，代主大小便不利，代主痰涩，代主喘息，代主自汗自利。

牢脉论

夫牢脉者，坚牢而实大也。此脉多见于伤寒已表之后，或中风不语、发直之前，或痈疽肿毒将溃之时。得此脉者，邪气入于脏腑，牢而难出，攻激气血，百节疼痛，身热大发。此谓必重之脉也，何也？且如伤寒表汗之后，当得脉和，是谓风从汗泄，邪从汗解也。今得大汗之后，身热不解，脉反大而坚劳[①]，此所谓正气虚而邪气愈入也，必为难治之症，遇后转重。人知中风所发之时，脉势宜缓，今则不缓而反坚牢实大之见，此谓风邪中于脏也，故见发直不语之症，亦难治矣。又如痈疽肿毒未溃之时而见此脉，待溃发泄其气，而脉必和。若已溃而邪从外出，又得此脉，则正虚而邪入内盛，在后必重，为难治也。治者详之，余症仿此。如平人亦不可有此脉，遇此则火热必发，风痰必起，偶然而中，卒然而仆，亦难救矣，可不谨之谨之？

附脉症治法

左手牢脉者，牢主风寒不清，邪入于里之症，汗后难以再发，和解亦难病退，宜以温养之剂，和平气血，则脉可转为不牢矣，大率伤寒转牢必难治也。

右手牢脉者，牢主痰涩壅盛，邪中于脏，牢而难出，有见发直摇头，耳聋目闭，失音不语等症，治宜开痰驱邪可也。若中脏之症，其治多难，虽有二陈续命等剂施之，百无一生者也，慎之。

牢脉形状

牢者，坚牢也。邪入于内而难出，以致脉势实大，坚而有力，故曰牢。如牢狱之中牢固罪人者也，其邪何出？欲扶正而逐邪，则正虚之人不助其正而反助其邪，使邪反盛，何益之有！

牢脉主病

牢主大热，牢主痰壅，牢主身痛，牢主喘促，牢主郁结，

---

① 坚劳：据文义当作"坚牢"。

第一辑

牢主大汗后身热，牢主表未解，牢主痈疽肿毒欲溃，牢主积聚痞气时发。

动脉论

夫动者，动也，厥厥动摇而连部动也。何也？寸部一动，关部一动，再再寻之，不离其处，不往不来，如是寸关次第而动，故名之曰动。非若平和之脉，三部大小而一体动也。成无己曰：阳出阴入，以关为界，脉之所动，阴阳之相搏也。仲景曰：阳动则汗出，阴动则发热。阴阳相动、阴阳相搏而发热汗出也。《内经》曰"阴虚阳搏谓之崩"，《本经》曰"血山一倒经年月"，亦此意也。阳实阴虚为妊子[1]，故少阴脉动为妊子也，明矣！大抵动脉之见，非谓平和之脉也，然阴阳相搏，有不平之理；寸关各至，有不和之情。所以体弱虚劳多有之，劳则气盛而血虚也；崩中下血多有之，崩则血虚而气盛也；血痢气滞多有之，痢则气滞而血弱也；风寒气郁亦有之，寒则搏于气也。在诊者明之，余症仿此。若谓五十动而一止，一十九动忽然沉，两动一止或三四，三动一止六七死，此言虽动之脉，有为歇至之论，非若动脉之势，有为寸关互相动也。

附脉症治法

左手脉动者，此阴搏于阳也，主一身尽痛，恶寒发热，肢体劳倦之症，治宜二陈配四物可也。

右手脉动者，此气搏于血也，主体弱虚劳，崩中血痢之症，治宜四物配四君子可也。

动脉形状

动者，至也。寸一动尺一动至也，此脉动至不平，或寸关

---

① 妊子：妊娠，指怀孕。

而参互，或关尺而交错，至至相同，每每不反，故曰动。

动脉主病

动为惊，动为痛，动为虚损，动为泻痢，动为血崩，动为汗，动为热，动为吐。

细脉论

夫细脉者，脉之极细是也。指下寻之，细细如线，往来微小，曰细。又并脉之论，一曰沉细，二曰微细，三曰虚细，四曰濡细，皆不足之阴脉也。又曰沉细而滑，主痰之不利；濡细而短，主湿之不清；虚细而微，主乏力少气；微细而弱，主足胫①髓冷；此细脉之主病也。《内经》谓"细为血少"，《脉经》所谓"形容憔悴发毛干"也。又谓失血之症，宜细而不宜大也；汗下之后，宜细而不宜紧也；肥人之脉，宜细而不宜洪也。又有瘦人之脉，宜大而不宜细也，细则元本虚弱，精髓不足，气血衰少，故经曰"乏力无精胫里酸"也。若细脉秋冬之见，细又无集②于事也。秋脉毛，秋令之脉若秋毫之末锐也，故曰细。冬脉石，冬令之脉，若水凝如石，脉沉细也，亦曰细。此谓时令相应之脉，甚有益于元本。《脉经》曰"若逢冬季经霜月，不疗其疴③必自瘥"，正此谓尔。诊者切得斯脉，不可必为不足之论，不可断为难治之脉，惟当因人而施，因时而取。但夏令而得斯脉不可也，此为水克火也。瘦人而得此脉亦不可也，亦为虚损极也。治当详之，斯勿误矣。

附脉症治法

左寸脉细，主心气不足，或惊或悸，治宜养心汤、归脾汤

---

① 胫：小腿，即从膝盖到脚跟的部分。
② 集：成功。
③ 疴：病也。

之属。

右寸脉细，主肺气不足，或嗽或喘，治宜清肺饮、二陈汤加归、术、麦冬之剂。

左关脉细，主肝气不清，或吐或利，治宜参苓白术散或二陈汤加参、术、香砂之类。

右关脉细，主脾气不和，或郁或满，治宜越鞠丸或二陈汤加白术、当归等剂。

左尺脉细，肾经之正脉也，肾脉宜当沉细，可用补中益气汤。

右尺脉细，主命门火衰，治宜大补之剂，如十全大补汤可也。

细脉形状

细，不大也。细者细，如一丝也，如线之状，细而沉实，此细之正脉。设或浮散而虚弱，此元气不足，乃兼细之，不可也。如丝之状有为失气血之脉。设或细而有神，按之坚牢，有为不死之脉，又可扶气，则脉复也；如或萦萦来如蛛丝细，亦为不治之脉，《脉经》曰"此脉定知阴气微"也。若细脉之势见于秋冬可也，见于春夏不可也；见于尺部可也，见于寸关不可。《脉经》曰"沉细可治，浮细不可治；微细可治，细数不可治"，正此之谓欤！

细脉主病

细为痛，细为不仁①，细为无力，细为虚，细为弱，细为厥逆，细为气血不足，细为伤力，细为内损，细为精血失守。沉细为冷，微细为寒，细数为热，细滑为虚痰，细弱为阳虚，弦细为吐，濡细为湿，虚细为冷汗出，细促为喘即死。

---

① 不仁：即麻木不仁，指皮肤的感觉功能迟钝或丧失。

总论

夫人身之元气，犹天地之太极。天地有两仪而分阴阳，人身有荣卫而生气血。天地自两仪而生四象，化为六十四卦也；人身自荣卫而生迟数，以变七表八里九道之脉也。何也？间尝窃取《脉经》之旨"一息四至号平和，更加一至太无疴"，又曰"四至五至，平和之则。三三为迟，迟则为冷。六至为数，数即热症。转迟转冷，转数转热，在人消息①，在人差别"，此千载不易之法，而医家当揆度②之理。今将迟数为主，借以有力无力之象，化为浮沉之脉，又以浮沉迟数之体而化为七表八里九道，以成二十四脉也。殆③见浮而清者长也，浮而浊者紧也，浮且清者芤也，重且浊者洪也，清浊相兼者滑也，沉而清者微也，沉而浊者涩也，轻且清者濡也，重且浊者伏也，清浊相兼者实也，迟而清者缓也，迟而浊者代也，轻且清者弱也，重且浊者短也，清浊相兼者结也，数而清者弦也，数而浊者促也，轻且清者细也，重且浊者动也，清浊相兼者牢也。惟有数脉一道，《本经》未收。叔和曰"弦脉之体，状若筝弦，时时带数曰弦"，可见弦即数也，数亦弦也，虽曰弦数各有其条，但有弦之处而无数也，弦乃数之本，数乃弦之末。是故《本经》言数之脉而附弦脉之下也，故不再赘。若夫断脉之法，当以平和者勿论，而以表里虚实寒热之见于症者，参而断之，且如迟为冷，数为热，浮为风，沉为气，洪为火，紧为痛，濡为湿，伏为极，微为血虚，弱为气少，滑为痰呕，实为郁结。缓虽为和，而迟

---

① 消息：指体察斟酌病情。
② 揆（kuí）度：揣测；估量。
③ 殆：大概。

缓亦为不足。涩虽血虚，而涩数亦为气少。长为壮热而可汗，短为伏阳而可下。虚为惊悸而可补，弦为积聚而可散。动为血崩①，细为失精。芤主失血，因内气不充而曰芤。代主歇至，因元气耗散而曰死。促主气逆，渐加死而渐退生。牢主坚牢，寒入于内，则牢而难出，如汗后之症反大热而脉紧盛者，此为坚牢之脉，而后必难治，临症详之不可忽也。知此则七表八里九道而真知其精微之蕴奥，又浮沉迟数而更加变化以无穷，要在潜心于默识之间，而昭灼乎隐微之际，然后诊脉于指下。盖有高明之见，而超出乎人类之首矣，有志者其最诸。

---

① 血崩：指不在经期而突发阴道大量出血。

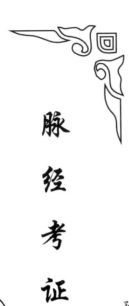

脉经考证

清·廖 平 著

孙玉信 校注

中医脉学经典医籍集成

第一辑

内容提要

清·廖平著。廖平（1852—1932），原名登廷，字旭陔，一作勖斋，后名平，号四益，继改字季平，改号四译，晚年更号为六译。清末民初著名思想家、经学家。廖平著述总计达百数十种，大多数载于《六译馆丛书》。少年时曾习医，同治三年前后受业于井研名医廖荣高，1914 年后深入研究《内经》《伤寒论》等古典医籍的整理与研究，以经学治医，力主复古，从1912—1918 年间，辑评医学著述 20 余种，合称《六译馆医学丛书》，计数百万言，于脉学、伤寒尤多新见。据《六译先生年谱》，《脉经考证》成书于 1914 年，廖平以今本《脉经》尚有古法，其与古法违异者，乃全出《难经》与伪《脉经》五卷。大抵王叔和真《脉经》虽以脉名，实包望、闻各种诊法。本书借《脉诀》乃专说脉，创为七表、八里、九道二十四名词，以脉定病。《脉经考证》列为一表，真者为一类，真伪相杂者为一类。又拟将《伤寒》附入三篇归还《脉经》，伪书五卷删出别行，而后真伪自明（《脉经考证》跋识）。1915 年《国学荟编》第二、五、八期，四川存古书局刊行，收入《六译馆丛书》。

本次整理，以成都存古书局刊行《六译馆丛书》为底本。

·380·

目　录

脉法《灵》《素》《八十一难》真伪派别表 ……………（382）

《脉经》以阴阳分脏腑三十六诊驳义 ……………（385）

朱子跋长阳医书 …………………………………（393）

西晋王叔和《脉经》《隋志》《通志》

　《通考》《宋志》均有 …………………………（396）

脉法《灵》《素》《八十一难》真伪派别表

《内经》（不分两手三部）	真伪难出（凡祖①《难经》者，皆为伪书伪说）	《难经》（专就两手分三部，不言人迎少阴及九脏。伪书共五种合为十卷）
平脉（经云：欲知病脉，必先辨常脉，必知平脉，而后乃不致误以平为病。今辑经形体、性情、相貌与众人不同者，别立此篇。凡欲学脉，须从此入手，方不误入迷途） 三部九候 三部（胃、肺、少阴②） 九候九脏（心、肝、心主）神脏四（大肠、小肠、膀胱、三焦、外肾）形脏五③合为九脏 人寸（以上为诊经） 皮络筋骨（四门合经脉为五诊） 四方异宜（经之五态，廿五人皆为四方，例非一人之脉，四时大异。今辑此说别为一门） 色脉（如真脏，旧以为诊经脉，今集望色之文，别为一卷，以证其误）		一难至二十三难 三部寸关尺 九候浮中沉 五脏分候寸口三部、六腑亦分候寸口三部

---

① 祖：仿效。

② 少阴：指足少阴肾经。

③ 神脏四形脏五：出自《黄帝内经·三部九候论》之"九分为九野，九野为九脏。故神脏五，形脏四"，神脏应指：肝、心、脾、肺、胃；形脏应为：头角、耳目、口齿和胸中。

仲景（序云：三部不参寸口廿余条，趺阳十余条，少阴数条是也。又云九候六经脉。仲景或云某经脉病，或云其脉，或直云脉，共百四十余条。《内经·热病》叔和序例皆详，其循经穴道。六经经络循行之穴，非诊两手，亦不分寸关尺）	《伤寒·辨脉》（前有寸关尺，后详寸口、趺阳、少阴）《金匮》首篇（论脏腑共十七条，为后人伪补。古本《伤寒》合《金匮》为一书，《外台秘要》六经十卷后即痉暍温在十一卷，宋以后分为二书，浅人①乃辑《难经》伪说十七条，加于其首，今故删之）	伤寒平脉（全祖《难经》，以定部位，立各种脉名，为巨谬。首段四字句，二百八十余字，《千金》以为《脉法赞》）
《脉经真卷》（第三六七八九，虽名《脉经》，凡气色、形状、筋骨、皮络，皆在其内）《脉经真卷补亡》伤寒序例可不可辨脉（摘录）扁鹊诊法辑本千金诊脉法十卷（摘录）	《脉经》第五（前一段《脉法赞》以为仲景，后皆扁鹊，中有引《难经》者，皆宋人新校正语，或以为原文）	《脉经》伪卷（卷一二三四十，此书大抵宋元间俗本，非真宋校本。俗医习用《难经》，法以《脉经》，与己不合，又欲托其名以自重，乃取其书，妄为删补，去半存半，自相矛盾，大抵祖《内经》者为真，祖《难经》者为伪）
《病源》（与仲景、叔和同）	今本有关尺（皆后人所改补）	
《太素》	今本杂有吕注《难经》及关尺说，拟删之别为一卷	

① 浅人：谓言行浅薄的人。

第
一
辑

《千金诊候论脉证》十卷（与仲景、《甲乙》同）	《千金》首（诊候论内三部寸关尺，九候浮中沉，为后人妄改，下文九候仍用《内经》原文） 《脉证》十卷中附伪《脉经》二篇（宋刊本附入伪《脉经》，人迎、神门、气口及指下形容二篇目录及卷中，皆注有附字；中有抄《难经》者，后人所补）	《千金廿五平脉》一卷 《翼廿八色脉》一卷
《外台》（无诊脉专篇）	今本有关尺	《脉诀》
宋庞氏分人寸诊	张景岳《类经》及《全书》知《难经》之误，犹用其法徐灵胎《难经经释》驳难经，犹用其法	《脉诀刊误》（本书误，刊误亦误）
俞理初癸巳类稿依《内经》分十三种诊法	日本丹波氏《脉学辑要》，真伪参杂	唐宋以后脉书皆同，《图书集成》诊法同十卷，除庞氏外，皆祖《难经》。其特别者，不过首鼠①而已

---

① 首鼠：亦作"首施"。窥伺观望，进退无定。

《脉经》以阴阳分脏腑
三十六诊驳义

（此法百无一用者。）

平人迎神门气口前后脉第二（三名皆误。人迎，在颈不在手。神门，在腕骨下，心经脉。气口，又动脉之总名，与寸口专属手太阴者不同。）

心实（《千金》五脏脉证十三卷附此二条。六人迎字当删。）

左手寸口人迎以前脉阴实者，手厥阴经也。病苦闭，大便不利，腹满，四肢重，身热，苦胃胀，刺三里①。（左手不名人迎，尤不分部，单以食指所诊为人迎，此《难经》伪法。）

心虚

左手寸口人迎以前脉阴虚者，手厥阴经也。病苦悸恐不乐，心腹痛难以言，心如寒状恍惚。（既以五脏为阴脉，五脏之脉又有五脏之分，则阴阳二字难解矣。）

小肠实（《千金》五脏脉证十四卷附此二条。一部脏腑两候，非古经亦不能实行。）

左手寸口人迎以前脉阳实者，手太阳经也。病苦身热，热来去，汗出（一作汗不出。）而烦，心中满，身重，口中生疮。

小肠虚（一部脉分实虚，犹可言也。阳脉有虚，阴脉有实，则不知其阴阳何所指。）

左手寸口人迎以前脉阳虚者，手太阳经也。病苦颅际偏头痛，耳颊痛。

心小肠俱实（古法六腑诊于人迎，不于寸口诊之。以阴阳分脏腑，以左寸言，如单见阴脉，是心脉见而小肠脉绝，诊得阳脉，小肠有脉而心

---

① 三里：此指足三里。

脉绝，心脉绝则死。此分诊脏腑之法，万不能通，前人已有其说矣。浮沉迟数，前后微甚，其误皆同。）

左手寸口人迎以前脉阴阳俱实者，手少阴与太阳经俱实也。病苦头痛身热，大便难，心腹烦满不得卧，以胃气不转①，水谷实也。

心小肠俱虚（《千金》五脏脉证十三卷附此二条。凡以一脉分脏腑，有其说而不能行，阴阳二字尤无据。）

左手寸口人迎以前脉阴阳俱虚者，手少阴与太阳经俱虚也。病苦寒少气，四肢寒，肠澼②洞泄③。（使其一虚一实，又如何诊法？）

以上心小肠六法。

肝实（《千金》五脏脉证十一卷附此二条。以沉数为阴实耶？）

左手关上脉阴实者，足厥阴经也。病苦心下坚满，常两胁痛，自忿忿④如怒状。

肝虚（以沉迟为阴虚耶？）

左手关上脉阴虚者，足厥阴经也。病苦胁下坚，寒热，腹满不欲饮食，腹胀悒悒⑤不乐，妇人月经不利，腰腹痛。（肝经何以腰痛？）

胆实（《千金》五脏脉证十二卷附此二条。以浮数为阳实耶？）

左手关上脉阳实者，足少阳经也。病苦腹中气满，饮食不下，咽干，头重痛，洒洒⑥恶寒，胁痛。

---

① 不转：指胃气不通。

② 肠澼：病名。出自《素问·通评虚实论》。

③ 洞泄：指湿盛伤脾的泄泻，又称濡泻、湿泻、脾虚泻，如《杂病源流·泄泻源流》："惟濡泄一症，又名洞泄，乃湿自甚，即脾虚泄也。"

④ 忿忿：愤怒状。

⑤ 悒悒：忧郁状。

⑥ 洒洒：寒冷貌。

胆虚（以浮迟为阳虚耶？）

左手关上脉阳虚者，足少阳经也。病苦眩，厥痿，足指不能摇，躄①坐不能起，僵仆，目黄失精䀮䀮②。（关者，寸口之中。古法但用一指诊脉中央，故有长短之说。以三部诊法言之，则关脉无长短之可言矣。）

肝胆俱实（《千金》五脏脉证十一卷附此二条。如以浮沉为阴阳，则无浮沉同见之理，此阴阳不知果何所指。）

左手关上脉阴阳俱实者，足厥阴与少阳经俱实也。病苦胃胀，呕逆，食不消。

肝胆俱虚（九候法，胆诊在三部，头上耳前动脉，肝在足大冲动脉。）

左手关上脉阴阳俱虚者，足厥阴与少阳经俱虚也。病苦恍惚，尸厥不知人，妄见，少气不能言，时时自惊。（所陈病状，尤不可究诘，大抵皆诳语，多与经文不合。）

以上肝胆六法。

肾实（《千金》五脏脉证十九卷附此二条。）

左手尺中神门以后脉阴实者，足少阴经也。病苦膀胱胀闭，少腹与腰脊相引痛。

左手尺中神门以后脉阴实者，足少阴经也。病（原案：此十八字袁校本删，并上为一，似合。第古书文繁不杀，或集自两处，不妄删并。今从泰定居敬本。）苦舌燥咽肿，心烦嗌乾③，胸胁时痛，喘咳汗出，小腹胀满，腰背强急，体重骨热，小便赤黄，好怒好忘，足下热疼，四肢黑，耳聋。（以神门为尺，是为呓语④，造谣生事，别立名目可也。移神门于尺，真属荒唐之至。）

---

① 躄：挛躄，足不能行之证。
② 䀮䀮：指淡暗不明。
③ 嗌乾：咽干。
④ 呓语：比喻荒谬糊涂的话。

肾虚

左手尺中神门以后脉阴虚者，足少阴经也。病苦心中闷，下重，足肿不可以按地。

膀胱实（《千金》五脏脉证二十卷附此二条。）

左手尺中神门以后脉阳实者，足太阳经也。（经下当有实字，余同。）病苦逆满，腰中痛不可俯仰，劳也。

膀胱虚（六神门字当删。）

左手尺中神门以后脉阳虚者，足太阳经也。（经下当有虚字，余同。）病苦脚中筋急，腹中痛引腰背，不可屈伸，转筋，恶风，偏枯①，腰痛，外踝后痛。（膀胱何以病腹中痛？）

肾膀胱俱实（《千金》十九卷五脏脉证附此二条。）

左手尺中神门以后脉阴阳俱实者，足少阴与太阳经俱实也。病苦脊强反折，戴眼②，气上抢心③，脊痛不能自反侧。

肾膀胱俱虚（六合法，明人几无一家不攻之者。二经同在下部，于上中下之分稍近。）

左手尺中神门以后脉阴阳俱虚者，足少阴与太阳经俱虚也。病苦小便利，心痛，背寒，时时少腹满。（此用六合法，全出《八十一问》，《灵》、《素》无此也。二经病，经皆分别之，不能如此混淆，二经可以同病。）

以上左尺肾膀胱六法。

肺实（《千金》十七卷五脏脉证附此二条。）

右手寸口气口以前脉阴实者，手太阴经也。病苦肺胀，汗出若露，上气喘逆，咽中塞如欲呕状。（气口与寸口同见，直是高阳

---

① 偏枯：指半身不遂。

② 戴眼：出自《素问·三部九候论》，指目睛上视而不能转动，多因正气耗竭，使神志不慧，藏精之气不能上荣于目，太阳脉绝所致。

③ 气上抢心：指气上冲心，心下有气顶感。

生之言，叔和决不至此。）

肺虚

右手寸口气口以前脉阴虚者，手太阴经也。病苦少气不足以息，嗌乾，不朝津液。（以寸为气口，然则关尺之脉，非太阴气口耶？如马元台左三部同为人迎，右三部同为寸口，稍通。）

大肠实 （《千金》十八卷五脏脉证附此二条。以一脉分候三脏已难，况又分候三腑，此法无人能用。）

右手寸口气口以前脉阳实者，手阳明经也。病苦肠满，善喘咳，面赤身热，咽喉中如核状。

大肠虚 （明人皆驳此法，以二肠在下部，不应诊于寸。然亦非古法。古诊，则腑在人迎。彼此皆失，不足计较。）

右手寸口气口以前脉阳虚者，手阳明经也。病苦胸中喘，肠鸣，虚渴，唇口干，目急，善惊，泄白。（六腑当候于人迎，三部六合法以此为大肠，明人多以候三焦，固同属诳语。然各持所见，则脏非脏，腑非腑，医道何以取信于人？）

肺大肠俱实 （《千金》十七卷五脏脉证附此二条。）

右手寸口气口以前脉阴阳俱实者，手太阴与阳明经俱实也。病苦头痛，目眩，惊狂，喉痹痛，手臂卷，（卷一作倦，一作踡。案：居敬本作踠。）唇吻不收。（二经病不可牵连言之。）

肺大肠俱虚

右手寸口气口以前脉阴阳俱虚者，手太阴与阳明经俱虚也。病苦耳鸣嘈嘈①，时妄见光明，情中不乐，或如恐怖。（一指《诊，既分阴阳，又别虚实，既已难矣。设脏腑异情，则一部同时必分四种脉象，棘端刻猴②，真不可解。）

以上肺大肠六法。

---

① 嘈嘈：声音杂乱。

② 棘端刻猴：指无视客观真理，不依据事实，编造不切实际的谎言，欺骗别人。

脾实 （《千金》十五卷五脏脉证附此二条。）

右手关上脉阴实者，足太阴经也。病苦足寒胫热，腹胀满，烦扰不得卧。

脾虚

右手关上脉阴虚者，足太阴经也。病苦泄注，腹满气逆，霍乱呕吐，黄疸，心烦不得卧，肠鸣。

胃实 （《千金》十六卷五脏脉证附此二条。）

右手关上脉阳实者，足阳明经也。病苦腹中坚痛而热，（《千金》作病苦头痛。）汗不出如温疟，（案：六字居敬本亦旁注。）唇口干，善哕，乳痈，缺盆腋下肿痛。（方氏云：胃脉当于六部皆候之，不仅在右关一部。以寸关尺法言之，其说甚是。盖诸动脉，皆得胃气而后行，无胃则为真脏脉也，岂可拘于右关之一部分？）

胃虚

右手关上脉阳虚者，足阳明经也。病苦胫寒不得卧，恶寒洒洒，目急，腹中痛，虚鸣，（《外台》作耳虚鸣。）时寒时热，唇口干，面目浮肿。（胃脉专候于人迎，或诊足冲阳，俗所谓趺阳。）

脾胃俱实 （《千金》十五卷五脏脉证附此二条。但言关，文义已足，上字当删，其余十一上字同。）

右手关上脉阴阳俱实者，足太阴与阳明经俱实也。病苦脾胀，腹坚痛，胁下痛，胃气不转，大便难，时反泄利，腹中痛，上冲肺肝，动五脏，并喘鸣多惊，身热汗不出，喉痹①，精少。

脾胃俱虚 （再加以脏实腑虚，腑实脏虚，则为八门矣。）

右手关上脉阴阳俱虚者，足太阴与阳明经俱虚也。病苦胃中如空状，少气不足以息，四逆，寒泄注不已。

以上脾胃六法。

---

① 喉痹：指咽喉肿痛。

肾实（竟以肾分诊两手，一肾脏分诊两尺，岂不可怪？或作命门，不知左右必无异名之理。皆属不通，且肾较命门之称尤少可。）

右手尺中神门以后脉阴实者，足少阴经也。（肾为脏，重见两部，而不用心主，宜后人之多异议也。）病苦痹，身热，心痛，脊胁相引痛，足逆热烦。

肾虚（《千金》十九卷五脏脉证附此二条。）

右手尺中神门以后脉阴虚者，足少阴经也。病苦足胫小弱，恶风寒，脉代绝时不至，足寒，上重下轻，行不可以按地，少腹胀满，上抢胸胁，痛引肋下。

膀胱实（左尺既诊膀胱矣，右肾又言膀胱，肾有两，今以分左右，若膀胱则非二形，无左右分诊之理，或以为三焦犹可。）

右手尺中神门以后脉阳实者，足太阳经也。（十二经以配左右六部似也，乃足太阳、足少阴独分占四部，而手心主、手厥阴则不齿及，何不以之分占右尺耶？）病苦胞转①，不得小便，头眩痛，烦满，脊背强。

膀胱虚（《千金》廿卷五脏脉证附此二条。）

右手尺中神门以后脉阳虚者，足太阳经也。病苦肌肉振动，脚中筋急，耳聋忽忽不闻，恶风飕飕作声。

肾膀胱俱实（《千金》十九卷五脏脉证附此二条。）

右手尺中神门以后脉阴阳俱实者，足少阴与太阳经俱实也。病苦癫疾，头重与目相引痛，厥欲起走，反眼②，大风多汗。（《难经》以下，以一部一指分诊脏腑有五法，或以浮沉，或以迟数，或以微甚，或分前后，或分阴阳，皆不能通。虽有其说，学者不能实行。席氏审知其弊，创为六部，皆候五脏六腑，则论症不论脉，虽不知以人迎候六

---

① 胞转：亦称转胞，病名。指脐下急痛、小便不通之证。
② 反眼：指眼目上视。

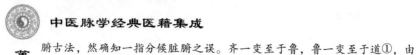

第
一
辑

腑古法，然确知一指分候脏腑之误。齐一变至于鲁，鲁一变至于道①，由席氏之说，则可以徐引之近于古法也。席氏亦人杰也哉！)

肾膀胱俱虚

右手尺中神门以后脉阴阳俱虚者，足少阴与太阳经俱虚也。病苦心痛，若下重不自收篡，反出时肘，苦洞泄，寒中泄，肾心俱痛。（一说云肾有左右，膀胱无二，今用当以左肾合膀胱，右肾合三焦。)

以上右尺肾膀胱六法。

古法以一指诊两手，男左女右，盖以两手同为一脉，不须左右皆诊。寸尺只有一条，不须截分三部，何等简切易知易行。伪诀于一经分三部，两手分为六部，一部之中又强分脏腑，是古法一指一部之诊，今变为十二门，所以支离繁杂，学者皆以诊脉为苦。故伪诀虽有此说，医者或以为口头禅，实则口是心非，断难归诸实效。

经以人迎候腑，寸口候脏，因其大小倍数，以别手足三阴三阳，以分十二经，故"经脉"篇于十二经脉，同以人寸候之，概不分部，分如伪诀之支纷。

左寸曰寸口，人迎以前。右寸曰寸口，气口以前。关曰关上，尺曰尺中。神门以后所列名目，在在不通。

两手寸口同为太阴，脉止一条，并无三截、六截、九截。浮则俱浮，沉则俱沉，迟数尤不能强分，不唯一手不能分，即两手亦不能分。俗医每于两手六部之中，谓其或浮或沉，或迟或数，或大或小，或强或弱，真所谓吞刀吐火，疑心生暗鬼，久于其术者，必有心得，每有小效，终属魔法，非正道也。

予于《脉学辑要评》中，屡疑所引《千金》与《难经》同

---

① 齐一变至于鲁，鲁一变至于道：出自《论语》，意为只有通过改变，才能与大道符合。

者，必非孙氏原文。及得日本大小两刻翻宋本者，细为考校，乃知其致误之由。盖孙氏诊法，犹祖仲景、叔和，《难经》伪法屏而弗受。三部九候表中所列《千金》寸口、人迎、少阴诸表，是其铁证。《千金》二十五卷之平脉，《翼》二十八之色脉，皆后人伪书屦补①者，决非孙氏之笔。考《外台》无论脉专篇，《千金》首立九论，其四即为论诊，其十一卷至二十卷各卷首为五脏脉证，其文大抵皆出《内经》、仲景，故有跌阳与人迎同见者，此用《内经》兼袭仲景旧名之实事也。其卷中所列各条，皆与《脉经》伪卷不同，惟伪《脉经》卷一"脉形状指下秘诀第一"与二卷"平人迎神门气口前后脉第二"篇，则屦人其脉证之首，是群仙中忽杂鬼魔，至不可通。及考宋本目录及本卷题下，皆有附字，然后知此二篇为后人刊本，取晚法以补原书之缺者也。略陈大略于此，余详《脉经》伪卷考证中。

朱子跋长阳医书

（郭书今刊本名《伤寒补亡》，有朱子此跋原文。）

绍熙甲寅夏，予赴长沙，道过新喻，谒见故焕章学士谢公昌国于其家。公为留饮，语及长阳冲晦郭公，先生名雍，言行甚悉，因出医书、历书数帙，（《补亡》今有传本，历书未见。）曰：此先生所著也。予于二家之学，皆所未习，（朱于此说是。）不能有以测其说之浅深，则请以归，将以暇日熟读而精求之。而公私倥偬②，水陆奔驰，终岁不得休，复未暇也。明年夏，大病几死。适会故人子王汉伯纪自金华来访，而亲友方士徭伯谟亦自籍溪来，同视予疾。数日间乃若粗有生意，问及谢公所授长阳

---

① 屦（chàn）补：窜改增补。

② 倥偬：指事情纷繁迫促。

医书，（即《伤寒补亡》。）二君亟请观焉。乃出以视之，则皆惊喜曰："此奇书也。"（此书以仲景原文为主，不似后人分三部，分左右，分十二候之俗说。）盖其说虽若一出古经，而无所益损。（以仲景本文为主。）然古经之深远浩博难寻，而此书之分别部居，易见也。（采诸家附益之，故名《补亡》。）安得广其流布，使世之学为方者，家藏而人诵之，以知古昔圣贤医道之源委，而不病其难耶？（其书似合《伤寒》与《金匮》为一，然以《伤寒》为主，病之似伤寒者附之，若其他杂病则不采入。）予念蔡忠惠公之守长乐，疾巫觋①主病，蛊毒杀人之奸，既禁绝之，而又择民之聪明者，教以医药，使治疾病，此仁人之心也。今闽帅詹卿元善，实补蔡公之处，而政以慈惠为先，诚以语之，倘有意耶？亟以扣之，而元善报曰：敬诺。乃属二君雠②正刊补，而书其本末如此以寄之。（得书、刻书之由。）抑予尝谓古人之于脉，其察之固非一道，（据《内经》立说。）然今世通行，唯寸关尺之法为最要，（宋以后此法盛行。）且其说具于《难经》之首篇，（全出《难经》，古书所无。）则亦非下俚俗说也。（以下俚俗说相比，是于《难经》有不足之意。）故郭公此书备载其语，（今《伤寒补亡》中，全录杂脉、平脉二篇，并无《难经》论三部之文，不知何故。）而并取丁德用密排三指之法以释之。（今本亦无此丁注，是所见又俗本误，而后人删之耶？）夫《难经》则至矣，（与上自相矛盾。）至于德用之法，（自古诊法一指二指均可，不必三指也。密排三指，惟《难经》有此法。）则予窃意诊者之指有肥瘠，病者之臂有长短，（疏排密排，就其脉动处下三指足矣。）以是相求，或未得定论也。（《难经》寸关尺诸说，皆不可通，故寸尺正名不能确定，无可依据。《脉诀》行之已久，乃不据寸尺名词，直以高骨③

---

① 巫觋：古代指女巫为巫，男巫为觋，合称"巫觋"。
② 雠（chóu）：指校对文字。
③ 高骨：腕骨中位于外侧之骨，即腕后高骨。解剖名桡骨茎突。

为关，故朱子急取之。）盖尝细考经（指《难经》言。）之所以分寸尺者，皆自关而前却，（犹言前后。）以距乎鱼际（寸是名，不由鱼际定，包动脉而言。）尺泽。（尺泽与《难经》尺字文同义别。）是则所谓关者，必有一定之处，（《内经》寸尺犹可依托，关则绝无有部位名词。于此杜撰之关字，必求其说，是亦圆诳而已。）亦若鱼际尺泽之可以外见（尺泽、鱼际可见者，穴道。若渠渠尺泽之动脉，则不可见。）而先识也。（鱼际、尺泽，与寸尺不相干。）然今诸书皆无的然之论，（是三部之说，南宋犹未详备。）唯《千金》以为寸口之处，（《千金》平脉大法第一篇。）其骨自高，（此误襞平脉篇语。）而寸关尺皆由是而却取焉，（寸尺字义不可通，乃别以关字定之。）则其言之先后，位之进退，若与经文不合。（此指《难经》言）独俗所传《脉诀》，（此种妖书，虽发原《难经》，其父杀人，其子行劫，流毒愈远愈深。）五七言韵语者，词最鄙浅，非叔和本书明甚。乃能直指高骨而为关，（今本《脉经》第一分别三关境界脉候所主，全有其文。按朱子所见《脉经》，本无此文，惟《脉诀》详之。后人因朱子此说，乃补此说于伪卷第一，柳序以为朱子不知正出《脉经》者，不知此伪卷出朱子之后。）而分其前后，以为寸尺阴阳之位，（其《脉经》不详三部，则全无此等说。《脉诀》晚出，诊手之法，补苴尤详。）以得《难经》本指。（明知其伪，而以为有合于经，此如《四库提要》于丰坊伪申培诗序子夏传，明知其伪而以为不可废，其失相同。）然世之高医，以其赝也，遂委弃而羞言之。（《千金》《外台》之不用《难经》，说与此同意。）予非精于道者，（此语最确。）不能有以正也，姑附见其说于此，以俟明者而折中焉。庆元元年乙卯岁五月丙午日，鸿庆外史新安朱熹书。

后来脉书每引此跋为证，因录原文，以见寸关尺之为伪说，非古法。今本《脉经》有此文者，则为后人所补之伪卷，非朱子所见之原本。或以为朱子未见《脉经》者，误也。

西晋王叔和《脉经》(原注《唐志》不著撰人。)
《隋志》《通志》《通考》《宋志》均有

《挈经室外集》《四库未收书目》云：叔和，高平人，官太医令。甘伯宗（唐人，宋校割子引之。）《名医传》称：叔和博通经方，精意诊处，尤好著述。是篇从宋·嘉定何大任刻本影钞，（回非朱子所见之真本。）前有宋·国子博士高保衡，尚书屯田郎中孙奇，光禄卿直秘阁林亿校上序。（旧序当有之，此序则有所改厓，书既有改易，又何论平序？）世传叔和《脉诀》一卷，乃后人依托为之，与此绝不相同也。（伪书多矣，歌括特其中之一也。）叔和序：脉理精微，其体难辨，弦紧浮芤，（造脉名为《难经》作俑。）展转相类，在心易了，指下难明。谓沉为伏，则方治永乖。以缓为迟，（误说。）则危殆立至。况有数候俱见，异病同脉者乎？夫医药为用，性命所系。和鹊至妙，尤或加思。仲景明审，亦候形证，一毫有疑，则考校以求验，故伤寒（古医书仲景始详方治，故《脉经》引仲景尤详，如《千金》脉证十卷，大抵多出《脉经》。）有承气之戒，呕哕（此指《金匮》。）发下焦之问。而遗文远旨，代寡能用，旧经秘述，奥而不售。遂令末学，昧于原本，互滋偏见，各逞己能。（如《脉诀》祖《难经》是也。）至微疴成膏肓之变，滞固绝振起之望，良有以也。（序亦不尽原文，盖宋末医人，以叔和书与己术不同，又欲借重其名，于是删补移易，以成今本耳。）今撰集岐伯以来，逮于华佗，经论要诀，（无《难经》。）合为十卷。百病根源，各以类例相从，声色证候，（古之《脉经》如此，后世伪书专造脉名，以脉定病，真伪之分如此。）靡不该备。（虽以脉名，内包望闻各种诊法。）其王阮傅戴，吴葛吕张，（八家不知其名，今本亦无引用，疑此别书之文误引之。）所传异同，咸悉载录。诚能留心研穷，究其微赜，则可以比踪古贤，代无夭横矣。（以上原序全文。）

宋·林亿等校定《脉经》进呈劄①子：观其书，（前尚有一段，此第二段起。）叙阴阳表里，辨三部九候，（全用《难经》说。）分人迎、气口、神门，条十二经、二十四气、（此篇驳义已刊。）奇经八脉，（诊法大谬。）以举五脏六腑三焦（二字误衍）四时之疴。若网在纲，有条而不紊，使人占外以知内，（误用皮色说。）视死而别生，（句误。）为至详悉，咸可按用。其文约，其事详者，独何哉？盖其为书，一本《黄帝内经》，（补尾四五卷，则全与经违反。）间有疏略未尽处，而又补以扁鹊、（《难经》外别有扁鹊。）仲景、元化之法，自余奇怪异端，（五行时日之类。）不经之说，一切不取。（不经之说已经过半，何云不取？）不如是何以历数千百年，而传用无毫发之失乎？（此等文字，颇似《难经》稚弱。）又其大较，以为脉理精微，其体难辨，兼有数候俱见，异病同脉之惑，专之指下，不可以尽隐伏。而乃广述形症虚实，（《脉经》由《内经》、仲景而出，例应如此。《难经》以后之《脉诀》，乃专说脉。）详明声色王相。（凡言王相者，皆属声色误说，乃全归之经脉。）以此参（仲景三部不参之参同。）伍，决死生之分，故得十全无一失之缪隔。天下多事于养生之书，实未遑暇。虽好事之家，仅有传者，而承疑习非，将丧道真。恭维主上，出是古书，俾从新定，臣等各殚所学，博求众本，（既有众本，当择善而从。）据经（此指何经？《难经》耶？）为断，去取非私。（校定古籍何得云去取，并自明非私耶？）大抵世之传授不一，其别有三：（劄子原文。校雠中《脉经》一部，当为善奉、足本，此则南宋以后之说。）有以隋·巢元方时行《病源》为第十卷者，考其时而谬自破；有以第五分上下卷，而撮诸篇之文别增篇目者，推其本文而义无取。（此等文字细研自知其误。）稽是二者，均之未睹厥真，各秘其所藏尔。（不知所指。）今则考以《素问》《九墟》、（以《黄帝明堂》为《九墟》。）《灵枢》

---

① 劄（zhá）：指书写。

《太素》、（如何在《难经》上？）《难经》《甲乙》、仲景（时代亦颠倒。）之书，（指辨脉、平脉二伪篇。）并《千金方》及《翼》说脉之篇，（此伪篇，宋校本不当引用。《伤寒》《千金》说脉之书，皆有真有伪，本书亦然。是校真据真本，校伪据伪本。）除去重复，（与《伤寒》同者。）补其脱漏，（引霖伪书。）其篇第亦颇为改易，（此晚说高校何至于此？）使以类相从，仍旧为一十卷，（真是另作一书矣。）总九十七篇。施之于人，俾披卷者足以占外以知内，（又承袭前文之说。）视死而别生，元待饮上池之水矣。（熙宁元年七月十八日进呈。）

　　按《甲乙》序：汉有华佗、张仲景。华佗性恶矜伐，终以戮死。仲景论广伊尹《汤液》为数十卷，（当作十数。）用之多验。（仲景成书在前。）下云：近世太医令王叔和，撰次仲景，（指《脉经》言。）选论甚精，指事施用。（按《脉经》虽云《脉经》，而因病证乃论脉之同异，与仲景书体例相同。《难经》以后脉书，乃专言脉，创为七表、八里、九道二十四名词，以脉定病。）明谓仲景成书在前，行世已久，明效具在，叔和乃编次之，则指《脉经》言，非谓仲景有法无书，待叔和而后编次，法虽传于仲景，而书实成于叔和也。后人不审文义，误读编次二字，遂生荆棘①。或藉此以攻仲景，以为书非自作，集矢叔和，而仲景书遂有嫌疑之谤。今考《脉经》中其引仲景者，至数卷之多，《伤寒》中序例可不可诸篇，确为叔和集录。盖序例及可不可诸卷，本在《脉经》中，后人取以附入仲景书，遂与《脉经》重复。故今本宋校序云删其重复。其云补其脱漏者，则以祖《难经》之伪附之。今拟取《伤寒》附入之篇，归还《脉经》，伪书五卷，删出别行，离之两美，庶两书不致自相矛盾耳。

_____

　　① 荆棘：比喻纷乱。

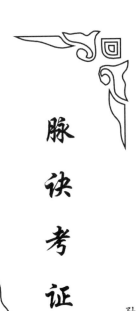

脉诀考证

明·李时珍 撰

孙玉信 校注

内容提要

明·李时珍撰。不分卷。李时珍（1518—1593），字东璧，号濒湖，蕲州（今湖北蕲春）人。著有《本草纲目》。成书于明嘉靖四十三年（1564年）。李氏认为《脉经》乃宋人伪托。在"七表八里九道之非"一节中指出，病脉可分为二十七脉，而不止于七表八里九道二十四脉。在"脏腑部位"中提出，两手六脉皆肺之经脉，亦可候五脏六腑之气。文中所论，除对《脉经》中部分内容提出异议外，亦可解决脉学中某些存疑问题。现存版本《濒湖脉学奇经八脉考脉诀考证》《本草纲目附录》《莫氏锦囊十二种》《本草品汇精要》《脉学本草医方全书》等本。

本次整理，以清光绪十一年乙酉（1885年）合肥张邵棠味古斋本为底本。

脉
诀
考
证

目　录

《脉诀》非叔和书……………………………………………（402）

七表、八里、九道之非 ……………………………………（403）

男女脉位 ……………………………………………………（404）

脏腑部位 ……………………………………………………（406）

《脉诀》非叔和书

晦庵朱子①曰：古人察脉非一道，今世惟守寸关尺之法。所谓关者多不明，独俗传脉诀，词最鄙浅，非叔和本书，乃能直指高骨为关。然世之高医，以其书赝②，遂委弃而羞言之。（跋郭长阳书）东阳柳贯曰：王叔和撰《脉经》十卷，为医家一经，今脉诀熟在人口，直谓叔和所作，不知叔和西晋时尚未有歌括，此乃宋之中世人伪托，以便习肄尔。朱子取其高骨为关之说，不知其正出脉经也。

庐陵谢缙翁曰：今称叔和脉诀，不知起于何时，宋熙宁③初，校正《脉经》，尚未有此，除孔硕始言《脉诀》出而《脉经》隐，则《脉诀》乃熙宁以后人作耳。惟陈无择三因方，言高阳生剽窃作歌诀，刘元宾从而和之，其说似深知《脉经》者，而又自着七表八里九道之名，则陈氏亦未尝详读《脉经》矣。

河东王世相④曰：诊候之法不易精也。轩岐微蕴，越人、叔和撰《难经》《脉经》，犹未尽泄其奥。五代高阳生着⑤《脉诀》，假叔和之名，语多牾⑥，辞语鄙俚⑦，又被俗学妄注，世医家传户诵，茫然无所下手，不过借此求食而已，于诊视何

---

① 晦庵朱子：朱晦庵，即朱熹，字元晦，一字仲晦，号晦庵、晦翁、考亭先生、云谷老人、沧洲病叟、逆翁。宋代理学家。

② 赝：伪造的。

③ 熙宁：宋神宗在位年间的年号，先为"治平"，再为"熙宁"，最后为"元丰"。

④ 王世相：明代医家。字季邻，号清溪，蒲州（今山西永济）人，系名医吕楠之门徒。

⑤ 着：同"著"。

⑥ 牾：背逆。

⑦ 鄙俚：粗俗，浅陋。

益哉？

云间钱溥[1]曰：晋太医令王叔和着《脉经》，其言可守而不可变。及托叔和《脉诀》行，而医经之理遂微。盖叔和为世所信重，故假其名而得行耳。然医道之日浅，未必不由此而误之也。

七表、八里、九道之非

金陵戴起宗[2]曰：脉不可以表里定名也。轩岐、越人、叔和皆不言表里，《脉诀》窃叔和之名，而立七表、八里、九道，为世大惑。脉之变化从阴阳生，但可以阴阳对待而言，各从其类，岂可以一浮二沉为定序，而分七、八、九之名乎？大抵因浮而见者皆为表，因沉而见者皆为里，何拘于七、八、九哉？庐山刘立之以浮沉迟数为纲，以教学人，虽似快捷方式，然必博学反约，然后能入脉妙，若以此自足，亦画矣。

撄宁滑寿[3]曰：脉之阴阳表里，以对待而为名象也。高阳生[4]之七表、八里、九道，盖凿凿也，求脉之明，为脉之晦。

谢氏曰：《脉经》论脉二十四种，初无表里九道之目，其言芤脉，云中央空两边实，云芤则为阴，而《脉诀》以芤为七表属阳。云中间有，两头无。仲景脉法云：浮、大、数、动、滑为阳，沉、涩、弱、弦、微为阴，而《脉诀》以动为阴，以弦为阳。似此背误颇多，则《脉诀》非叔和书，可推矣。

---

① 钱溥：明英宗正统四年（1439 年）进士。字原溥，号遗庵、九峰，华亭（今属上海）人。
② 戴起宗：元代医家。又作起宗，字同父，金陵（今江苏南京）人。著有《脉诀刊误》。
③ 滑寿：元代医家。字伯仁，晚号撄宁生，祖籍襄城（今河南襄城）。
④ 高阳生：五代时人。著《脉诀歌括》，托为王氏叔和作。

草庐吴澄①曰：俗误以《脉诀》为《脉经》，而王氏《脉经》，知者或鲜，脉书往往混牢、革为一。夫牢为寒实，革为虚寒，安可混乎？脉之浮沉、虚实、紧缓、数迟、滑涩、长短之相反，匹配自不容易，况有难辨。如洪、散俱大，而洪有力，微、细俱小，而微无力；芤类浮，而边有中无，伏类沉，而边无中有；若豆粒而摇摇不定者，动也，若鼓皮而如如不动者，革也，俱对待也。又有促、结、代，皆有止之脉，促疾，结缓，故可为对，代则无对。总之，凡二十七脉，不止于七表、八里、九道，二十四脉也。（详《文集》。）

濒湖李时珍曰：《脉经》论脉，止有二十四种，无长短二脉；《脉诀》歌脉，亦有二十四种，增长短而去数散，皆非也。《素》《难》、仲景论脉，只别阴阳，初无定数。如《素问》之鼓抟、喘横，仲景之平、荣章、纲损、纵横、逆顺之类是也。后世脉之精微失传，无所根据，准因立名而为之归着耳。今之学人，按图索骥，犹若望洋，而况举其全旨乎？此草庐公说，独得要领也。

男女脉位

齐褚澄②曰：男子阳顺，自下生上，故右尺为受命之根。万物从土而出，故右关为脾，生右寸肺，肺生左尺肾，肾生左关肝，肝生左寸心，女子阴逆，自上生下，故左寸为受命之根。

---

① 吴澄：元代理学家、经学家、教育家。字幼清，晚字伯清，学者称其为"草庐先生"，抚州崇仁凤岗咸口人（今江西省乐安县鳌溪镇咸口村）。其后人将其作品整理成《临川吴文正公文集》。

② 褚澄：南北朝时南齐医家。字彦道，阳翟（今河南禹州）人。据《南齐书·褚澄传》载，褚澄医术高明。著有《褚氏遗书》。

万物从土而出，故左关为脾，生左尺肺，肺生右寸肾，肾生右关肝，肝生右尺心。（详《褚氏遗书》。）

华谷储泳[1]曰：《脉诀》以女人尺脉盛弱，与男子相反为背看。夫男女形休绝异，阴阳殊涂，男生而复，女生而仰；男则左旋，女则右转；男主施，女主受；男之至命在肾，处脏腑之极下，女之至命在乳，外脏腑之极上。形气既异，脉行于形气之间，岂略不少异耶？此褚氏之说，为有理也。（详《祛疑说》。）

戴起宗曰：《脉诀》因男子左肾右命，女子左命右肾之别，遂言反此背看，而诸家以尺脉盛弱解之。褚氏又以女人心、肺诊于尺，倒装五脏，其谬又甚。不知男女形气精血虽异，而十二经脉所行始终，五脏之定位则一也，安可以女人脉位为反耶？

丹溪朱震亨曰：昔轩辕使伶伦[2]截谷之竹，作黄钟律管，以候天地之节气；使岐伯取气口，作脉法，以候人之动气。故黄钟之数九分，气口之数亦九分，律管具，而寸之数始形。故脉之动也，阳得九分，阴得一寸，吻合于黄钟。天不足西北，阳南而阴北，故男子寸盛而尺弱，肖乎天也；地不满东南，阳北而阴南，故女子尺盛而寸弱，肖乎地也。黄钟者，气之先兆，故能测天地之节候；气口者，脉之要会，故能知人命之死生。世之俗医，诵高阳生之妄作，欲以治病，其不杀人也几希！

龙丘叶氏曰：脉者，天地之元性，故男女尺寸盛弱，肖乎天地。越人以为男生于寅、女生于申，三阳从天生、三阴从地长，谬之甚也！独丹溪推本律法，混合天人而辟[3]之，使千载之

---

① 储泳：宋代诗人、散文家。字文卿，号华谷。嘉兴华亭（今上海松山）人。随宋室南迁后隐居于周浦。

② 伶伦：又称泠伦，是古代中国民间传说中的人物，相传为黄帝时代的乐官，是中国古代发明律吕并据以制乐的始祖，即中国音乐的始祖。

③ 辟：改正。

第一辑

误，一旦昭然，岂不韪哉！

脏腑部位

绍兴王宗正①曰：诊脉之法，当从心肺俱浮、肝肾俱沉、脾在中州之说，王叔和独守寸关尺分部位，以测五脏六腑之脉者，非也！

慈溪赵继宗②曰：脉诀言左心小肠肝胆肾，右肺大肠脾胃命者，非也。心、肺居上，为阳、为浮；肝、肾居下，为阴、为沉；脾居中州，半阴半阳、半浮半沉。当以左寸为心，右寸为肺，左尺为肝，右尺为肾，两关为脾。关者，阴阳之界限；前，取阳三分；后，取阴三分。所谓土居金、木、水、火之中，寄王于四时，不独右关为脾也。肝既为阴，岂宜在半阴半阳、半浮半沉之左关耶？命门即是肾，不宜以右尺为诊。（详《儒医精要》。）

吴草庐曰：医者于寸关尺，辄名之曰：此心脉、此肺脉、此肝脉、此脾脉、此肾脉者，非也。五脏六腑，凡十二经，两手寸关尺者，手太阴肺经之一脉也。分其部位，以候他脏之气耳，脉行始于肺，终于肝，而复会于肺，肺为气所出之门户，故名曰气口，而为脉之大会。以占一身焉。（详《文集》。）

李时珍曰：两手六部，皆肺之经脉也，特取此以候五脏六腑之气耳，非五脏六腑所居之处也。凡诊察皆以肺、心、脾、肝、肾各候一动，五十动不止者，五脏皆足，内有一止，则知一脏之脉不至。据此推之，则以肺经一脉，候五脏六腑之气者，

---

① 王宗正：南宋医家。字诚叔，绍兴（今浙江绍兴）人。著有《难经疏义》二卷。

② 赵继宗：明代医学家。字敬斋，浙江慈溪人。著有《儒医精要》。

可心解矣。褚、储、赵氏不知脉随五脏之气，行于经隧之间，欲以男女脏腑，颠倒部位，执泥不通。戴同父言，褚氏倒装五脏，丹溪别男女尺寸，草庐明三部皆肺，三说皆有真见，学人所当宗师。若夫赵氏所云，盖本于宋人王宗正《难经图解》，岂知脉分两手，出于《素问·脉要精微论》，而越人推明关脉，及一脉十变于难经，非始于叔和也。若如其说，则一脉十变何从推之，可谓凿而任矣。命门即肾之说，乃越人之误也。予尝着命门考、命门三焦客难二说，凡二千余言云。

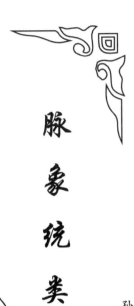

脉象统类

清·沈金鳌 撰

孙玉信 校注

内容提要

清·沈金鳌撰。一卷。成书于清乾隆三十八年（1773年）。沈金鳌，字芊绿，号汲门，又号再平，晚号尊生老人，无锡（今属江苏）人。少举孝廉，博通经史，兼工诗文、医卜之术。中年潜心医学，遍读仲景以下诸名家医著，并得名医孙庆曾（与叶天士同门）之传，遂专以医名世。撰有《沈氏尊生书》，内收医著七种，《脉象统类》为七种之一。沈氏以浮、沉、迟、数、滑、涩六脉，列为二十七脉之纲，其余各脉类归于纲领脉内，如洪、芤、弦、虚、濡、长、散脉统于浮、短、细、实、伏、牢、革、代脉统于沉。滑涩二脉虽无所统，但以其自身的特殊性。亦平列于浮沉迟数诸脉，而为六纲。每脉各述其脉象，而尤详于主病。如"浮脉"为风虚眩掉之候。阳脉浮，表热；阴脉浮，表虚。秋为正，肺脉宜，久病则忌。并分述左右寸关尺六脉见浮时之主病。可谓提纲挈领，要言不烦。后并附有"人迎气口脉法""奇经八脉"。

本次整理，以清乾隆四十九年（1784年）无锡沈氏师俭堂刻本为底本，并参考同治十三年（1874年）湖北崇文局刻本而成。

目　录

脉象统类 ·································· （412）

　浮 ···································· （412）

　沉 ···································· （415）

　迟 ···································· （418）

　数 ···································· （421）

　滑 ···································· （422）

　涩 ···································· （423）

附载：人迎气口脉法 ················ （423）

　人迎 ································· （423）

　气口 ································· （424）

附载：奇经八脉 ···················· （424）

　阳维 ································· （425）

　阴维 ································· （425）

　阳跷 ································· （425）

　阴跷 ································· （425）

　督 ··································· （426）

　任 ··································· （426）

　冲 ··································· （426）

　带 ··································· （426）

脉象统类直看横推

提纲要脉，不越浮、沉、迟、数、滑、涩六字，以足该表里阴阳、冷热虚实、风寒燥湿、脏腑气血也。盖浮为阳、为表；沉为阴、为里；迟为在脏，为冷、为虚、为寒；数为在腑，为热、为燥、为实；滑为血有余；涩为气独滞。能于是缕晰①以求之，而疢疾莫能逃矣。顾浮沉以举按轻重言，若洪、芤、弦、虚、濡、长、散，皆轻按而得之类，故统于浮；短、细、实、伏、牢、革、代，皆重手而得之类，故统于沉。迟数以息至多少言，若微、弱、缓、结，皆迟之类，故统于迟；紧、促、动，皆数之类，故统于数。至如滑虽似数，涩虽似迟，而其理自殊，缘迟数以呼吸察其至数，滑涩则以往来察其形状，且滑、涩二脉，多主气血故也。故此二脉，虽无所统，亦平列于后，以为六纲云。

浮

浮以候表。其象轻手乃得，重手不见，动在肌肉以上。

浮为风虚眩掉之候。阳脉浮，表热；阴脉浮，表虚。秋为正，肺脉宜，久病则忌。

左寸　伤风、发热、头疼、目眩、风痰。兼虚迟，心气不足，心神不安；兼散，心耗虚烦；兼洪散，心热。

左关　腹胀。兼数，风热入肝经。兼促，怒气伤肝，心胸满逆。

左尺　膀胱风热，小便赤涩。兼芤，男子尿血，女子崩漏。兼迟，冷疝，脐下痛。

---

① 缕晰：详尽而清楚。

右寸 肺感风寒，咳喘、鼻寒、清涕、自汗、体倦。兼洪，肺热而咳；兼迟，肺寒喘嗽。

右关 脾虚，中满不食。兼大涩，宿食。兼迟，脾胃虚；兼滑，痰饮。

右尺 风邪客下焦，大便秘。兼数，下焦风热，大便秘；兼虚，元气不足。

浮而有力为洪 即大脉，又名钩脉。其象极大而数，按之满指，如群波之涌，来盛去衰，来大去长也。

洪为经络大热，血气燔灼之候，夏为正，心脉宜。

血久嗽忌。形瘦多气者死。凡脉洪则病进。

为表里皆热，为大小便秘，为烦，为口燥咽干。

左寸 心经热，目赤、口疮、头疼痛、心内烦。

左关 肝热，身痛、四肢浮热。

左尺 膀胱热，小便赤涩。

右寸 肺热，毛焦、唾黏、咽干。

右关 胃热，反胃、呕吐、口干。兼紧，胸中胀满。

右尺 腹满、大便难或下血。

浮而无力为芤 其象浮大而软，按之中有两边无，中空两边实，指下成窟，诊在浮举重按之间得之。

芤为失血之候，大抵气有余血不足，血不足以载气，故虚而大，为芤之状。火犯阳经，血上溢，火侵阴络，血下流。三部脉芤，久病生，卒病死。

左寸 心血妄行、吐衄。

左关 胁间血气动，腹中瘀血、吐血，目暗而常昏。

左尺 小便血、女子月事为病。

右寸 胸有积血，或衄或呕。

右关 肠痈瘀血，呕血不食。

右尺 大便血。

古人云，前大后细，脱血也。夫前大后细，非芤而何。

浮而端直为弦　其象按之不移，举之应手，端直如新张弓弦之状。

弦为血气收敛，为阳中伏阴，或经络间为寒所滞之候。弦紧数劲为太过，弦紧而细为不及；弦而软病轻，弦而硬病重；轻虚以滑者平，实滑如循长竿者病；劲急如新张弓弦者死。春为正，肝脉宜，若肝木克土而至不食难治。疟病自弦。

凡脉弦，为痛，为疟，为疝，为饮，为冷痹，为劳倦，为拘急，为寒热，为血虚盗汗，为寒凝气结。兼数，劳疟。兼长，中有积滞。双弦，胁急痛。

左寸　头疼、心惕、劳伤、盗汗、乏力。

左关　胁肋痛、痃癖。兼小，寒冷癖。兼紧，瘀血、疝瘕。

左尺　小腹痛。兼滑，腰脚痛。

右寸　肺经受风寒，咳嗽胸膈间有寒痰。

右关　脾胃伤冷，宿食不化，心腹冷痛，又为饮。

右尺　脐下急痛不安，下焦停水。

浮而迟大为虚　其象迟软散大，举按少力，豁然空，不能自固。

虚为气血俱虚之候，气血虚则脉虚，主多在内不足之症，久病脉虚，多不治。

凡脉虚，为伤暑，为虚烦，为自汗，为小儿惊风。

寸　血不荣心、怔忡、恍惚、惊悸。

关　腹胀、食不易化。

尺　骨蒸、痿痹、精血亏损。

浮而迟细为濡　即软脉。其象虚软无力，应手细散，如绵絮之在水中，轻手相得，重手按之，即随手而没。

濡为气血两虚之候，亦主脾湿，病后产后可治，平人脉濡难治。

凡脉濡，为疲损，为自汗，为痹，为下冷，为无血少气。

左寸　心虚易惊，盗汗，短气。

左关　荣卫不和，精神离散，体虚懒，少力。

左尺　男伤精，女脱血，小便数，自汗多。

右寸　烘热憎寒，气乏体虚。

右关　脾弱，食不化；胃虚，食不进。

右尺　下元冷惫，肠虚泄泻。

浮而迢亘为长　其象不大不小，迢迢自若，指下有余，过于本位。

长为气血皆有余之候，有三部之长，有一部之长，按之如牵绳，则病矣。长属肝，宜于春，诊无病肝脉自见。

凡脉长，为壮热，为癫痫，为阳毒内蕴，为三焦烦热，为阳明热甚。

浮而虚大为散　其象有表无里，有阴无阳，按之满指，散而不聚，来去不明，漫无根柢，如涣散不收。

散为气血耗散，脏腑气绝之候，在病脉主虚阳不敛，又主心气不足，大抵非佳兆也。心浮大而散，肺短涩而散，犹为平脉。若病脉见代散，必死。产妇脉散，临盆之兆，如未到产期，必致堕胎。

寸　怔忡，雨汗。

关　溢饮，胕肿①。

尺　肾绝。

沉

沉以候里。其象轻手不见，重手乃得，按至肌肉以下，着于筋骨之间。

沉为阴逆阳虚之候，主阴经、主气、主水、主寒、主骨，太过病在外，不及病在内，冬为正，女寸男尺俱宜。

凡脉沉，为停饮，为癖瘕，为胁胀，为厥逆，为洞泄。兼细，少气；

---

①　胕（fū）肿：浮肿。

兼滑，宿食停滞；兼迟，痼冷内寒；兼伏，霍乱吐泻；兼数，内热甚；兼弦，心腹冷痛。

左寸　心内寒邪痛、胸中寒饮、胁痛。

左关　伏寒在经，两胁刺痛。兼弦，痃癖内痛。

左尺　肾脏寒，腰背冷痛，小便浊而频，男为精冷，女为血结。兼细，胫酸阴痒，溺有余沥。

右寸　肺冷，寒痰停蓄，虚喘少气。兼紧滑，咳嗽。兼细滑，骨蒸寒热、皮毛焦干。

右关　胃中寒积，中满吐酸。兼紧，悬饮。

右尺　病水，腰脚痛。兼细，下利，小便滑，脐下冷痛。

沉而不及为短　其象两头无，中间有，不及本位，应手而回。

短为气不足以前导其血之候，俱主不及之病。短脉只见寸尺，若关部短，则上不通寸，下不通尺，是阴阳绝脉，必死，故关不诊短。短属肺，宜于秋，诊无病肺脉，其形自可见。

凡脉短，为三焦气壅，为宿食不消。兼浮，血涩；兼沉，痞块；兼滑数，酒伤肠胃。

寸　头痛。

尺　腹痛。

沉而微软为细　其象小于微而常有，细直而软，指下寻之，往来如蚕丝状。

细为血冷气虚不足以充之候，故主诸虚劳损，或湿侵腰肾，应病则顺，否则逆。吐衄得之生，春夏与少年不利，秋冬与老弱可治。忧劳过度者脉亦细，凡细脉，病俱在内、在下。

凡脉细，为元气不足，乏力，无精，内外俱冷，痿弱，洞泄，为积，为痛。

寸　呕吐。

关　胃虚，腹胀。

尺　丹田冷，泄痢，遗精。

沉而弦长为实　其象举按不绝，迢迢而长，不疾不徐，动而有力。实为三焦气满之候，俱主有余之病。

凡脉实，为呕，为痛，为利，为气寒，为气聚，为食积，为伏阳在内。

左寸　心中积热，口舌疮、咽喉痛。兼大，头面热风、烦躁、体痛、面赤。

左关　腹胁痛满。兼浮大，肝盛，目暗、痛而赤色。

左尺　少腹痛、小便涩。兼滑，茎中痛，淋沥不止，溺赤色。兼大，膀胱热结，小便难；兼紧，腰脊疼痛。

右寸　胸中热，痰嗽、烦满。兼浮，肺热，咽燥而疼，喘嗽，气壅。

右关　伏阳蒸内，脾虚食少，胃气壅滞。兼浮，脾热，消中善饥、口干，劳倦。

右尺　脐下痛，便难或时下利。

沉极几无为伏　其象极重按乏，至于透筋着骨，指下始觉隐隐然。

伏为阴阳潜伏，关格闭塞之候，关前得之为阳伏，关后得之为阴伏，脉伏者不可发汗，痛甚者脉必伏。

凡脉伏，为积聚，为瘕癥，为霍乱，为水气，为食不消，为荣卫气闭而厥逆。

左寸　心气不足，神不守常，忧郁。

左关　血冷，腰脚痛，胁下寒气。

左尺　肾寒精虚，瘕疝寒痛。

右寸　胸中冷滞，寒痰积冷。

右关　中脘积块作痛，脾胃间停滞痞积。

右尺　脐下冷痛，下焦虚寒或痛，腹中痛冷，少腹痛。

沉而有力为牢　其象似沉似伏，实大而长，少弦，按之动而不移，若牢固然。

牢为里实表虚，胸中气促，劳伤痿极之候。大抵牢脉近乎无胃气者，故为危殆之脉。如失血人宜沉细，若浮大而牢，必死，以虚病反见实

第一辑

脉也。

凡脉牢，为气居于表，为骨节疼痛。

寸

关　木乘土而心腹寒疼。

尺癫　疝、癥瘕。

沉失常度为革　其象沉伏实大，如按鼓皮一般。

革为虚寒失血之候，其实即芤、弦二脉相合之象，芤为虚，弦为寒，虚寒相搏，故主男子亡血失精，女子半产漏下，又为中风感湿之症。久病死，卒病生。脉来浑浊变革，急如涌泉，出而不反，病进而危，去如弦绝者死。

寸

关

尺

沉而更代为代　其象动而中止，不能自还，因而复动，由是复止，寻之良久，乃复强起而动。

代为脏气多衰，形容羸瘦，口不能言之候。若不病而羸瘦，脉代止，是一脏无气，他脏代之，必危；若因病而气血骤损，致元气卒不相续；或风家痛家，只为病脉，故伤寒亦有心悸而脉代者，复脉汤主之。腹心疼亦有结涩止代不匀者，久痛之脉，不可准也；妊娠脉代，必怀胎三月，代脉有生有死，非定为死脉，宜辨之。

凡脉代，为腹痛，为便脓血，为泄利吐泻，为下元虚损。

迟

迟以候脏。其象呼吸之间，脉仅三至，去来极慢。

迟为阴盛阳虚之候，阳不胜阴，故脉来不及也。居寸为气不足，气寒则缩也；居尺为血不足，血寒则凝也。

· 418 ·

凡脉迟，为寒，为虚。兼浮，表寒；兼沉，里寒。

左寸　心上寒，精气多惨。

左关　筋寒急，胁下痛，手足冷。

左尺　肾虚便溺，女人不月。

右寸　肺感寒，冷痰，气短。

右关　中焦寒，脾胃伤冷物。不食，食不化。兼沉为积。

右尺　脏寒泄泻、小腹冷痛、腰脚重。

迟而细软为微　其象极细而软，若有若无，多兼于迟，按之如欲绝。

微为久虚血弱之候，又主阴寒或伤寒，畜热在里，脉道不利，亦有微细濡弱，不可为寒者，当以标本别之，总之气血微，脉即微。

凡脉微，为虚弱，为虚汗，为泄泻，为少气，为崩漏不止。兼浮，阳不足，必身恶寒冷；兼沉，阴不足，必脏寒下利。

左寸　心虚忧惕，荣血不足。

左关　胸满气乏，四肢恶寒，拘急。

左尺　男子伤精尿血，女子崩漏败血不止或赤白带下。

右寸　上焦寒，痞痛，冷痰凝结不化，中寒少气。

右关　胃寒气胀，食不能化，脾虚噫气，心腹冷痛。

右尺　脏寒泄泻，脐下冷痛。

迟而无力为弱　其象极软而沉细，怏怏不前，无息以动，按之如欲绝，略举手即无。

弱为阳陷入阴，精气不足之候，亦主筋。脉弱以滑，是有胃气，脉弱以涩，是为久病。阳浮阴弱，应为血虚筋急、恶寒发热之病。老得之顺，壮得之逆。

凡脉弱，为痼冷，为烘热，为泄精，为虚汗，为元气亏耗，为痿弱不前。

左寸　阳虚心悸，自汗。

左关　筋瘘无力，女人主产后客风面肿。

左尺　小便频数，肾元虚，耳鸣或聋，骨肉间酸疼。

右寸　身冷多寒，胸中短气。

右关　脾胃虚，食不化。

右尺　下焦冷痛，大便滑泄不禁。

迟而有力为缓　其象比浮而稍大，似迟而小疾，一息四至，来往纤缓，呼吸徐徐。

缓为气血向衰之候。若不沉不浮，从容和缓，乃脾家之正脉。四季亦为平脉，非时即病。和缓而匀，无浮沉徐疾微弱之偏，即为胃气脉。

凡脉缓，为风，为虚，为痹，为弱，为疼。在上为项强，在下为脚弱。兼浮，感风；兼沉，血气弱。

左寸　心气不足，怔忡，健忘。亦主项背拘急而痛。

左关　风虚眩晕，腹胁气结。

左尺　肾元虚冷，小便频数，女人主月事过多。

右寸　肺气浮，言语短气。

右关　胃弱，气虚。兼浮，脾虚。

右尺　下寒脚弱，风气秘滞。兼浮，肠风泄泻；兼沉，小腹感冷。

迟而时止为结　其象来时迟缓，时一止，复又来。

结为阴独盛而阳不能相入之候，此为阴脉之极。按之累累如循长竿曰阴结，蔼蔼如张车盖曰阳结，又有如麻子动抽、旋引旋收、聚散不常之结，此三脉，名虽同而实则异。

凡脉结，为亡阳，为汗下，为疝瘕，为瘕结，为老痰滞结，为气血凝结，为七情郁结，内为积聚，外为痈肿。兼浮，寒邪滞结。兼沉，积气在内。

又为气，为血，为痰，为饮，为食，盖先因气寒脉缓，五者有一留滞其间，因而为结，故仲景谓促结皆病脉。

数

数以候腑。其象一息六至，数数然来。

数为君相二火炎热之候，阴不胜阳，故脉来太过，小儿吉，肺病秋深皆忌。

寸　头疼，上热咽喉口舌疮，上血咳嗽。

关　胃火，脾热口臭，烦满，呕逆；肝火，目赤。

尺　肾火炽，小便黄赤，大便秘涩。兼浮，表热。兼沉，里热。

数而弦急为紧　其象来时动急，按之长，左右弹指，举之若牵绳转索之状。

紧为寒风搏急，伏于营卫之间之候。凡紧脉皆主寒与痛，内而腹，外而身，有痛必见紧象。亦有热痛者，必兼实数，热为寒束，故急数如此，但须有神气为妙。

凡脉紧，人迎伤寒，气口伤食。兼浮，伤寒而身痛。兼沉，腹中有寒，或为风痫。

左寸　头热目痛，项强。兼沉，心中气逆，或多寒冷。

左关　心腹满痛，腰痛，胁痛，筋急。紧甚，伤寒浑身痛。兼实，痃癖。

左尺　腰连脐下及脚痛，小便难。

右寸　鼻塞，膈壅。兼沉滑，肺实咳嗽或多痰。

右关　吐逆，脾腹痛。紧太盛，腹胀伤食。

右尺　下焦筑痛。

数而时止为促　其象来时数，时一止，复又来，徐疾无一定之状。

促为阳独盛而阴不能相和之候。怒气逆上，亦令脉促。此阳脉之极。

凡脉促为气痛，为狂闷，为毒疽，为瘀血发斑，为三焦郁火，为痰积咳嗽或喘逆。

又为气，为血，为食，为痰，为饮，盖先因气热脉数，五者有一留滞其间，则因之而促；此促与结，非定为恶脉也。虽然，有加即死，能退则生。

数见关中为动　其象数见关中，形圆如豆，无头无尾，厥厥动摇，寻之有，举之无，不往不来，不离其处。

动为阴阳相搏之候，关位前半属阳，后半属阴，阴与阳搏，阳虚则阳动，阴虚则阴动。动脉即滑数二脉相兼为极甚者，故女人心脉动甚妊子。

凡脉动，为痛，为惊，为泄利，为拘挛，为崩脱，为虚劳体痛，阳动汗出，阴动发热。

滑

滑以候气。其象往来流利，如珠走盘，不进不退。

滑为血实气壅之候，血不胜于气也，主痰饮诸病。脉为血府，血盛则脉滑，惟肾宜之。女人脉滑断绝不匀，经闭之验，诸脉调，尺独滑，必有胎。上为吐逆，下为气结，滑数为热结。

左寸　心独热。兼实大，心惊舌强①。

左关　肝热，头目为患。

左尺　尿赤，茎中痛，小便淋漓。

右寸　痰饮，呕逆。兼实，肺热，毛发焦，膈壅，咽干，痰嗽，头目昏，涕唾稠粘。

右关　脾热，口臭，吐逆，宿食不化。兼实，胃热。

右尺　因相火炎而引饮多，脐冷，腹鸣或时下利。女人主血热气壅，月事不通，若和滑，为有孕。

---

①　强：同"僵"，指僵硬，转动不灵活。

涩

涩以候血。其象虚细而迟，往来极难，或一止复来，三五不调。

涩为气多血少之候，故主血少精伤之病。盖气盛则血少，脉因涩，惟肺宜之。女人有孕而脉涩，为胎病；无孕而脉涩，为败血凡脉滑为无汗，或为血痹痛。

左寸　心肺虚耗不安，冷气心痛。

左关　肝虚血散，肋胀胁满，身痛。

左尺　男子伤精，癀疝，女人月事虚败。若有孕，主胎漏不安。

右寸　荣卫不和，上焦冷痞，气短，臂酸。

右关　脾弱不食，胃冷多呕。

右尺　大便秘，津液不足，少腹寒，足胫逆冷。经云：滑者伤热，涩者伤雾露。

附载：人迎气口脉法

以上统类所载二十七脉，皆按各脉之寸关尺三部诊候。人迎、气口二脉，无从列入，故特附于后。

人迎

人迎候天六气。左手关前一分为人迎。寸关尺，每部各有前中后三分，关前一分者，乃是关部上之前一分，非言关部之前、寸部上之一分也，切勿误认。气口同。

六淫之邪，袭于经络而未入胃腑，致左手人迎脉紧盛，大于气口一倍，为外感风寒，皆属表，阳也，腑也。人迎之脉浮伤风，紧伤寒，虚弱伤暑，沉细伤湿，虚数伤热，洪数伤火，皆属外因，法当表散渗泄。又阳经取决于人迎，左人迎脉不和，病在表为阳，主四肢。士材①曰：左关前一分，正当肝部，肝为风木之脏，故外伤于风者，内应风脏而为紧盛也。又曰：但言伤于风，勿泥外因，而概以六气所伤者，亦取人迎也。

气口

气口候人七情。右手关前一分为气口。

七情之气，郁于心腹不能散，饮食五味之伤，留于肠胃不得通，致右手气口脉紧盛，大于人迎一倍，为内伤七情饮食，皆属里，阴也，脏也。气口之脉，喜则散，怒则濡，忧则涩，思则结，悲则紧，恐则沉，惊则动，皆属内因。诊与何部相应，即知何脏受病，法宜温润以消平之。又阴经取决于气口，右气口脉不和，病在里为阴，主腹脏。士材曰：右关前一分，正当脾部，脾为仓廪之官，故内伤于食者，内应食脏而为紧盛也。又曰：但言伤于食，勿泥内因，而概以七情所伤者，亦取气口也。

人迎气口俱紧盛，则为夹食伤寒，内伤外感俱见。

附载：奇经八脉

此八脉亦以不能混列统类二十七脉中，故又附人迎气口；脉之后。八脉不拘制于十二正经，无表里相配，故名曰奇。凡诊，八脉所见，统两手皆然，其从寸部斜至外、斜至内者，左手之外，即右手之内，左手之内，即右手之外，相反推之自见。

---

① 士材：明代著名医家李中梓，字士林，号念莪。著有《内经知要》《医宗必读》等。

阳维

阳维候一身之表。以左手为主，其脉从寸部斜至外者是也。右手反看，下同。

本脉起于诸阳之会，所以维于阳。盖人身之卫分即是阳，阳维维阳即维卫，卫主表，故阳维受邪为病亦在表，寸为阳部，外亦为阳位，故阳维之脉，从寸斜至外，不离乎阳也。

阴维

阴维候一身之里。以左手为主，其脉从寸部斜至内者是也。右手反看。

本脉起于诸阴之交，所以维于阴。盖人身之营分即是阴，阴维维阴即维营，营主里，故阴维受邪为病亦在里。寸虽为阳部，内实为阴位。阴维之脉，从寸斜至内，是根于阳而归于阴也。

阳跷

阳跷候一身左右之阳。其脉从寸部左右弹者是也。不论左右手。

本脉为足太阳经别脉，起跟中，循外踝上行于身之左右，所以使机关之跷捷也。阳跷在肌肉之上，阳脉所行，通贯六俯①，主持诸表，故其为病，亦表病里和。

阴跷

阴跷候一身左右之阴。不论左右手，其脉从尺部左右弹者是也。

---

① 俯：同"腑"。

第
一
辑

本脉为足少阴经别脉，起跟中，循内踝上行于身之左右，所以使机关之跷捷也。阴跷在肌肉之下，阴脉所行，通贯五脏，主持诸里，故其为病，亦里病表和。

督

督候身后之阳。不论左右手，其脉三部中央俱浮，直上直下者是也。

本脉起肾下胞中，循背而行于身之后，为阳脉之总督，故曰阳脉之海。故其为病，往往自下冲上而痛。

任

任候身前之阴。不论左右手，其脉丸丸①，横于寸口者是也。

本脉起肾下胞中，循腹而行于身之前，为阴脉之承任，故曰阴脉之海，故其为病，亦往往自下冲上而痛。

冲

冲候身前之阴。不论左右手，其脉来寸口中央坚实，径至关者是也。

本脉起肾下胞中，夹脐而行，直冲于上，为诸脉之冲要，故曰十二经脉之海。又以其为先天精血之主，能上灌诸阳，下渗诸阴，以至足跗，故又曰血海，而其为病，多气逆而里急。

带

带候诸脉之约束。不论左右手，其脉来关部左右弹者是也。

---

① 丸丸：圆滑端直貌。

本脉起少腹之侧，季胁之下，环身一周，络腰而过，如束带状，所以总约诸脉，故名曰带。而冲任二脉，循腹胁，夹脐旁，传流于气街，属于带脉，络于督脉。冲任督三脉，同起而异行，一源而三岐，皆络带，因诸经上下往来，遗热于带脉之间，客热郁抑，白物淫溢，男子随溲而下，女子绵绵而下，皆湿热之过，故带脉为病，即谓之带下。

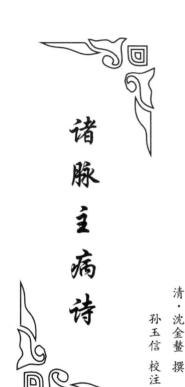

诸脉主病诗

清·沈金鳌 撰

孙玉信 校注

内容提要

清·沈金鳌撰。一卷。辑自《沈氏尊生书》。沈氏鉴于李时珍《濒湖脉学》"各有主病歌辞，然只言其梗概"，即比较简略，而自撰之《脉象统类》，虽"各脉所主之病已详，但琐碎无文义相贯，难于记识"，乃仿李氏《濒湖脉学》，采用歌诀体，撰二十七脉主病诗而为本书。其目的在于，读者能将《脉象统类》与本书合参，"则某脉主某病，某病合某脉""洞然于中"。全书篇幅不多，仍以浮、沉、迟、数、滑、涩六脉为纲，统领诸脉。主病诗则取七言歌诀，颇便记诵。其文字较《濒湖脉学》互有异同而略繁，彼此对照考，有助加深理解。末附奇经八脉辩证法，并简述主要针灸穴位及其主病汤方。

本次整理，以清乾隆三十九年甲午（1774 年）刻本为底本。

中医脉学经典医籍集成

目　录

诸脉主病诗 ……………………………………………………（432）

　浮 ……………………………………………………………（432）

　沉 ……………………………………………………………（434）

　迟 ……………………………………………………………（436）

　数 ……………………………………………………………（438）

　滑 ……………………………………………………………（439）

　涩 ……………………………………………………………（439）

　人迎 …………………………………………………………（440）

　气口 …………………………………………………………（440）

　阳维 …………………………………………………………（440）

　阴维 …………………………………………………………（441）

　阳跷 …………………………………………………………（441）

　阴跷 …………………………………………………………（441）

　督 ……………………………………………………………（442）

　任 ……………………………………………………………（442）

　冲 ……………………………………………………………（442）

　带 ……………………………………………………………（443）

附录：运功规法 ………………………………………………（443）

　南北规中引 …………………………………………………（443）

　南旋式 ………………………………………………………（444）

　北旋式 ………………………………………………………（445）

诸脉主病诗

《濒湖脉诀》各有主病歌辞，然只言其梗概。余撰《脉象统类》，各脉所主之病已详，但琐碎无文义相贯，难于记识。因仿濒湖法，作二十七脉主病诗，阅者读此，复按核统类，则某脉主某病，某病合某脉，庶益洞然于中矣。

浮

其象轻手乃得，重手不见，动在肌肉以上。

浮脉为阳表病真，迟风数热紧寒因。是浮脉兼迟、兼数、兼紧也，各脉相兼仿此。浮而有力是风热，无力而浮血弱人。此首总言浮脉病。

寸头疼眩目眩热身热因风，更有风痰左寸病右咳攻右寸肺感风邪作咳。关右脾虚中满不食左腹胀，溲多赤涩左尺膀胱风热粪难通。右尺风邪客下焦，故大便秘。

浮而有力为洪。即大脉，其象极大而数，按之满指，如群波之涌起，来盛去衰，来大去长。

脉洪阳盛血应虚，相火炎炎热病居，胀满胃翻须早治，阴虚泄痢①急当除。此首总言洪脉病。

心经火盛内多烦，左寸病，又兼目赤、口疮、头疼。肺热毛焦咽更干，右寸病，又兼涎唾稠黏。肝火身疼左关病，又兼四肢浮热。胃虚呕，右关病，又兼口枯舌干。肾虚阴火便相难。左尺，膀胱热、小便赤涩。右尺，腹满、大便难或下血。

浮而无力为芤。其象浮大而软，按之中空两边实，指下成窟，诊在

---

① 泄痢：痢，通"利"。即泄泻。

中医脉学经典医籍集成

诸脉主病诗

轻举重按之间。

左芤吐衄兼心血，左寸病。关上为瘀胁痛真，腹中瘀血，胁间血气痛，吐血，目暗。左尺男人小便血，女人月事病相因。此首单言左手芤脉病。

右芤积血在于胸，右寸病，又兼衄血、呕血。关内逢之肠胃痈，呕血不食兼瘀血，尺多血痢与肠红①。此首单言右手芤脉病。

浮而端直为弦。其象按之不移，举之应手，端直如筝弦。

左弦头痛还心惕，盗汗劳伤力懒牵，关左胁疼兼痃癖，尺疼小腹脚拘挛。此首单言左手弦脉病。

右寸膈痰多咳嗽，由肺受风寒。右关胃冷腹心疼，脾胃伤冷，宿食不化，多饮。下焦停水弦逢尺，阴疝常从脐下侵。此首单言右手弦脉病。

浮而迟大为虚。其象迟软散大，举按无力，豁豁然空，不能自固。

脉虚血气虚，故脉亦虚身热为伤暑，虚损疲烦汗自多，发热阴虚宜早治，养荣益气莫蹉跎。此首总言虚脉病。

怔忡②惊悸寸常虚，血不荣心奈若何，腹胀诊关食不化尺痹痿，损伤精血骨蒸俱。此首统言左右两手虚脉病。

浮而迟细为濡。即软脉，其象虚软无力，应手细散，如绵絮之在水中，轻手乃得，重按随手而没。

濡为亡血阴虚病，髓海丹田暗已亏，汗雨夜来蒸入骨，血山崩倒湿浸脾。此首总言濡脉病。

左寸心虚故惊悸盗汗还短气，精神离散左关濡，又兼荣卫不和，体虚少力。尺男精败女脱血，自汗淋漓溲数俱。此首单言左手濡脉病。

────────────

① 肠红：指大便出血。因湿毒瘀热留注大肠或脾阴不振统摄失司所致。

② 怔忡：病名。是指以心跳剧烈，不能自安，而又持续不断为主要表现的心悸。怔忡为心悸之重症。

憎寒烘热濡右寸，气乏身疲怎得安，关上胃虚饮食不进脾更弱，食不消。尺肠虚泻下元寒。此首单言右手濡脉病。

浮而迢亘为长。其象不大不小，迢迢自若，指下有余，过于本位。

气血有余长脉见，长脉主有余之病。阳明热势自然深，若非阳毒阳毒内蕴癫和痈，即是焦烦壮热侵。

浮而虚大为散。其象有表无里，有阴无阳，按之满指，散而不聚，去来不明，漫无根柢，涣散不收。

左寸怔忡右寸汗，溢饮左关应软散，右关软散肿胕胕，散居两尺魂当断。

沉

其象轻手不得，重手乃得，按至肌肉以下，着于筋骨之间。

沉潜脉主阴经病，数热迟寒滑有痰，无力而沉虚与气，沉而有力积兼寒。此首总言沉脉病。

寸沉痰郁右寸病饮停胸。左寸病。关主中寒痛不通，左右关病同。尺部浊遗精血冷，左尺病，男精冷，女血冷。肾虚腰及下元痌①。右尺病。此首统言左右手沉脉病。

沉而不及为短。其象两头无，中间有，不及本位，应手而回，短脉只见寸尺，若在关部，将上不接寸，下不接尺矣，故前人云，短不诊关。

短脉内虚真气弱，三焦气壅是真因，胃衰宿食多停滞，寸主头疼尺腹疼。左右手同。

沉而微软为细。其象小于微而常有，细直而软，指下寻之，往来如蚕丝。

寸细应知呕吐频，入关腹胀胃虚形，尺逢定是丹田冷，泄痢遗精号脱阴。此首统言左右两手细脉病。

---

① 痌（tóng）：创伤溃烂。

沉而弦长为实。其象举手不绝，迢亘而长，不疾不徐，动而有力。血实则脉实。

实脉为阳火郁成，发狂谵语吐频频，或为阳毒或伤食，古云：脉实者，水谷为病。大便不通或气疼。此首总言实脉病。

寸心与面热兼风，左寸实，心中积热，口舌疮，咽喉痛。痰嗽中烦气积胸，右寸实，胸膈中热，痰嗽烦满。肝火左关实，腹胁痛满脾虚右关实，脾虚少食，又兼胃气滞，伏阳蒸内关上见，尺脐腹痛便难通。左尺实，小腹痛，小便涩，右尺实，脐下痛，便难或时下痢。此首统言左右手脉实病。

沉极几无为伏。其象极重，按之着骨，指下隐隐然。伤寒病一手伏曰单伏，两手伏曰双伏，不可以阳症见阴为诊，乃火邪内郁，不得发越，阳极似阴，故脉伏也，必得大汗乃解。又夹阴阳寒，先有伏阴在内，外又感寒，阴盛阳衰，四肢厥逆，六脉沉伏，须投姜桂，脉乃复出。若太溪、冲阳皆无脉，则必死矣。古云：伏为真气不行，邪气积伏。又云：痛甚者脉必伏。

伏为霍乱①食常停，蓄饮顽痰积聚真，荣卫气凝凝，闭也而厥逆，散寒温里莫因循。此首总言伏脉病。

忧郁伤心神不守，左寸病。胸中气滞冷痰凝，右寸病。当关腹痛分寒食，左关伏，胁下有寒气，血冷，腰脚痛。右关伏，中脘积块痛，脾胃停滞。尺部腹疼与疝疼。左尺伏，肾寒精虚，疝痛。右尺伏，脐下冷痛，下焦虚寒，旋中冷痛。此首统言左右手伏脉病。

沉而有力为牢。其象似沉似伏，实大而长，少弦，按之动而不移。牢而疾，必发热，牢而迟，必发寒，迟疾不常，寒热往来。

牢为喘气促息皮肤肿，两寸病。心腹寒疼肝克脾，两关病。癥瘕疝癫犹可治，阴虚失血怎相宜。两尺病，失血，脉宜沉细，反

---

① 霍乱：病名。以起病急骤，卒然发作，上吐下泻，腹痛或不痛为特征的疾病。因"其病变起于顷刻之间，挥霍缭乱"，故名。

浮大而牢，是虚病见实脉，必死。此首统言左右手牢脉病。

沉失常度曰革。其象沉硬实大，如按鼓皮一般。革为阴阳不交之名。

革合芤弦寒与虚，芤为虚，弦为寒，虚寒相搏，故芤弦相合而成革脉，革因为虚寒失血之候。中风感湿胀兼医，女人半产并崩漏①，男子营虚或梦遗。此首总言革脉病。

沉而更代为代。其象动而中止，不能自还，因而复动又复止，寻之良久，乃复强起而动。

代脉原因脏气衰，腹疼便脓下元亏，或为吐泻兼泄痢，女子怀胎三月兮。此首总言代脉病。

迟

其象呼吸之间脉仅三至，来去极慢。

迟司脏病或多痰，沉痼癥瘕②仔细看，有力而迟为冷痛，迟而无力是虚寒。此首总言迟脉病。

寸迟心左肺右上焦寒，左寸迟，心上寒，精气多惨，右寸迟，肺受寒，冷痰气短。关主中寒痛不堪，左关，筋寒急，手足冷，胁下痛，右关，中焦寒，脾胃伤冷，食不化。左尺肾虚故便浊女不月，右为泄泻疝牵丸。脏寒泄泻，小腹冷痛，腰脚重而无力。此首统言左右两手迟脉病。

迟而细软为微。其象极细而软，若有若无，多兼于迟，按之无欲绝之状。

气血微兮脉亦微，恶寒阳微也发热阴微也汗淋漓，男为劳极

---

① 崩漏：中医病名。是月经的周期、经期、量发生严重失常的病证，其发病急骤，暴下如注，大量出血者为"崩"；病势缓，出血量少，淋漓不绝者为"漏"。

② 癥瘕：中医病名。为腹中结块的病。坚硬不移动，痛有定处为"癥"；聚散无常，痛无定处为"瘕"。

诸虚候，女作崩中带下医。此首总言微脉病。

寸微气促与心惊，右寸，中寒少气，又兼上焦寒痞、冷痰不化，左寸，心忧惕，荣血不足。关脉微时胀满形，左关微，中满气乏，四肢寒冷，拘急，右关微，胃寒气胀，食不化，脾虚噫气，心腹间冷疼。尺部见之精血弱，左尺微，伤精尿血。脏寒泄泻痛呻吟。右尺微，脏寒泄痢，脐下冷积痛疼。此首统言左右两手微脉病。

迟而无力为弱。其象极软而沉细，怏怏不前，按之如欲绝，举手即无。弱犹愈于微。

脉弱阴虚阳气衰，气虚则脉弱，寸弱阳虚，关弱胃虚，尺弱阴虚。恶寒发热骨筋萎，多惊多汗精多泄，益气调营弱脉必宜补及早医。此首总言弱脉病。

寸汗心虚左寸弱，阳虚心悸自汗右身冷，右寸弱病，又兼短气。关中筋萎肝主筋，左关弱，故筋萎少力，又兼女人主产后客风面肿胃脾虚，右关弱，脾胃虚而食不能化。欲知阳陷阴微病，骨痛耳聋左尺弱，胃虚之故粪数遗。右尺弱，大便滑，又兼下焦冷痛。此首统言左右手弱脉病。

迟而有力为缓。其象比浮而稍大，似迟而小疾，一息四至，来往纤缓，呼吸徐徐。缓脉有二，从容和缓者为正脉，前人所云，诸病脉缓，为胃气回，不治自愈者是。若气血衰而迟缓，则为缓病脉。

缓脉骎骎营卫衰，或痹缓而细或湿沉而缓或脾虚缓而涩。上为项强下脚软，浮风缓兼浮，伤风沉弱缓兼沉，血气衰弱细区分。此首总言缓脉病。

寸缓心虚左寸缓，心气不足，怔忡多忘，又兼项背拘急痛肺则浮，右寸缓，肺气浮，言语短气。当关风眩左关缓，风虚眩晕，又兼腹胁气急胃虚求，右关缓，胃弱气虚。尺为肾冷便频数，左尺缓，肾虚冷，小便多。下寒风秘便常忧。右尺缓，下寒脚弱，风气闭滞。

迟而时止时结。其象来时缓甚，时一止，复又来。前人云：阴凝则结。又云：结脉亦因思虑过度，脾气不足。又云：脉结者，亦病四肢不快，为气所结。

结脉皆因气血凝，老痰结滞苦沉吟，内生积聚外痈肿，疝瘕亡阳汗自淋。凡结脉，主痈瘕癥结，七情郁结，老痰滞结，一切气血凝结，又为亡阳、为汗下，内为积聚，外为痈肿，兼浮寒结，兼沉气结。此首总言结脉病。

数

其象一息六至，数数然来。

数脉为阳热可知，只将君相火来医，实宜凉泻虚温补，肺病秋深却忌之。此首总言数脉病。

寸数咽喉右寸数口舌左寸数疮，吐红咳嗽肺生疡，左右寸同，又兼头疼上热。当关胃火右关数，胃火，脾热口臭，烦满呕逆并肝火，左关数，肝火目赤。尺用滋阴降火汤①，左右尺同，主肾火炽，小便黄赤，大便闭塞。此首统言左右两手数脉病。

数而弦急为紧。其象来时劲急，按之长，左右弹指，举之若牵绳转索之状，又名急脉。

紧为诸痛主于寒，癖积风痫吐冷痰，浮紧汗之紧兼浮，表寒身痛沉紧下，紧兼沉，里寒腹痛。人迎因伤寒气口因伤食更须看。此首总言紧脉病。

左头目项左寸紧，头热、目痛、项强右鼻膈，右寸紧，鼻塞、膈壅。关从心腹胁筋寻，左关，心腹满痛、胁痛筋急，右关，脾腹痛、吐逆。尺为腰脚脐下痛，知是奔豚②与疝疼。左尺，腰脚脐下痛，又

---

① 滋阴降火汤：指应用滋阴降火之方药。

② 奔豚：见《灵枢》《难经》《金匮要略》等，为五积之一，属肾之积。《金匮要略》称之为"奔豚气"。豚，即小猪。奔豚一由于肾脏寒气上冲，一由于肝脏气火上逆，临床特点为发作性下腹气上冲胸，直达咽喉，腹部绞痛，胸闷气急，头昏目眩，心悸易凉，烦躁不安，发作过后如常，有的夹杂寒热往来或吐脓症状。因其发作时胸腹如有小豚奔闯，故名。

兼小便难；右尺，下焦气筑痛。此首统言左右手紧脉病。

数而时止为促。其象来时数，时一止，复又来，徐疾无一定，有迫促之状。凡脉促者，亦病气痛，亦病怫郁，亦病气血不疏通。

脉促惟将火病医，三焦有郁火。其因有五细推之，气、血、热、痰、饮。时时咳嗽皆痰积，或发狂癍与毒疽。皆瘀血之故。此首总言促脉病。

数见关中为动。其象数见关中，形圆如豆，无头无尾，厥厥动摇，寻之有，举之无，不往不来，不离其处。动脉亦为神气不安，脱血虚劳。

动脉专司气与惊，汗因阳动热因阴，或为泄痢拘挛病，男子亡阳女子崩。此首总言动脉病。

滑

其象往来流利，如珠走盘，不进不退。

滑脉为阳元气衰，痰生百病食生灾，浮滑风痰，滑数痰火，短滑宿食。上为吐逆下蓄血，女脉和时定有胎。女人督脉滑，血热、经不通，和滑为有孕。此首总言滑脉病。

寸滑膈痰生呕吐，右寸病。心惊舌强缘热故，左寸病。当关宿食肝脾热，左关，肝热，头目为患，右关，脾热，口臭、吐逆、宿食不化，渴痢癫淋看尺部。左右同。此首统言左右手滑脉病。

涩

其象虚细而迟，来往极难，一止复来，三五不调。

涩缘血少或伤精，反胃亡阳汗雨淋，寒湿入营痹为血，女人非孕即无经。女人左尺涩，无孕主血少，有孕胎病或漏。此首总言涩脉病。

寸心虚痛乖营卫，左寸心肺虚耗不安，及冷气心痛，右寸营卫不和，上焦冷痞，气短，臂酸。脾弱右关涩，脾弱不食，胃冷多呕肝虚左关弱，肝虚血散，肋胀胁满，身痛关内逢，左尺伤精兼及疝，右寒小腹足胫痛。又兼大便闭，津液不足。此首统言左右两手涩脉病。

人迎

左手关前一分为人迎。

表候人迎属腑阳，人迎主外感六淫，属表，腑也，阳也。风浮暑弱紧寒伤，如人迎脉浮，主伤风，六淫仿此。湿应沉细火热数，热虚数。火洪数，四末清寒表散良。人迎又主四肢病。

气口

右手关前一分为气口。

气口为阴里脏看气，口候内伤七情及伤饮食，属里，脏也，阴也。怒濡忧涩散因欢，如气口脉濡，即因伤怒，余皆仿此。恐沉思结惊多动，悲紧还推何部干。诊得气口濡涩等脉，并看与何部相关，即知何脏受病。如气口脉濡即属肝病，而肝脉又适弦硬是也。此首单言气口内伤七情之病。

饮食伤留脾脏因，通肠快胃法相应，人迎气口俱沉紧，夹食伤寒病日增。此首言气口内伤饮食之病及人迎气口俱伤之病。

阳维

以左手为主，其脉从寸部斜至外者是也。右手反看，则从寸部斜至内矣。

阳维脉起会诸阳，阳维脉从少阴斜至太阳，发足太阳之金门，而与手足少阳阳明五脉会于阳白，故所会皆阳。根柢于阴表是彰，阳维主一身之表。风府①风池②应并刺，长沙法设桂枝汤。风池风府二穴，阳维之会也。仲景法，先刺二穴，却与桂枝汤。

阴维

左手为主，其脉从寸部斜至内者是也。右手反看，则从寸部斜至外矣。

阴维主里会诸阴，阴维主一身之里，其脉从少阳斜至厥阴，发足少阴之筑宾，至顶前而终，故所发所至皆阴也。却起于阳根自深，阳根阴，阴根阳，故此二脉，又为荣卫之纲领。心痛病来详洁古，理中四逆法堪寻。洁古云：阴维为病若心痛，其治在足少阳三阴交，乃阴维所起也。又按仲景法，太阴证用理中汤，少阴证用四逆汤，厥阴证用当归四逆汤，酌其剂以治阴维之病。即洁古所以治足少阳三阴交也。

阳跷

不论左右手，其脉从寸左右弹者是也。

一身左右阳专候，阳跷主一身左右之阳。脉得阳跷六腑和，表病里安阳分愆，阳跷在肌肉之上，阳脉所行，通贯六腑，主持诸表，故其为病，亦表病里和。法兼汗下治无讹。洁古云：阳病则寒。若在阳表当汗，桂枝汤、麻黄汤。若在阴里当下，大、小承气汤。

阴跷

不论左右手，其脉从尺部左右弹者是也。

诸里相持通五脏，阴跷在肌肉之下，阴脉所行，通贯五脏，主持

---

① 风府：经穴名。出《素问·气府论》篇。别名本穴、鬼穴。属督脉。在项部，当后发际正中真上1寸，枕外隆凸直下，两侧斜方肌之间凹陷处。

② 风池：经穴名。出《灵枢·热病》篇。别名热府穴，在头额后面大筋的两旁与耳垂平行处，属足少阳胆经。

诸里，故其为病，亦里病表和。脉行左右有阴跷，阴跷主一身左右之阴。病来阳缓阴多急，阳跷病，阴缓阳急，阴跷病，阳缓阴急。诊察须从阴热调。沽古云：阴病则热，甘草干姜汤。

督

不论左右手，其脉三部中央俱浮，直上直下者是也。

督司阳脉称为海，循背而行遍后身，督脉起胞中，循背而行于身之后，为阳脉之总督，故为阳脉之海。脊强头沉虚实判，督脉为病，实则脊强而发厥，虚则头重。上冲作痛苦吟呻。督病又往往自下冲上而痛。

任

不论左右手，其脉丸丸，横于寸口者是也。

任承阴海因名任，任脉亦起胞中，循腹而行于身之前，为阴脉之承任，故曰阴脉之海。天癸从生阴有阳，任主天癸，乃天之元气，任脉充，然后冲脉旺，月事时下而有子，故真阴之盛，必由真阳之实。若使结阴阳气绝，疝瘕崩带腹前殃。任脉病，非阴自病，实由阴中无阳，故疝瘕崩带，皆结阴之故。

冲

不论左右手，其脉来寸口中央坚实，径至关者是也。

冲俱督任起胞中，独主先天精血充，冲脉亦起胞中，夹脐而行，直冲于上，为诸脉冲要，故曰十二经脉之海，又为先天精血之主，故又曰血海。本病须分寒火逆，冲脉病，一曰寒逆，阳不足也。一曰火逆，阴不足也，更传肝肾患无穷。经云：冲病传肝肾，发为痿厥。

带

不论左右手，脉来关部左右弹者是也。

约持诸脉遍腰环，带脉起少腹侧、季胁下，环身一周，络腰而过，如束带状，所以总约诸脉。肝肾心脾上下安，带之上心脾，带之下肝肾。湿热滞留中间断，淫淫白物下无端。心脾上郁，肝肾下虚，停湿为热，留滞中分，必病作而流白物。

附录：运功规法

余辑《杂病源流》，凡脉症方药，所以讲明调治之者，似已详备。然刘海蟾云：医道通仙道，则修炼家导引运功之法，所以却病延年者，未始不可助方药所不逮。盖既已却病，自可延年。在修炼家固以延年为主，而欲求延年，必先却病，在医药家则以却病为主也。故《杂病源流》中，于每病方论后，有导引运功之法，可以却此病，即附载于末，总期医者、病者，展览及之，以备采用，庶获万病回春也。但其法有专治一病者，既分载于各病之后，而又有总法数条，不必每病皆为遵用。而时有必采取者，亦不必一病全用总法。而或有此病则用何法，彼病又用何法者，既不得赘列于各病之末，而又无处可以混入，故特附于此，如于各病运功中，见有宜用归元、周天、艮背①、行庭及缘法、通关、涤秽等法者，查明此处所载诸法，应如何引运，遵而行之，无漏无遗，自可却病，可延年也。

南北规中引

诸法皆本《保生秘要》，系明·俞俞道人曹士珩元白氏所著。

凡人亡念奔驰，不思回头，盖不知有己。然学道初入门，及乎却病初下手，每云先要筑基炼己者，何也？己者，意中之

---

① 艮背：《易·艮》谓"艮其背不获其身。"后称不动物欲之念为艮背。

第
一
辑

土也，时时返念守中。然昆仑至于涌泉，周身前后之窍，虽各家传授，各取其善，若能精守其一，皆可起病，不必得一望二，持两可之见，而辨孰是孰非。余诀云：总之摄心归一，专其一处，皆可止念，故取身中前后二窍为则，其归元取用父母生人受气之初，而能聚气之原，运动周天，可参艮背通关之效。然艮背者，昔林子阐教为最，余受之家传捷径而更妙。若夫运动，则贯彻任督二脉，兼以导引，则神功烁见矣。

南旋式

【归元诀窍】归元者，父母生人受气之初，剪断脐带，一点落根元也。有生之后，情欲雕琢，未免精耗气散，不能返本，须求安土敦仁之法。盖土者归元也，人者仁也，以一点仁心，敦养于土，六根皆归于元，心有所注，久久凝定，便觉真种常在，方可用意运行。行之之法，提意出上，斡旋造化，从左而右，先运脐轮，收而放，放而复收，以还本位，不离这个，念自归真矣。

【周天】先立安土守中，得诀纯熟，后行周天，流通一身，散彻四肢滞气。其法从前运于脐轮，由小而大，大而收小，依次而上，至璇玑穴①向左臂打圈而下，至曲池，经内关溯掌心及指尖，圈出手背外关，而上肘后肩井，及大椎而下，运于尾闾，由上复下过玉枕，逾昆仑泥丸面部，上鹊桥，降重楼，达胃口过脐，至玉柱，复气海，行于右腿，历膝关，由鞋劳穴穿足背，至趾尖转涌泉踵后，上运过阴谷，通尾闾，又圈至顶门，如前下鹊桥，依次送左腿，似右法而落涌泉，又升泥丸及璇玑穴右行，照左手转过肩背，贯昆仑而下摄元海，如此将周身经脉宣

---

① 璇玑穴：经穴名。在胸部，当前正中线上，胸骨上窝中央下1寸。

畅，徐徐回转，但意至而气相随，是为有作之周天法，亦可与造化参。

北旋式

【艮背诀窍】《易》曰：艮其背。艮者，止也，其象属土。背从北方水，属于阴。心从南方火，属于阳。人能以南火而投于北水之中，得以水火交而既济，所谓洗心退藏于密也。盖五脏六腑根蒂，皆系于此。所谓止者，先立内念之正，而止外念之邪也。然大道贵无念，虽立正念亦是念也。当明内外两忘，以妄而离妄，必先忘其外者，而后定其心，自忘其内也。故初学之士，静坐片时，将万虑扫除，凝神定志于本穴之中，背之腔子里，平心元虚处，初起口念太乙救苦咒四，而渐归于心、归于背，存无守有，念兹在兹，有复冥于无，神自虚而灵矣。

【行庭】吾身一小天地也，周身三百六十骨节，七孔八窍。一窍相通，窍窍光明，而乾旋坤转。前属于天，后属于地。前从左旋，后运右转。前后相通，周乎其天，则知人与天一矣。其法，从艮背守念，念而提出腔子，行其背数十回，复收归腔，稍空，又运行至两肾之间，念刻许，从肾中意想，溯尾闾，起运上泥丸，经明堂、人中接下承浆，降重楼至于心脐之间，约以脐上三指为则，不前不后，不左不右之中，而为立极定枢。悬一斗杓行于脐下一寸三分，斡旋上升，左转于心之后，右旋下降于肾之前，循环不息，上行由背之北，下行由脐之南，如北极定枢，斗柄推旋者，若转则以意随之，不转则以意引之，久而炼度，所以混其气，且所以和其神也。

【通关】从北极定枢，斗柄大旋三遍，天地包罗，行于脐下，分开两路，旋下两腿之前，联络不绝，双行转脚底，向后绕元海，上至命门会合，从右转左，大旋三遍，从椎骨下分行两肩，经肘后外关达掌心，循内关过肩井，由项后透泥丸，行明堂，渐落双瞳，白面部下胸膈，会心窝，从左转下降，大旋三遍，如前脐下分开，循环遍体，周流运行。卯酉二辰行之，或九度，或二十一度而止，慎勿执着，若有若无，此所谓炼其形和其气也。

【绦法】从归元注念起用意左边，运绦过腰，从右旋上，至左肩髆，绦至胸前行旋过右髆，后下旋至腰，如法运数十回，而又复绦上行，周而复始，不必计筹，使前后融洽。或从艮背起手，转绦而前，左右次序，会意行之。

【涤秽】其法，在胃口旋入，凭虚而行，运入大肠，由左绕右，回旋九曲，以真气涤垢，转出谷道，嘘往吸回，自右而左，旋出胃口，收归元海，静念刻许，以还本位。此法亻宜轻用，凡送浊气出谷道外，即随念吸转，慎泄真气。丹法有云，勿使尾闾坠，盖谓此也。

【运规十二则】身若安和，气不必运，宜当守静定息，节饮除欲，则百病不生。若身稍有丝毫不快，宜速行运动，免气久滞，积成大病。故设调养之功，用之须得其宜。然运法如风车样，不疾不徐，皮里膜外，挨次运去，可大可小，任意收而放，放而复收，男左女右，阴阳之分，一动一静，天之行也。

行功之时，目视顶门，微露一线，迎天地之光，返照内景，勿全下视，免致昏沉驰念。

却病坐功，不比真修磨炼，每按时坐香后，欲睡即睡，睡则病者精神完足。若心血少不寐，可定意想归元，或依法运转，神自安而寐矣。

开关之说，学者不必用意，候到自然通透。盖静中运用，无念自是水升，不然则为火矣。或腹中响声，或两肾微动，或背或眉端隐隐如蚁行，手足似一线冷风，皆现真境也。亦有阳火冲病根，肠内有声，即用真意逐响运旋，撒而散之。

凡行气过峡处或昆顶，须多旋绕数十匝，令气浸灌为妙。闲时如不守前后二窍，悬心于空虚地，四大皆空，无人无我，极为养火之法。又名休息以养其气。若运法无时度，则神敝疲，譬如伐兵劳顿，而又遇劲敌，岂不危乎？

观灯玩月，目向外射则伤神，返照于我，多益于我，其他自可以类推。

却病工夫，须立课程，逐日检点，勿失其时，日日如是，提醒缜密，自不间断而效。

运气当由后而前，以取西北方水而灌东南方火，不可逆此。或有传法，各关节处，不必打圈，直行亦可，行后定要收归元位。退欲火法，注念气海，记数斡旋，或记运尾闾升降之法，邪火自散，大固元阳。

入定看书，易于通悟，坐下止念为先，定神元海，不以目睹，而以心视，不以心视，而以内观，盖神有所敛，不至散于外，受益自无穷尽矣。

嘻笑场中，最易耗神，令人疲倦，得以内敛音声，言语少减，或气穴中发，神气亦不觉其耗。

上丹田穴，最可养性，亦可注念，为藏神之府。运法，旋至鼻柱七窍之宗，斡行入内些些，则耳目口三宝，皆有灵矣。

想涌泉穴①，最能健步行动，略得运法，血脉自可以渐渐流通，而不伤筋，省气。

---

① 涌泉穴：经穴名。是足少阴肾经的常用腧穴之一，位于足底部，蜷足时足前部凹陷处，约当足底第2、3趾趾缝纹头端与足跟连线的前1/3与2/3交点上。

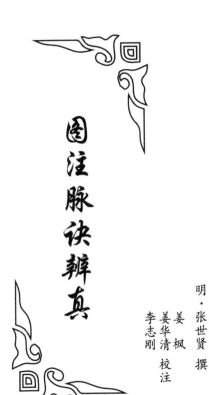

图注脉诀辨真

明·张世贤 撰

姜　枫
姜华清　校注
李志刚

内容提要

　　明·张世贤撰。成书于明弘治十四年（1501 年）。四卷。又名《图注脉诀》《图注王叔和脉诀》。是将《王叔和脉诀》一书加以图注而成。前有"总法"，后有"附方"。总法有诸穴法图、诸穴所在；卷一以图表注释《脉诀》中的"脉赋""诊脉入式歌"等；卷二以五脏图介绍脏腑生理功能，并以"脉之图"脉见于三部图注释五脏病脉以及三部病脉的变化特征；卷三图注七表、八里、九道脉及其出现在寸关尺三部的意义；卷四图注各种疾病与脉象的关系等。书末附方一卷，皆因脉以用药，以一定之脉应一定之方。

　　本次整理，以明嘉靖乙未（1535 年）冯瓒刻本为底本。

目　录

《难经》《脉诀》合序 ……………………………… （454）

《图注脉诀》序 ……………………………………… （455）

总法 ………………………………………………… （457）

　诸穴法图 ………………………………………… （457）

　诸穴所在 ………………………………………… （458）

卷一 ………………………………………………… （460）

　脉赋 ……………………………………………… （460）

　诊脉入式歌 ……………………………………… （465）

卷二 ………………………………………………… （484）

　心脏歌 …………………………………………… （484）

　心脉见于三部歌 ………………………………… （486）

　心脉歌 …………………………………………… （487）

　肝脏歌 …………………………………………… （488）

　肝脉见于三部歌 ………………………………… （490）

　肝脉歌 …………………………………………… （491）

　肾脏歌 …………………………………………… （492）

　肾脉见于三部歌 ………………………………… （494）

　肾脉歌 …………………………………………… （495）

　肺脏歌 …………………………………………… （497）

　肺脉见于三部歌 ………………………………… （498）

　肺脉歌 …………………………………………… （499）

中医脉学经典医籍集成

脾脏歌 ……………………………………………（501）

脾脉见于三部歌 …………………………………（502）

脾脉歌 ……………………………………………（503）

卷三 ……………………………………………………（505）

七表八里脉总论 …………………………………（505）

七表脉交变略例论 ………………………………（506）

七表脉 ……………………………………………（509）

八里脉交变略例论 ………………………………（516）

八里脉 ……………………………………………（519）

九道脉法论 ………………………………………（526）

九道脉 ……………………………………………（527）

卷四 ……………………………………………………（531）

左右手诊脉歌 ……………………………………（531）

六部脉数通论 ……………………………………（532）

左手寸口心脉歌 …………………………………（532）

左手中指肝脉歌 …………………………………（533）

左手尺部肾脉歌 …………………………………（533）

右手寸口肺脉歌 …………………………………（533）

右手中指脾脉歌 …………………………………（534）

右手尺部命门脉歌 ………………………………（534）

诊杂病生死候歌 …………………………………（535）

诊暴病歌 …………………………………………（536）

形证相反歌 ………………………………………（537）

诊四时病五行相克脉 ……………………………（538）

诊四时虚实歌 ……………………………………（539）

伤寒歌 ………………………………………………（540）

阳毒歌 ………………………………………………（541）

阴毒歌 ………………………………………………（542）

诸杂病生死歌 ………………………………………（543）

察色观病生死候歌 …………………………………（546）

五脏察色歌 …………………………………………（549）

诊妇人有妊歌 ………………………………………（551）

妊娠杂病生死歌 ……………………………………（553）

产难生死歌 …………………………………………（554）

怀妊伤寒歌 …………………………………………（554）

产后伤寒歌 …………………………………………（555）

小儿生死候歌 ………………………………………（555）

小儿外证十五候歌 …………………………………（555）

脉诀附方 ………………………………………………（557）

　七表脉方 …………………………………………（557）

　八里脉方 …………………………………………（563）

　九道脉方 …………………………………………（569）

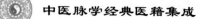
《难经》《脉诀》合序

　　《难经》《脉诀》二书，古之秦越人、王叔和二先生遵《黄帝素问》而作者也，洞悉至理，诚为医家之《语》《孟》。迨四明张静斋又取二书而图注之，是为《图注难经脉诀》，益珍重焉。后之业医者，读其书即可以按图索理，会注穷玄而不病于庸矣。予家藏兹集已久，每暇辄出朗诵，若不忍释。知其大有俾于斯世之医者，故弗敢私也，而付诸梓。

养松道人冯翯识

《图注脉诀》序

　　四明张君世贤，字天成者，《图注难经》予既为作序矣。吕公并取《图注脉诀》梓而行之，复索予言，且曰：西晋王叔和推本《素》《难》之意作为《脉诀》，大凡男妇小儿，五脏六腑，死生吉凶之法咸备，其辞有简有繁，有浅有深，简而浅者易知，繁而深者难识，于是历代医家多为注解，纷纷异论，喙^①喙殊谈，非无一节之可嘉，毕竟全篇之难晓且不泛则略，刚适厥^②中^③，执己见而疑。初学，未有若此书未精者。天成之学得自家传，尤邃^④针灸秘法，盖其讲论之多，考索之详，覃思之精^⑤，试验之熟，质正之勤，故能折衷群言，一归于正。至于七表八里分别阴阳、五行、主客、标本，使人一览即知其源，古方之合于脉者一一附录于后，仍每节注末各立一图以发未尽之意，可谓有功古人、有裨后学者矣。兹与《难经》并传庶几可及于远也。予阅其所著之书，闻其所诊之脉，征其所用之药，即其所针之病，见其所得效之神，且异殆若庖丁^⑥之解牛，王

---

　　① 喙：《说文解字》谓"喙，口也"。
　　② 厥：其。
　　③ 中：中正。
　　④ 邃：精通，深晓。
　　⑤ 精：原作"人"，据扫叶山房本改。
　　⑥ 庖丁：古代厨师，善于解牛。"庖丁解牛"比喻掌握了解事物的客观规律，做事得心应手，运用自如。典出《庄子·养生主》。

中医脉学经典医籍集成

第一辑

良①之御车，养由基②之射的，百无一失，此其非徒言者。吕公盖欲使业医者家喻而人知之，其心公，其利溥③矣。遂次第其言，以附《脉诀》之首，庶后之览者，尚亦知所自哉。

维扬徐昂识

---

① 王良：春秋时期晋国人，善于驾驭车马。《荀子·王霸》："王良，造父者，善服驭者也。"
② 养由基：春秋时楚国将领，中国古代著名神射手。《战国策·西周策》："楚有养由基者，善射，去柳叶百步而射之，百发百中。"
③ 溥：《说文解字》谓"溥，大也"。

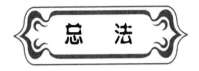

诸穴法图

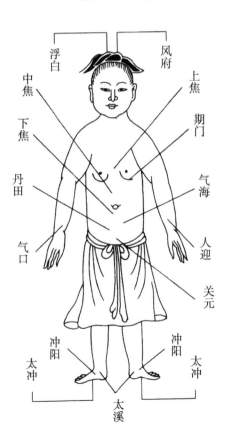

诸穴所在

浮白 二穴在耳后，入发际一寸。

浮脉歌云：脑后三针痛即移，即此也。

三焦 上焦寄于胃上口，在心下下膈。中焦寄于胃中脘，下焦寄于胃下口，在脐下一寸。

详见诊脉入式歌。

期门 二穴，妇人屈乳头向下尽处骨间。丈夫及乳小者，以一指为率。肥人乳下二寸，瘦人一寸五分，得穴。

气海穴 在脐下一寸半。

气海者，男子生气之海也。

丹田 穴在脐下三寸。

《难经疏》，丹田在脐下三寸，即关元也。

关元 穴在脐下三寸。

小肠募足少阴任脉之会及阴阳之门户，人身之根本，精神之藏聚也。

人迎 左手关前一分是也。

肝胆之位，脉紧盛，伤于寒。人迎、气口，属太阴肺之经，而黄帝乃云：人迎亦胃脉是也，左手关前一分者，人迎之位。夹喉咙两旁者，人迎之穴。人迎之位，属手太阴肺之经，人迎之穴，属足阳明胃之经，故《素问》云：人迎亦胃脉也。

气口 右手关前一分是也。

脾胃之位，脉紧盛，伤于食。

黄帝曰：气口何以独为五脏之主？岐伯曰：胃者，水谷之海，六腑之大源也。五味入口，藏于胃以养五气。气口，太阴也，兼属脾，是以五脏六腑之气味，皆出于胃，变见于气口也。人迎、气口在颈，法象天地要会，始终之门户也。

太冲 穴在两足大指本节后二寸，陷中动脉者是也。

一云寸半，足厥阴之所注，凡诊此脉，可决男子之死生，故号生死之门。

太溪　穴在足内踝后跟骨上，动脉陷中者是也。

少阴肾之经，男左女右，皆以肾为命门，主生死之要会。病人有病脉者即活，无者即死，故谓之命门也。

冲阳　一名会源在足跗上五寸骨间，动脉上去陷谷三寸是也。

阳明胃之经，人受气于谷，谷入于胃，乃传五脏六腑，脏腑皆受气于胃。其清者为荣，荣者，血也；浊者为卫，卫者，气也。荣行脉中，卫行脉外，阴阳相贯，如环无端。胃为水谷之海，主禀四时者，皆以胃气为本，是谓四时之变病，生死之要会。凡病必诊冲阳二脉，以察其胃气之有无，以定死生。

风府　一名舌本在项后发际上一寸。

大筋肉宛宛中伤寒病，皆因风府起发。

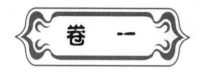

脉赋

欲测疾兮生死，须详脉兮有灵。

脉理通乎神明，可推测疾病之死生。

左辨心肝之理，右察脾肺之情。

左手寸部心脉，关部肝脉；右手寸部肺脉，关部脾脉。

此为寸关所主。

以上四脏脉，主于两手寸口关中。

肾即两尺分并。

肾有两枚，分居两手尺部，左为肾，右为命门。

三部五脏易识，七诊九候难明。

三部，寸、关、尺也。五脏，心、肝、脾、肺、肾也。七诊九候之法，兹详载于图局。

昼夜循环，荣卫须有定数。

血为荣，气为卫，荣行脉中，卫行脉外，循环无端，一日一夜，周于身五十度，故为定数。详见后《难经》。

男女、长幼、大小，各有殊形。

男脉寸强尺弱，女脉寸微尺盛，老人脉濡而缓，幼人脉数而急，肥壮者细实，赢瘦者长大，是各有异形，皆得其正候，故为之平脉，反此者为病脉也。

复有节气不同，须知春夏秋冬。

五日为候，三候为气，三气为一节，一岁三百六十日，共有七十二候，二十四气。八节之令，与夫春、夏、秋、冬四时之更端，各有所生之不同也。

建寅卯月兮木旺，肝脉弦长以相从。

正月建寅，二月建卯，足少阳胆经木旺之时，与足厥阴肝木相为表里。木当春发生，其脉来弦而长。

当其巳午，心火而洪。

四月巳，五月午，手太阳小肠脉与手少阴君火心脉相为表里，火性上炎，其脉来当洪大。

脾属四季，迟缓为宗。

脾属足太阴土之经，与足阳明胃经相为表里。土性厚重，寄旺于四季。当辰戌丑未之月，脉来和缓。

申酉是金为肺，微浮短涩宜逢涩音色。

七月申，八月酉，手太阴肺经之旺，与手阳明大肠相为表里。金性轻浮，故脉来短涩而微浮。

月临亥子，是乃肾家之旺，得其沉细，各为平脉之容。

十月亥，十一月子，足少阴肾水之旺，与足太阳膀胱经相为表里，水性下流，脉来沉细而滑。

既平脉之不衰。

大抵五脏之脉，四时随经所旺而不衰，故各得其平也。

反见鬼兮命危。

若心见沉细，肝见短涩，肾见迟缓，肺见洪大，脾见弦长，皆谓鬼贼之相克，故为死候也。

子扶母兮瘥速。

若心见缓、肝见洪、肺见沉之类，此子扶于母，是相生之道，虽病易瘥也。

母抑子兮退迟。

肾病传肝，肝病传心之类，此母来抑子，病虽不死，然稽延难愈也。

刘氏曰：即肾得短涩，肝得沉滑，心得弦长，为之虚邪者是也。

得妻不同一治，生死仍须各推。

> 我克者为妻，假如心得肺脉，谓夫得妻脉也。然妻来乘夫，虽不为正克，生死各有推断，解见下文。

假令春得肺脉为鬼，得心脉乃是肝儿，肾为其母，脾则为妻。

> 五行木火土金水，相生也。木土水火金，相克也。假如春属木，见肺金脉，为克我之鬼也。见心火脉，是我生之子也。见肾水脉，是我生之母也。见脾土脉，为我乘之妻也。

春得脾而莫疗，冬见心而不治，夏得肺而难瘥，秋得肝亦何疑。

> 《诀》云：春中若得四季脉，不治多应病自除，是为微邪也，故病不治自愈。此言春得脾而莫疗，反以微邪为可畏，何耶？盖春中独见脾脉，土乘木衰。土乘则生金来克木故也。假如春中肝脏之脉弦而缓，弦是本脉尚存，虽脾土或乘之，此则为微邪，不足虑也。若本脉全无，而独见脾缓之脉，此为害也。上文所谓得妻不同一治，正此谓与夏、秋、冬皆以此类推。若本经脉全无，便不可以微邪论，故皆言不可治也。

此乃论四时休旺之理，明五行生克之义。

> 此结上文之义。

举一隅而为例，则三隅而可知。

> 一理既明，诸义皆通。

按平弦而若紧，欲识涩而似微，浮芤其状相反，沉伏殊途同归，洪与实而形同仿佛，濡与弱而性带依稀。

> 各脉形状，详见于后。然弦与紧、涩与微、洪与实、浮与芤，是皆颇相似，但主病名不同耳。沉与伏，形症虽异，主病颇同；濡与弱脉，其性形依稀，主病颇相似也。

先辨此情，后论其理，更复通于药性，然后可以为医。

> 论五行生克之情，察六脉实虚之理，又能精通药性，则补泻之法无差，然后方可为医也。

既已明其三部，须知疾之所有。寸脉急而头疼，弦为心下之咎，紧是肚痛之癥，缓即皮顽之候。微微冷入胸中，数数热居胃口。滑主壅多，涩而气少。胸连胁满，只为洪而莫非膈引背疼，缘是沉而不谬。

> 癥，癖气之积也。皮顽，麻痹也。壅，膈间满塞也。膈，胸臆满闷也。谬，误也。此一节，论寸口诸脉之所主病。

更过关中，浮缓不餐。紧牢气满，喘急难痉。弱以数分胃热，弦以滑分胃寒。微即心下胀满，沉分膈上吞酸。涩即宜为虚视，沉乃须作实看。下重缘濡，女萎散①疗之在急。水攻因伏，牵牛汤泻则令安。

> 弱为虚阳，数为实阴，二脉兼形于关上，主胃口、心膈烦热。弦与滑，虽属七表之阳脉，关中见之，主胃经寒怯而厥逆也。关濡主腰脚下焦虚重，关伏主脾元蕴结，为癥聚以成水气。此一节，论关中诸脉之所主病。

尔乃尺中脉滑，定知女经不调。男子遇此之候，必主小腹难消。伏脉谷兮不化，微即肚痛无憀。弱缘胃热上壅，迟是寒于下焦。胃冷呕逆涩候，腹胀阴疝弦牢。紧则痛居其腹，沉乃疾在其腰。濡、数、浮、芤皆主小便赤涩，细详如此之候，何处能逃？

> 憀，赖也。疝，小便之疾也。此一节，论尺脉之所主病。

若问女子何因，尺中不绝，胎脉方真。

> 不绝，谓脉滑也。肾居尺中，女子系胞之所，滑脉主血盛，乃女子有孕之候。

太阴洪而女孕，太阳大而男娠。

> 太阴指右手，太阳指左手。谓手与足之太阴皆在右手，手与足之太阳皆在左手也。

或遇俱洪而当双产。此法推之，其验若神。

---

① 女萎散：已佚。

或两手俱洪，阴阳俱盛，是一男一女双生之候。

月数断之，各依其部，假令中冲若动，此乃将及九旬。

《灵枢》经曰：中冲应足阳明胃，少冲应手太阳小肠，太冲应手阳明大肠。故知中冲主三四月，少冲主五六月，太冲主七八月。今则中冲、足阳明胃脉、连胞络之脉，滑疾而来，是知受孕三个月也。余仿此。

患者要知欲死，须详脉之动止。弹石劈劈而又急，解索散散而无聚，雀啄顿来而又住，屋漏将绝而复起。

劈劈，逼迫之貌。弹石之脉，若坚硬之物击于石。劈劈然殊无息数，此肝元已绝，胃气空虚故也。解索之脉，尤索之解散，在筋肉上数动，散乱而不能复聚。缘精枯血竭，心肾俱绝也。雀啄之状，来而急数频绝而止，良久准前复来，如雀之啄食，谓来三而去一也。屋漏之状，如屋之漏滴，不相连续，或来或去，滴于地而四畔溅起之貌，皆缘脾元已败，胃气之绝，谷气俱尽，故见此两脉也。

虾游苒苒而进退难寻，鱼跃澄澄而迟疑掉尾。

虾游之脉，若虾之游于水面。苒苒然不动，瞥①然惊撞而去，杳然不见。须臾指下又复准前。鱼跃，又曰鱼翔。如鱼游水面，头不动而尾缓摇，倏然沉没也。皆缘元气已绝，荣卫两亡，五脏俱败，不日而死矣。

嗟夫，遇此之候，定不能起，纵有丸丹，天命而已。

此结上文死脉有六般，喻其不可治也。

复有困重沉沉，声音劣劣，寸关虽无，尺尤不绝。往来息均，踝中不歇。如此之流，何忧殒灭。

沉沉，神昏也。劣劣，气少也。无，谓无脉也。不绝，谓尤有脉也。息均，息数调匀也。踝中不歇，谓太溪之脉，动而不止也。流，类也。殒，殁也。

经文具载，树无叶而有根，人困如斯，垂死乃当更治。

其文详十四难经，谓人之有尺，如树之有根也。

---

① 瞥（piē）：突然，倏忽。

诊脉入式歌

左心、小肠、肝、胆、肾。

左者，左手也，此言左手寸关尺之三部也。左寸，心与小肠动脉所出。左关，肝与胆动脉所出。左尺，肾与膀胱动脉所出。歌句不言膀胱，盖由字多，包括不尽。此三部，寸属火而主温，温主发热。关属木而主风，风主战栗。尺属水而主寒，寒主恶热。温风寒在表，是上有水也，治可汗之。每部一脏一腑，腑脉则浮，脏脉则沉，其取按之法，当依《难经》菽①数。假令心部，按六菽之重而得者，心脉也。浮于六菽者，小肠脉也。本部浮沉适中悉之。一息五至，此为平脉，不必更深求分别。脏腑之脉，余部仿此。洁古曰：假令病人发热、无汗、恶寒、脉浮紧，乃寒伤荣，可用麻黄汤主之。如战栗、恶风、有汗、脉浮缓，乃风伤卫，可用桂枝汤。如往来寒热，是尺寸脉交，以小柴胡汤两和之。如发热、战栗，葛根解肌汤主之。如战栗、脉浮弦，小青龙汤主之。如战栗、恶寒、脉沉弦，大青龙汤主之。如恶寒、脉沉迟，麻黄附子细辛汤。以上皆解表之法也。

右肺、大肠、脾、胃、命。

右者，右手也，此言右手寸关尺之三部也。右寸，肺与大肠动脉所出。右关，脾与胃动脉所出。右尺，命门三焦动脉所出。歌句不云三焦，亦因包括不尽也。此三部，寸属金而主燥，燥主大便难。关属土而主湿，湿主腹满痛。尺属相火而主热，热主小便赤涩。燥湿热在里，是下有火也，治可下之。洁古云：假令病人大便难，脉沉数，小承气汤主之。如腹满痛甚而脉沉数，大承气汤主之。如小便赤涩，脉沉数，大承气汤主之。如小便赤，不大便，腹满痛，亦此药主之。如小便腹痛而不满，调胃承气汤主之。如大实证，为不大便是也。如小便赤，大便难，腹满痛，大承气

---

① 菽：《春秋·考异邮》谓"大豆曰菽"。文中三菽、六菽、九菽、十二菽，以其重量比喻按脉力度的比例。

汤主之。以上皆攻里之证也。芒硝辛润，治大便燥而难，厚朴、枳实治腹满痛，大黄治大便不通及小便赤涩。假令有表里证者，先解表，后攻里也。如病人大便难发热，谓之温燥，先解表，左宜桂枝，后攻里，右宜承气汤。如战而腹满痛，谓之风湿，左宜桂枝汤，右宜承气汤。如恶寒、自汗、小便赤，左宜桂枝麻黄汤，右宜承气汤。凡六气之病，脉与证相得者生，相反者死，色脉亦然。临病人持诊之时，宜细详消息，此上大约之言，不可执泥，印定眼目以误病焉。

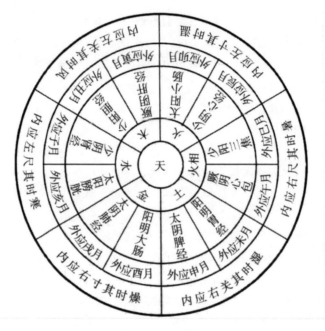

左右三部之图

凡此六位之脉，首尾相传其位。先立左寸心小肠，乃君火之位。次立左关肝胆风木之位。次立左尺肾与膀胱，乃寒水之位。次立右寸肺大肠，燥金之位。次立右关脾胃，湿土之位。次立右尺命门三焦，相火之位。皆循天而右行，以此言之。病在左，主表，宜发汗。病在右，主里，宜下。循天左者，顺行十二辰，自温而热，自热而湿，自湿而燥，自燥而寒，自寒而风，自风而湿也。所以云：天行从前来者为实邪，从后来者为虚邪。其传变之道，左必传右，乃汗症传作下症，下症则无传汗症之理矣。命门、心包，皆系相火，图内具心包而遗命门者，盖因心包有经而命门无经也。二者动脉，皆在尺部，故互言之。

女人反此背看之，尺脉第三同断病。

秋冬	女人反此背看之，尺脉第三同断病	春夏
天气在下		天气在上
人气亦在下		人气亦在上
其时为女		其时为男
其脉尺盛寸强		其脉寸盛尺弱
脉同春夏		脉同秋冬
是女得男脉		是男得女脉
病在外 为太过		病在内 为不足

女人背看之图

此者，承上文六部脉而言也。六部之脉，春夏与秋冬不同。春夏天气在上，人气亦在上，其时为男，其脉寸盛而尺弱。秋冬天气在下，人气亦在下，其时为女，其脉寸弱而尺盛。女人反此，因其时而有其脉也。看春夏之脉，寸盛尺弱而为之平；看秋冬之脉，寸弱尺盛而为之平，故曰背看之。尺部之脉，寸关排之，居于第三。苟或春夏脉同秋冬，是男得女脉，乃阳不足而阴盛，则断之以病在内，宜用辛甘之药助阳而抑阴。秋冬脉同春夏，是女得男脉。乃阳太过而阴不足，则断之以病在外，宜用酸苦之药助阴而抑阳。大法春夏宜汗，秋冬宜下。《素问·热论》云：三日以前当汗，三日以后当下，春夏与秋冬四时皆同。

心与小肠居左寸。

左寸，左手寸部也。心为君火，火性上炎。小肠，心之腑也。心与小肠之脉，故居于左手寸部。

肝胆同归左关定。

左关，左手关部也。肝为风木，木位居东。同归者，肝胆皆属木也。胆者，肝之腑也。肝胆之脉，故居于左手关部焉。

肾居尺脉亦如之。

肾者，北方水也，其性下而不上，故居于左尺。寸关二部，一脏一腑，而居于左。肾在尺部，亦居于左。而配膀胱之腑，故曰亦如之者，乘上文而言。言肾亦在左，而亦有一腑也。

用意调和审安靖。

此乘上文左手三部而言也。言医者当用意自己气息，指下以审他人之脉至。左手三部所主，温风寒也，皆客随主变，客邪不来犯主，则脉安靖矣。

肺与大肠居右寸。

右寸者，右手寸部也。肺为燥金，金位于西而至高。大肠者，肺之腑也。故肺与大肠之脉，居于右手寸部也。

脾胃脉从关里认。

关者，右手关部也。脾为湿土，土位西南，而居于金、木、水、火四脏之中。胃者，脾之腑也。故脾与胃脉，居于右手之关部焉。

命门还与肾脉同。

肾居尺部，命门亦居于尺部。命门之气，与肾相通，而脉形亦同于肾，故曰还与肾脉同也。

用心仔细须寻趁。

此承上文右手三部而言也。右手三部所主，燥湿暑也，皆主随客变。主既随客而变，所见者惟客脉而已，苟不用心仔细，寻趁其源，则非者是矣，故医者可不慎之至欤。左手三部，客随主变，不脱主脉。右手三部，主随客变，主脉脱矣。叔和叮咛告戒之语，故右甚于左焉。

属君火 属风火 属寒水	其脉浮大而散 其脉牢而长 其脉按之濡，举指来实	小肠·心 胆·肝 膀胱·肾	浮 沉	寸阳（左） 关阴阳之中（左） 尺阴（左）	右	浮 沉	大肠·肺 胃·脾 三焦·心包·命门	其脉浮而短涩 其脉缓慢 其脉按之濡，举指来实	属燥金 属湿土 属相火

左手三部之脉，客随主变，主脉不脱，故曰用意调和审安靖	右手三部之脉，主随客变，客脉善专，故曰用心仔细寻趁

六部定位之图

　　若诊他脉覆手取，要自看时仰手认。

　　此言用手诊脉之法，覆手以取他人之脉，而仰手以取自己之脉也。知乎此，非惟有便于施诊而抑且下指不差矣。

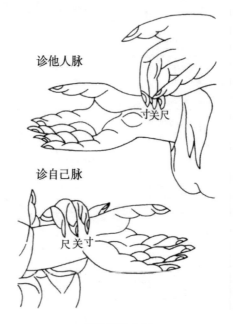

诊他人脉

寸关尺

诊自己脉

尺关寸

覆诊仰诊之图

三部须教指下明。

三部者，寸关尺也。寸为上部，关为中部，尺为下部。经曰：上部法天，主胸以上至头之有疾。中部法人，主膈下至脐之有疾。下部法地，主脐下至足之有疾。三部之脉而为一身之主，于下诊脉之际，可不探其源，阐其幽哉。

九候了然心里印。

九候者，浮中沉之诊于每部之中。浮候五动而法天，中候五动而法人，沉候五动而法地。一部三候，三部总得九候也。印者，定见无差也。九候之法，知之至见的无一毫之不通。胸中定见，有何差焉？洁古曰："在天五日焉一候，在脉五至焉一候。一息之数，浮一气十五为天，中一气十五为人，沉一气十五为地。故一气在上，一气在中，一气在下。三气相合而成一脉，是三元也。乃气血精总得四十五动，曰平脉也。"故叔和于各脏言脉云：四十五动无他事，又曰无疑虑，又曰不须怕，此平脉也。心里印者，浮中沉三诊各有太过不及之脉也。假令左寸太过脉浮，诊得六数七极者，必身热而无汗，麻黄汤主之。不及脉浮，诊得三迟二败者，必身热自汗，桂枝汤主之。桂枝止汗，麻黄发汗，乃表之补泻也。关脉中诊得六数七极者，是热在中，调胃承气汤主之。如得三迟二败者，是不及也，以建中汤、理中汤主之。用调胃承气，自内而泻于外也。理中、建中，乃和中补药也。承气、建中，乃中焦补泻药也。左尺沉诊得六数七极者，必大便难而小便赤涩，大承气汤主之。却得三迟二败者，必大小腹中痛，小便清则大便澄彻清冷，姜附汤主之。承气、姜附，乃下焦补泻之药也。夫大承气之寒，而能治下焦之热，不能治中焦、上焦之热。姜附之热，而能治下焦之寒，不能治上焦、中焦之寒。建中、理中之温，能治中焦之寒，不能治上焦、下焦之寒。调胃承气之寒，而能治中焦之热，不能治上焦、下焦之热。且麻黄汤为泻也，而能泻表之实，不能泻里之实。桂枝汤为补也，而能补表之虚，不能补里之虚。印则察邪气之所在，上中下或表或里，诊得常，印乎此，不使一毫之差，九候之法，岂可忽哉！

九脏之气	三部	九处之候
肺 心 脾 胃 胆 肝	上部法天 心 寸 肺 阳 阳 中 中 之 之 阳 阴	人 地 天 头 口 耳 角 齿 目
	上部主胃以上至头之有疾	
肺 心 脾 胃 胆 肝	中部法人 关 阴阳之中 脾	人 地 天 心 胃 肺
	中部主膈以下至脐之有疾	
肺 心 脾 胃 胆 肝	下部法地 肝 尺 肾 阴 阴 中 中 之 之 阳 阴	人 地 天 脾 肝 肾 胃
	下部主脐以下至足之有疾	

三部九候之图

大肠共肺为传送。

大肠者，肺之腑，乃传道之官，传送不洁之物而变化出焉。其传道也必待气往下行，肺主气，故共为传送也。经曰：阳明之上，燥气治之，中见太阴。

心与小肠为受盛。

心者，火之属也。火主时令，则万物皆盛。小肠者，心之腑，乃受盛之官，承奉胃司而受盛糟粕。心属火，火能化物，糟粕受已，复化传入大肠。故云：心与小肠受盛。经曰：少阴之上，火气治之，中见太阳。

脾胃相通五谷消。

胃者，脾之腑，脾胃为仓廪之官。洁古曰：脾胃之气，常欲通和。胃为戊，其化火，象于天，其气热。脾为巳，其化湿，象于地，故夏热而上湿。其气相通，则五谷腐熟而自消矣。如湿多而热少，则成五泄；热多而湿少，则多食而饥虚，名曰消中，皆脾胃之病也。经曰：太阴之上，湿气治之，中见阳明。

膀胱肾合为津庆。

膀胱者，肾之腑，乃州都之官，津液藏焉。肾主五液，故膀胱与肾为津庆。经曰：太阳之上，寒气治之，中见少阴。

三焦无状空有名，寄在胸中膈相应。

三焦者，上中下之三焦也。上焦在心下，下膈胃上口，主内而不出。中焦在胃中脘，不上不下，主腐熟水谷。下焦在脐下，膀胱上口，主分别清浊。出而不内，是三焦也。主持诸气，徒有上中下之名而无其形，其经属手之少阳而为外腑。叔和于本文上下俱言一脏一腑，至于三焦而不言其脏腑。心，君火也。三焦，亦相火也。二者为之表里，俱有名而无形。故三焦寄位于胸中，与膈相应。何为与膈相应？命门亦系相火，居于脐下。心包在膈上，命门在膈下，膈上膈下，三焦俱不相失而相应。故脐下一寸半为之气海，而膻中亦为气海焉。经曰：少阳之上，热气治之，中见厥阴。

肝胆同归津液腑，能通眼目为清静。

胆者肝之腑，肝藏①血，胆之精气，藉②肝之余气，溢入于胆，积聚而成，故同为津液之腑。目者肝之窍，肝气通于目，故云能通眼目，内藏无秽物以杂，故云清静。因其内藏清静，外视所以得明也。经曰：厥阴之上，风气治之，中见少阳。

　　智者能调五脏和，自然察认诸家病。

　　智者知之至，即上工也。凡五脏之不和者，能调而和之。此无他，由其察认诸家之病，出于理之自然，无一毫勉强忆度之为。夫如是，所以有十全之功也。

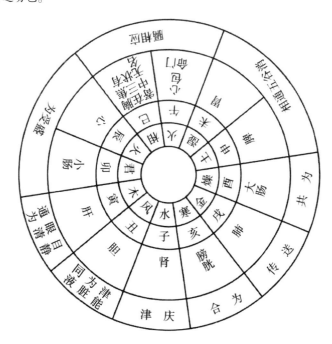

脏腑各司之图

---

① 藏：原作"臟"，据文意改。下同。

② 藉（jiè）：同"借"。

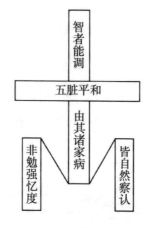

智者知治之图

掌后高骨号为关，骨下关脉形宛然。

掌后高骨，乃手踝骨也，关脉见于此骨之下。

以次推排名尺泽，三部还须仔细看。

凡诊脉时，先下中指，按于高骨之下以定关位，次以头指按于寸部，再次以第三指按于尺部。寸部心肺之脉，三菽六菽之重。关部肝脾之脉，九菽十二菽之重。尺之一部，按法重于寸关。其脉深沉，有似于泽，以次推排其指，至于尺部而名为尺泽。此尺泽，非尺泽穴也。从关部至尺泽穴，是尺内阴之所治，俱为尺泽。诊三部之脉，必须均呼吸以定至数，先识王脉、时脉、胃脉与脏腑平脉，然后及于病脉。人臂长，则疏下其指；臂短，则密下其指。而又分"举""按""寻"之三法，轻手循之曰举，重手取之曰按，不轻不重，委曲求之曰寻。而后探其脉之形状何若，察其病之何在。既知其病在于何经，更分在气在血。"上""下""来""去""至""止"六字，须要明白。上者，自尺部上于寸口，阳生于阴也。下者，自寸口下于尺部，阴生于阳也。来者，自骨肉之分而出于皮肤之际，气之升也。去者，自皮肤之际而还骨肉之分，气之降也。应曰至，息曰止也。仔细二字，所包者广。此特举其略耳，还著者，应前须教二字也。

关前为阳名寸口，关后为阴直下取。

关前为阳脉，阳脉得寸内九分而浮，名为寸口。关后为阴脉，阴脉得尺内一寸而沉，其取脉之法，重按得之，故曰直下取也。

阳弦头痛定无疑，阴弦腹痛何方走。

关前为阳，其脉九分而浮。脉浮而弦，风邪在表、在上。关后为阴，其脉一寸而沉，脉沉而弦，风邪在里。

阳数即吐兼头痛，阴微即泻脐中吼。

阳浮脉而数，邪热在表、在上，阴脉沉而微寒，邪在里。

阳实应知面赤风，阴微盗汗劳兼有。

阳脉实，是心火旺，火旺则热，热则生风。故知风热在表、在上。阴脉沉微，是阳气不腠密，寒邪在里，津液得以妄泄。故寐而其汗自出，寤则其汗即止矣。

阳实大滑应舌强，阴数脾热并口臭。

阳脉浮实大且滑，心火邪热为甚，心气通于舌表，故知热强。阴脉沉数，是脾脏有热，故知口有臭气。

阳微浮弱定心寒，阴滑食注脾家咎。

阳脉浮微，表气虚而心火衰。阴脉沉滑，寒邪在里，食则注泄而脾经有疾矣。

关前关后辨阴阳，察病根源应不朽。

关前脉浮，浮者阳也。关后脉沉，沉者阴也。当关位之前后，辨尺寸之阴阳。浮者法于寸，知病在表在上之根源也。沉者法于尺，知病在里在下之根源也。非止寸口独浮、尺脉独沉，尺寸俱有浮沉也。知乎此，察病

掌

两手同法 还须仔细看

掌后高骨

寸关尺 名尺泽

骨下 眽眽眽 以次推排

川部

下指定位之图

第一辑

之因，岂有差忒①者哉。

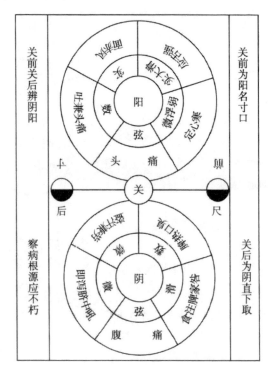

关前关后病脉之图

　　一息四至号平和，更加一至太无痾②。

　　一息，一呼一吸毕也。一呼脉再至，心与肺脉也。一吸脉再至，肾与肝脉也。如是上下交通，为平和脉。呼吸之间，更加一至，是五至也，乃脾受谷味，其脉在中，五脏各得一至，故太无痾。

　　三迟二败冷危困，

　　一息三至，谓之迟脉，二至谓之败脉，皆阴太过而阳不及，寒冷所

---

①　忒（tè）：差错。

②　痾（kē）：古同"疴"，病也。本书下同。

致，当以温热治之。

六至七极热生多，

一息六至，数多于常度，谓之数脉。七至，过于常度，又将半矣，故为极脉。皆阳太过而阴不及，当以寒凉治之。

八脱九死十归墓，十一十二绝魂瘥。

洁古曰：一息八至，是阳覆于阴也，阴不胜阳，则脱。一息九至，是阳关于阴也，是无阴则死。十至亦然。十一、十二乃阳欲并绝之状也。

三至为迟一二败，

此盖重出以起下文。

两息一至死非怪。

两息之间，脉得一至，为阳独绝，乃死脉也。

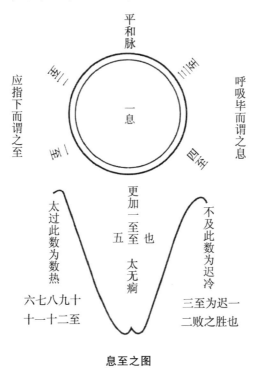

息至之图

第一辑

迟冷数热古今传，《难经》越度分明载。

此结上文之意，《难经》曰：数则为热，迟则为寒，诸阳为热，诸阴为寒。四至五至，是为得中，不及此数，为之迟冷太过。此数为之数热越，人于八十一难之中，法度布载昭然明白。

热即生风冷生气，用心指下叮咛记。

此言实邪，重申迟冷数热之意。热属火，风属木，木来火位，则木中有火。金有惧火之意，金不得以制木而木愈盛，故热则生风。冷属水，气属金，水来金位，则金中有水，火有畏水之意，火不得以制金而金愈盛，故冷则生气，热则生风，是东方实而西方虚也。法当泻南方火，补北方水。火灭则金得气盛，木自虚而风自止矣。冷生气，是北方实而南方虚也，法当泻北方水，补南方火。水灭则火得气盛，金自虚而气自衰矣。此实则泻其子也。用心指下，辨审迟数虚实，切记热生风，冷生气之语也，故详言以叮咛云。

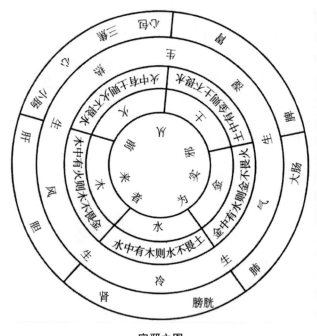

实邪之图

春弦夏洪秋似毛，冬石依经分节气。

弦、洪、毛、石，脉之体样也。经者，《内经》《难经》也。节者，四时之节也。气者，寒热温凉也。弦、洪、毛、石之脉，依《内经》因春夏秋冬之节气而分，《难经》于十五难中亦言之详矣，不必以十二经各主为分，谓之依经。夫如是，不在四时脉上说矣。通真子①曰：春脉如弦而大弱，经至而滑，端直以长，为平。实而强者为太过，不实而微者为不及。夏脉如钩，来盛去衰为平，来盛去亦盛为太过，来不盛去反盛为不及。秋脉如毛，轻虚以浮，来急去散为平，中坚傍虚为太过，毛而浮者为不及。冬脉如石，气来沉以搏者为平，来如弹石为太过，去如数者为不及，弦洪毛石之脉，各旺七十二日。王机云：脉从四时，谓之可治。

阿阿缓若春杨柳，此是脾家居四季。

阿阿，宽缓貌。春之杨柳，其风和，其枝嫩，动摇宽缓，有似脾脉，故比而象之。脾属土，土旺四季，辰戌丑未之月，各旺一十八日。脾脉所以逞见于四时也。

在意专心察细微，灵机晓解通玄记。

在意专心，不他杂也，他事不杂于胸中，精察脉理之细微，则灵机自然晓悟。玄微之理，贯通而不忘也。灵机，脉理也。脉理活动而不执滞，故曰灵机。长则气理，短则气病，数则心烦，洪则病进，上盛则气高，下盛则气胀，大则气衰，细则气少。短而急者病在上，长而急者病在下。弦而沉者病在内，浮而洪者病在外。滑而微者病在肺，下紧上虚者病在脾，长而弦者病在肝，脉小血少者病在心，大而紧者病在肾。脉实者病在内，脉虚者病在外。浮而大者风，浮而绝者气，沉细疾者热，迟紧者寒。诸腑为阳主热，诸脏脉为阴主寒。阳微则汗，阴浮则自下。阳数则口疮，阴数则恶寒。阳芤则吐血，阴芤则下血。脉与肌肉相得久持之至者，可下之。弦小紧者，可下之。弦迟者宜温剂，紧数者宜发汗。寸口脉浮大而病者，名曰阳中之阳。病苦烦满，身热，头痛，腹中热，寸口脉沉细者，名曰阳中之阴。病苦悲伤，不乐闻人声，少气，时时出汗，阴气不足，两臂不

---

① 通真子：宋代针灸家刘元宾，号通真子。著有《脉要新括》《诊脉须知》《洞天针灸经》等。

举，尺脉沉细者，名曰阴中之阴。苦两胫疼痛，不能久立，阴气衰少，小便余沥，下湿痹痛，其寸脉牢而长，关中无，此为阴干阳。苦两胫重，小腹引腰痛，寸口脉壮大，尺中无，此为阳干阴。苦腰背痛，阴中伤，足胫寒，尺脉浮而大，为阳干阴。苦小腹满痛，不能溺，溺即阴中痛，大便亦然，寸口脉紧者，中风。风攻头痛，脉来乍大乍小、乍长乍短为祟，脉来但实者为心劳。寸口脉弦，尺脉短者，头痛。脉来过寸口入鱼际者，遗尿。脉但数者，心下结热。脉盛滑紧者，痛在外。脉小实紧者，痛在内。脉小弱而浮滑，久病。脉涩浮而疾数，新病。脉沉而弦者，有瘕癖腹内痛。脉来盛紧者，腹胀。出鱼际，气逆喘急，脉来缓滑者，热在内。中脉来滑者，主霍乱。脉来大坚疾者，颠病。脉来弦急疾者，癖病。脉浮而缓，皮肤不仁，风寒入肌肉。脉来迟而涩，胃中有寒，有癥结。脉滑而浮散，有风。脉短而滑者，病酒。脉紧而滑者，吐逆。脉迟而缓者，脾胃有寒。脉弦而钩，胁下如刀刺，伏如飞尸，至困而不死。脉沉而迟，腹脏冷痛。脉浮而细滑者，伤于寒饮。脉沉而数者，必然中水，冬时不治自愈。脉涩细而紧者，痹病。脉沉而滑者为下重，背脊作痛。脉短而数，心痛必烦。脉微弱弱，多寒少气。脉紧而数，寒热俱发，必当下之乃愈。脉实紧者，胃中有寒，若不能食，时时利者，难治。脉弦而紧者，胁下痛。脉大细滑者，中有短气。脉微小者，血气俱少。脉洪大者，血气俱盛。脉涩者，气多血少。脉滑者，气少血多。两手脉前部阳绝者，苦心下寒，口中热。脉洪大紧急，病在外，苦头痛发痈肿。脉细小紧急，病在中，寒疝瘕，积聚，腹中痛。脉浮大，中风鼻塞。脉微浮，秋吉冬病。脉来疾者为热，迟为寒，滑为鬼产，弦为切痛。脉沉重而直前绝者，病血在腹间。脉沉重而中散者，因寒食成癥。脉沉而急，病伤暑，暴发虚热。脉来中散绝者，病消渴。脉沉重，前不至寸口，徘徊欲绝者，肌肉遁。尺脉累累如贯珠不前至者，有风寒在大肠，伏留不去。脉来累累而止，不至寸口，软者，结热在小肠，伏留不去。脉微则阳不足，沾热汗出，凡无阳则厥，无阴即呕，阳微不能呼，阴微不能吸，呼吸不足，胸中气促，前大后小，即头痛目眩，前小后大，即胸满短气。上部有脉，下部无脉，其人当吐，不吐者死。阳脉来，见浮洪。阴脉来，见沉细。水谷来，见实坚。浮而滑者，宿食。洪大者，伤寒热病。弦小者，寒癖。浮滑而速疾者，食不消，脾不磨也。关脉紧而滑者，有蛔虫。尺脉沉滑者，有寸白虫。三部或至或停，冷气在脾，脉不通也。脉紧而急者，为遁尸。脉紧而长过寸口者，疰病。关脉浮，积热在胸中；尺脉浮，客热在下焦。诸浮、诸紧、诸弦、诸沉、诸涩、诸滑，若在寸口，膈以上病；若在关上，胃以下病；若在尺中，肾以下病。寸口脉沉，胸中气短。若弦上寸口，头痛有宿食。若有表无里者，邪之所止，得鬼病。何谓表里？寸尺为表，关上为里。两头有脉，关中绝不至也。尺脉上不至关，为阴绝；寸脉下不至关，为阳绝。阴阳皆绝者不治也。脉理细微，莫能尽述，学者宜究心焉。

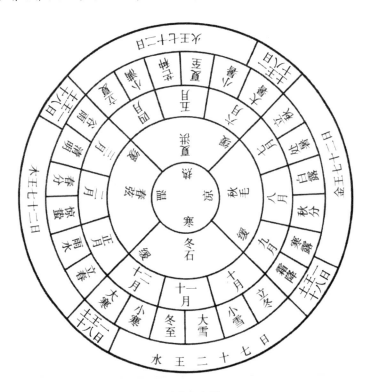

四时脉息之图

浮芤滑实弦紧洪，七表还应是本宗。

第一辑

此七样脉，皆属乎阳，尽系表脉，故曰是本宗也。

微沉缓涩迟并伏，濡弱相兼八里同。

此八样脉，皆属乎阴，尽系里脉，故曰八里同也。

八里脉		七里脉	
迟 土 属	微 土 属	弦 木 属	浮 金 属
伏 木 属	沉 水 属	紧 木 属	芤 火 属
濡 水 属	缓 土 属	洪 火 属	滑 水 属
弱 金 属	涩 金 属	七表脉属阳，八里脉属阴也	实 火 属

七表八里之图

血荣气卫定息数，一万三千五百通。

人受气于谷，谷入于胃，乃传之于五脏六腑，皆受于气。其清者为荣，浊者为卫，荣行脉中，卫行脉外，荣卫周流不息，五十而复大会，阴阳相贯，如环之无端。故血为荣，气为卫，凡人所以得全其性命，气与血也。气为阳，阳为卫，血为阴，阴为荣，二气常流，所以无病也。经曰：

人一呼，脉行三寸；一吸，亦行三寸。呼吸定息，总行六寸。人一日一夜，凡一万三千五百息，脉行五十度，周身漏水下百刻。荣卫，行阳二十五度，行阴亦二十五度，为一周也，故五十度复会于手太阴。寸口者，五脏六腑之所终始也。

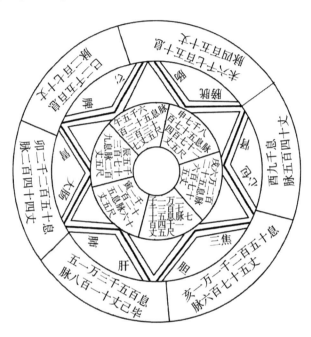

脉息度数之图

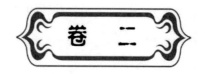

心脏歌

心脏身之精，小肠为弟兄。

心也者，随机应变，主宰万物，而为一身之主，故曰身之精。朱子有曰：天君太然，百体从令。丙属小肠而刚，丁属心火而柔，刚在先而为兄，柔在后而为弟，二者俱系君火，同气连枝，故言弟兄而不言夫妇。心之夫，膀胱是也，小肠之妇，肺金是也。

象离随夏旺，属火向南生。

离之为卦，其中空虚，心脏属火，亦犹是也。火旺于夏，所以随夏而旺相也。南方乃为离火之位，故云向南而生。

任物无纤巨，多谋最有灵。

任物者，任亲万物也。纤，小也。巨，大也。人心之应物，随其小大，无不任亲也。朱子曰：人心之灵，莫不有知，所以多谋。

内行于血海，外应舌将荣。

血海，肝也。心主血，肝藏之，故云内行血海。舌乃心之窍，心气通与舌，故云外应乎舌，而舌能营知味也。

七孔多聪慧，三毛上智英。

多聪慧者，心有七孔，上智英者，心有三毛，其次则不全矣。

反时忧不解，顺候脉洪惊。

心属火，而旺夏，反得冬脉，沉濡而滑，此乃肾邪干心，水来克火，谓之贼邪，是可忧也。顺候，诊得夏脉也，惊者大而散也，其脉洪大而散，谓之顺候。

液汗通皮润，声言爽气清。

肾主液，入心为汗。肺主声，入心为言。水能克火，汗通则肾水平而皮润，火不受水贼矣。火能克金，言爽则肺金平而气消，金不受火侵矣。

伏梁秋得积，如臂在脐萦①。

经曰：肾病传心，心当传肺，肺旺者不受邪，心复欲还肾，肾不肯受，留滞为积，故知伏梁，以秋庚辛日得之，其积之形状，如手臂环于脐畔，萦系而不动也。

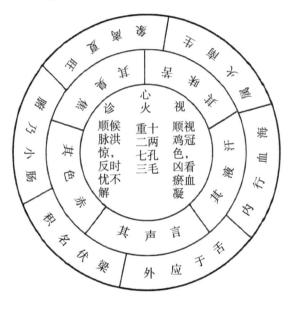

心脏之图

顺视鸡冠色，凶看瘀血凝。

鸡冠，色之赤者也。瘀血，赤而黑者也。赤乃本色而为顺，黑则水来克火而凶矣。通津子曰：心，其色赤，然心藏于内不得见，此云顺视鸡

---

① 萦（yíng）：《广韵》谓"萦，绕也。"

冠，凶看瘀血。叔和以经云：五脏有五色，皆见于面，又当与寸口尺内相应。假令色赤者，赤脉浮大而散。赤，心色也，浮大而散，心脉也。以此言之，五脏之色，皆可察之于面也。

　　诊时须审委，细察在叮咛。

　　凡医必从望闻问切四字，上文言视其血色而知其吉凶，闻其声言爽而知其气清，切其脉而知其反时顺候，独缺"问"之一字，故于此言临诊脉时，必须详审委曲，细察病源，不致差误也。叮咛，叔和致嘱后学之意也。

　　实梦忧惊怪，虚翻烟火明。

　　心脏有余，则梦中或忧或惊，或怪异之事。心脏不足，则梦烟火光明，化竭而见本矣。

　　称之十二两，大小与常平。

　　心重十二两，不分大小，皆等其斤两之数，皆起于同身寸也。

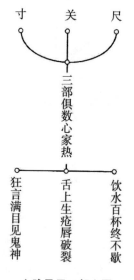

心脉见于三部之图

心脉见于三部歌

　　三部俱数心家热，舌上生疮唇破裂。

　　五脏更相和平，一脏或有太过不及，遂延及各脏也。数者，火脉也，三部俱数，心脏邪热太过，延及各脏，致令脉皆见数。心气通于舌，心热盛，则舌生疮而唇破裂。或曰：唇属脾，唇何为而破裂也？然唇之四白际姑属于脾，其红色皆属心火也。《内经》曰：脾之华，在唇四白。

　　狂言满目见鬼神，饮水百杯终不歇。

　　言者，心之声。鬼神，阴类也。心热盛，则口发狂言，而目多见鬼神。经曰：脱阳者见鬼，数甚则阴绝，阴绝则阳不能独留，而亦欲脱矣，所以目见鬼神也。心火盛，则肾水衰，肾主五液，衰则五液缺少，而心火独炎，所以渴而欲畅饮也。

心脉歌

心脉芤阳气作声，或时血痢吐交横。

此一歌，通言心之病脉也。云岐子①曰：芤主血凝而不流，不流则气道不得通畅，故阳气在内作声。心脉芤，积血在于胸中，气上则吐之，气陷则下之，痢吐交作也。

溢关骨痛心烦躁，更兼头面赤骍骍②。

溢关，脉自关部涌出于鱼际也。骍骍，热盛面色赤之甚也。

大实由来面赤风，燥痛面色与心同。

心脉大实，盖心家有热，热则生风，故面色赤而身有风也。有风有热，故致燥痛，面色与心色同，言赤之甚也。

微寒虚惕心寒热。

心脉当浮大而散，不足则见微脉，主寒而虚惕，寒热交作也。

急则肠中痛不通。

通津子曰：数甚则为急。急，谓气急也。小肠乃心之腑，心脉急，主小肠气急疼痛，二便俱不得通利也。

实大相兼并有滑，舌滑心惊语话难。

心脉实大而滑，谓之实邪，火中有土，则水不能制火，而火邪愈甚，甚则热极而生风，致令舌不活动，而心中警惕，语言謇涩也。

单滑心热别无病。

洁古曰：谓之正邪。

涩无心力不多言。

---

① 云岐子：金代医家张璧，号云岐子，为张元素之子。著有《云岐子脉法》等。

② 骍（xīng）：赤色的马和牛，亦泛指赤色。

因己不足，所以妻来乘夫。

沉紧心中逆冷痛。

谓之贼邪。

弦时心急又心悬。

此一句，承沉紧心中逆冷痛而言，弦时乃肝邪干心，致令拘急。又心悬，仍指贼邪而言，水来克火，故心悬如病饥也。心悬如病饥，见《灵枢》肾经是动则病。

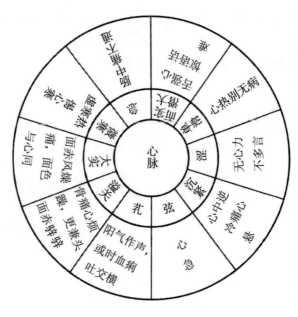

心脉之图

肝脏歌

肝脏应春阳，连枝胆共房。

肝属木而应春，连枝，即心脏弟兄之义也。其房，肝胆同一处也。

色青形象木，位列在东方。

　　肝之色青，木之色亦尤是也。肝脏之形，是木之干。东方属木，木所居之位，故列在东方也。

　　舍血荣于目，牵筋瓜连将。

　　肝藏血而为血海，故能舍血，其候在目，其华在爪，其充在筋，所舍之血荣于目，牵引于筋爪，故目能视，足能步，掌能握，指能捻而运动也。

　　逆时生恚怒，顺候脉弦长。

　　肝属木而应春，当反得秋脉，浮短而涩，谓之逆时，乃金来克木，木受克，则不得舒畅，故生恚怒。顺候其脉弦而长也。

　　泣下为之液，声呼是本乡。

　　肾主液入肝为泣，肺主声入肝为呼，泣与呼皆属于肝，故曰本乡。

　　味酸宜所纳，麻谷应随粮。

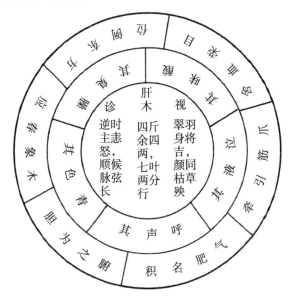

肝脏之图

　　肝其味酸，宜纳谷麦，或云"麻"字疑误，应随"粮"者，应肝家之粮食也。

实梦山林树，虚看细草芒。

洁古曰：甲刚为木，故实梦山林树；乙柔为草，故虚看细草芒也。

积因肥气得，杯覆胁隅傍。

经曰：肺病传肝，肝当传脾。脾季夏适旺，旺者不受肝邪，复欲还肺，肺不肯受，故留结为积，名曰肥气。以季夏戊己日得之，状如覆杯，在左胁下，突出如肉，肥盛之状也。

翠羽身将吉，颜同枯草殃。

肝脏色青。翠羽色，青而红；枯草色，青而白。红属心火，白属肺金，木生火，故曰吉；金克木，故曰殃。

四斤余四两，七叶两分行。

肝重四斤四两，左三右四，共七叶而两行分也。

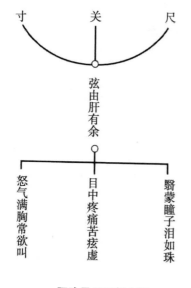

肝脉见于三部之图

肝脉见于三部歌

三部俱弦肝有余，目中疼痛苦疝①虚。

疝，少腹下病也。弦脉见于三部，乃肝家有余，肝乃目之窍，有余主目中疼痛，其经还绕阴器而抵少腹，故苦疝虚。

怒气满胸常欲叫，翳蒙瞳子泪如珠。

叫，呼也。肝邪有余，主怒气满于胸中而常欲叫呼。肝有余则生

---

① 疝（xuán）：病名。亦称疝气。泛指生于腹腔内弦索状的痞块。后世以疝病为脐旁两侧像条索状的块状物；亦有以两胁弦急、心肋胀痛为疝气。

风，风热上攻，翳膜蒙蔽瞳子而泪流不止也。

肝脉歌

肝软并弦本没邪。

此乃微弦，名曰平脉，以后皆言肝之病脉也。

紧因筋急有些些。

少见筋急，其脉必紧。

细看浮大更兼实，赤痛昏昏似物遮。

此乃木中有火。

溢关过寸口相应，目眩头重与筋疼。

关部之脉，上涌出于寸口，乃木盛而风喜之也。筋属木，寸口又主上
部之有疾，故目眩而头重，筋复作疼也。

芤时眼暗或吐血，四肢瘫缓不能行。

芤主血凝而不流，肝脉见芤，不能含血而荣，故目暗。血凝则血不归
宗，或上行而吐血，血不养病，则筋缓不能自维持也。

涩则缘虚血散之，肋胀胁满自应知。

涩脉属金，金来克木，肝家虚而不能藏血，故肋胀胁满。肋胁，肝位
在是，而经亦由于此也。

滑因肝热连头目。

肝脉滑，乃肝家有热，肝气通于目，其经至巅顶，故连头目。

紧实弦沉疝癖基。

肝部见此四脉，能致疝癖之疾，故曰：疝癖基。

微弱浮散气作难，目暗生花不耐看。

肝家虚，久视失其真也。

甚浮筋弱身无力，遇此还须四体瘫。

肝脉甚浮，乃金旺木衰，木衰则筋受伤而不能自维持矣。

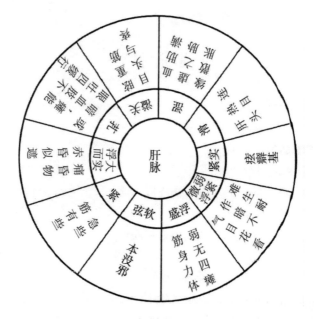

肝脉之图

肾脏歌

肾脏对分之，膀胱共合宜。

肾有两枚，相对而垂，但右为命门，有水火之异，命门以三焦为腑，然其气与肾相通，况三焦有名无形。膀胱一腑，肾与命门共合为宜。

旺冬身属水，位北定无欺。

肾属水而旺于冬，位列北方。无欺，言不虚也。

两耳通为窍，三焦附在斯。

耳者，肾之窍，肾气通于耳，故叔和以两耳为肾气所通，而为肾窍。三焦者，手少阳之经也，三焦有名无形，为原气之别，依附于两肾之间。

味咸归藿①豆。

洁古曰：肾象水而味咸。藿者，藿菜，常言落蓠也。豆者，黑豆也，外则味咸，内则应骨。

精志自相随。

肾脏对分，左边为肾，右为命门，肾藏志，命门藏精，精完则志备，志备则精完，二者自相随也。

沉滑当时本。

肾旺亥子之月，是时诊得脉沉而滑，是本脏之脉，无他干也。

浮摊厄在脾。

摊，缓也。云岐子曰：肾旺冬，其脉当沉而滑，今反浮而缓，是土来乘水，故厄在脾。

色同乌羽吉，形似炭煤危。

肾色本黑，色似乌羽，黑而带青者也。青属肝，是水生木，故曰吉。色似炭煤，黑而带黄者也。黄属土，是土克水，故曰危。

冷即多成唾，焦烦水易亏。

水盛则火灭，火灭则气冷，气冷则水溢于上而多唾。火盛则水干于内而烦躁，烦焦则津溢衰而好饮也。

奔豚②脐下积，究竟骨将痿。

竟，终也。经曰：肾之积名曰奔豚，发于小腹上，至心下，若豚状或上或下，举发无时，令人喘逆、骨痿、少气，此病多在夏月丙丁日得之。

实梦腰难解，虚行溺水湄③。

经曰：腰者肾之腑。肾邪实，则精血流滞而不通，故常梦腰间有所

---

① 藿：多年生草本植物。茎叶香气很浓，可入药。

② 奔豚：见《灵枢》《难经》《金匮要略》等，为五积之一，属肾之积。《金匮要略》称之为"奔豚气"。豚，即小猪。奔豚一由于肾脏寒气上冲，一由于肝脏气火上逆，临床特点为发作性下腹气上冲胸，直达咽喉，腹部绞痛，胸闷气急，头昏目眩，心悸易凉，烦躁不安，发作过后如常，有的夹杂寒热往来或吐脓症状。因其发作时胸腹如有小豚奔闯，故名。

③ 湄：河岸，水与草交接的地方。

第一辑

系。肾气虚，则化竭而见本，故常梦溺于水湄。

一斤余二两，胁下对相垂。

肾有两枚，共重一斤二两，相对垂于左右。

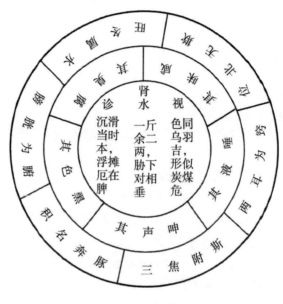

肾脏之图

肾脉见于三部歌

三部俱迟肾脏寒，皮肤燥涩发毛干。

迟属阴脉，迟甚则肾脏有寒。经曰：数者，腑也；迟者，脏也。数则为热，迟则为寒；诸阳为热，诸阴为寒。寒则腠理闭而津液不通，故皮肤不滑润而毛发皆干，此肾家不足也。《内经》曰：肾主五液，肾家不足，则津液衰少。

梦见鬼神时入水，觉来情思即无欢。

鬼神与水，肾家不足者多梦之，梦毕而觉，神思不宁，故无欢也。

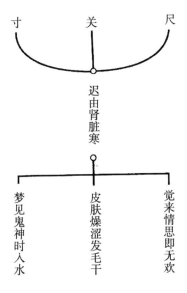

肾脉见于三部之图

肾脉歌

肾散腰间气，尿多涩滑并，其中有聚散，聚散且无凭。

肾脉散，则腰间气滞，涩滑则尿多。其中者，肾脉中；聚散者，或聚或散也；无凭者，失平常候也。

实滑小便涩，淋痛涩骍骍。

此是火乘水位，洁古以八正散止之。骍骍，赤之甚也。

脉涩精频漏，恍惚梦魂多。

肾脉涩，主伤精，梦魂无叙。

小肠疝气逐，梦里涉江河。

承上文涩脉而言，小肠乃心之腑，本与肾脏无干，盖小肠属火，肾属水，二者地位相近，肾脏虚寒，则能胜之，故患小肠疝气，梦涉江河，水不足也。

实大膀胱热，小便难不通。

实大皆阳脉也，肾居阴而见阳，此阳来乘阴。湿热在下，主膀胱有热，故小便赤涩而不通。

滑弦腰脚重，沉肾痛还同。

滑弦，风湿之脉；沉紧，风寒之脉。风湿则气滞，故见重；风寒则血凝，故作痛。还同，俱在肾也。

单匀无病恙。

肾脉沉濡而滑，独见肾脉而匀平，谓之顺候，所以无病。

浮紧耳应聋。

肾脏有风，脉见浮紧，肾气通于耳，风邪为患，故耳无闻。

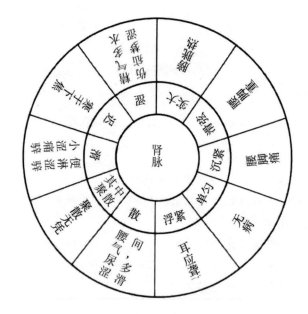

肾脉之图

肺脏歌

肺脏最居先，大肠通道宣。

体居各脏之上，用为各经之始，故曰居先。肺主气，大肠乃肺之腑，而行气，为传送之官，而宣化也。

兑为八卦地，金属五行牵。

肺居兑方而属金，以八卦论之，居于兑地，五行论之，木水火土，皆起于金也。

皮与毛相应，

肺主皮毛，故曰相应。

魂将魄共连。

肝藏魂，肝木受气于申，肺藏魄，肺金受气于寅。其详具于十难之图。

鼻闻香气辨，壅塞气相煎。

经曰：肺气通于鼻，鼻和则知香臭矣。壅塞，不通也。相煎，邪气迫于肺气也。

语过多成嗽，

肺主气，语言太过，则气伤矣，嗽疾于是而作焉。

疮浮酒灌穿。

酒，湿热之物也。疮多起于湿热。肺主皮毛，酒过多，则灌热伤肺而皮分生疮，故曰疮浮。

猪膏凝者吉，枯骨命难全。

云岐子曰：肺金色白而光泽。白者，金也。光泽者，水也，是金能克水，故云吉也。枯骨之色，白而不泽，白是金也，不泽者，内失其水，以火就燥也。火来克金，故云命难全也。

本积息贲患，乘春右胁边。

经曰：肺之积，名曰息贲，在右胁下，覆大如杯，以春甲乙日得之。何以言之？心病传肺，肺当传肝，肝以春适旺，旺则不受邪，肺欲复还心，心不肯受，而留结为积，故知息贲，以春甲乙日得之也。

　　顺时浮涩短，反即大洪弦。

　　肺属金而旺秋，其脉当秋浮涩而短，谓之顺时；若洪大而弦，风火胜金，谓之反候。

　　实梦兵戈竞，虚行涉水田。

　　金盛主杀，肺气实，故梦兵戈相竞；北方属水，乃金衰墓之乡，肺气虚，故梦涉于水田也。

　　三斤三两重，六叶散分悬。

　　肺重三斤三两，凡六叶，分散而悬于各脏之上。

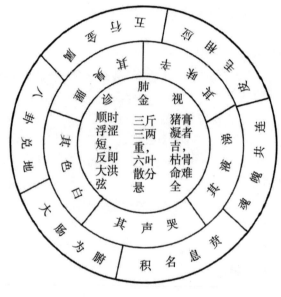

肺脏之图

肺脉见于三部歌

三部俱浮肺脏风，鼻中多水唾稠浓。

　　寸关尺部俱浮，是火来乘金，金受火克，则金衰不能制木，主肺脏有风。肺热则鼻中多水，金受火克，则不能生水，故唾必稠浓。

壮热恶寒皮肉痛，颡①干双目泪酸疼。

风邪干肺，则壮热恶寒，风能胜湿，燥热为患，故皮肉作痛。肺系于颡，肺病则燥，故颡干。金衰不能制木，木火俱盛，故双目流泪而酸疼也。

寸 ── 关 ── 尺

浮由肺脏风

壮热恶寒皮肉痛 ┃ 鼻中多水唾稠浓 ┃ 颡干双目泪酸疼

肺脉见于三部之图

肺脉歌

肺脉浮兼实，咽门燥又伤，大便难且涩，鼻内乏馨香。

肺络循咽，大肠为腑，候在鼻，脉浮而实，谓之阳结，故有是病。

实大相兼滑，毛焦涕唾黏。更和咽有燥，秋盛夏宜砭。

季夏之时，肺部诊得此脉而有此症，乃金中有火，金受火克而不治，久则克将尽而病欲甚，故至秋则盛。夏宜砭，乃迎而得夺之也，金冠带于末月，是时砭石以泻其火，抑其盛气，取其化源也。洁古曰：五行之气，皆可迎而夺之，机由此也。

沉紧相兼滑，仍闻咳嗽声。

肺部得此三脉，乃有寒有风有痰，故发咳嗽也。

微浮兼有散，肺脉本家形。

此为平脉，虽肺家有病，当不治自愈。

溢出胸中满，气泄大肠鸣。

---

① 颡（sǎng）：喉咙。

肺脉居于右寸，太浮则溢上于鱼，由其气不顺行而胸中满闷也；气往下陷，故气泄而大肠时时作声而鸣耳。

弦冷肠中结。

肺脉见弦，乃金不足而妻乘之也，出大肠冷而为病结，治用温药，其气自通。

芤暴痛无成。

肺主气，芤主血凝，肺脉见芤，其经气多而血少，气行血亦行，故卒暴之，痛不能成也。

沉细仍兼滑，因知是骨蒸。皮毛皆总涩，寒热两相承。

肺脉浮涩而短，外应皮毛，今反沉细而滑，知其病之在骨，内热不得外泄，热在内，寒在外，故内则骨蒸，外则皮毛皆涩，寒热两相交作也。

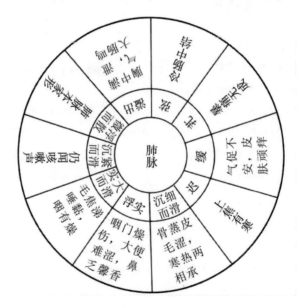

肺脉之图

脾脏歌

脾脏象中坤，安和对胃门。

脾属土，位居金木水火之中，八卦论之，寄旺西南坤位，前木火，后金水，亦居于中，故象中坤，其体静而其用动也。安和者，不为饮食劳倦所伤也。胃为戊，其化火，象于天，其气热；脾为己，其化湿，象于地，故下热而上湿。其气相通，故云对胃门也。

旺时随四季，自与土为根。

四季，辰戌丑未月也。上于辰戌丑未之月后，各旺一十八日，故云随四季。脾属土，土旺则脾亦旺，故与土为根也。

磨谷能消食，荣身性本温。

脾湿而胃热，湿与热，相为薰蒸，而能消磨谷食也。热盛则伤胃，寒盛则伤脾。温者，不寒亦不热也，温则脾胃平和，于是谷入于胃，脉道乃行，水入于经，其血乃成。脾主里血，胃主行气，而播敷各脏，荣卫一身也。

应唇通口气，连肉润肌臀。

脾之华在唇四白，故应唇。脾气通于口，脾和则口知五味，故通口气。润，肥泽也，脾主肉分，气壮则肌臀肥泽。

形扁才三五，膏凝散半斤。

形扁，广阔也，脾之形长三寸，阔五寸，傍有散膏半斤，主裹血。

顺时脉缓慢，失则气连吞。

脾旺四季，脉气之来，阿阿缓慢，若春之杨柳，谓之顺时。气，即脉气也，脉气如连吞咽而来，即雀啄水漏之脉，脾衰乃见，故曰失也。

实梦歌欢乐，虚争饮食分。

脾实则梦与，故多欢乐而歌唱。脾虚则梦取，故致争竞也。

湿多成五泻，肠走若雷奔。

五泄者，胃泄、脾泄、大肠泄、小肠泄、大瘕泄也，五十七难言之详矣。雷奔者，肠走鸣也，虚寒相薄，则为肠鸣。

痞气冬为积，皮黄四体昏。

经曰：脾之积，名曰痞气，在胃脘，覆大如盘，久而不愈，令人四肢不收，致发黄疸，饮食不消，肌肤黄瘦。以冬壬癸日得之，何以言之？肝病传脾，脾当传肾，肾以冬适旺，旺者不受邪，脾复欲还肝，肝不肯受，故留结为积，故知痞气以冬壬癸日得之也。

二斤十四两，三斗五升存。

胃重二斤十四两，盛谷二斗，水一斗五升。此歌言脾，今并及胃者，脾胃相连故耳。

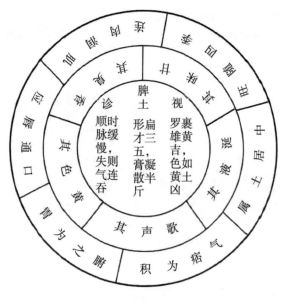

脾脏之图

脾脉见于三部歌

三部俱缓脾家热，口臭胃翻肠呕逆。

缓为阴脉，诸阴为寒，今缓脉见于三部，而叔和以为脾家热者，何也？然缓脉属土，土能制水，水衰则火必独炎，所以脾家有热，脾气通于口，脾热则口臭也。脾胃相连，而虚热上壅，故胃家翻腾而常带呕逆也。

齿肿断宣注气缠，寒热时时少心力。

齿肿，齿下肉浮肿也。断宣，牙齿宣露也。胃经入于下齿，胃热则齿肿。断宣热在肌肉，故注气缠；火来土位，故时时寒热，相并而少心力也。

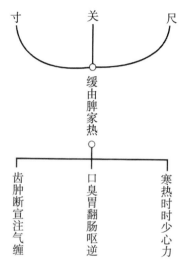

脾脉见于三部之图

脾脉歌

脾脉实兼浮，消中脾胃虚。口干饶饮水，多食亦肌虚。

脾脉实而浮，是土中有火，火能化物，故消中而脾胃皆虚。脾气通于口，土受火邪，则湿者燥矣，虽饮水而口亦干，虽多食而肌亦虚，由其不能荣身故也。

单滑脾家热，口气气多粗。

胃行气，胃热则气粗。今言脾家者，脾胃相连也。

涩即非多食，食不作肌肤。

涩为肺脉，见于脾部，是子来母位，实邪为患，故能多食。不多食，则肌肉消瘦矣。

微浮伤客热，来去作微疏。

脾脉微浮，乃他经之热相干，非本经正病也。虽热不久困，或来或去，而渐至微疏，脾胃安而客热自止矣。

有紧脾家痛，仍兼筋急拘。欲吐即不吐，冲冲未得疏。

紧乃肝脉，肝脉见于脾部，则木来克土而作疼痛。土被木克则衰，土衰则木失培养，筋故拘急，欲吐不吐，即呕逆也。呕逆则气扰乱于胸中，而冲冲未得苏快也。

若弦肝气盛，妨食被讥谋。

脾部脉弦，乃肝木之气有余来克脾土，脾土衰则不能磨谷消食，故妨于食也；被讥谋者，被肝邪为害也。

大实心中痛，如邪勿带符。

脾部大实，乃土中有火，火性上炎，心位脾上，故曰中作痛。脾部脉见大实而心中作痛，知之者少，如有邪祟为患，当知泻脾火，则心病自愈，何必带符以祛邪祟哉？

溢关涩出口，风中见羁孤。

脾脉溢关而涌于寸部，主本脏之液从口而出，其因由于脾家中风所作。羁者，绊也，伤也。脾为孤脏而受风伤，故曰羁孤。

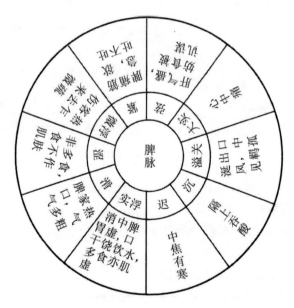

脾脉之图

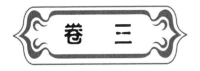

七表八里脉总论

七表者，浮、芤、滑、实、弦、紧、洪也。八里者，微、沉、缓、涩、迟、伏、濡、弱也。七表，阳也。八里，阴也。表脉多见于左，而客随主变。里脉多见于右，而主随客变。左手三部所主，温、风、寒也。温、风、寒，病得于外。右手三部所主，燥、湿、暑也。燥、湿、暑，病生于内。此脉法之大概，及其互相变见，或表脉见之于右，或里脉见之于左，或阴阳更相乘，或阴阳更相伏，或一脉为十变，脉理精微，非一言可尽。然其要不起乎阴阳五行而已。表脉有七，里脉有八，共十五脉也。五行分之，各得三脉，三五一十五也。浮、涩、弱属金，弦、紧、伏属木，滑、沉、濡属水，芤、实、洪属火，微、缓、迟属土，每三部俱有轻重之分。至于五行当更相平，一有不平，病即见焉。或曰：谓内伤则善矣，谓外感莫或之当耶。殊不知天地之间，六气依于五运，人身即小天地，外邪所感，莫不从其类而见焉。假令外感风湿，则木火有余而土金不足，水不能制乎火矣。外感乃外邪所感，致五行不平也。内伤乃五内自伤，五行自不能平也。先明金水木火土之理，次察虚实贼微正之邪，更复辨其部，分之浮、中、沉，而又当详审乎主脉、客脉之相合。何为主？弦、洪、涩、缓、沉是也。何为客？本部不应得之脉皆客也。能如是，然后内伤外感主客标本之病，是者是，非者非，夫何差错之有？

七表脉交变略例论

洁古曰：七表脉者，是客邪来伤主，乃阴乘阳也。其证若身热恶寒，是外阳而内阴见也。七表脉，但热而不恶寒者，是内外皆阳也。七表证自汗恶风，却得八里脉者，当用麻黄桂枝各半汤。如八里证自汗恶风，得七表脉，亦用桂枝麻黄各半汤。有汗不恶风者，黄芪白术黄芩汤。无汗不恶寒者，葱豉汤。脉如浮滑而长为三阳，禁不可发汗。经曰：阳盛阴虚，汗出而死也。仲景曰：脉浮当汗三阳。当汗者，谓阳中有阴。夫表者，是阳分也。脉浮亦阳分也。浮脉，客阴也，故当发汗，且阳中有阴者，阳乃荣卫之分，客阴自外而入居之，故宜耗出而发去之。经曰：在上者因而越之。此说非谓阳中有形迹之阴，是阳中客邪之阴居其表也。夫三阳之表，是三阳标也。无形经络受客阴，乃表之表也，为阳中阳分也，宜发去客阴之邪，故前说阳中有阴，当汗。若是三阳之里，是三阳本也。主有形，受邪膀胱，与胃是也，既受在有形之处，惟宜利小便，下大便则愈。此乃阳中之阴也。此说言主，前说言客，若不穷主客邪正之理，必伤人命。三阴当下者，夫三阴者脏也。外有所主，内无所受。所主者，皮毛血脉，肌肉筋骨，而无所受者。无所受，盛也。在三阴经络中有邪者，是为无形，乃阴中之阳，可汗而已，是经络无形受客邪，当发汗去之，为三阴标之病也。三阴本者，脏也，盛则终归于胃，是有形病也。当自各经络中，药入胃去之，此乃三阴当下也。是为阴中之阴，可下而愈。此为主之阴，非是客邪之阴也。夫客主共，论阴中有阳，当下去之者，阴中者主也。有阳者，客邪也。言阴经中受阳邪，染于有形物中不得出者，可下，略说。八里，乃阳乘阴也。其证身凉、四肢厥、恶热，是外阴而内阳。但寒不热不渴者，是内外皆阴也。仲景云：厥深热亦深，厥微热亦微。口伤烂赤，因发汗得之。夫七表、八里、发汗、吐下，治伤寒，必当仔细论之。七表、八里互相交变，乃坏证来。理脉中一说，六脉交变，浮、滑、长为三阳，乃阳中有阴。沉、涩、短为三阴，乃阴中有阳。当审察表里，分其内外，以辨虚实，治从标本，万举万当。夫标本者，太阴有标本之化，少阴亦然。太阳标热，而本寒从此生七表。太阴标寒，而本热从此生八里。太阴标本皆阴，少阳标本皆阳，惟阳明与厥阴，不从标本，从乎中也。此举六气之标本也。叔和所载者，是七表八里、九道脉诀、二十四道脉之标本也，有皆从标从本从乎中。假令太阳少阴，各有标本之化。太阳脉浮，少阴脉沉，此乃浮沉交。《内经》曰：若从标本论之，是为长短交。长以发汗，短以下长，曰阳明短，曰太阴长者。阳明当解表，利小便；短者，太阴当下；土郁则夺之，令无壅碍，故长脉发之；短脉下之者，是滑与涩交，滑居寸而热，涩居尺而寒，滑居尺而热，涩尺寸而寒，涩脉居尺寸，皆损气，滑居尺寸皆助阴阳。《内经》曰：脉滑曰生，脉涩曰死，此是三阴三阳，变化表里。略举数端，随脉条下，尽穷其理。有不尽者，于各部脉说内详之。

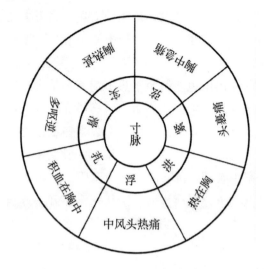

七表寸部脉图

凡此七变，或虚或实，或补或泻，皆治在上焦。此寸脉主上部，法天，主膈以上至头之有疾也。

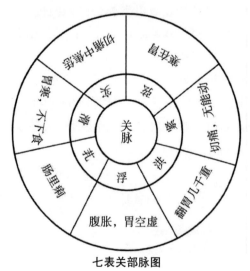

七表关部脉图

凡此七变，或虚或实，或补或泻，皆治在中焦。此关脉主中部，法人，主胸以下至脐之有疾也。

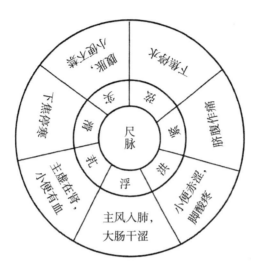

七表尺部脉图

凡此七变，或虚或实，或补或泻，皆治在下焦。此尺脉主下部，法地，主脐下至足之有疾也。

七表脉

一浮者，阳也，指下寻之不足，举之有余，再再寻之，如太过曰浮。主咳嗽气促，冷汗自出，背膊劳倦，夜卧不安。

浮，阳金也，按之不足，阴不足也，举之有余，阳太过也。《内经》曰：寒伤形，热伤气，肺主气，受热则伤，伤则咳嗽气促。气为卫，卫，守护也，气不能守护，冷汗所以自出。洁古曰：治则宜小柴胡汤主之。

歌曰：

按之不足举之余，再再寻之指下浮，脏中积冷荣中热，欲得生精用补虚。

诊脉之法，在内者沉取，按而得之。在外者浮取，举而得之。有余为热，不足为寒。今按之不足，脏中积冷也；举之有余，荣中有热也。阴不足而阳有余，治之宜地骨皮散。

又歌曰：

寸浮中风头热痛。

左寸主脉洪火，外感风邪，客脉浮金，火金相合，火能克金，金虚则木盛，故中风而头热作痛。右手主脉涩金，外感风邪，客脉浮金，主客皆金，浮金属阳，阳有余则热，热能伤气，金反亏而木反盛，亦中风而头热作痛。洁古曰：太阳中风头痛，有汗脉浮缓，桂枝汤；无汗脉浮紧，麻黄汤。风在上焦，如太阳头痛，汗出，转阳明头痛，白虎汤；少阳头痛，小柴胡汤；太阳头痛，羌活汤。

关浮腹胀胃虚空。

左关主脉弦木，客脉浮金，木金相合，本为贼邪，然二者皆阳，阳之性热，金畏热，于是金反虚而木反盛矣，木盛则能克土，致令胃中空虚，腹作胀满。右关主脉缓土，客脉浮金，土中有金，本为实邪而胃反虚者，何耶？然浮为阳金，阳盛则热，热则金不能克木，木盛而客土，土受木克，金乃有病之子，不能复母之难，故母被他殃，胃中亦致空虚，腹作胀满，治以调中汤主之。

尺部见之风入肺，大肠干涩故难通。

左尺主脉沉水，客脉浮金，水金相合，母令子虚，子虚则水衰矣，水即衰，则金无所恃，由是木火盛而侮金，故风入肺。尺部主脐下至足之有疾，大肠乃肺之腑而居脐下，又风能胜湿，故大肠干涩，而大便莫能通焉。右尺主脉相火，客脉浮金，金火相合，金无胜火之理，金必自伤，故风不在于命门，而在于肺，大肠所以干涩而难通。风在下焦，治之以七圣丸。

⊖⊖二芤者，阳也，指下寻之，两头即有，中间全无曰芤。主淋沥，气入小肠。

芤，阳火也。洁古曰：弦浮无力，按之中央空，两边有曰芤。芤主失血，手足太阳皆血多气少，故主病淋沥，气入小肠，脱血病者，皆从太阳之说，在寸口则吐血，在下则泻血，在中者缓之。

歌曰：

指下寻之中且虚，邪风透入小肠居，病时淋沥兼疼痛，大作汤圆必自除。

大作，多制也。汤，煎剂也。圆，丸药也。云岐子云：芤主血凝而不流，凡人之十二经络以应沟渠，是荣卫血气不散，不能盈满经络，故见芤脉，主淋沥小便脓及血，当大作汤圆也。四物汤、地黄丸补之，桃仁承气汤泻之，一云大柴胡汤，如秘加大黄。

又歌曰：

寸芤积血在胸中。

左寸主脉洪火，客脉芤火，二火相合，其热必甚。大抵血凝则热，主积血于胸中。右寸主脉涩金，客脉芤火，金火相合，金必受伤。金属气，火属血，血者气之配，气升血亦升，气降血亦降，气伤则血凝，亦主积血在胸中。治之以犀角地黄汤，血在上焦故也。

关内逢芤肠里痈。

左关主脉弦木，客脉芤火，木火相合，木挟火而侮金，是肺先受邪，传入大肠。右关主脉缓土，客脉芤火，土火相合，土中有火而不能生金，所以大肠成痈。治之以桃仁承气汤，血在中焦故也。

尺部见之虚在肾，小便遗沥血凝脓。

左尺主脉沉水，客脉芤火。水火相合，水中有火，故虚在肾，肾虚则小便遗沥而血凝脓。右尺主脉相火，客脉芤火，二火相合，火盛则水干，故虚亦在肾。积血在下，治以抵当丸、抵当汤，或加减桃仁汤。

⊙⊙⊙三滑者，阳也。指下寻之，三关如珠动，按之即伏，不进不退曰滑。四肢困弊，脚手酸疼，小便赤涩。

滑，阳水也。三关，寸关尺也。

歌曰：

滑脉如珠号曰阳，腰间生气透前肠。胫酸只为生寒热，大泻三焦必得康。

云岐子曰：夫小便赤涩，腰中生气，是命门所生，其脉流利，数而疾，大承气汤主之。洁古云：腰间生气者，命门也。透前肠者，膀胱经也。命门三焦陷于前肠，故小便不通，大便秘涩，热多寒少，故宜泻以辛寒，大承气主之。

又歌曰：

滑脉居寸多呕逆。

左寸主脉洪火，客脉滑水，火水相合，主多呕逆，右寸主脉涩金，客脉滑水，金水相合，气壅而作呕逆。治之以生姜半夏汤主之。

关滑胃寒不下食。

左关主脉弦木，客脉滑水，木水相合，水挟木而侮土，故胃寒不食。右关主脉缓土，客脉滑水，土水相合，中虚不能下食，春夏平胃散，秋冬理中丸主之。如有表者，小柴胡加桂半夏汤主之，寒在下焦。

尺部见之脐似冰，饮水下焦声沥沥。

左尺主脉沉水，客脉滑水，二水相合，寒结膀胱，故脐下似冰，水聚于下而不上济于火，故欲饮水；水停下焦，不能引于各脏，故沥沥作声。右尺主脉相火客脉滑水，火水相合，水胜火，故脐下似冰，相火原系水中之火，不能全胜，故欲饮而作声。治以附子四逆汤。

⊖四实者，阳也。指下寻之不绝，举之有余，曰实。主伏阳在内，脾虚不食，四体劳倦。

解见实脉歌下。

歌曰：

实脉寻之举有余，伏阳蒸内致脾虚。食少只缘生胃壅，温和汤药乃痊除。

伏，伏藏也。阳伏于内，则寒固于外而内热熏蒸，热盛则伤金，金受伤则虚，虚则不能平木，木盛则克土，故致脾胃虚，脾热致胃亦热，胃热主壅，所以食少。温和汤药，乃平胃散也。

又歌曰：

实脉关前胸热甚。

左寸主脉洪火，客脉实火，二火相合阳气有余，胸中热甚。右寸主脉涩金，客脉实火，金火相合，胸中金被火克而热甚。凉膈散主之。

当关切痛中焦恁。

左关主脉弦木，客脉实火，木火相合，治之以调胃承气汤主之。中焦有风有热，故切痛，右关主脉缓土，客脉实火，土火相合，胃中虚热切痛。

尺部如绳应指来，腹胀小便应不禁。

左尺主脉沉水，客脉实火，水火相合，水能胜火，治之以干姜附子汤。右尺主脉相火，客脉实火，二火相合，致令腹胀而小便不禁，治之以大承气汤。

⊜五弦者，阳也。指下寻之不足，举之有余，状若筝弦，时时带数，曰弦。主劳风乏力，盗汗多生，手足酸疼，皮毛槁枯。

弦者，阳木也。洁古曰：弦脉五脏俱伤，盖木克土故也。

歌曰：

弦脉为阳状若弦，四肢更被气相煎。三度解劳方始退，常须固济下丹田。

弦之为脉，状若筝弦，紧而且急。弦属木，木能克土，脾属土而主四肢，故四肢被阳木之气相煎。丹田者在脐下三寸，乃阴阳之门户，人身之根本。精神藏聚须扶阳抑阴，固济丹田，治之以八味丸。

又歌曰：

寸部脉紧一条弦，胸中急痛状绳牵。

左寸主脉洪火，客脉弦木，火木相合，木挟火而欲侮金，金木交战于胸中，致合急痛，状若绳牵，牵即急痛也。右寸主脉涩金，客脉弦木，金木相合，是知金虚而木来乘之，金能胜木，木不与金胜，所以胸中急痛，治以小柴胡汤主之。

关中有弦寒在胃。

左关主客皆系弦脉，是知阳木之气有余，善克阳土，戊化火而木热，被木气大伤，热者寒矣。右关主脉缓土，客脉弦木，土木相合，胃中有寒，治之以附子理中丸。

下焦停水满丹田。

左尺主脉沉水，客脉弦木，水木相合，水中有木，则水挟木势而不畏土，土畏木势不能制水，致停水满于丹田。右尺主脉相火，客脉弦木，火木相合，火虚不能生土制水，亦令停水于丹田，治以木附汤。

⊖六紧者，阳也。指下寻之，三关通度，按之有余，举指甚数，状若洪弦曰紧。主风气伏阳上冲，化为狂病①。

紧，阳木也。洁古曰：此太阳、少阳相合，主伏阳上冲而为狂病。治之之法，宜以黄连泻心汤。此言深为得理，学者宜玩味之。

歌曰：

紧脉三关数又弦，上来风是正根源；忽然狂语人惊怕，不遇良医不得痊。

洁古云：此是三阳合病，紧数，太阳也；弦多，少阳也；狂言，阳明也。故实则谵语，云岐子曰，其脉洪紧而实，阳气有余之象。主热，即生风，发作狂语，可用小承气汤主之。

又歌曰：

紧脉关前头里痛。

左寸主脉洪火，客脉紧木，火木相合，是知火助木而生风，风热在上，故主头痛。右寸主脉涩金，客脉紧木，金木相合，是知金虚不能平木，亦作头痛。洁古曰：诸头痛皆属三阳，太阳头痛，羌活汤主之，必

---

① 狂病：原书缺，据《王叔和脉经·七表》补。

愈。入腑，大承气汤下之。少阳头痛在经，小柴胡汤主之。入腑，小承气汤下之。阳明头痛在经，白虎汤治之愈。入腑，调胃承气汤下之。其脉弦而头痛者，内外也，大柴胡汤主之，紧在上焦。

到关切痛无能动。

左关主脉弦木，客脉紧木，二木相合，木盛克土，所以作痛。右关主脉缓土，客脉紧木，木土相合，木来克土而切痛。治之以芍药汤。

隐指寥寥入尺来，激结绕脐常手捧。

激结，疼痛之状也。左尺主脉沉水，客脉紧木，水木相合，水中有木，土莫能制，风寒在于下焦，治之以桂枝芍药汤。不已，风寒湿在于脾肾，术附汤主之。右尺主脉相火，客脉紧木，火木相合，风热在于下焦而作痛，治法不可同左。

⊖七洪者，阳也。指下寻之极大，举之有余曰洪。主头痛，四肢浮热，大肠不通，燥粪结涩，口干，遍身疼痛。

洪者，阳火也。洁古云：洪脉者，按之实，举之盛。洪者，阳太过，阴不及，主头痛，四肢热，大便难，小便赤涩，夜卧不安，治法，阳症下之则愈，如下之，随症虚实有大承气汤，有小承气汤，有大柴胡汤、桃仁汤，随症用之。此症有两议，或按之无，举之盛，当解表，不可下。经言脉浮不可下，下之则死。脉沉当下之，下之则愈。脉浮为在表，脉沉为在里。

歌曰：

洪脉根源本是阳，遇其季夏自然昌。若逢秋季及冬季，发汗通肠始得凉。

池氏曰：洪脉属阳旺于夏，乃心经之本脉，其脉太甚则生热风，如至六月，心火渐退，得脾土堰①之，其热自退。如遇九月、十二月，其伏阳在内，外受风热，乃表里皆热，须发其汗，或疏通肠胃，方得热气退散。云岐子曰：其脉举按皆盛，本为相火之象。发汗从表，通肠从里，从表宜

————————

① 堰：堤坝。此为阻止之义。

麻黄汤，从里宜大承气汤。仲景云：谓身体疼痛，主夏得洪大脉，知其病瘟也。通肠七宣丸、七圣丸、大柴胡汤、大承气汤选用之。

又歌曰：

洪脉关前热在胸。

左寸主客之脉，皆系洪火，同心相合，胸中大热，凉膈散加减用之。右寸主脉涩金，客脉洪火，金火相合，火盛金衰，乃热伤肺气。连翘汤主之，或凉膈散，临症随意选用。

到关翻胃几千重。

左关主脉弦木，客脉洪火，木火相合，风热侵胃，食不停而长吐。右关主脉缓土，客脉洪火，土火相合，胃中热甚，亦致翻胃，调中汤加减用之，但凉药不可遽进。

更向尺中还若是，小便赤涩脚酸疼。

左尺主脉沉水，客脉洪火，水火相合，水能克火，但洪乃太阳之火，水莫能克，水处盛乡，火亦不能致水全涸，故小便赤涩，脚作酸疼。右尺主脉相火，客脉洪火，主客皆火，洪火一见，相火不得用事，三焦失决渎之任，小便赤涩，脚作酸疼，右热甚于左。泽泻散加减用之。

以上七表之脉，虽皆属阳。然阳中有阴，有用热药者，不可执一不通，以致误病。

八里脉交变略例论

洁古曰：八里脉者，乃右手三部寸关尺受邪者也。阳乘阴也，是微、沉、缓、涩、迟、伏、濡、弱八里脉也。有里之表，乃三阴经络络称标之名也。有里之里者，乃三阴之本，脾肾肝总称之名也。且三阴标者，为阴中之阳；本者，为阴中之阴也。盛则归于胃土，乃邪染有形。故里之表，是阴中之阳，当溃形以为汗，宜发之，主宜缓。里之里，是阴中之阴分也，当急下之。客宜急，是知诸中客邪，当急。诸主自病，当缓。前说七表，乃春夏具三阳。后说八里，乃秋冬具三阴。经中论反交错生疾，得本位以常法治，中互相为病，当推移所在主客，相合脉证，依缓急治之。假令恶寒者，里之表也，当与麻黄附子细辛汤缓发之，是溃形以为汗也。如不恶风寒而反欲去衣，身凉，面目赤，四肢逆，数日不大便，小便赤涩，引饮，身静重如山，谵语昏冒，脉沉细而疾数者，是足少阴经反受火邪也，是里之里。病乃阴中之阴，阳邪也。此客邪当速急下去之，以大承气汤除之。今将七表脉有下者，八里脉有汗者，七表脉有汗者，八里脉有下者，此四论为古今之则于七表脉论，八里脉论内交互说之。更有脉与证相杂之法，当取仲景内桂枝脉得麻黄证，或麻黄脉得桂枝证，适用麻黄、桂枝各半汤。如桂枝证二停，麻黄脉一停，当用桂枝二麻黄一汤法；或麻黄证二停，桂枝脉一停，当用麻黄二桂枝一汤法；更有麻黄脉桂枝证，取脉为主，脉便为二停，证为一停，用麻黄二桂枝一汤治之；或桂枝脉麻黄证，亦脉为二停，证作一停，用桂枝二麻黄一汤治之。大抵圣人谓脉者，司人之命，故以脉为主，多从脉而少从证也。举世脉证交互二法，是不合全从于脉，亦不合不从于证。如合证，当两取之。如证在交变法中，只合从脉，不从证也。然亦不拘，亦当临时消息传受，递从元证来理所投去处没天之时令，且七表有下者，为内外皆阳，缓下。八里有汗者，为内外皆阴，缓汗。七表有汗者，为外阳而内阴，急汗。八里有下者，为内阳而外阴，急下。故《素问》说标本之化，立四因之法，为此一说也。表里标本之化，七表论内说之。

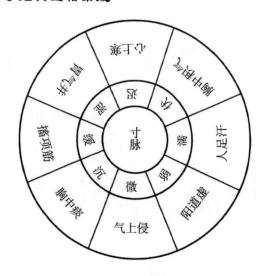

八里寸部脉图

凡此八者，或虚或实，或补或泻，皆治在上焦，乃上部八法也。

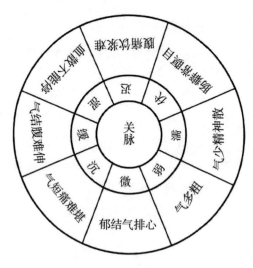

八里关部脉图

凡此八者，或虚或实，或补或泻，皆治在中焦，乃中部之八法也。

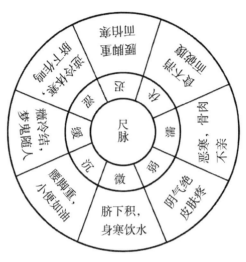

八里尺部脉图

凡此八者，或虚或实，或补或泻，皆治在下焦，乃下部之八法也。

八里脉

一微者，阴也。指下寻之，往来极微，再再寻之，若有若无曰微。主败血不止，面色无光。

微，阴土也。洁古曰：微脉法象秋冬，在阴为惨。阴太过，阳不及，是血不能守，水胜火也。血不止者，治之以香芎汤。

歌曰：

指下寻之有若无，漩之败血小肠居。崩中日久为白带，漏下多时骨木枯。

洁古曰：此肾气有余，命门不足，当补命门。命门者，男子藏精，女子系胞。崩中白带下者，命门败也。经水崩下，谓之骨木枯，治妇人伏龙肝散主之，是为血不能守，水胜火也。又云：血去精亡，筋骨皆损。骨空而无髓，骨不从于筋，筋骨损而形枯也。经曰：阴成形养血补虚，宜当归芍药汤主之。

又歌曰：

微脉关前气上侵。

左寸主脉洪火，客脉微土，火土相合，逆气上冲。右寸主脉涩金，客脉微土，金土相合，阴盛阳虚，吸不至于肾肝，可用膈气散主之。微在上焦，又云：肺气上冲，当以补肺散主之，又治劳嗽。

当关郁结气排心。

左关主脉弦木，客脉微土，土乘木位，则木郁结而不舒。右关主脉缓土，客脉微土，二土相合，则聚而不散，皆土邪郁结之气为患，而上排于心，匀气散主之。

尺部见之脐下积，身寒饮水即呻吟。

脐下积，奔豚之气也。左尺主脉沉水，客脉微土，水土相合，阴气太盛，故身寒；土能克水，故欲饮；呻吟，肾之声也，肾病则呻吟。右尺主脉相火，客脉微土，火土相合，阴盛阳衰，治之以二气丹。

⬭二沉者，阴也。指下寻之似有，举之全无，缓度三关状如烂棉曰沉。主气胀两胁，手足时冷。

沉，阴水也。沉脉贴筋附骨，阴气厥逆，阳气不舒之候，主虚气冲心闷而不痛，建胃理中汤、建中汤主之。手足冷，治之以八物汤。

歌曰：

按之似有举还无，气满三焦脏腑虚。冷气不调三部壅，通肠建胃始能除。

按之似有，举之还无，沉也。三焦，上中下三焦部位也。气满于三焦部位，而不运于脏腑经络。气虚，则寒气不调而三部壅滞。三焦赖胃中谷气以资生，通肠以推其旧，建胃以纳其新。三焦之气，始得充达而脉不沉矣。通肠局方温白丸主之，建胃、理中汤主之。

又歌曰：

寸脉沉分胸有痰。

左寸主脉洪火，客脉沉水，火水相合，变为痰实。右寸主脉涩金，客脉沉水，金水相合，留滞胸中，亦变为痰。治以化痰玉壶丸中加雄黄或半夏丸。

当关气短痛难堪。

左关主脉弦木，客脉沉水，木水相合，引寒入胃。右关主脉缓土，客脉沉水，土水相合，中焦有寒即痛。可以止痛丸或橘皮半夏汤主之。

若在尺中腰脚重，小便稠数色如泔。

左尺主客之脉，俱系沉水，寒气有余。有尺主脉相火，客脉沉水，火水相合，水克火而寒盛，命门三焦败而虚，故小便之色如泔。八味丸加桂附治之，一法用黄蓍丸主之。稠，浓浊也，小便浓浊，其色如泔。

⊖三缓者，阴也。指下寻之，往来迟缓。小于迟脉曰缓，主四肢烦满，气促不安。

缓，阴土也。洁古曰：证在太阳，风伤卫，当服桂枝汤。一云：四肢烦满，气促不安，枳术汤主之。

歌曰：

来往寻之状若迟，肾间生气耳鸣时。邪风积气来冲背，脑后三针痛即移。

太阳中风，脉缓，颈项强急，难以转侧，可针风池、风府、隐白三穴，再服桂枝汤，则痛可移也。若缓大者，属脾脉。

又歌曰：

缓脉关前搐项筋。

左寸主脉洪火，客脉缓土，火土相合，火中有土而不畏水，则火甚而伤金。火甚则热，热即主风，风多从风府而入，故项筋紧急。右寸主脉涩金，客脉缓土，金土相合，金虚不能平木，风邪伤卫，故搐项筋。可用桂枝汤。不已，葛根汤或羌活汤。

当关气结腹难伸。

左关主脉弦木，客脉缓土，木土相合，肝虚湿盛，治当补肝除湿。右关主客之脉，皆系缓土，脾湿太盛，胃亦受伤。七气汤主之，或建中汤主之。腹难伸者，温白丸主之。

尺上若逢癥结冷，夜间常梦鬼随人。

左尺主脉沉水，客脉缓土，水土相合，故成寒病，阴盛则梦鬼随。右尺主脉相火，客脉缓土，火土相合，阴土气盛，相火不能用事，冷气结精，下元冷极，所以夜梦阴鬼相随。治宜以桂枝汤加干姜汤主之。

四涩者，阴也。指下寻之似有，举之全无。前虚后实，无复次第曰涩。主遍身疼痛，女子有孕。胎痛无孕，败血为病。

涩，阴金也。涩脉，是精气血皆伤。

歌曰：

涩脉如刀刮竹行，丈夫有此号伤精。妇人有孕胎中病，无孕还须败血成。

洁古曰：涩主亡血失精。妇人孕病，或带下赤白，或败血。圣惠方乌金散治败血，局方四物汤、地黄丸，失精权道药，龙骨丸主之。

又歌曰：

涩脉关气胃气并。

左寸主脉洪火，客脉涩金，金来乘火，是知火不足而金侮之，故胃气并于上。右寸主客之脉皆系涩金，金有余则土实，胃气亦并于上。治之以匀气散或利膈丸、桔梗汤。

当关血散不能停。

左关主脉弦木，客脉涩金，木金相合，血散不停。右关主脉缓土，客脉涩金，金土相合，谓之实邪。金气损伤万物，土中有金，不能统血，故亦主血散不停。治之以温经丸。如胃不利，调中丸主之。

尺部如斯逢逆冷，体寒脐下作雷鸣。

左尺主脉沉水，客脉涩金，水金相合，阴气盛而阳气虚，故为逆冷。

右尺主脉相火，客脉涩金，火金相合，阳气内虚，阴气有余，故致逆冷，虚寒相抟，肠中作鸣。治之以荜澄茄散或五补丸。

五迟者，阴也。指下寻之，重手乃得，隐隐曰迟。主肾虚不安。

迟，阴土也。阴盛阳衰，则荣卫凝滞。血气痞阻，故脉一息而三至，是为迟也。心肾相交，犹水火之相济。今阳衰，则心气不能下降以交乎肾。阴盛则肾气虚并而元脏不能荣，故三焦闭结，荣卫稽留，其为病，必冷汗出，肢节痛，肌肤黑瘦，体寒腹痛。

歌曰：

迟脉人逢状且难，遇其季夏不能痊。神工诊得知时候，道是脾来水必干。

洁古曰：迟，阴也。季夏，阳也。此证为失时反候，阳盛阴虚，治之宜泻心肺，补肝肾。泻心者，导赤散。补肾者，地黄丸。季夏见迟脉，是土克水也，故不能痊。

又歌曰：

寸口脉迟心上寒。

左寸主脉洪火，客脉迟土，火土相合，阴来乘阳。右寸主脉涩金，客脉迟土，金土相合，土焦寒湿，故曰心上有寒。治之以橘皮丸。不已，术附汤。

当关腹痛饮浆难。

左关主脉弦木，客脉迟土，木土相合，腹中痛甚。右关主脉缓土，客脉迟土，二土相合，阴寒太过，腹中作痛。桂枝加附子汤。

流入尺中腰脚重，厚衣重覆也嫌单。

左尺主脉沉水，客脉迟土，水土相合，寒湿在下。右尺主脉相火，客脉迟土，火土相合，阴盛阳虚。可用附子理中汤。

六伏者，阴也。指下寻之似有，呼吸定息全无。再再寻之，不离三关曰伏。主毒气闭塞三关，四肢沉重，手足时冷。

伏，阴木也。其脉伏而不见，重按寻之方得，其动终不离原。

歌曰：

阴毒伏气切三焦，不动荣家气不调。不问春秋与冬夏，徐徐发汗始能消。

池氏曰：积阴冷毒之气，而伏滞于三焦，致卫气不调，荣血不行，三焦之气闭塞。若有此症，不必问四季，须是发散通其三焦，其病可除。洁古曰：渍形以为汗，麻黄附子细辛汤，或秋冬以升麻汤，春夏以麻黄汤，当缓与之。经曰：阴盛阳虚汗则愈。

又歌曰：

积气胸中寸脉伏。

左寸主脉洪火，客脉伏木，火木相合，阴来乘阳，主胸中积气。右寸主脉涩金，客脉伏木，金木相合，主怒气停于胸中。治之以沉香丸。

当关肠癖常瞑目。

左关主脉弦木，客脉伏木，二木同宫，风邪为患。右关主脉缓土，客脉伏木，土木相合，主中焦气聚而不散，乃风湿之气，左右皆主肠癖瞑目。治之以三膈宽中散。

尺部见之食不消，坐卧非安还破腹。

左尺主脉沉水，客脉伏木，水木相合，风寒在下。右尺主脉相火，客脉伏木，火木相合，木盛克土。两尺脉伏，皆致破腹而坐卧不安，治之以四白汤。

⬭七濡者，阴也。指下寻之似有，再再还来，按之依前却去，曰濡。主少力，五心烦热，脑转耳鸣，下元极冷。

濡者，阴金也。

歌曰：

按之似有举之无，髓海丹田定已枯。四体骨蒸劳热甚，脏腑终传命必殂。

洁古曰：髓者，肾之主。四体骨蒸者，肾气衰绝。终传者，七传也。土来克水，命必殂也。

又歌曰：

濡脉关前人足汗。

足，多也。左寸主脉洪火，客脉濡金，火金相合，气虚不能卫外，故多汗。右寸主脉涩金，客脉濡金，二金相合，亦主多汗。

当关气少精神散。

左关主脉弦木，客脉濡金，木金相合，木不能荫子顾母而精神散也。右关主脉缓土，客脉濡金，土金相合，土顾金而不复母仇，金有土而不为子荫，致令精神散失。治之以四君子汤加茯神。

尺部绵绵即恶寒，骨与肉疏都不管。

绵绵，濡貌。恶寒，阳脱也。左尺主脉沉水，客脉濡金，水金相合，心不生血，肝不藏之，脾不统矣。骨自骨而肉自肉，何相管摄之有？右尺主脉相火，客脉濡金，火金相合，气已耗散，骨肉焉得相亲？此系死脉，故无治法。

⬤八弱者，阴也。指下寻之如烂棉相似，轻手乃得，重手稍无，怏怏不前曰弱。主气居于表，生产后客风面肿。

弱，阴金也。表，皮肤也。

歌曰：

三关怏怏不能前，只为风邪与气连。少年得此须忧重，老弱逢之病即痊。

洁古曰：脉若烂棉者，阳气弱也，以应秋毛之脉，气血多伤。怏怏者，轻手乃得，不前者，重手稍无是也。少年得此须忧重者，乃春夏也。此时当洪大而有力，今反无力而不前，故其忧重也。是春夏为逆，秋冬为顺。老弱逢之病即痊，老弱者，乃秋冬也，秋冬脉当浮毛，故为顺。

又歌曰：

关前弱脉阳道虚。

左寸主脉洪火，客脉弱金，火金相合，心气虚也。右寸主脉涩金，客脉弱金，二金相合，其性皆系阴金，阳道所以虚也。治之以五补丸为久补，四逆汤急治之。

关中有此气多疏。

左关主脉弦木，客脉弱金，木金相合，肝气虚乏。右关主脉缓土，客脉弱金，土金相合，气多疏散。治之以益黄散、平胃散，选用之，二方皆治右弱。

若在尺中阴气绝，酸疼引变上皮肤。

左尺主脉沉水，客脉弱金，水金相合，金弱不能生水，而肾气内绝，阳散于外。右尺主脉相火，客脉弱金，火金相合，阳盛阴绝，酸疼引于皮肤。是三焦孤阳，不能独守，离其原也，无可治之法。

九道脉法论

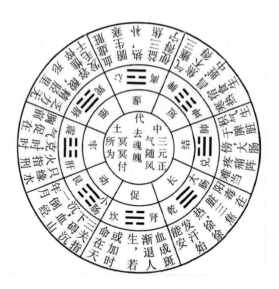

九道脉之图

云岐子曰：九道脉者，从天地九数之理说也。经曰：善言天者，必有应于人，是以天有九星，地有九州，人有九脏，亦有九野，故立九道脉，以应天地阴阳之法也。以"长"为乾，清阳发腠理。以"短"为坤，浊阴归六腑。以"虚"为离，心中惊则血衰。以"促"为坎，脉进则死，退则生。以"结"为兑，发在脐旁。以"代"为中土，主上中下三元正气。以"牢"为震，前后有水火相乘之气。以"动"为艮，主血山衰。以"细"微巽，主秋金有余。此九道脉，以应九宫九脏之法也。

九道脉

一长者，阳也。指下寻之，三关如持竿之状，举之有余曰长，过于本位亦曰长。主浑身壮热，夜卧不安。

长，不短也，乾之象也。池氏曰：长脉来去不绝，见于左关人迎之位，感于阳邪热毒在心肝二经，传之三焦，其热壅闭，乃阳淫热痰，治之须发其汗，散其阳邪，方得安愈。洁古曰：长法乾，此阳明脉，故尺寸俱长。故身热目疼，鼻干不得卧，当汗，阳化气也。

歌曰：

长脉迢迢度三关，指下将来又却还。阳毒在脏三焦热，徐徐发汗始能安。

云岐子曰：阳毒在脏，何由言发汗？非在五脏之本，阳毒之气，在五脏之标。何为五脏之本？肝、心、脾、肺、肾是也。何为五脏之标？皮、毛、血脉、肌肉、筋骨是也。徐徐发汗者，为在标之深远，急则邪不能出，发之以升麻汤，发在阳明标。一法加羌活麻黄中，治法以地骨皮散，治浑身壮热。

二短者，阴也。指下寻之，不及本位曰短。主四肢，恶汗，腹中生气，宿食不消。

短，不长也，坤之气也。

歌曰：

短脉阴中有伏阳，气壅三焦不得昌。脏中寒食生寒气，大泻通肠必得康。

洁古曰：宿食生寒气，何由通肠？谓阴中伏阳故也，使三焦之气不得通行于上下，故令大泻通肠，使三焦之气宣行于上下，故用巴豆动药也。外药随证见使之，此在长短脉交论内细说之。病久温白丸，新病备息丹。

◎三虚者，阴也。指下寻之不足，举之亦然曰虚。主少力多惊，心中恍惚，小儿惊风。

虚，不实也，离之象也。离中虚，火象之，心属火，主血。血虚则脉息难成，惊风，治以泻青丸。

歌曰：

恍惚心中多悸惊，三关定息脉难成。血虚脏腑生烦热，补益三焦便得宁。

虚脉寻之不足，举之亦然，故曰难成。大抵血虚则热，补益三焦，使其气血平和，宜以加减小柴胡汤主之。

四促者，阳也。指下寻之极数，并居寸口曰促。渐加即死，渐退即生。

促，阳脉之极也，坎之象也。脉来数，时一止，复来者，曰促。其脉阳盛而阴不能相和也，渐退则阴生，故得活。

歌曰：

促脉前来已出关，常居寸口血成斑。忽然渐退人生也，若或加时命在天。

洁古曰：升多而不降，前曲后倨，如操带钩曰死。渐退者，以阳得阴则解。加进之者，独阳脱阴，故知命在天也。

五结者，阴也。指下寻之，或来或往，聚而却还曰结。主四肢气闷，连痛时来。

结，阴脉之极也，兑之象也。脉来缓时一止，复来者曰结，其脉阴独盛而阳不能相入也。血留而不行，气滞而不散，故四肢闷痛。

歌曰：

积气生于脾脏旁，大肠疼痛阵难当。只宜稍泻三焦结①，莫谩多方立纪纲。

脾脏旁，腹之右旁也。兑居西方，故积生于此。大肠属金，金受火邪，乃作疼痛。三焦相火也，稍泻者，因结属阴也。当缓缓下之，勿用寒药急攻。

六代者，阴也。指下寻之，动而复起，再再不能自还曰代。主形容羸瘦，口不能言。

代，更代也。中土象也，其脉动而中止，不能自还，因而复动，由是复止，寻之良久，乃复强起，主羸瘦难言。若暴损气血，以致元气不续而止，难作真伐，犹可治也，以人参黄芪汤。伤寒代者，炙甘草汤。

歌曰：

代脉时时动若浮，再而复起似还无。三元正气随风去，魂魄冥冥何所拘。

代脉，中土之象，生上中下三焦正气。风邪害于脾，故云正气随风去也。

七牢者，阴也。指下寻之即无，按之却有曰牢。主骨间疼痛，气居于表。

牢，坚牢也，震之象也。其脉沉而有力，动而不移，主里实表虚。

歌曰：

脉入皮肤辨息难，时时气促在胸前。只缘水火相刑克，欲待痊除更问天。

洁古曰：牢脉，木也。前后有水火，相来之象也。牢为阴助水克火，故云命在天。又曰：水火并于胸，寒热发于表，此为牢脉。

八动者，阴也。指下寻之似有，举之还无，再再寻

———

① 结：原书缺，据扫叶山房本补。

第
一
辑

之，不离其处，不往不来曰动。主四体虚劳，崩中血痢。

动，艮山象也。其脉寻之，既不离其处，又不往不来，有似山止之貌。崩中血痢，治之以赤石脂、禹余粮，赤石脂丸亦主之。

歌曰：

动脉根源气主阴，三关指下碍沉沉。血山一倒经年月，志士名医只可寻。

池氏曰：动在指下，隐隐而见，按之沉沉，如水中一石。轻取之，脉不应指。重按之，微有力而碍指，乃阴虚内损。治之宜养血气，八物汤止之。

⊖九细者，阴也。指下寻之，细细似绵。来往极微曰细。主胫酸髓冷，乏力泻精。

细，微眇也，巽之象也。其脉盖因血冷气虚，不足以充。肾无所养，阴不荣于上，阳不荣于下，阴阳不相守，乏力无精。治法春夏地黄丸，秋冬八味丸主之。

歌曰：

乏力无精胫里酸，形容憔悴发毛干。如逢冬季经霜月，不疗其疴必自痊。

冬季，非季冬也，乃一冬之总称。经霜月，九月、十月也，即立冬之节。其症皆由肾气不足所致。冬主水，故不疗自愈。普济、茴香丸主之。

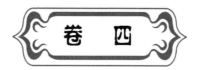

左右手诊脉歌

左右须候四时脉。

凡诊脉，须要先识时脉，然后及于病脉。时脉，谓春三月，六部中俱带弦。夏三月，俱带洪。秋三月，俱带毛。冬三月，俱带沉也。

四十五动为一息。

动，脉至也。息，脉止也，非呼吸之息也。

指下弦急洪紧时，便是有风兼热极。

诸阳为热，热生风也。

忽然匿匿慢沉细，冷疾缠身兼患气。

诸阴为寒，冷生气也。

贼脉频来问五行，屋漏雀啄终不治。

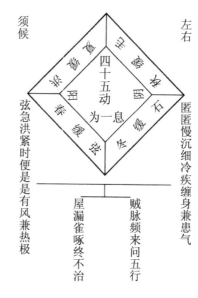

左右手诊脉图

贼脉，相克之脉也。五行，金木水火土也。屋漏雀啄，脾衰之脉也。脾属土而居四脏之中，主行水谷之精，通灌四旁，脾衰则见是脉。人无胃气则死，故曰终不治。

六部脉数通论

洁古曰：左右手各列五脏六腑之位，或有至数多而言寒，或有至数少而言热，各随部分，推其传变逆顺，是知不拘。数，则为热；迟，则为寒。夫脉乃五行之数，各有生成之用。相克之数，木得金而伐，火得水而灭，金得火而缺，土得木而亏，水得土而绝。五脏应五行，各有相生相胜之理。得相生者愈，相胜者死。此论若不通五脏交变相传及虚实逆顺，无由入此理趣也。

左手寸口心脉歌

左手头指火之子，四十五动无他事。

子，当作指，恐传写之误也。左手，病人之左手也。头指，医人右手之食指也。左手寸口属心火，医以手按之，当头指之下，故曰火之指也。动至四十五动，则无他事矣。其数动之法，不依五行相生，乃呼出心与肺，吸入肾与肝，脾脉在中，当依人身五脏次第而数。一动肺，二动心，三动脾，四动肝，五动肾，六部中皆当如是之数也。

三十一动忽然沉，顿饭却来还复此。春中诊得夏须忧，夏若逢之秋绝体，秋脉如斯又准前，冬若候之春必死。

三十一动，轮在肺上。肺上见沉，乃金生水。水渐盛，则火灭。或春、或夏、或秋、或冬，诊而得此，不过三月而亡。三月者，天道小变之节也。学者不必穿凿细分害理。或曰沉作止，非也。沉则至数尚均，但浮不如前耳。故可顿饭二字，止则脉不可动矣。

左手中指肝脉歌

左手中指木相连，脉候还须来一息。二十六动沉却来，肝脏有风兼热极。

左手，关部脉也。肝属木，故曰木相连。一息亦四十五动也，二十六动轮在肺上。肺沉则病，病则不能生水荫木制火，故本脏风热之极。

二十九动涩匿匿，本脏及筋终绝塞。

匿匿，涩貌。二十九动，轮在肝上。肝脉见涩，乃金来克木。

一十九动便沉沉，肝绝未曾人救得。

便沉沉，即在十九动上沉也。一十九动，亦在肝上，沉脉贴筋附骨，沉沉则又甚矣。此乃肝绝之候，故不可救。

左手尺部肾脉歌

左手肾脉指第三，四十五动无疾咎。指下急急动弦时，便是热风之脉候。

急急而动，热也；弦，风也，故为热风之候。

忽然来往慢慢极，肾脏败时须且救。此病多从冷变来，疗之开破千金口。

土克水，肾必败，其人脉迟身寒。

二十五动沉即来，肾绝医人无好手。努力黄泉在眼前，纵在也应终不久。

沉即来，即在二十五动上沉也。二十五动正在肾上，肾脉来沉，今又日沉脉将绝也，故曰肾绝。

右手寸口肺脉歌

右手头指肺相连，四十五动无忧虑。

右手，病人之右手也。头指，医人左手之食指也。

极急明知是中风，更看二十余七度。

极急，弦数脉也。二十七度轮在心上。心属火，火克金，更看火微则生，火盛则死。

忽然指下来往慢，肺冷莫言无大故。一朝肺绝脉沉沉，染病卧床思此语。

肺主气，气虚则寒，脉迟肺冷，是故忧矣。肺之脉大浮，脉沉则病。沉而又沉，肺脏绝矣。

十二动而又不来，咳嗽唾脓兼难补。发直如麻只片时，扁鹊也应难救护。

十二动，轮在心上，又不来，代脉也。心属火而克金，故云死在片时。

右手中指脾脉歌

右手第二指连脾，四十五动无诸疑。急动名为脾热极，食不能消定若斯。

定若斯者，指脉急动，脾热极而言也，因食不能消所致。

欲知疾患多为冷，指下寻之慢极迟。吐逆不定经旬日，胃气冲心得几时。

脾病多因寒冷所致，脾脉本缓，伤于寒冷，其脉迟缓愈甚。呕吐咳逆，十日以上不止，胃气必至冲心，心受伤，半日而死。

右手尺部命门脉歌

右手命门三指下，四十五动不须怕。一十九动默然沉，百死无生命绝也。

命脉，命门脉也，十九动轮在肝上。肝属木，木为相火之源。默然沉，脉不应指也。木绝，则火亦绝，故曰生也。

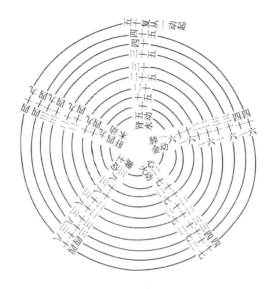

五脏轮至数之图

诊杂病生死候歌

五十不止身无病，数内有止皆知定。

止，即代也。经曰：人一呼脉再动，一吸脉再动，呼吸定息脉五动也。五动者，一肺，二心，三脾，四肝，五肾也。一息脉五动，则遍周五脏矣。一之十，乃天地生成之数，十息五脏循环十次。五十动而不见止脉，是五脏皆平，何病之有？数内，五十之数内也。皆知定，尽可定其该死年份时月也。

四十一止一脏绝，却后四年多没命。三十一止即三年，二十一止二年应，十五一止一年殂，以下有止看暴病。

五十动为则，凡少十动，则绝一脏。其脏绝之法，悉依天地成五行之数，先从肾而后从至脾也。暴病，卒，暴病也。说见下文。

四十一止四年殂										
三十七	二十九	二十一	十三	五	肺	一	九	十七	二十五	三十三
三十八	三十	二十二	十四	六	心	二	十	十八	二十六	三十四
三十九	三十一	二十三	十五	六	脾	三	十一	十九	二十七	三十五
四十	三十二	二十四	十六	八	肝	四	十二	二十	二十八	三十六
三十一止即三年										
二十八	二十二	十六	十	四	肺	一	七	十三	十九	二十五
三十九	二十三	十七	十一	五	脾	二	八	十四	二十	二十六
三十	二十四	十八	十二	六	肝	三	九	十五	二十一	三十七
二十一止二年应										
十九	十五	十一	七	三	脾	一	五	九	十三	十七
二十	十六	十二	八	四	肾	二	六	十	十四	十八

五脏代脉期死之图

诊暴病歌

两动一止或三四，三动一止六七死，四动一止即八朝，以次推排但依次。

脉两动而见一代，其人死期三四日间。三动而见一代，死期六七日间。四动而见一代，死期八日，以此推之。一动得两日之数，其故何耶？十干系五行也。五行有阴阳金木水火土，阴阳各得二日。

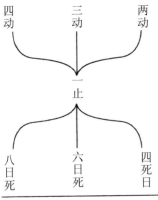

以此推排，但依其次也

诊暴病之图

形证相反歌

健人脉病号行尸，病人脉健亦如之。长短瘦肥并如此，细心诊候有依稀。

假如一十五动，脉见一代，死期在应一年。身在天地间，活则为人，死则为尸，死期在迩而动履如常，名曰行尸。病人脉健者，假如人泄泻失血，形容羸瘦，脉见洪大而数健者，亦为行尸。长人脉短，短人脉长，肥人脉小，瘦人脉大，皆为死候。

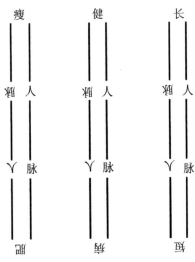

凡形与证相反者，皆为死候也

形证相反之图

诊四时病五行相克脉

春得秋脉定知死，死在庚辛申酉里。

春旺木，其脉弦。秋旺金，其脉涩。春得秋脉，金来克木，故知必死。庚辛申酉，金旺之日也。

夏得冬脉亦如然，还于壬癸为期尔。

夏旺火，其脉洪。冬旺水，其脉石。夏得冬脉，水来克火，故知必死。壬癸子亥，水旺之日也。

严冬诊得四季脉，戊巳辰戌还是厄。

冬旺水，其脉石；土旺四季，其脉缓。冬得四季之脉，土来克水，亦为死候。戊巳辰戌，土旺之日也。

秋得夏脉亦同前，为缘丙丁相刑克。

秋旺金，其脉涩。夏旺火，其脉洪。秋得夏脉，火来克金。死期断，以丙丁巳午，火旺之日也。

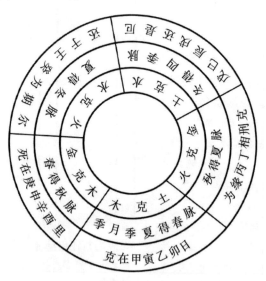

诊四时病五行相克之图

季月季夏得春脉，克在甲寅病应极。值逢乙卯亦非良，此是五行相鬼贼。

季月，辰戌丑未也。季夏，即未月也。季月，乃土寄旺之月。季夏，乃五行相生土旺之时，诊得春脉，木来克土，谓之死候。甲寅乙卯，木旺日也。以上皆五行相克之时。

诊四时虚实歌

春得冬脉只是虚，更兼补肾病自除。若得夏脉缘心实，还应泻子自无虞。

经曰：虚则补其母，实则泻其子。

夏秋冬脉皆如是，在前为实后为虚。

夏秋冬之所诊皆如春法，从前来者为实邪，从后来者为虚邪。

春中若得四季脉，不治多应病自除。

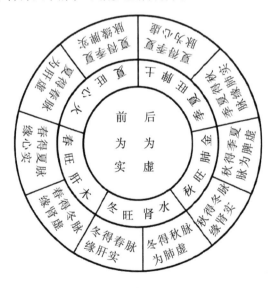

诊四时虚实之图

春中，二月分也。四季脉，土脉也。二月分而得四季之脉，乃妻来乘夫，谓之微邪。况二月木居帝旺之乡，故不治自愈。

伤寒歌

伤寒热病同看脉，满手透关洪拍拍。出至风门过太阳，一日之中见脱厄。过关微有慢腾腾，直至伏时重候觅。

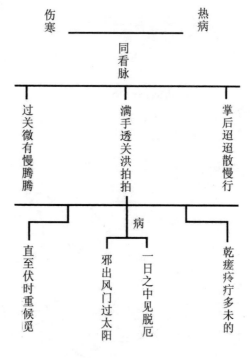

诊伤寒热病之图

寒者，冬气也。冬时严寒，万类深藏，君子固密，不伤于寒，触冒之者，乃名伤寒。伤寒不即病者，其寒毒藏于肌肤中，至夏至前变为温病，夏至后变为热病。然其发起，皆伤寒所致也，故看脉之法相同。洪拍拍，即洪惊也。伤寒之病，一日巨阳受之，二日阳明受之，三日少阳受之，四日太阴受之，五日少阴受之，六日厥阴受。六日传经已毕，其病当愈。不愈，七日邪该复传。其脉洪大而透过三关，其邪出至风门穴而过于太阳之经，其邪欲散，一日之中，当得汗而愈。其脉过关，微带缓慢，其邪至太阳亦迟，日间不汗，直至伏时，再等候其汗也。伏时即临卧时也，承日中而言。

掌内迢迢散漫行，乾瘥疼疔多未的。大凡当日问程途，迟数洪微更消息。

伤寒热病，未汗，脉须浮洪。既汗，脉当安静。散漫之脉，不汗而愈，其平复未可全许也。

又歌曰：

热病须得脉浮洪，细小徒费用神功。

阳病当得阳脉，阳病而得阴脉，乃死症也。

汗后脉静当便瘥，喘热脉乱命应终。

汗后邪退即生，邪盛即死。

阳毒歌

阳毒健乱四肢烦，面赤生花作点斑。狂言妄语如神鬼，下痢频多喉不安。汗出遍身应大瘥，鱼口开张命欲翻。有药不辜但与服，能过七日但能安。

池氏曰：阳症宜汗而解之。如失汗则邪传入脏，瘀热在里不散，致病健乱烦躁，面赤发斑，狂言妄语，如见鬼神，下痢瘀血，如此危症，病传在里，不当汗。又加之遍身自汗，口如鱼口开张者死。能过七日，乃过经，阳热退，方有可救之理。

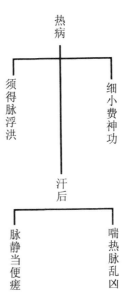

热病之图

阴毒歌

　　阴毒伤寒身体重，背强眼痛不堪任。小腹急痛，口青黑，毒气冲心转不禁，四肢厥冷惟思吐，不利咽喉脉细沉。若能速灸脐轮下，六日看过见喜深。

```
              阴                        阳
                        毒

 咽 四 毒 小 背 阴    鱼 汗 下 狂 面 阳
 喉 肢 气 腹 强 毒    口 出 痢 言 赤 毒
 不 厥 冲 急 眼 伤    开 遍 频 妄 生 健
 利 冷 心 痛 痛 寒    张 身 多 语 花 乱
 脉 惟 转 口 不 身    命 应 喉 如 作 四
 细 思 不 青 堪 体    欲 大 不 神 点 肢
 沉 吐 禁 黑 任 重    翻 瘛 安 鬼 斑 烦

         治                  治
         法                  法
         必                  有
         须                  药
         速                  不
         灸                  辜
         脐                  但
         轮                  与
         下                  服

    六日看过见喜深        能过七日便能安
```

阴阳二毒之候图

脐轮下，丹田穴也。速灸丹田穴，回阳而抑阴，过得六日，阴极阳生，方为可喜。

诸杂病生死歌

腹胀浮大是出厄，虚小命殂须努力。

病源曰：腹胀由阳气外虚，阴气内积，故也。脉浮大，则邪在表，其厄脱；虚小，则邪在内侵，正气减少，其命危。浮大，当发汗，是开鬼门也。虚小，宜利小便，是洁净府也。

下痢微小却为生，脉大浮洪无瘥日。

仲景曰：下痢微小为欲解也。经曰：病若腹大而泄者，脉当微细而涩，反得紧大滑者死。

恍惚之病定癫狂，其脉实牢保安吉。寸关尺部沉细时，如此未闻人救得。

经曰：病若谵言妄语，身当有热，脉当洪大，反手足厥冷脉沉细而微者也。

消渴脉数，大者活，虚小病深厄难脱。

病源曰：夫消渴者，渴不止，小便多是也。

水气浮大得延生，沉细应当是死别。

洁古曰：在表则易，在里则难。

霍乱之候脉微迟，气少不语大难医。三部浮洪必救得，古今课定更无疑。

病源曰：人之温凉不调，阴阳清浊二气交错凌乱在肠胃之间。因饮食而变发，则心腹绞痛。其有先心痛者，则先吐。先腹痛者，则先利。心腹齐痛者，吐利并作。挟风而实者，身发热，头痛体疼而吐利，虚者吐利心腹刺痛而已。亦有饮酒食肉，腥脍生冷过度而得，或因居处不节，坐卧湿地，或当风取凉而风冷之气，归于三焦，传于脾胃，脾胃冷则不磨。不磨，则水谷不消化。水谷不消，则心腹胀满，皆成霍乱。其各有三：一曰胃反，言其胃气虚逆，反吐食也。二曰霍乱，言惊霍之间致撩乱也。三曰走哺，言其哺食变逆也。诊其脉来代者，霍乱。又脉代而乱者，亦霍乱也。霍乱脉洪大者可治，微迟气息劣，口不欲言者，不可治。

鼻衄吐血沉细宜，忽然浮大即倾危。

病源曰：心主血，肝藏血，肺主气，开窍于鼻，血得热则散，血随气上，从鼻中出则为衄。经曰：病若吐血复鼽衄血者，脉当沉细生，浮大而牢者死。

病人脉健不用治，健人脉病号行尸。

人病脉不病者生，脉病人不病者死。

心腹痛脉沉细宜，浮大弦长命必殂。

里之有病，其脉当沉细，而应本证则愈。反浮大弦长者，为相反，必当死。以其病与脉反，故也。

头痛短涩应须死，浮滑风痰必易除。

头痛，阳病也。短涩，阴脉也。阳病见阴脉者，故曰应须死。若得浮滑，其病因风痰所致。治之以祛风化痰，其病即愈。

中风口噤迟浮吉，急实大数三魂孤。

寒则筋急，筋急则口噤。中风口噤，诊得病脉相应，故言吉。脉见急实大数，乃风热之极，故三魂孤。

鱼口气粗难得瘥，面赤如妆不久居。

鱼口，人口如鱼口之张，脾气绝也。气粗，肺气绝而呼出气骤也。面赤如妆，火色盛也。

中风发直口吐沫。

发乃血之余也，心不能生血，发必焦枯梗直。涎乃脾之液，脾绝则涎不收拾，故涎从口中吐出也。

喷药闷乱起复苏。

起，恐作岂。晞范①曰：咽主咽物。咽为胃之系，下连胃腕，为水谷之道路。胃经为风痰所扰，乱闷，药不下咽，喷吐于其外，岂可望其复有苏醒之期。

---

① 晞范：指李晞范，元代医家，著《难经注解》《脉髓》二书，未见传世。

咽喉拽锯水鸡响，摇头上窜气长嘘。

水鸡响者，肺主声，其声不清，乃肺气败坏也。上窜是上喘也，气长嘘，出多入少也，皆真元散失之候。

病人头面青黑暗，汗透毛端恰似珠。

色乃神之旗，神去色亦去。经曰：六阳气俱绝者，则阴与阳相离。阴阳相离，则腠理泄。绝汗乃出，大如贯珠，转出不流，则气先死。

眼小目瞪不须治，作汗如油不可苏。

六气不连用也。

内实腹胀痛满盈，心下牢强干呕频。手足烦热脉沉细，大小便涩死多真。

阳病见阴脉者死，气和则小便利，血和则大便通。大小便涩，乃气血不和。池氏曰：内实结绝，气不宣通。

外实内热吐相连，下清注谷转难安。忽然诊得脉洪大，莫费神功定不瘥。

外实内热，内外皆阳也。内外皆阳，兼之以吐。既吐不宜作泄，而反下青注谷，其病难瘥。既泻之后，脉当细小，反得洪大，此为不治之证。

内外俱虚身冷寒，汗出如珠微呕烦。忽然手足脉厥逆，体不安宁必死拼。

经曰：内外皆阴，服热药不愈。经曰：寒之不寒，责肾之少，为无水也。热之不热，责心之虚，为无火也。

咳而尿血赢瘦形，其疾脉大必难任。

病源曰：唾血则肺伤损。肺者，五脏华盖，易为伤损。肺为热气所加，则唾血如丝缕者，此伤肺也。胁下痛，唾鲜血，此伤肝也。其脉沉弱则吉，实大则凶。

上气浮肿肩息频，浮滑之脉即相成。忽然微细应难救，神功用尽也无生。

上气浮肿，邪在表也。肩息频者，喘也。用葛根升麻汤、解肌汤主之。浮滑之脉，亦在于表，宜麻黄汤发表也。微细，则邪入内矣，故难救。

第
一
辑

中恶腹胀紧细生，若得浮大命逡①巡。

中恶腹胀，乃是内伤，脉宜紧细。若得浮大，表里俱病，必不免于死亡。

金疮血盛虚细活，急疾大数必危身。

金疮，刀刃所伤之疮也。血盛，出血多也。血既出多，脉应虚细，反得急疾数大，风热乘之，其身必危。

凡脉尺寸紧数形，又似钗直吐转增。此患蛊毒急须救，速求神药命难停。

钗直如转索，肝气盛也。吐转增，脾气衰也。木盛则脾绝，其死定无疑。

中毒洪大脉应生，细微之脉必危倾。

脉洪大者，毒在外。脉细微，毒在内。在外者，易治而生。在内者，难治而死。

吐血但出不能止，命应难返没痊平。

血上行而不止，心肺俱死于毒也，其命莫能全矣。

大凡要看生死门，太冲脉在即为凭。若动应神魂魄在，止便千休命不停。

太冲脉，肝经输穴之脉也。肝藏魂，可以决人死生。诸病诊看太冲之脉，其脉若在，应神而动，则魂魄共连，其人不死。若止而不动，魂魄离矣，千无一活。太冲穴，在足大指十足本节后二寸陷中，动脉应手。

此一歌，叔和言杂病生死之诀，开导后学，其辞简迳②，其理易明，今止直解，不复具图。

察色观病生死候歌

欲愈之病目眦黄，眼胞忽陷定知亡。

---

① 逡（qūn）：退让，退却。
② 迳：同"径"，直接之意。

眼中分属五脏，应五轮。瞳人属肾应木轮，乌睛属肝应风轮，两睑上下两胞属脾应肉轮，眼白属肺应气轮，两眦属心应血轮。两眦色黄，火能生土，胃气将行，其病故知欲愈。眼胞陷者，五脏之气绝也，故知当亡。《素问》曰：目内陷者死。言太阳之脉起于目内，陷者，太阳绝也，故死。太阳主诸阳之气，故独言之。

耳目口鼻黑色起，入口十死七难当。

黑者，肾之色也。肾邪浸淫各脏，黑色①见于耳目口鼻。舌居口内而属心火，黑色自外入于口内，水克火，故知十死无一生。火之成数在七，故第七日难当。

面黄目青酒乱频，邪风在胃袭②其身。

酒乃湿热之物，饮过多，则湿热伤乎脾胃，故面色黄。脾胃积热，热则生风，故目青也。一身皆藉胃气资养，风邪留于胃中，则播于一身。《内经》曰：有病身热懈惰，汗出如浴，恶风渐渐，此为何病？岐伯曰：酒，中风也。

面黑目白命门败，困极八日死来侵。

黑，水也。目，木也。白，金也。命门，火也。木浸淫而贼火之气，金克木而伐火之源，所以命门火败。火之成数七，七日火极矣，故死于第八日也。

面色忽然望之青，进之如黑卒难当。

洁古曰：青黑之色，为肝肾色也。先青后黑，是回则不转，神去则死也。

面赤目白忧息气，待过十日定存亡。

息气，喘逆也。赤色属火，白色属金，火来克金，必作喘逆。金之成数在九，十乃土之成数也。土能生金，则生不能生金，则死。故曰待过十日。

面赤目青众恶伤，荣卫不通立须亡。

---

① 色：原作"免"，曹炳章校本为"色"，据文意当作"色"。

② 袭：本意为华美的衣服，此处意为像衣服一样充斥一身。

面赤，火也。目青，木也。木火色见，风热伤于五脏六腑。脏腑受伤，血气衰，肌肉不滑，荣卫之道涩，而不通其死也，可立而待。

黄黑曰色起入目，更兼口鼻有灾殃。

独见者，谓之正色。杂见者，谓之邪色。黄黑白之三色，杂见于面，或入于目，或入于口，或入于鼻，乃病气从外而之内，故有灾殃。

面青目黄中时死，余候须看两日强。

中时，即午时也。午时属火，面青目黄，肝木克乎脾土。到午时，木得火而不畏金，木势愈盛。人以胃气为本，土绝即死，故死在是时。其他相克，看过贼旺二日，而断其死生。

目无精光齿龈黑，面白目黑亦灾殃。

目无精光者，神短也。齿龈黑者，脾绝也。面白者，少血也。目黑者，肾虚也。有是四者，则非久长之客。

口如鱼口不能闭，气出不返命飞扬。

洁古曰：火胜迫于肺，大喘而死，肺败也。

肩息直视及唇焦，面肿苍黑也难逃。

肩息者，气喘而两肩动也。直视者，睹物而不转睛也。唇焦者，心家热也。面乃心之候，黑乃肾之色。上句是心绝，下句是肝绝，心肝既绝，命故难逃。

妄语错乱及不语，尸臭元知寿不高。

神亡失①守故也。

人中尽满兼唇青，三日须知命必倾。

人中属脾土，青色属肝木。土受木克，其绝在木②之生数。

两颊颧赤人病久，口张气直命难停。

魏氏曰：眼睛下高骨之中名曰颧，颧下名面，面里名脸，面外名颊。颧面颊脸，心火所属，久病而有赤色，乃精神外泻。口张气直，脾肺已绝，故命难停。

---

① 失：原作"夫"，据文意及曹炳章校本改。
② 木：原作"目"，据文意改。

足跗趾肿膝如斗，十日须知难保守。

脾主四肢，足跗乃胃经所行之处。脾胃将绝，则有是证。胃属土，十日者，土之成数也，故死不过十日。

项筋舒展定知殂，掌内无文①也不久。

项筋舒展，因督脉已绝。掌内无文，心包脉绝也。脉绝人必死，岂得久生乎？

唇青体冷及遗尿，背面饮食四日期。

池氏曰：唇青体冷，乃真气欲绝。遗尿不禁，乃膀胱不藏。背面饮食，乃神去不守。人之神气生于肝，神不守，则肝绝不出金数而死也。

手足爪甲皆青黑，能过八日定难医。

肝脏其充筋，其华爪，其色青，黑色属于肾也。肾肝俱败，则水不能生木，故见是色。八日，木之成数也。

脊疼腰重反覆难，此是骨绝五日看。

脊者，脾之候也。腰者，肾之府也。脾属土，肾属水，土克水，死有五日之期。五者，土之生数也。

体重溺出时不止，肉绝六日便高拼。

体重肉绝，脾也。溺出不止，肾也。土胜水，死期故曰六日，六乃水之成数也。

手足甲青呼骂多，筋绝九日定难过。

肝绝遇金而死，九日金之成数也。

发直如麻半日死，寻衣语死十知么。

发直如麻者，肺气绝也。寻衣语死，神不守舍也。

五脏察色歌

肝脏歌

面肿苍黑舌卷青，四肢乏力眼如盲，泣下不止是肝绝，八

---

① 文：通"纹"。东汉·许慎《说文》："文，错画也。象交文。今字作纹。"

日应当命必倾。

青，肝之色也。舌卷青者，子见母色也。四肢乏力者，筋不能维持也。肝不能含血荣目，则眼如盲。津液外泄，则泣出不止。凡此数者，皆肝绝所致。金能克木，故死于金旺之日。八者，从甲日数至辛日也。经曰：足厥阴气绝则筋缩引卵与舌卷。厥阴者，肝脉也。肝者，筋之合也。筋者，聚于阴器而络于舌本。故脉不营，即筋缩急。筋缩急，即引卵与舌卷卵缩，此筋先死。庚日笃，辛日死。

心脏歌

面鼾肩息直视看，又兼掌肿没文斑，狂言乱语身闷热，一日之内到冥间。

鼾黄，黑色也。掌肿无文，心气绝也。一乃水之成数，水克火，故死在一日之内。经曰：手少阴气绝，则脉不通。脉不通，则血不流。血不流，则色泽去，故面色黑如鼾，此血先死。壬日笃，癸日死。

脾脏歌

脐跌肿满面浮黄，泄痢不觉污衣裳，肌肉粗涩兼唇反，一日十二内灾殃。

脐，神阙也。跌足，肘上也。浮黄，黄肿也。经曰：足太阴气绝，则脉不荣其口唇。口唇者，肌肉之本也。脉不荣，则肌肉不滑泽。肌肉不滑泽，则肉满。肉满，则唇反。唇反，则肉先死。甲日笃，乙日死。

肺脏歌

口鼻气出不复回，唇反无文黑似煤，皮毛焦干爪枯折，途程三日定知灾。

气出不复回，有呼无吸也。唇反上，不能生金也。黑似煤，金不能生水也。气不流通，则皮毛焦干。魂魄不连，则爪甲枯折。从甲至丙，三日也。丙属火，火克金，故死在三日。经曰：手太阴气绝，即皮毛焦。太阴者，肺也。行气温于皮毛者也。气弗营，则皮毛焦。皮毛焦，则津液去。津液去，则皮毛枯折。毛折者，则毛先死。丙日笃，丁日死。

肾脏歌

面黑齿痛目如盲，自汗如水腰折频，皮肉濡结发无泽，四日应当命不存。

面黑，面如垢也。目如盲，瞳人反背也。自汗如水，火独炎也。腰乃肾之府，肾败则腰似折，不能荣于骨髓，而骨肉不相亲，濡肉而却，不能为五液之主，故发不润泽。从甲至戊，越四日也。戊属土，土克水，故命不存。经曰：足少阴气绝，即骨枯。少阴者，冬脉也。伏行而温于骨髓，故骨髓不温，即肌肉不著骨。骨肉不相亲，即肉濡而却。肉濡而却，故齿长而枯。发无润泽，是骨先死。戊日笃，巳日死。

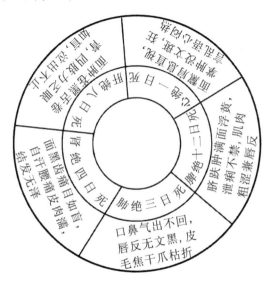

五脏绝死之图

诊妇人有妊歌

肝为血分肺为气，血为荣兮气为卫。阴阳配偶不参差，两脏通和皆类例。

肝藏血，肺主气。血属阴，为荣而行脉中。气属阳，为卫而行脉外。气升血亦升，气降血亦降。阴阳配偶无一毫之参差。三阴三阳，举皆两脏通和而类其例焉。

血衰气王定无娠，血王气衰应有体。

《素问》曰：金木者，生杀之本始。木多而生，金多而杀。

寸微关滑尺带数，流利往来并雀啄。小儿之脉已见形，数月怀耽尤未觉。

女人此脉一见，乃血王气衰，经闭不行，怀孕之脉已见形也。

左疾为男右为女，流利相通速来去。两手关脉大相应，已形亦在通前语。左手带纵两个男，右手带横一双女。左手脉逆生三男，右手脉顺还三女。寸关尺部皆相应，一男一女分形证。有时子死母身存，或即母亡存子命。往来三部通流利，滑数相参皆替替。阳实阴虚脉得明，遍满胸堂皆逆气。左手太阳浮大男，右手太阴沉细女。诸阳为男诸阴女，指下分明长记取。三部沉正等无疑，尺内不止真胎妇。

三部沉正等者，三部之中，重按皆不绝而正等也。

母乘子分纵气露，妻乘夫分横气助。子乘母分逆气参，夫乘妻分顺气护。

此叔和自解上文纵横逆顺四字。

小儿日足胎成聚，身热脉乱无所苦。汗出不食吐逆时，精神结备其中住。

池氏曰：妇人初系胞，乃天一生水。二月受火之气，其妊妇身热脉乱，汗出不食，吐逆恶阻。三月受木之气，精神结备在其中住，气和以荣其子，子气以润其母。而二气荣润，其子安住。

滑疾不散胎三月，但疾不散五月母。

滑疾不散而形始成也，但疾不散，儿形已成也。小儿在母腹中，三月始成形，五月则形已成矣。

弦紧牢强滑者安，沉细而微归泉路。

通津子曰：前有太阴沉细之说，为有妊平安之脉。及此又以沉细而微为死脉，似乎相反。盖叔和以妊妇之脉，弦牢紧滑为平脉。其三部之脉，或俱沉细而微，则为死矣。

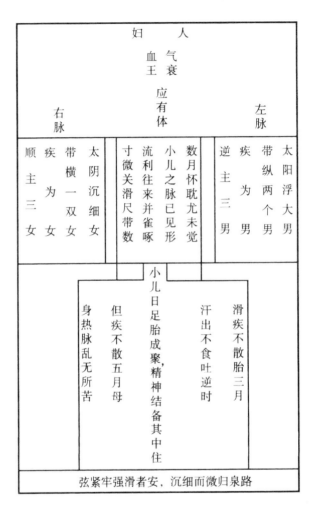

诊妇人有妊之图

妊娠杂病生死歌

血下如同月水来，漏极胞乾主杀胎。亦损妊母须忧虑，争遣神丹救得回。

通津子曰：夫胎之漏者，或食动胎之物所致，或因热毒之气侵损胞胎所致，或因入房室劳损所致。损轻则漏轻，损重则漏重，但漏血尽则死。然安胎有三法，因母病以动胎也，治母其胎自安。缘胎自有不坚，以致母病，但治胎则母自瘥矣。

心腹急痛面目青，冷汗气绝命必倾。血下不止胎冲上，心腹冷闷定伤身。随胎举重倒仆轻，致胎死在腹中居。已损未出血不止，冲心闷乱母魂孤。

倒仆轻，跌也。举重轻，劳伤也。

产难生死歌

欲产之妇脉离经，沉细而滑也同名。夜半觉痛应分诞，来日日午定知生。

离经，离其常经也。一呼三至，一吸三至，皆曰离经。

身重体热寒又痛，舌下之脉黑复青。反舌上冷子当死，腹中须遣母归冥。面赤舌青细寻看，母活子死定难应。唇口俱青沫又出，子母俱死总高拼。面赤舌青沫出频，母死子活定知真。不信若能看应验，寻知贤哲不虚陈。新产之脉缓滑吉，实大弦急死来侵。若得重沉小者吉，忽若坚牢命不停。寸口涩疾不调死，沉细附骨不绝生。审看此候分明记，长须念取向心经。

以上叔和言产妇生死之诀也。

怀妊伤寒歌

伤寒头痛连百节，气急冲心溺如血。上生斑点赤黑时，壮热不止致胎灭。呕吐不止心烦热，腰背俱强脑痛裂。六七日来热腹中，小便不通大便结。

洁古曰：怀妊妇人，伤寒病者须问大小便。大小便如利，知不损胎，黄龙汤主之。

产后伤寒歌

产后因得热病临，脉细四肢缓者生。脉大忽然肢逆冷，须知其死莫留停。

热病之脉，固宜洪大。但产后气血俱虚，在所不宜，勿作阳病见阴脉论也。

小儿生死候歌

小儿乳后辄呕逆，更兼脉乱无忧虑。

变蒸未定，气息未调，呕逆脉乱，不得为病。

弦急之时被气缠，脉缓即是不消乳。

小儿之脉弦急，乃风邪寒气所缠，缓则脾病而乳食不消。

紧数细快亦少苦，虚濡邪气惊风助。

数而细快，乃小儿平脉。加之以紧，亦有些须表邪。若虚而濡，乃邪气惊风之候。

痢下宣肠急痛时，浮大之脉归泉路。

下痢之脉，不宜浮大故也。

小儿外证一十五候歌

眼上赤脉，下贯瞳人。

池氏曰：赤脉属心，瞳人属肾，乃心火胜肾水，水干则不生木，致肾肝皆绝故也。

囟门肿起，兼及作坑。

热胜则肿，热极则陷，皆热候也。

鼻干黑燥。

火克金也。

肚大筋青。

木克土也。

目多直视，睛不转睛。

经曰：回则不转是也。

指甲青黑，忽作鸦声。

肺肝已绝。

虚舌出口，啮啮咬人。

心肾已绝。

鱼口气急，啼不作声。

鱼口，张而不合也，是谓脾绝。气急作喘，哭而无声，是谓肺绝。

蛔虫既出，必是死形。

蛔虫生于胃中，藉谷食以养。胃绝而谷食不入，虫故出也。

用药速救，十无一生。

总结上文十五证而言也，小儿有是证者，十中莫治其一。

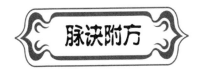

七表脉方

浮脉

小柴胡汤

柴胡　黄芩（去腐）　五味子　半夏（制）各一两　白芍药　人参　桑白皮各五钱

上㕮咀，每服半两，水二盏，生姜七片，煎至七分，去滓，食后温服。

地骨皮散

人参　地骨皮　柴胡　黄芪　生地黄各一两半　白茯苓五钱　知母一两　石膏二两

上㕮咀，每服五钱，水二盏，生姜七片，煎至七分，去滓，细细温服，连夜顿服。

生精补肾者，地黄丸。

寸浮

桂枝汤治有汗脉浮缓

赤芍药　桂枝各六钱　甘草四钱（炙）

上㕮咀，每服五钱，水二盏，加生姜三片，枣二枚，煎至八分，温服。

麻黄汤治无汗脉浮紧

麻黄　桂枝各一两　甘草五钱　杏仁五十粒

上㕮咀，每服五钱，水二盏，煎八分，温服，被覆取汗出为度。

关浮

调中汤

制厚朴　陈皮（去白）　半夏各一两　白术一两半　人参五钱　甘草三钱（炙）

上㕮咀，每服五钱，水二盏，加生姜七片，煎至七分，去滓，食前温服。

尺浮

七圣丸治风在下焦

槟榔　木香　羌活　川芎　桂各五钱　大黄　郁李仁各一两

上为细末，炼蜜为丸如桐子大，每服三十丸，渐加之，微利为度，生姜汤送下，食后服之。

芤脉

加减栀子汤芤脉在上

栀子四个碎　香豉五钱

先以水二盏煮栀子至七分，入豉煮三五沸，去滓温服，得吐止。

猪苓汤芤脉在下

猪苓　滑石　泽泻　阿胶（炒）各等分

上㕮咀，每服水二盏，先用前三味煎至一盏，去滓，后入阿胶，化开，食前温服。

泻黄散芤脉在中

藿香叶　栀子仁　甘草各五钱　防风三两　石膏一两

上㕮咀，水二盏，煎半两，细细服无时。

寸芤

犀角地黄汤血在上焦

生地黄二两　黄芩一两五钱　黄连一两　犀角六钱　大黄五钱

上咬咀，水三盏，秤一两，煎至二盏，去滓，食后服之。

关芤

抵当丸

大黄　水蛭（如制）各半两　虻虫三钱

上为细末，炼蜜丸如桐子大，每服二十丸，食后温水下，以利为度，未利加数服之。

尺芤

桃仁承气汤

桃仁五钱　大黄一两　甘草二钱五分　桂三钱

上咬咀，每服半两，水二盏，生姜七片，煎至一半，去滓，入芒硝三钱，化开，食后服，以利为度，未利再服。又云，上焦有血，先便后血，下焦有血，先血后便，中焦有血，便血齐作。用药，上焦食后；下焦食前；中焦徐下，食远两饭间也。

滑脉

加减大柴胡汤

柴胡　赤芍药各一两　枳实　大黄　黄芩各五钱　甘草二钱

上咬咀，每服半两，水二盏，生姜七片，煎至一盏，去滓，温服。临卧以利为度，未利再服。

大承气汤

厚朴（制）一两　枳实（麸炒）　大黄各五钱　芒硝三钱

上咬咀，每用水一碗，生姜十片，先煎厚朴、枳实至一盏半，再入大黄煎至一盏，去滓入芒硝化开。午食后服，未利，次日晚食后服之。

寸滑

半夏汤

半夏制，一两　茯苓二两

上㕮咀，每服半两，水二盏，生姜七片，煎至一半，去滓，食后服。不呕吐者止，不止者，再服。

关滑

加减小柴胡汤

柴胡　黄芩　赤芍药各一两　人参五钱　甘草三钱（炙）桂四钱

上㕮咀，每服半两，水二盏，生姜七片，煎至一盏，去滓，温服。

尺滑

附子四逆汤

炮姜　附子各五钱（炮）　白术一两　甘草二钱　桂七钱

上㕮咀，每服半两，水二盏，煎至一盏，去滓，温服食前。

实脉

藿香半夏散

藿香叶　半夏各一两　丁香五钱

上为粗末，每服三钱，水一盏，生姜七片，煎一盏去滓，稍热，食前服。

寸实

凉膈散

山栀仁一两　连翘　黄芩各二两　大黄五钱　薄荷一两五钱　朴硝六钱

上为粗末，每服半两，水二盏，同竹叶七片，煎至一盏，入硝，去滓，入蜜少许，食后服。

关实

调胃承气汤

甘草五钱　芒硝九分　大黄一两（酒浸）

上㕮咀，每服半两，水一盏，先煎大黄、甘草至七分，去滓，入硝，煎一二沸，温服，取利为度。

尺实

术附汤

白术一两　附子（炮）五钱　甘草（炙）三钱

上㕮咀，每服半两，水一大盏半，煎至一盏，去滓，食前温服。

弦脉

八味丸固济丹田

牡丹皮　白茯苓　泽泻各三两　熟地黄八两　山茱萸　山药各四两　附子（炮，去皮脐）　肉桂（去粗皮）各二两

上为末，炼蜜丸如梧桐子大。每服十五丸，至二十五丸，温酒下，空心食前，日进二服。久服壮元阳，益精髓，活血驻颜，强志轻身。

寸弦

小柴胡汤

柴胡二两　半夏八钱　黄芩　甘草　人参各七钱半

上作五服，每加生姜三片，枣二枚，水煎温服。

关弦

附子理中丸

附子（炮，去皮脐）　人参（去芦）　干姜（炮）　白术甘草（炙）各三两

上为细末，炼蜜每两作十丸，每服一丸，用水一钟化开，煎至七分，空心服。

尺弦

术附汤方见尺实

紧脉

黄连泻心汤

黄连　生地黄　知母各一两　黄芩二两　甘草五钱

上㕮咀，每服半两，水一盏半煎服。

小承气汤

生地黄一两五钱　黄芩　山栀仁各一两　大黄五钱

上㕮咀，水煎一两，以利为度。

寸紧

大柴胡汤

柴胡二两　黄芩七钱五分　芍药三钱　半夏六钱五分　枳实四枚　大黄五钱

上㕮咀，作三服，每加姜枣，水煎温服。

关紧

芍药汤

赤芍药二两　甘草五钱　桂三钱

上㕮咀，水煎一两，加生姜七片，温服，如实痛，加大黄。

尺紧

桂枝芍药汤

桂一两　芍药　甘草（炙）各一两

上㕮咀，每服一两，入姜枣煎服。

洪脉

大承气汤

大黄五钱　厚朴一两　枳实五个　芒硝五钱

上㕮咀，水二盏半，先将厚朴、枳实煎至一盏，入大黄，煎七分，去滓，入硝，煎一二沸，温服。以利为度，未利再服。

寸洪

连翘汤

连翘一两　柴胡　当归　生地黄　赤芍药各五钱　黄芩一两　大黄三钱

上㕮咀，每一两，水煎服之。洪在上焦。

关洪

调中汤

大黄（比众药减半）　葛根　黄芩　芍药　桔梗　茯苓　藁本　白术　甘草（炙）各等分

上㕮咀，水煎一两服，不拘时候，日二三服。洪在中焦，如秋冬，寒在胃中，不可用；春夏可用，胃中有余热也。

尺洪

泽泻散

泽泻　赤茯苓各半两　山栀仁　桑白皮各一两

上㕮咀，水煎一两服，得小便利为度。不除者，肾气下痛，可用大柴胡汤，加大黄下之。

八里脉方

微脉

香芎汤血不止者

香附一两　当归　白芍药各二两　川芎五钱

上㕮咀，水煎一两，食前服。

当归芍药汤

当归　白芍药　熟地黄各二两　干姜

上㕮咀，水煎一两，食前服。

寸微

补肺散又治劳嗽

阿胶一两五钱　甘草三钱　鼠黏子二钱五分　马兜铃（炒）五钱　杏仁（去皮尖）七个

上为粗末，水煎半两，食后温服，加糯米煎炒。

关微

匀气散

丁香　檀香　木香　白豆蔻各二两　藿香　甘草各八两砂仁四两

上为末，每服一钱，入盐少许，用沸汤点服，不计时候。

尺微

二气丹

硫黄（细研）　肉桂（去皮）各一分　干姜炮　朱①砂（为衣）各二钱　附子一个（大者，炮，去皮脐为末，半两）

上并研极细，用麦糊为丸，如梧桐子大，每服三十丸，煎艾盐汤，稍温，空心下。

沉脉

加减八物汤

当归　白术　人参　干姜各一两　附子（炮，去皮脐）白芍药　桂各五钱　丁香三钱

上㕮咀，水煎一两，不拘时候。

寸沉

半夏丸

半夏一两（汤洗焙）　雄黄三钱　白矾一钱（烧过）

上为末，生姜汁糊丸如桐子大，每服三十丸至五十丸，生姜汤食后送下。

关沉

加味橘皮半夏汤

---

① 朱：原作"硃"，据文意及曹炳章本改。

陈皮（去白）三两　半夏制　枳壳（炒）各一两　白术　茯苓　桂各五钱

上哎咀，每服一两，生姜七片，水煎食前服。

尺沉

黄芪丸

杜蒺藜（炒，去刺）　川椒　茴香（炒）　川乌（炮，去皮脐）　赤小豆　地龙（去土，炒）　防风各一两　乌药二两

上为细末，以酒煮麦糊为丸，如梧桐子大。每服十五丸，空心及晚食前温酒盐汤任下，妇人醋汤空心下。

缓脉

枳术汤

白术一两　枳实（麸炒）　甘草各五钱

上哎咀半两，入生姜七片，水煎食后温服。

寸缓

加味羌活汤

羌活　升麻　黄芩　葛根　石膏各一两　防风　麻黄（去节，汤浸焙干）　藁本　蔓荆子　细辛各五钱

上哎咀，每服一两，生姜七片，水煎温服无时。

关缓

七气汤

半夏（制）一两　人参　官桂　甘草（炙）各五钱

上哎咀，每服一两，生姜七片，煎服无时，不已再服。

温白丸主腹痛难伸者

川乌（炮，去皮脐）二两五钱　柴胡（去芦）　桔梗　吴茱萸（汤洗七次，炒）　菖蒲　紫菀（去苗叶及土）　黄连（去须）　干姜（炮）　肉桂（去粗皮）　茯苓（去皮）　蜀椒（去目及闭口，炒用）　人参（去芦）　厚朴（姜汁制）

巴豆（去皮心膜及油研）　皂荚（去皮及子）各五钱

上为细末，入巴豆匀，炼蜜为丸，如梧桐子大。每服三丸，食后或临卧生姜汤下，渐加至五七丸。

尺缓

桂枝汤加干姜

桂枝一两　白芍药　干姜各五钱　甘草（炙）四两

上㕮咀，加姜枣，水煎服。

涩脉

滋阴大补丸

牛膝（酒浸）　山药各一两半　杜仲（酒和姜汁炒，去丝）　巴戟（去心）　山茱萸（红者去核）　肉苁蓉（酒浸焙干）　五味子（酒洗）　白茯苓（去皮）　茴香（炒）　远志（甘草同煮去心）各一两　石菖蒲　枸杞子各五钱　熟地黄二两

上为末，煮红枣取肉，和炼蜜为丸如梧桐子，每服八十丸，淡盐汤或温酒空心任下。

寸涩

加味桔梗汤

桔梗一两　半夏五钱　陈皮三两　厚朴一两　枳实（麸炒）五钱

上㕮咀，每服半两，白水生姜，食后煎服。

关涩

温经汤

阿胶（炒）　当归　川芎　人参　肉桂　甘草　芍药　牡丹皮各三两　半夏二两半　麦门冬五两半　吴茱萸三两

上㕮咀，每服半两，水一盏半，生姜七片，煎八分，空心或食前热服。

尺涩

五补丸

地骨皮　白茯苓（去皮）　　牛膝（去苗，酒浸一宿）　　熟地黄　人参各三两

上为末，炼蜜丸如梧桐子大，每服三十丸，空心食前温酒下。

荜澄茄散

荜澄茄　阿黎勒皮　细辛各一两　人参（去芦）　草豆蔻（去皮）　荆三棱（煨）　木香　半夏（制）　五味子　高良姜　青皮（去白）　甘草（炙）各五钱　白术　大腹皮各三钱

上㕮咀，每服三钱，水一盏，生姜半分，枣一枚，煎至六分，去滓，稍热，不拘时服。

迟脉

导赤散治小肠实热

生地黄　木通　甘草等分

上入竹叶煎。

六味地黄丸

山药　山茱萸各四钱　泽泻　牡丹皮　白茯苓各三钱　熟地黄八钱

上为末，炼蜜丸如梧桐子大，每服五十丸，清汤空心下。

寸迟

术附汤

白术　附子（炮，去皮脐）　干姜（炮）　桂各一两

上㕮咀，如法煎一两，食前服。

关迟

桂枝加附子汤

桂枝　附子（炮）各一两　甘草二钱五分

上㕮咀，如法煎服。

尺迟

附子理中丸

附子（炮，去皮脐）　　人参　干姜（炮）　　白术　甘草（炙）各三两

上为细末，炼蜜为丸，每两作十九丸。每服一丸，用水一盏，化开，煎至七分，空心服。

伏脉

升麻汤秋冬用

升麻一两　鸡苏四两　地骨皮八两　蜂房　甘松（俱去土）　细辛　防风　甘草各二两

上㕮咀，每服三钱，水一盏，煎至七分，去滓，热服。春夏以麻黄汤。

寸伏

沉香丸

沉香　木香各一钱半　　枳壳（麸炒）　　萝卜子（炒）各二钱

上作一服，水二盏，生姜三片，煎至一盏，不拘时服。

关伏

三膈宽中散

白豆蔻一两　砂仁　青皮　陈皮（去白）　　丁香各二两　木香　甘草各一两半　香附制　厚朴（制）各八两

上为细末，每服三钱，白汤点服无时。

尺伏

四白汤

白术二两　白茯苓　白芍药　黄芪各五钱

上为粗末，每服半两，入姜枣煎服。

濡脉

其症已危，故不立方。

寸濡

桂枝汤方见寸浮

关濡

加味四君子汤

人参五钱　白术　茯苓各一两　甘草三钱　茯神八钱

上㕮咀，每服四五钱，水煎服。

尺濡

乃骨痿不能起于床，五损至骨，故不治。

弱脉

老弱之人得此，其病自痊，少壮得此，乃危症也，故不立方。

寸弱

四逆汤

甘草一两　干姜七钱　附子（半生，去皮脐）六钱　黄连五钱

上㕮咀，每服三钱，水一盏半，煎至一盏，去滓，不拘时温服。

关弱

平胃散

苍术八钱　陈皮　厚朴（制）各五两　甘草（炒）三两

上为细末，每服三四钱，姜枣煎汤或盐汤调服。

尺弱

阴气已绝，无法可治，故不立方。

九道脉方

长脉

地骨皮散

地骨皮　茯苓各半两　柴胡　黄芩　生地黄　知母各一两

石膏二两

上㕮咀，入生姜煎，如自汗已多，加知母。此法在五脏之标，是皮毛血脉肌肉筋骨之病，故徐徐发者，汗之缓也。

短脉

温白丸方见缓脉

虚脉

加减小柴胡汤

柴胡（去苗）　黄芩各一两　地骨皮　人参　知母　半夏制　茯苓各半两　甘草（炙）三钱　白芍药八钱

上㕮咀，每服一两，姜水煎服。

促脉

渐加则死渐退则生，故不立方。

结脉

宜泻三焦之火，禁暴用寒药急攻。

代脉

人参黄芪汤主暴损

人参　茯苓　熟地黄　甘草（炙）　地骨皮各五钱　黄芪桔梗　白芍药　天门冬　半夏（制）　当归各一两　陈皮（去白）三两

上㕮咀，入生姜十片，水煎一两，去滓，食前服，滋养血气，调和荣卫，和顺三焦，通行血脉。若伤寒代者，炙甘草汤。

牢脉　此系危症，故不立方。

动脉

八物汤

当归　白芍药　熟地黄　白术各一两　人参　干姜炮　茯苓　桂各半两

上㕮咀，每服一两，生姜七片，水煎，食前服。

细脉

茴香丸

威灵仙（去土）　　川乌（炮，去及脐）　　陈皮（去白）防风（去苗）　　川楝子（麸炒）　　萆薢各三两　　乌药五两　　川椒（去目及闭口者，炒）二两　　赤小豆　　茴香（炒）各八两地龙（去土，炒）七两

上为细末，以酒煮麦糊为丸，如梧桐子大。每服二十丸，空心及晚食前，温酒盐汤任下。

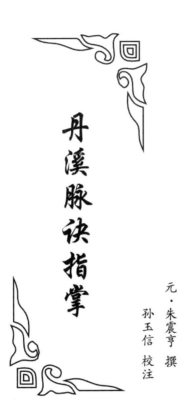

丹溪脉诀指掌

元·朱震亨 撰

孙玉信 校注

内容提要

旧题丹溪先生撰著。《中国医籍通考》载："丹溪脉诀，朱震亨，一卷，佚。"今存清刘吉人编校《丹溪脉诀指掌》，成书于清末。刘氏选录《脉诀指掌病式图说》中部分论述予以校正，并补充了一部分内容。书中夹有一些糟粕，从而使脉义晦涩不清。后编入《三三医书》中。现存初刻本及《三三医书》本。

本次整理，以《三三医书》本为底本。

目　录

右手足六经脉 …………………………………… （557）

左手足六经脉 …………………………………… （557）

辨五脏内伤七情于气口说 ……………………… （557）

辨七情郁发五脏变病法 ………………………… （578）

辨五脏过不及之为病 …………………………… （578）

辨五志脉 ………………………………………… （579）

辨六淫外伤六经受病于人迎说 ………………… （581）

辨不内不外五用乖违病证脉说 ………………… （584）

邪祟脉说 ………………………………………… （585）

辨脉形名状 ……………………………………… （586）

辨七表脉病证 …………………………………… （587）

辨八里脉病证 …………………………………… （589）

辨九道脉证 ……………………………………… （592）

七表八里九道脉歌 ……………………………… （594）

关前关后分阴阳诗 ……………………………… （594）

定息数至分迟数诗 ……………………………… （595）

六极脉诗　又名六绝脉 ………………………… （595）

辨男女左右脉法及脏腑所属 …………………… （595）

论五脏浮沉迟数应病诗 ………………………… （597）

诊脉截法断病歌 ………………………………… （598）

诊暴病歌 ………………………………………… （599）

阴阳相乘覆溢脉关格脉辩 ……………………… （599）

四季人迎寸口脉 ……………………………………（600）

《素问》六气主令气至脉…………………………（600）

六气交变南政，北政脉 …………………………（601）

五脏脉过宫图说 …………………………………（603）

第
一
辑

右手足六经脉

尺：手少阳三焦脉洪散而急，手厥阴胞络脉沉弦而散。

关：足阳明胃脉浮长而滑，足太阴脾脉沉软而滑。

寸：手阳明大肠脉浮短而滑，手太阴肺脉涩短而滑。

左手足六经脉

尺：足太阳膀胱脉洪滑而长，足少阴肾脉浮濡而滑。（一作沉濡）

关：足少阳胆脉弦大而浮，足厥阴肝脉弦细而长。

寸：手太阳小肠脉洪大而紧，手少阴心脉洪而微实。

此阴阳六经脉之常体。及其消息盈虚①则变化不测，运动密稀与天地参同。彼春之暖为夏之暑，彼秋之燥为冬之怒，四变之动、脉与之应者，乃气候之至脉也。

辨五脏内伤七情于气口说

右手关前一分为气口者，以候人之脏气郁发与气兼并，过与不及。乘克传变必见于脉者，以食气入胃，淫精于脉，脉皆自胃出，故候于气口。经曰：五脏皆禀于胃，胃者五脏之本。气不能自致于手太阴，必因胃气而至，邪气胜胃气衰则病甚；胃气绝，真脏脉独见者则死。

---

① 消息盈虚：指事物的盛衰变化。《易·剥》："君子尚消息盈虚，天行也。"

辨七情郁发五脏变病法

春肝　弦　肝病　弦

夏心　洪　心病　洪

假如长夏脾脉濡，濡多胃少曰脾病，但濡无胃气者死。

秋肺　涩　肺病　涩

冬肾　沉　肾病　沉

天地草木无土气不生，人无胃气则死，胃气脉者利缓不迫之状也。

春涩秋涩

夏沉冬沉

若其（乘克相胜虽有胃气）而长夏有弦脉，微见者春必病，弦甚者为令病。

秋洪长夏洪

冬濡夏濡

辨五脏过不及之为病

观夫太过不及之脉之大要，迫近而散不可失机，审而调之为上士矣，学者不可不察也。

春肝脉合浮细而长，太过则实强令人善怒，心忽、眩冒、喘疾；不及则微而虚，令人胸痛引背胁胀满。

夏心脉合洪而微实，太过则来去皆盛，令人耳热、肤痛为浸淫；不及则如鸟之喙①，令人九窍不通，名曰重强。

---

① 喙：鸟兽的嘴。

长夏脾脉合沉而濡长，太过则如水之流，令人四肢不举；不及则来不盛去盛，令人心烦、上咳唾、下泄气。

秋肺脉合浮而短涩，太过则中坚旁虚，令人通气，背痛愠愠①然；不及则毛如微，令人呼吸少气、喘有声。

冬肾脉合沉实而紧，太过则有如弹石，令人解，㑊背脊痛、少不能言；不及则来去如数，令人心悬如饥，炒中清、脊痛（少腹满、小便涩）。

辨五志脉

人之五脏以配五行金木水火土，以养魂神意魄志，而生怒喜思忧恐，故因怒则魂门不安（弛张），木气奋激（克土），肺心乘之，脉见弦涩涩者金也，应于（气口左关）。

喜则神廷融溢火气赫羲②，肾水乘之，脉见沉散沉者水也，应于（气口左寸）。

思则意舍不宁，土气凝结，肝木乘之，脉见弦弱弦者木也，应于（气口右关）。

忧则魄户不闭，金气涩紧，心火（克水）乘之，脉见洪短洪者火也，应于（气口右寸）。

恐则志室不遂，水气旋却，脾土（克火）乘之，脉见沉缓者缓土也（或濡，濡亦土也），应于（气口左尺）。

此盖五情以不正侮所不胜，经所谓不恒其德，恃其能，乘而侮之，甚则所胜来复侮，反受邪，此之谓也。凡怒则魂门弛张，木气奋激，侮其脾土，甚则土之子金、乘其肝之侮土之隙虚来复母仇、克其肝木，是侮反受邪，肝脉反涩者金也，是犹

---

① 愠愠：忧郁不舒之貌。
② 赫羲：炎暑炽盛貌。

吴王、夫差之争盟，侮楚空国，而出精锐悉行越王乘其虚而伐之，遂以破吴，吴本侮楚，反为越破，侮反受邪即此义也，脉应于气口左关弦涩。

其金木水火土皆仿此解。

凡悲则伤肺，故肺脉自虚，经曰：悲则气结脉虚，心火来乘，金气自虚，故悲则泪下，或因风寒、饮食之气上逆，留于胸中，留而不去，久为寒中，或曰肺金乘肝木而为泪，故悲则右寸脉虚。

凡惊则气乱，惊则肝气散乱，乘其脾土，故小儿惊则泻青，大人惊则面青者，肝血乱而下降，故青。其肝脉亦乱，一曰惊则肝气乘心，故大惊者，心脉易位，向里惊气入心者、多尿血也。脉应于气口左关散乱。

传授胜克流变，又当详而论之，故经云：五脏受气于其能生，传之于其所胜，气舍于其所生，死于其所不胜，如：

肝受气于心，传之于脾，气舍于肾，至肺而死。

心受气于脾，传之于肺，气舍于肝，至肾而死。

脾受气于肺，传之于肾，气舍于心，至肝而死。

肺受气于肾，传之于肝，气舍于脾，至心而死。

肾受气于肝，传之于心，气舍于肺，至脾而死则知。

肝死于肺，候之于秋，庚日笃①，辛日死，舌卷囊缩②，申酉时绝。

心死于肾，候之于冬，壬日笃，癸日死，面青如黑，子亥时绝。

脾死于肝，候之于春，甲日笃，乙日死，肉满唇反寅卯时绝。

---

① 笃：（病势）沉重。

② 囊缩：指阴囊上缩，常与舌卷并见于危重病中，多由厥阴经受病所致。

肺死于心，候之于夏，丙日笃，丁日死，皮枯毛折，巳午时绝。

　　肾死于脾，候之于（四季长夏），戊日笃，己日死（齿长而枯，发无润泽），于（辰戌丑未）时绝。

　　凡一日之中又分五时，以别死时之早晏①。如脾病，甲乙日、寅卯时死，以脾为土，死于属木之时也，木克土也。此内伤病之传次也，暴病不拘于此，或传化不以次入者，乃忧恐悲思喜怒惊七情并伤，于令不得以次传也，所以令人暴病暴卒也。此五脏传变之指要，学者不可不知。

辨六淫外伤六经受病于人迎说

　　左手关前一分为人迎者，以候天之寒暑燥湿风火，中伤于人，其邪自经络而入，以迎纳之，故曰人迎。前人谓感邪皆自太阳始，此说似乎不然，考寻经义，皆言风善伤肝，自少阳胆经而入；热善伤心，始自手太阳小肠而入；湿善伤脾，自足阳明胃经而入；燥善伤肺，自手阳明大肠而入；寒善伤肾，自足太阳膀胱而入；暑善伤心胞络，自手少阳三焦经入。凡此皆同气相求、物以类聚之理，先表后里，先腑后脏，由浅及深也，以是知病所从来也。经云：修己以俟天②，所以立命也。上古之人，调其脏气，而淫邪不入，今之人，七情扰其脏气，而六淫乘虚以伤之，故先列七情内伤之脉于前，而列六淫外感于后也。

　　足太阳伤寒脉，人迎与左尺皆浮紧而盛，浮者足太阳脉也，紧者伤寒脉也，盛者病进也。其症头项，腰脊痛强，无汗，恶寒。

---

① 晏：迟。《吕氏春秋·制乐》："早朝晏退"。
② 修己以俟天：修身养性等得天命。

足阳明伤湿脉，人迎与右关皆涩细而长（一作濡缓）。涩者足阳明胃脉也，细者伤湿脉也，湿伤气也，长者病实盛也。其症关节疼痛，重痹而弱，小便涩秘而黄，大便飧泄。

足少阳伤风脉，人迎与左关皆弦浮而散。弦者胆脉，浮者伤风脉也，散病至也，风气疏散腑气也。其症身热，恶风，自汗，项强，胁满。

足少阴伤寒脉，人迎与左尺皆沉紧而散。沉者肾脉，紧；伤寒脉也，数者病传也。其症口燥舌干而渴，不恶寒反发热，倦怠。

足太阴伤湿脉，人迎与右关皆濡细而沉。濡者脾脉，细者湿伤气化也，沉者病着也。其症身热足弱，关节酸痛，头痛身倦，四肢不举，冷痹胀满。

足厥阴伤风脉，人迎与左关皆弦弱而急。弦本肝脉，弱缓风脉也，急者病变也。其症自汗恶风而倦，少腹急痛。

手少阳伤暑脉，右尺与人迎皆洪虚而数。洪、三焦相火脉也，虚、暑热伤气也，数、病增也。其症身热恶寒，头痛状如伤寒，烦渴。

手厥阴伤暑脉，右尺与人迎皆沉弱而满。沉、心胞络脉也，弱者伤于暑也，缓、病倦也。其症往来寒热，状如疟状，背寒面垢。

此以上分布六经外感六淫之脉也，余邪另叙，外此四气分列于左，以为宗兆，使学者易见了然。若其传变，自当依其六经别论详究，所伤随经说症，对症用药，施治以平为期。或燥热伤肺，心亦当依经推明理例调治。如四气兼并，六经交错，亦当随其脉证审处别白，或先或后，或合或并，在经在络入表入里，四时之动、脉与之应，气候以时、自与脉期，微妙在脉，不可不察，察之有法，从阴阳始，脉之有经，从阴阳生，此之谓也。

吾尝观洛书，火七在西方，金九在南位者，则西南二方为燥热之气明矣。离为兵戈，兑主杀伐，平治之世，生气流行，雨畅以时，兆民安乐，恶有是气？惟淆乱之世，生气消息，燥热逆行五谷不登，山川焦旱，灾疫繁兴，予目壬辰首乱以来，民中燥热之气者，多发热，痰结咳嗽，医又不识时变，投半夏、南星等以益其燥热，遂至咳血、肾涎逆涌、咯吐不已、肌肉干枯而死者多矣！平人则两寸不见，两尺脉长至半臂，予于内外伤辨言之详矣，今略具数语以足成书，为六气全图。

手太阴伤燥者脉，右寸与人迎皆沉涩而数。沉者即上所谓两寸不见也，岁运使然。涩、燥气伤血脉也，数者热也，燥热兼甚而灼煎其肾水，故尺长大至半臂也。

手少阴心伤热者脉，左寸与人迎皆沉数而短。沉者如庚子岁北政少阴司天阳明在泉两尺当沉细不见、两寸当浮大易见，反为两寸沉细不见、两尺至半臂浮大而易见也。数为热也，短、肺脉，燥金之象也，血气为燥热所伤，故短而不及本部也。其症前已详言之。

愚按：以上燥热二脉，乃丹溪指当时兵燹[1]荒之年而言，若庚子岁北政少阴司天之年如此则为寸尺相反，经云尺寸反者死，其病必不可治，即未经治误，尺脉未长至半臂、但寸脉沉者，已寸反，亦必难治。若在卯酉之岁北政少阴在泉阳明司天之年，或南政子午岁少阴司天之年方为不反，果不反则病亦轻矣。前论丹溪指明壬辰岁乱之后，又以燥热并论，必在兵火炕旱之时，变乱之际。若平治之世，燥热分开。则热为火燥，为凉为清为次寒，为西北方之风气，此燥之本气也。未从热化者也。其受

---

① 兵燹（xiǎn）：因战乱所受到的焚烧破坏等灾害。

第
一
辑

病之脉又当何如？惜丹溪止言其变，而未平列六淫外伤十二经
之脉象、证病也，故另列心肺二经，并言燥热二气，而无小肠、
大肠之说矣。

人迎外感六淫，脉诀：浮盛伤风，紧盛伤寒，虚弱伤暑，
沉细伤湿，虚数伤热，短涩伤燥，牢为寒燥。气口内伤七情，
脉诀：喜则脉散，怒则脉激，忧则脉涩，思则脉结，悲则脉紧，
恐则脉沉，惊则脉动。

辨不内不外五用乖违病证脉说

察脉必以人迎、气口分内外伤之因者，乃学诊脉之要道也。
所以《脉赞》云：关前一分人迎主之，然有三因，有内因、外
因，有不内不外因，故不可不详考之，于理自备。且如疲极筋
力，尽神度量，饥饱失时，叫呼走气，房屋劳伤，金疮蹉折，
虎狼蛇虫，毒蛊鬼痊，客忤鬼厌等溺水等症，外非六淫，内非
七情，内外不收，必属不内不外。虽汉儒论曰：人迎紧盛为伤
寒，气口紧盛为伤食。殊不知饮食入胃，能助发宿蕴，其所以
应于气口者，正由七情郁发，因食助见，本非宿食能应于气口
也。且如宿食，阳则脉见（浮大而微涩），阴则脉见（数而滑实），
宿食不化，脉则沉紧，成瘕脉则沉重，皆伤胃也。宿食窒塞，
则上部有脉，下部无脉，其人当吐不吐者死。此等名症何曾应
于气口？又如疲极筋力，其脉弦数而实，筋痛则脉动，皆伤肝
也。凝思则脉滑，神耗则脉散，皆伤心也。吟诵耗气则脉濡而
细，叫呼气走、脉散而急，皆伤肺也。房劳失精，两脉浮散，
男子遗精，女子半产，弦大而革，皆伤肾也。言列明文，气口

何与？况脏寒蛔厥[①]，脉自微浮。及为肾滑，胃虚不食，其脉必缓亦有微濡。五饮停伏，浮细而滑。久蓄沉积，沉细而软，形虚自汗，脉皆微濡。挥霍变乱，脉沉伏僵。僵仆坠下，脉则浮滑。蹉折伤损，瘀血在内，疝瘕癥癖，五内作痛，脉皆弦紧。中寒癥结，脉则迟涩。五精六聚，饮食痰气，留伏不散，隧道积滞，脉则促结。三消热中，尺脉洪大。癫狂神乱，关上洪疾。

气实脉浮，血实脉滑，气血相搏、脉亦浮实，妇人妊娠、脉亦和滑。

邪祟脉说

凡为鬼祟附著之脉，两手皆见乍大乍小、乍长乍短、乍密乍疏、乍沉乍浮。阳邪未见，脉则浮洪；阴邪未见，脉则沉紧。鬼疰[②]客忤，三部皆滑，洪大溺，溺沉沉泽泽，但与病症不相应者，皆属五尸鬼邪遁疰之所为也。又如遁尸、尸疰，脉沉而不至寸或三部皆紧而急。如诊得此等脉，证虽与人迎气口相应亦当分数推寻三因交结，所谓俾内俾外，不内不外，亦内亦外，亦不内亦不外，脉理微妙在脉，艺虽难精，学然后知所因，此之谓也。然形于脉兆，堕于义数，未有不学而能者，未有学而不成者，宜留心焉。人如忽见异像，惊惑眩乱，脉多失次，急虚卒中，五藏闭绝，脉不往来，譬如堕溺，脉不可察。与夫金疮蹉折，顿走气血，脉无准者。学者当看外症与足三阴之动脉，不必拘于手之脉也。

---

① 蛔厥：临床以蛔虫病吐蛔、四肢逆冷作厥的主证。
② 鬼疰：（guǐ zhù）即流窜无定随处可生的多发性深部脓疡。

辨脉形名状

浮者按之不足，举之有余，与人迎相应则风寒在经，与气口相应则营血虚损。沉者举之不足，按之有余，与人迎相应则寒伏阴经，与气口相应则血凝腹藏。迟者应动极缓，按之尽牢，与人迎相应则湿寒凝滞，与气口相应则虚冷沉积。数者去来促急，一息数至，与人迎相应则风热烦燥，与气口相应则阳盛阴虚。虚者迟大而软，按之豁然，与人迎相应则经络伤暑，与气口相应则营卫失本。实者举按有力，不疾不迟，与人迎相应则风寒贯经，与气口相应则气血壅脉。紧者转动无常，形如索绷，与人迎相应则经络伤寒，与气口相应则脏腑作痛。缓者浮大而软，去来稍迟，与人迎相应则风热入脏，与气口相应则怒极伤筋。洪者来之至大，去之且长，与人迎相应则寒壅诸阳，与气口相应则气攻百脉。细者指下寻之，往来如线，与人迎相应则诸经中湿，与气口相应则五脏凝涩。滑者往来流利，形如转珠，与人迎相应则风痰潮溢，与气口相应则涎饮滞留。涩者三五不调，如雨沾沙，与人迎相应则风湿寒痹，与气口相应则精汗血枯。弦者端直劲长，如张弓弦，与人迎相应则风走疰痛，与气口相应则积饮溢痛。弱者按之欲绝，轻软无力，与人迎相应则风湿缓纵，与气口相应则筋力痿弛。微者极细而软，若有若无，与人迎相应则风暑自汗，与气口相应则阳虚脱泄。芤者中空旁实，如按葱管，与人迎相应则邪壅吐衄，与气口相应则荣虚妄行。动者在关如豆，厥厥动摇不行，与人迎相应则寒疼冷痛，与气口相应则心怯胆寒。

伏者沉匿不出，着骨乃得，与人迎相应则寒湿痼闭，与气口相应则凝思凝神。长者往来流利，出于本位，与人迎相应微则邪自愈，与气口相应则藏气治平。短者举按似数，不及本部，与人迎相应则邪闭经脉，与气口相应则积遏藏。气濡者轻手乃得，如按漂绵，与人迎相应则寒湿散漫，与气口相应则飧泄缓弱。革者芤弦实大，如按鼓皮，与人迎相应则中风暑湿，与气口相应则半产脱精（一作芤弦虚大，牢脉方实）。

散者有阳无阴，按之满指，与人迎相应则淫邪脱泄，与气口相应则精血耗败。结者往来迟缓，时止更来，与人迎相应则阴散阳生，与气口相应则积阻气节。促者往来悉数，时止复来，与人迎相应则痰壅阳经，与气口相应则积留胃腑。代者脏绝中止，余脏代动，无问所因，见此必死。

牢者沉伏而坚，弦长实大，与人迎相应则寒结疝瘕，与气口相应则木水乘脾。

愚按：丹溪止言革脉，不言牢脉，故以革为沉伏实大，将牢脉误作革脉，试思其又言革如鼓皮，可知革非沉伏而实者矣。夫如按鼓皮者，言浮大而按之则虚空之象也，故为失丧阴精营血之病。失血者脉必空虚，阴虚者脉必浮大。《内经》、仲景已前论及，故仲景以芤弦相合之脉，名之曰革。若牢脉则牢固而坚，按之有力挺指，沉伏实大之象无疑矣，故病主寒邪凝结、燥屎内藏、疝瘕水气为痛之象。若失血伤精之病而见牢脉沉实之象，则病脉相反，必死。

辨七表脉病证

浮为在表，人迎应风，气口为气，浮数主热（风热），浮紧为痛（风寒），浮迟为胀（中风）为喘，寸浮为呕为厥，右寸浮紧为满不食浮实为内结，浮大为塞鼻，浮缓为痹不化，浮大而长为风眩癫疾，浮滑而疾为宿食为痰，浮大而涩为宿食滞气，浮短为肺伤气短，浮滑而缓为痰饮嗌痛，浮细而滑为伤饮心悸，浮滑紧疾为百合病，浮数为大便紧小便数，浮紧为淋为癃闭（浮而有力表实，无力表虚，浮迟中风，浮数风热，浮虚伤暑浮芤失血浮洪虚热，浮散劳极寸浮风眩，风在胸，关浮土衰木旺，尺浮二便不通）。

芤脉主血，寸芤为吐血，微芤为衄血，关芤大便出血或为肠痈，尺芤小便出血为下部血虚脱血，芤弦为半产漏下，左寸芤为伤暑热气血为邪伤，寸芤咯血咳血或为积血在胸，尺芤赤淋、赤痢、赤白带下、血崩，三部芤久病生，卒病死。

滑为阴气旺为痰，滑溢为吐为喘满，滑数为热咳嗽，沉滑为伏痰留饮，上滑为吐，下滑畜血，尺滑为血盛，女脉调则为胎不调则经闭，滑数为经热先期月行二次又为渴痢癫淋，关滑肝脾热痰血热，滑短宿食，沉滑食痰，浮滑风痰，滑数痰火，弦滑痰饮胁痛，滑散湿痿痹，软滑实胃热数则热结，滑而浮大小腹痛，滑弱阴中小便痛，滑而大小不均、必吐、为病进为泄痢，寸滑痰在膈、吐呕、吞酸舌强、咳嗽，右寸滑过部则溏泄、滑精、白浊、漏下，三部皆滑为鬼疰为湿痰流注、内疽。

弦为肝脉，弦数肝热，弦迟为寒，弦动为痛，为胁下饮，为疟脉，为水气，为中虚、营虚、土虚，为厥逆，为拘急发搐，为寒癖①；弦紧为恶寒，为疝瘕，为带癖，为瘀血；双弦为胁下急痛，弦而钩为胁下刺痛，弦长为积随左右上下。

寸弦头痛，膈多痰；左关弦寒热瘕瘕；右关弦胃寒、心胸腹痛；尺弦阴疝，脚拘挛。弦为木盛之病，浮弦支饮外溢，沉弦悬饮内痛，疟脉自弦弦数多热。迟主寒，弦大为虚细拘急，阳弦头痛，阴弦腹痛，单弦饮癖，双弦寒痼。若不食者为木盛土衰，水反克土难治。

---

① 癖：病名。又称癖气。指痞块生于两胁，时痛时止的病证。

实为气塞，寸实为呕吐，为痛，为咳嗽，为喘满、大便不禁；实紧为阴不胜阳，为腰痛；实浮为阳火郁结，狂言频吐，阳毒发斑，伤食便秘，气疼；寸实而热，风火咽痛，舌强，气填胸闷；关实，脾热中满；尺实腰痛肠结，为一切太过之脉。血实气实则脉实兼数状为火，兼涩燥屎，兼浮上溢，在寸则为欲吐，兼沉弦则为牢脉、主有寒积，不可误为实脉，作热症治之。实脉当用寒下，牢脉当用温下。关前寸实为邪在上，当探吐，即上实下虚脉，为厥逆上部有脉、下部无脉，为宿食填胸，其人当吐不吐者死之类不可知。

紧为寒脉，为头痛身痛筋骨肉痛为咳为喘满，浮紧为肺有水，浮紧而滑为蛔动为宿食为吐逆紧急为遁尸①，紧数为寒热，浮紧似弦沉紧似牢，又紧为寒将热缚之脉，故人迎紧伤寒，太阳气郁而发热头痛。气口为伤食，食郁脾阳则手足心发热，浮紧表寒，沉紧里寒，寸紧风寒喘咳、风痫吐痰饮，关紧肝脾气结、心腹冷痛，尺紧少腹痛阴寒疝瘕、奔豚、腰胁以下诸痛、中恶，浮紧咳嗽，沉紧皆主死。

洪为阳脉，为热为烦，为气壅胀满、喘急烦渴，洪紧为痈疽，洪实为癫，洪大为祟，洪浮为阳邪来见，洪为阳盛阴虚、泄痢、失血。久病者大忌血亏火旺、胀满胃翻。寸洪心火灼金、喘咳气壅、痰凑，关洪肝火胃热、痰涎涌出，尺洪肾水虚、相火盛，洪即大脉满指，经曰形瘦脉大、多见气者死，又曰脉大则病进。

辨八里脉病证

微为虚甚为弱症，为衄为呕为泄，为大汗亡阳、盗汗伤液，

---

① 遁尸：一种突然发作，以心腹胀满刺痛喘急为主症的危重病症。

为拘急、血脉不荣，为少气寒中、阳虚自汗、外寒、血虚内热，阳微恶寒，阴微发热，虚汗、劳热骨蒸、崩中，日久为白带、漏下，多时骨亦枯，为久虚之象。寸微气促心惊，关微胀满、脾虚肝血亏，尺微精血脱、消瘅①、虚痛、胁腰以下虚疼喜按，足痿不用。

沉为里为阴，为寒为水，为癥瘕。沉而有力为实，为积聚在里。沉弱为寒热。沉细为少气，肩臂不举。沉滑为风水，为实、重、沉紧为上热下寒。沉重而直前绝者为瘀血。沉重而中散为寒食成瘕。沉重不至徘徊者为遁尸。沉紧为悬饮。沉迟为痼冷。沉重为伤暑湿发热。又沉数为里热，沉迟为里寒，有力里实，无力里虚，沉则为气，又主水蓄，沉迟痼冷，沉数内热，沉滑食痰，沉涩气郁，沉弱寒热，沉缓寒湿沉紧冷痛，沉牢冷积，沉结寒痰、凝癖，寸沉痰水停胸、气郁，关沉中寒、胸腹痛，胁痛尺沉遗浊、泄痢、肾虚腰足下元虚冷、湿痹，缓属脾胃，浮大而软。三部同等无所偏盛为平，四季之脉形宜从容和缓，不疾不迟，为缓之平脉，即胃为气。若非其候，即为病脉。

缓为在下为风为寒，为弱痹，为疼为不仁，为气不足，为眩晕。缓滑为热中，缓迟为虚寒相搏，食冷则咽。又缓为营衰卫有余或风湿脾虚，上缓项强下缓痿痹，分别浮沉、大小形状，以断病症，浮缓为风，沉缓为湿，缓大风虚，缓细湿痹，缓涩脾虚，缓弱气虚。寸缓风邪在表，头项背拘急痛。关缓风眩胃虚，尺缓风秘足弱。缓脉主土，在卦为坤（缓为卫盛营虚，缓大而慢）。

涩主血少气郁，为伤液亡汗、热郁、气不足，为逆冷，为下痢，为心痛。涩紧为寒湿痹痛。涩细为大寒。涩为伤精，反

---

① 消瘅：原出《内经》，又名"热瘅"，即消渴病。"消"指消耗津液而见消瘦；"瘅"指内热。消瘅就是邪热内炽，消灼津液，而见多饮食而消瘦的证候。

胃亡阳，汗雨寒湿入营血痹，女人有孕为胎病，无孕为经闭瘀滞，寸涩心虚胸痛，关涩胃阴伤胁痞，尺涩精血俱伤、溲淋、肠结下血，涩脉独见尺中，形同代者死。

迟为寒脉主阴病，为冷痛。迟涩为癥瘕、咽酸，迟滑为胀，迟缓为寒湿。迟脉为阳不胜阴，三至为迟，有力为缓，无力为涩，有止为结，迟甚为败。迟为阴盛阳衰，迟主脏病，有力冷痛无力虚寒，浮迟表寒，沉迟里寒迟滑多痰，寸迟上寒，关迟中寒，胸胁腹痛，尺迟肾虚腰痛脚重、溲便不禁，疝瘕（迟小而实）。

伏为霍乱，为厥逆呕吐，疝瘕腹痛，为宿食停滞、老痰畜饮，水气积聚、气冲痛疝、毒脓胀痛一切疼痛。甚者又有单伏双伏之别，有为火邪内郁，而伏者阳极似阴，阴缚阳、水凌火之象也，寒里热之症也。寸伏食郁胸中、欲吐不吐、兀逆不止，关伏腹痛，尺伏疝瘕、泄痢。又有六脉沉伏、阴邪发厥、四肢逆冷者，亦有阳邪发厥、上实下虚者，亦有霍乱转筋、禁口腹痛者，有格阳之伏，格阴之伏。

弱为虚脉，为风热自汗，为阳虚气陷，又为阳陷入阴，为恶寒内热，筋劳骨痿蒸汗，心惊神怯。寸弱阳衰气馁，关弱肝脾两亏、胃气虚，尺弱阴虚两肾不足。脉弱兼滑为有胃气。弱即濡之沉者，弱主筋，沉主骨，阳浮阴弱、血虚筋急，气虚则脉弱，弱而兼涩则久虚。

濡为亡血、阴虚、丹田髓海不足，为无根本之脉，为自汗骨蒸、内热外寒、血崩带浊、下重、久痢湿痹、脾着、肉伤、暑湿。寸濡阳微自汗，关濡脾胃湿困、气虚中寒、血少，尺濡精血败耗、下元虚冷。久病濡主血虚、伤湿、痹痿。

辨九道脉证

细为气血两亏之脉，又为湿气阴邪伤里，主病在内，为诸虚劳损、七情所伤、忧劳过度、神怯，为腹满、伤精汗泄，为虚寒泄痢，为积。细紧痕癥积聚刺痛，细滑为僵仆、为痰热、为呕吐，细数为虚热，细迟虚寒，细而止隧道空虚、痰结走痛，细涩血枯精竭。寸细呕吐反胃吐衄咯血、肺气虚喘、心虚怔忡，关虚细胃虚腹胀、脾虚中湿、血不荣筋、骨蒸劳热，尺细丹田虚冷，脱阴遗精、泄痢。为久病必虚，有虚症脉细为顺，无虚症之象脉细则为逆。外感暴病皆不宜细，若细者气血已为邪伤也，邪盛正虚亦为逆，温热脉细为阴伤，亦为逆。

数为阳脉为热，有力实热，无力虚火，或为吐泄，为热痛。为烦渴、烦满，为阴不胜阳、火旺水亏、火热刑金。肺病秋浮，脉不宜数。浮数表热，沉数里热，气口数实为肺痈，虚数为肺痿，滑数痰火，涩数为气郁火结阴血伤、大便燥结、下血、小便赤浊、淋闭、热痹。寸数君火克金咳咯、吐脓血、吐衄血、口渴口舌生疮、咽喉痹痛、痛肺伤，关数肝脾胃火尺数相火不静、肾水阴虚。数极为热入心胞、狂热烦躁。实数胃中热、热结燥屎谵语神糊。有止则为促脉。

动为阴阳相搏，阳动汗出，阴动则发热。阳虚则阳动，阴虚则阴动。动为虚，为形寒畏冷，三焦气伤，欲作战汗，为痛为惊，为痹为泄，为恐为痢，为筋病拘挛，为男子亡精、女子崩漏。妇人手少阴脉动甚者妊子也。阴虚阳搏谓之动。

虚为虚为寒，劳热骨蒸，脚弱筋骨痿，为身热伤暑、自汗怔忡惊悸，为阴虚发热、阳虚畏寒，为痿痹。寸虚血不荣心、神怯失眠，健忘失志，关虚脾不统血、血不归肝、脾困食不消化、腹胀不舒，尺虚骨蒸、痹痿，伤肾精血耗亡。

促为阳结、数中有止热中有滞，或为气滞，或血滞或为饮蓄，或食滞，或为痰滞，或为痈脓阻滞不行、血脉隧道阻滞难行、不能流利，故脉促促，促者将发斑。

结为阴滞、迟中有止，寒中兼滞，亦为气血、饮食、痰滞、积聚疝瘕、癥结、阴疽痰核凝结、湿痰流注痹痛、浮结，外有痛积。沉结内有积聚结微则积微，结甚则积甚。脉结者恐阴毒发斑促结二脉，其因相同，惟促为阳热，结为阴寒，浮沉主病当参观之。

散为气血皆虚、根本脱离之脉，产妇得之则生易，孕妇得之则死易，诸病脉代散者死，散脉独见则危，肾脉软散则死。心脉浮大而散，肺脉短涩而散为平。若心脉软散则怔忡，肺脉软散则汗脱，肝脉软散为溢饮，脾脉软散为胕肿，尺脉软散为死脉，久病软散为绝脉。散大而软，按之无有，散而不聚，去来不定，至亦不齐，若散珠之无拘束。

代为绝脉，一脏气绝不至则止，须臾他脏代至，因而又动，止有定数，故为死脉。五十至一止者又为平脉，五十之内止者为代。平人见之必危，如病腹胁诸痛、泄痢吐泻、霍乱、中宫气塞、下元虚脱、气血暴损、不能自续者，代为病脉。凡脉当代者，或有可救，如伤寒心悸脉代者，复脉汤主之，又孕妇脉代、其胎三月、虽代无妨。代脉亦有生死之别，不可不知。

革为虚寒相搏，为亡血失精，为女子崩漏、半产，男子脱血营虚、梦遗泄、金枪暴损、房劳精脱，产后脱血、虚晕发厥、带浊日久、下元虚脱。又三部脉革，久病必危。

牢为寒积里实，为腹胁胀痛，为水气为木旺乘脾，为癫疝癥瘕，为阴病肠结燥屎，为寒凝血瘀，为伤寒里结，为寒湿痹痛，失血阴虚，脉牢不治。

第
一
辑

长主有余，大小均平，迢迢自若为平脉，如引绳长竿则病胃经实热、阳毒发斑、癫痫痰气。长则身强木旺，为肝脉属木主春令，春木弦长柔细。

短为不足，为阴中伏阳，为三焦气壅，为宿食不消。寸短而滑数，为酒伤神，浮短血涩，沉短为痞。寸短头疼，尺短腹疼，关短寸尺不通，为阴阳绝脉。短为肺实属金，主秋气，秋脉浮短而涩。

以上皆本圣经，学者当熟读，令心开眼明识取体用，然后交结互究与夫六淫外感、五脏内伤，参以四时旺相、六气临岁南政北政，依各部推寻所因，必使了然无疑，方为尽善。其如随病分门诸脉证，尤当参对详审，如是精研，方可为医门本分之一。否则倚傍圣教，欺妄取财，轩岐之贼臣幸祈勉焉。按以上无长短牢三脉证，考李《濒湖脉学》以补之。

七表八里九道脉歌

浮芤滑实弦紧洪，名为七表属阳宫，微沉缓涩迟与伏（一作濡），细弱为阴八里同（一作濡），细数动虚促结代，散革同归九道中，在经在腑并在脏，识得根源为上工。

关前关后分阴阳诗

掌后高骨号为关，傍骨关脉形宛然，次第推排寸关尺，配合天地人三元，关前为阳名寸口，尺脉为阴在关后，阳弦头痛定无疑，阴弦腹痛何方走，阳数即吐兼头痛，关微即泄腹中吼，阳实应知面赤风，阴微盗汗劳兼有，阳实大滑应舌强，关数脾热并口臭，阳微浮弱定心寒，关滑食注脾家咎，关前关后别阴

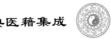

阳，察得病源为国手。

定息数至分迟数诗

先贤切脉论太素，周行一身五十度，昼则行阳自阴出，夜则行阴自阳入。昼夜各行二十五，上合天度为常则，血荣气卫定息数，一万三千五百息，此是平人脉行度，太过不及皆非吉，一息四至平无他，更加一至身安和，三迟二败冷为甚，六数七极热生痾，八脱九死十归墓，十一十二魂先去，一息一至元气败，两息一至死非怪，我今括取作长歌，嘱汝心通并志解。

六极脉诗 又名六绝脉

雀啄连来四五啄，屋漏半日一点落，弹石来硬寻即散，搭指数满如解索，鱼翔似有一似无，虾游静中忽一跃，寄语医人仔细看，六脉见一休下药。

辨男女左右脉法及脏腑所属

昔炎帝之拯民疾参天地、究人事，以立脉法，嗟乎！脉者先天之神也。故其昼夜出入，莫不与天地等。夫神寤则出于心而见于目，故脉昼行阳二十五度，寐则神栖于肾而息于精，故脉夜行阴亦二十五度。其动静栖息，皆与天地、昼夜、四时相合。且以天道右旋而主施主化，故男子先生右肾，右属阳为相火，三魂①降真气赤以镇丹田，故男子命脉在右手尺部；地道左

---

① 三魂：一曰胎光，二曰爽灵，三曰幽精。见《云笈七签》卷十三。

迁而主受主乎成物，故女子先生左肾，左属阴为血为天癸，为七魄①降真气，黑以镇子宫，故女子命脉在左手尺部。若男子病，右尺命脉好，虽危不死；女子病，左尺命脉好，虽危亦不死。天之阳在南而阴在北，故男子寸脉盛而尺脉弱，阳在寸、阴在尺也；地之阳在北而阴在南，故女子尺脉盛而寸脉弱，阳在尺、阴在寸也。阳盛阴弱天之道也，非反也，反之者病。男得女脉为不足，女得男脉为有余。左得之病在左，右得之病在右。男左女右地之定位也，非天也。盖人立形于地，故从地化。楚人尚右者，夷道也，地道也。故男子左脉强而右脉弱，女子则右脉强而左脉弱。天以阴为用，故人之左耳目明于右耳目；地以阳为使，故人之右手足强于左手足。阴阳互用也，非反也。凡男子诊脉必伸左手，女子诊脉必伸右手。男子得阳气多故左脉盛；女子得阴气多，故右脉盛。若反者，病脉也。男子以左尺为精腑，女子以右尺为血海，此天地之神化也。所以别男女、决死生者也。苟不知此则男女莫辨，生死茫然。故曰：男子命脉在右尺而以左尺为精腑，女子命脉在左尺而右尺胞络为血海。

肝为乙木，胆为甲木，王于春，色青，性暄，主仁，音角，味酸，臭臊，其华在目，养筋，液为泣，声呼，气为嘘，不足则悲，有余则怒，平脉弦，贼脉涩，死于庚申、辛酉日，绝于秋（《内经》：肝之华在爪）。

心为丁火，小肠为丙火，王于夏，色赤，性热，主礼，音徵，味苦，臭焦，其候于舌，养血，液为汗，声笑，气呵，主言，不足则忧，有余则笑不止，平脉洪，贼脉沉，绝于冬，死于壬子、癸亥日。

脾为己土，胃为戊土，王于长夏四季，色黄，性暑湿平和，

---

① 七魄：尸狗、伏矢、雀阴、吞贼、非毒、除秽、臭肺。见《云笈七签》卷五四。

主信而谦静，音宫，味甘，臭香，其华在唇，养肉，液为涎，声为歌，气呼，不足则痢、少气，有余则喘满、咳嗽，平脉缓，贼脉弦，绝于春之甲乙、寅卯日。

肺为辛金，大肠为庚金，王于秋，色白，性燥凉，主义，音商，味辛，臭腥，候于鼻，养皮毛，液为涕，声哭，气呬，不足则怠，有余则涨溢，平脉浮短而涩，贼脉洪数，绝于夏之丙丁、午未日。

肾为癸水，膀胱为壬水，王于冬，色黑，性寒，主智，音羽，味咸，臭腐，候于口齿，养骨，液为唾，声呻，气吹，不足则厥恐，有余则肠泄，平脉沉滑，贼脉缓涩，绝于长夏四季，戊己巳午日。

论五脏浮沉迟数应病诗

（左手心肝肾，右手肺脾命）

心脏脉

沉数沉迟热梦腾，浮迟腹冷胃虚真，沉数狂言兼舌硬，沉迟气短力难成。

肝脏脉

浮数风温筋搐抽，浮迟冷眼泪难收，沉数疾生常怒气，沉迟不睡倦双眸。

肾脏脉

浮数便热兼劳热，浮迟重听浊来侵，沉数腰疼生赤浊，沉迟白带耳虚鸣。

肺脏脉

浮数中风兼热秘，浮迟冷气泻难禁，沉数风痰并气喘，沉迟气弱冷涩停。

脾脏脉

浮数龈宣兼盗汗，浮迟胃冷气虚膨，沉数热多生口臭，沉迟腹满胀坚生。

命脏脉（即心包络）

浮数精泄三焦热，浮迟冷气浊阴行，沉数浊多小便数，沉迟虚冷便频频。

诊脉截法断病歌

心脉迢迢却似弦，头疼心热数狂颠，男子腾空女惊跌，肾弦气满小肠疝。心脉频频来得实，其人烦闷并气急，若还止代更加临，壬癸死期是端的。心脉微微嘈似饥，泻心补肾却相宜，若其肝微能左瘀，医人调理不须疑。心脉迟迟须呕吐，沉加怒气痛牵连，斯人偃息虽无恙，医者能调便与宜。肝实眼翳能生疔，腹痛尤加手足酸，更被醯①酸来犯刺，调和补药便能安。肝微内瘴共筋挛，失血吞酸头更旋，洪应大肠能酒痢，肾微足冷定相连。肝经带缓气须疼，食拒心头更刺酸，止代庚申辛酉死，良医调理亦难安。肝脉浮洪偏眼赤，刺酸盗汗定相随，脉数更加潮热至，断然反胃定无疑，肾微血脉不调匀，脚疼卫气不能升，带下肝阴精不禁，肝微血败小便频。肾缓腰疼尤腹痛，小便白浊色如霜，止代若迟时戊己，其人必定命倾亡。肾洪白浊耳蝉鸣，脚热尤加血不匀，虚热作生虚且癉，沉腰浮主血虚人。肾脉沉弦小便赤，头旋肠痛数兼淋，血气不调浮腹胀，肝微兼应浊带行。肺缓虚邪闭塞时，失声飒飒好情疑，缓带浮迟能吐泻，沉迟怒气痛难支。肺洪劳倦兼痰热，潮热尤兼吐泻来，大

---

① 醯（xī）：本意指醋，引申为酸，也指酒。

数中风兼鼻塞，丙丁止代已焉哉。肺脉若来弦主嗽，寒痰气急喘呼呼，更加头痛身潮热，此是沉疴大可虞。肺实痰嗽胸中痛，劳伤寒热内痛形，浮数大便能秘结，浮迟冷痢更来浸。脾脉浮洪水积储，睡魔酣鬼每相如，倦怠更加潮热至，其人脾困药能除。脾脉迟弦主冷凝，朝朝食睡睡难醒，浮在肺中应腹胀，沉弦有积腹中疼。脾实胃经应热结，脾伤寒热困相浸，胃翻酸水频频吐，才吃些儿便逼心。脾脉微微胃不生，朝朝饮食拒心疼，微涩脉来因腹胀，甲寅止代定归真。命门弦大渴来浸，浊带男见即赤淋，实脉转筋兼带浊，脉洪虚汗渴将临。命门微细便频频，缓必膀胱冷气侵，沉缓腰疼浮缓渴，数渴迟微小便频。

诊暴病歌

两动一止或三四，三动一止只八朝。以此推之定无失。暴病者，喜怒惊恐，其气暴逆致六淫所侵，病生卒暴，损其胃气也。胃气绝则死有日矣。两动一止者，乃胃将绝矣。三动一止，胃气将欲尽矣。犹待数日者，谷气绝尽方死也。

阴阳相乘覆溢脉关格脉辨

《难经》曰：脉有太过不及，有阴阳相乘，有覆有溢，有关格者，何谓也？丹溪曰：阴乘阳则恶寒，阳乘阴则发热，关前为阳分，关后为阴分，阳寸阴尺也。阴上入阳分，尺上至寸部为阴乘阳曰溢脉，为外关内格，死。阳下入阴分，寸下至尺部为阳乘阴，曰覆脉，为内关外格，死。

盖关前为阳脉，当见九分而浮，过者曰太过，减曰不及。太过、不及皆病脉，遂上逆至寸为溢，为外关内格，此阴乘阳之脉也。经曰阴气太盛则阳气不得相营于阴，阴遂上出而溢于阳分，为外关内格，病因外闭而不得下，阴从而出以格拒其阳，此阴乘阳之理也。脉曰溢者，由水之满而溢于外也，关后为阴脉，当一寸而沉，过与不及皆病脉，遂下入于尺为覆，为内关外格，此阳乘阴也。经曰：阳气太盛则阴气不能相营于阳，阳遂下陷而覆于阴，尺之分，为内关外格者，内闭而不上，阳从外入以格拒其阴，此阳乘阴之理也。脉曰覆者，如物之由上而倾于下也，溢主阴邪格阳，覆主阳盛格阴。

真脏脉见，不病而死。

四季人迎寸口脉
（寸口即气口）

《甲乙经》云：人迎主外，寸口主中，两者相应俱往俱来若引绳而大小齐等，春夏人迎微大，秋冬气口微大，曰平脉。

《素问》六气主令气至脉
（见"至真要论"）

前岁十二月大寒至二月春分为初气，厥阴风木主令至，其脉弦，（软虚而滑，端直以长，为弦之平脉，实强则病，微亦病，不直长亦病，不当其位亦病，位而非弦亦病）又云沉短而散。

春分至四月小满为二之气，少阴君火主令至，其脉钩。（来盛去衰，如偃带钩为钩之平来衰去盛则病，去来皆盛亦病，来去皆不盛亦病，不如偃带钩亦病，不当其位位而不钩皆病。）

小满至六月大暑为三之气，少阳相火主令至，其脉浮大。（浮、高也，大谓稍大于诸脉也，大浮甚则病，但浮不大、大而不浮皆病，不当其位、位而不浮大皆病，又云乍疏乍数、乍长乍短。）

大暑至八月白露为四之气，太阴湿土主令至，其脉沉，（沉，位下也，按之乃得，沉甚则病，不沉亦病，不当其位、位而不沉皆病）又云紧大而长。

秋分至十月小雪为五之气，阳明燥金主令至，其脉短涩，（往来不利为涩，往来不远为短，短涩甚则病，不短涩则亦病，不当其位、位不短涩亦病）又云浮大而长。

小雪至十二月大寒为六之气，太阳寒水主令至，其脉大而长。（往来远为长，大甚则病，长甚亦病，长而不大、大而不长亦病，不当其位、位而不大长皆病。）

六气交变南政，北政脉

（甲乙二干为南政甲己土运也，丙丁乙戊辛壬癸庚为北政，
乙庚金运丙辛水运，丁壬木运，戊癸火运也，皆合化也）

（南政）子午岁少阴司天，厥阴在左，太阴在右，当两寸沉细不见，两尺浮大易见，反者死。（反谓寸尺相反，浮大者反沉细，沉细者反浮大）

（南政）卯酉岁少阴在泉，太阴在左，厥阴在右，当两尺沉细不见，两寸浮大易见，反者谓寸尺相反，死。

（北政）子午岁少阴司天，厥阴在左，太阴在右，当两尺沉细不见，两寸浮大易见，尺寸相反者死。

（北政）卯酉岁少阴在泉，太阴在左，厥阴在右，当两寸沉细不见，两尺浮大易见，尺寸相反者死。

（南北）丑未岁太阴司天，少阴在左寸，少阳在右尺，沉细不见，右寸左尺浮大易见，左右交反者死，少阴在左而交于右也。

（南北）辰戌岁太阴在泉，少阳在左，当右尺沉细不见，左尺浮大易见，少阴在右，当左寸沉细不见，右寸浮大易见，左右交反者死，少阴在右而交于左也。

（南北）寅申岁厥阴在泉，少阴在左，当左尺沉细不见，右尺浮大易见，太阳在右，当右寸沉细不见，左寸浮大易见，左右交反者死，少阴在左而交于右也。

（南北）已亥岁厥阴司天（太阴太阳在左，当右寸沉细不见，左寸浮大易见），少阴在右，当左寸沉细不见，左寸浮大易见，左右交反者死（少阴在右而交于左也）。

以上录丹溪法，惜其辰戌丑未寅申，但有南政图说而无北政左右间气。南北相同，但颠倒先后言之耳。恐有舛①错，不能无疑，须当考究他本，因本板错误者，多不能了然。

《内经》以南政三阴在天，寸不应，在泉尺沉不应，少阴则皆不应，厥阴则右不应，太阴则左不应（皆言司天）

以北政三阴在泉、寸不应，在天尺沉不应，少阴在泉则左右不应，厥阴在泉则右不应，太阴则左不应。

视少阴，间在左则左不应，右则右不应，南政则凡少阴所在皆不应，北政则少阴在下，寸不应，在上、尺不应，在者应、不在者不应也。又尺之不应，左右同寸之不应，诸不应者、覆手诊之则见矣。凡三年一差。

以上由大部旧本中选录，其本版残缺，吉人考正补之。

按西洋医生云，考究人身筋骨气血，据人一身之中大小骨共二百五十块，大小筋共五百条，大小肠共长三十二英尺，头脑重四十五安士，心高六英寸半，围大四英寸，皮有三重，毛窍共二百五十万孔，毛管长一英寸四分之一，以全身毛管接续

---

① 舛：差错。

一气应长九十英里。

每一点钟时呼吸一千次，大人周身血重三十镑（乙磅，准中国称十一两），每一分时血从心出入者得两安士半，计一日夜血由出入共七吨三苏古，约三分钟之久血能周身行满，以十六安士为一磅。

动脉由于心脏左下房发出，即发血管与心左下房之扩张力逼赤血逆射于动脉管内，以指按人手腕头部颈部之脉，则知动脉之扩张，指头感其冲突之力勋知脉搏之数迟、脉力之大小。其平均之数一分钟得七十二动，脉动之数与心房扩张收缩之数及发血管之弹力数皆相等。然其数亦有种种变动，如惊愕恐怖诱起精神之感动，则使脉搏急速。又幼儿之脉，一分钟常达于百四十动，老人之脉常减之六十动。呼吸次数，初生小儿一分时大约四十四次，少长二十六次，成人十六次，老十六次。平常人呼吸空气之量，大约五百立方仙迷（合日本尺三分三）。若强力呼吸可加三千二百立方仙迷，合共三千七百立方仙迷，谓之肺活量。小儿至长成渐渐加增三十五岁达于极点，老则渐渐减少，男子恒多于女子，此外有因业而异。

以上皆医学所当知故，附录于此，刘吉人识。

五脏脉过宫图说

心经过宫图　心属火，故本宫脉洪。

微主心嘈饥，宜泻心补肾。若与肝同弦微，主左手不举。

数主心经烦热、头痛、夜狂言，舌强。与肾同弦，主小肠气痛。紧数主中风之证。

滑主呕吐，沉缓主胸胁怒气痛不利，大便滑。

实主烦闷气急，有止代者，壬癸日死。

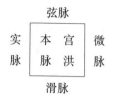

弦脉

实脉	本 宫 脉 洪	微脉

滑脉

肝经过宫脉图　其本脉属木，故本脉弦。

微为内障①，其筋挛，胆虚失血，吞酸，头旋。与肾同微，主脚微冷。

浮洪数，目生赤。沉数，目赤痛赤，主痛风，刺酸，盗汗，潮热，反胃。

实主刺酸，数主反胃，窍热眼赤，盗汗，腹痛，手足酸。止代，庚辛日死。

缓主气疼，食拒心，刺酸肠腹。止代，庚辛、申酉日死。

洪脉

缓脉	本 宫 脉 弦	微脉

实脉

脾经过宫脉图　脾属土，故脉缓濡。

洪滑，女得之主孕平和，又主倦怠、潮热、脾困。

实数主胃热、口臭、脾困，拒心刺酸，反胃，潮热潮寒。

微胃气不生，饮食不思，气胀不消，微涩腹胀。微止代，甲乙死。

弦主脾寒、好睡、浮弦腹胀，沉弦有积痛。止代，甲乙、寅卯日时死。

---

① 内障：《证治准绳·杂病》认为，内障"皆有翳在黑睛内遮瞳子而然"。

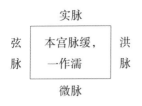

肺经过宫脉图 肺属金，故脉涩。

弦主嗽喘，浮数而弦，主头痛，气急，喘满，身热。

缓主虚邪鼻塞，浮迟吐泻，沉迟怒气痛。

实主寒热、痰涎、冷嗽、劳倦、胸痛。浮数秘结，浮迟泻痢。与肝同实数，或有伤痛。

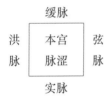

洪主劳倦、潮热、痰嗽、吐泻。浮洪消渴，洪数中风、鼻塞。

肾经过宫脉图 肾属水，故脉实（一作滑）。

缓主腰腹痛，白浊。沉缓主吐。浮缓头痛。止代，戊己日死。

洪，女得之主平和男孕。洪数，赤白浊、耳鸣、脚热、血脉不调。浮洪吐血，沉洪腰疼、虚热。

弦主小便赤，小肠气痛，头疼。数主热淋，浮数肠胀。与肝同弦微，劳浊，带下，位长为梦泄。

微主血脉不调，血带，阴汗湿，遗精不禁，卫气不升，脚冷痛，小便多。与脾同微，败血不止。

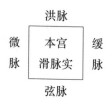

包络过宫脉图 包络为相火，故脉实。

弦主赤浊，带下。弦实数主赤淋，小便不通。

缓浮小便多，数主渴，沉缓腰痛、带下，数赤，主渴。

虚主转筋，白浊。

洪数主渴，虚汗。

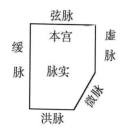

洪数主渴，虚汗。